国家卫生健康委员会"十三五"规划教材

全国高等学校教材

供研究生护理学专业用

高级护理实践案例

主　审　夏海鸥　李　勋　郭　强

主　编　李惠玲　钮美娥

副主编　谭丽萍　李　红　宁　宁　陈长英

人民卫生出版社

图书在版编目（CIP）数据

高级护理实践案例 / 李惠玲，钮美娥主编. —北京：
人民卫生出版社，2020
ISBN 978-7-117-29594-9

Ⅰ. ①高⋯　Ⅱ. ①李⋯②钮⋯　Ⅲ. ①护理学－医学
院校－教材　Ⅳ. ①R47

中国版本图书馆 CIP 数据核字（2020）第 001931 号

人卫智网	www.ipmph.com	医学教育、学术、考试、健康，
		购书智慧智能综合服务平台
人卫官网	www.pmph.com	人卫官方资讯发布平台

高级护理实践案例

主　　编：李惠玲　　钮美娥
出版发行：人民卫生出版社（中继线 010-59780011）
地　　址：北京市朝阳区潘家园南里 19 号
邮　　编：100021
E - mail：pmph @ pmph.com
购书热线：010-59787592　010-59787584　010-65264830
印　　刷：中农印务有限公司
经　　销：新华书店
开　　本：850×1168　1/16　印张：16
字　　数：440 千字
版　　次：2020 年 2 月第 1 版　2020 年 2 月第 1 版第 1 次印刷
标准书号：ISBN 978-7-117-29594-9
定　　价：49.00 元

打击盗版举报电话：010-59787491　E-mail：WQ @ pmph.com
质量问题联系电话：010-59787234　E-mail：zhiliang @ pmph.com

编 者 （以姓氏笔画为序）

丁启莹（苏州大学附属第一医院）　　　张芹玉（苏州大学附属第一医院）

万慎娴（苏州大学附属第一医院）　　　张春旭（苏州大学附属儿童医院）

王　丽（苏州大学医学部护理学院）　　张秋芳（苏州大学附属第一医院）

王玉宇（苏州大学附属第一医院）　　　陈长英（郑州大学第一附属医院）

王丽娜（苏州大学附属第一医院）　　　林　源（常州市第一人民医院）

卢冰清（苏州大学附属第一医院）　　　季　娟（苏州大学附属第一医院）

田　利（苏州大学附属第一医院）　　　周月琴（苏州市立医院）

冯世萍（苏州市立医院）　　　　　　　周惠娟（苏州大学附属第一医院）

宁　宁（四川大学华西医院）　　　　　屈俊宏（四川大学华西医院）

朱乃芬（苏州市立医院）　　　　　　　赵　鑫（苏州大学附属第一医院）

朱红霞（苏州大学附属第一医院）　　　钮美娥（苏州大学附属第一医院）

朱霞明（苏州大学附属第一医院）　　　莫永珍（南京医科大学附属老年病医院）

李　红（福建省立医院）　　　　　　　钱红英（苏州大学附属第一医院）

李小勤（苏州大学附属第一医院）　　　黄　慧（苏州大学附属第二医院）

李春会（苏州大学医学部护理学院）　　曹　芬（苏州大学附属第一医院）

李葆华（北京大学第三医院）　　　　　曹娟妹（苏州大学附属第一医院）

李惠玲（苏州大学医学部护理学院）　　眭文洁（苏州大学附属第一医院）

杨益群（苏州大学附属第一医院）　　　麻红梅（青海省人民医院）

邹叶芳（苏州大学附属第一医院）　　　谭丽萍（苏州大学附属第二医院）

沈　忱（南通大学附属医院）　　　　　潘世琴（青海省人民医院）

张　芳（苏州大学附属儿童医院）　　　王盼盼（郑州大学护理与健康学院）

编写秘书　李春会（苏州大学医学部护理学院）

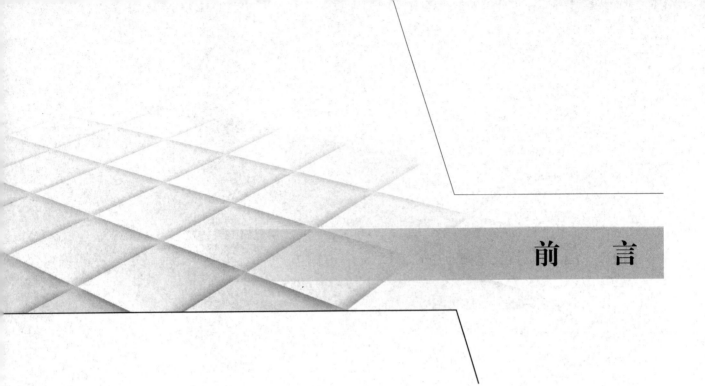

前　言

　　基于对黄金月教授领航的团队所编写的"十三五"研究生规划教材《高级护理实践》的领悟及硕士专业学位研究生高级护理实践课程教学和工作坊 PBL 教学的需求,也基于本团队 40 余名临床高级护理实践教育者数十年的实践体验和思考,大家聚在一起,将自己在护理生涯中积累的最精华的护理经典个案,通过现代医学的科学理念和护理指南精准呈现,旨在向研究生们展示资深、精湛、有温度、有情怀的高级护理过程和结局。

　　本案例版教材共分 6 章,涵盖了内科、外科、妇产科、儿科、急危重症及老年临终等全生命周期诊疗护理的经典个案。每个系统呈现不同个案的高级健康评估、问题和诊断,临床护理决策干预策略(指南推荐)及结果追踪,展示了高级实践护士的评判性思维、专业技术、关怀与沟通能力及循证研究能力,并引发学生们对案例的分析与思考。

　　整整三年的时间,案例工作坊召开了十余次,精益求精,汇集了东西南北多所医学院校及附属医院的导师们的多元智慧。

　　感恩夏海鸥教授、李勋教授及郭强主任的悉心审改和指导。没有最好,只有更好……

李惠玲　钮美娥

2019 年 11 月

目　录

第一章　临床内科病人高级护理实践个案 ··· 1

第一节　慢性心力衰竭病人的高级护理实践 ··· 1

第二节　中青年急性心肌梗死病人的高级护理实践 ··································· 7

第三节　急性发作期慢性阻塞性肺疾病病人的高级护理实践 ··················· 15

第四节　稳定期慢性阻塞性肺疾病病人的高级护理实践 ·························· 23

第五节　脑卒中偏瘫病人的高级护理实践 ··· 30

第六节　低血糖病人的高级护理实践 ··· 40

第七节　肾癌根治术后并发多器官功能障碍综合征病人的高级护理实践 ····· 48

第八节　老年失智症激越行为的高级护理实践 ······································ 56

第九节　血液系统案例一 ·· 62

第十节　血液系统案例二 ·· 68

第十一节　癌性疼痛的高级护理实践 ·· 73

第二章　临床外科病人高级护理实践个案 ··· 81

第一节　原发性脑干损伤病人的高级护理实践 ······································ 81

第二节　颅内动脉瘤病人的高级护理实践 ·· 87

第三节　重度脊柱侧凸病人的高级护理实践 ·· 94

第四节　颈椎骨折合并脊髓损伤病人的高级护理实践 ····························· 100

第五节　人工全髋关节置换术后病人的高级护理实践 ····························· 108

第六节　快速康复外科理念应用于胃癌根治术病人的高级护理实践 ··········· 114

第三章　临床妇产科病人高级护理实践个案 ·· 120

第一节　HELLP综合征病人的高级护理实践 ··· 120

第二节　剖宫产术后子宫瘢痕妊娠病人的高级护理实践 ·························· 127

第三节　妊娠期急性脂肪肝产妇的高级护理实践 ··································· 133

第四节　卵巢癌晚期病人的高级护理实践 ·· 139
第五节　宫颈癌同步放化疗病人的高级护理实践 ·· 144

第四章　临床儿科病人高级护理实践个案 ·· 150
第一节　新生儿坏死性小肠结肠炎合并肠穿孔患儿术后的高级护理实践 ······ 150
第二节　儿童甲型 H1N1 流感危重患儿的高级护理实践 ······························· 157

第五章　临床急危重症病人高级护理实践个案 ··· 164
第一节　急性肠梗阻术后并发感染性休克病人的高级护理实践 ··················· 164
第二节　重症急性胰腺炎并发急性呼吸窘迫综合征病人的高级护理实践 ······ 171
第三节　急性缺血性脑卒中病人的急救护理 ·· 182

第六章　其他专科及科研、管理高级护理实践 ··· 187
第一节　车祸多发伤学龄儿童全人全程生命关怀之典范 ····························· 187
第二节　卵巢癌四期广泛转移病人安宁疗护的高级护理实践 ······················ 194
第三节　4 期压疮合并糖尿病病人的高级护理实践 ······································· 198
第四节　深静脉血栓病人的高级护理实践 ··· 204
第五节　脑出血合并肺血栓栓塞病人的高级护理实践 ································· 209
第六节　高级护理实践质量管理案例 ··· 215
第七节　高级护理实践研究案例 ··· 222

附录 ·· 228
附录 1　GRACE 风险评分表 ·· 228
附录 2　CRUSADE 出血评分 ··· 229
附录 3　阿尔茨海默病病理行为评定量表（BEHAVE-AD） ······················· 230
附录 4　精神神经科问卷（NPI） ·· 230
附录 5　Blessed-Roth 行为量表（BBS） ·· 231
附录 6　康奈尔痴呆抑郁量表（CSDD） ·· 232
附录 7　改良早期预警 MEWS 评分表 ·· 232
附录 8　格拉斯哥昏迷量表（GCS） ·· 233
附录 9　Richmond 躁动 - 镇静量表（RASS） ··· 233
附录 10　Riker 镇静和躁动评分（SAS） ··· 233
附录 11　住院病人营养风险筛查（NRS 2002）评估表 ································· 234
附录 12　儿童昏迷量表 ··· 235
附录 13　意识障碍程度分类 ··· 235
附录 14　肌力分级——MRC 量表 ·· 236
附录 15　失禁相关性皮炎危险因子评估表（PAT 评分） ····························· 236
附录 16　颈椎 JOA 评分 ·· 236
附录 17　Barthel 指数 ··· 237
附录 18　焦虑自评量表（SAS） ··· 238
附录 19　Autar 血栓风险评估量表 ··· 239
附录 20　危重病人 APACHE Ⅱ 评分系统 ·· 240
附录 21　全身性感染相关性器官功能衰竭评分 ··· 241

附录22　Balthazar CT分级评分系统 ……………………………………………………… 242

附录23　急性呼吸窘迫综合征（ARDS）的柏林定义与诊断标准 ……………………… 242

附录24　重症监护疼痛观察工具法 ……………………………………………………… 242

附录25　美国国立卫生研究院卒中量表（NIHSS） …………………………………… 243

附录26　急性脑卒中病人的急救护理流程 ……………………………………………… 246

附录27　会阴评估工具 …………………………………………………………………… 247

附录28　失禁相关性皮炎严重程度评估量表 …………………………………………… 247

附录29　肺栓塞严重程度指数（PESI）赋值表 ………………………………………… 247

第一章　临床内科病人高级护理实践个案

第一节　慢性心力衰竭病人的高级护理实践

心力衰竭（heart failure，HF）简称心衰，是一组临床上极为常见的、复杂的心血管综合征，是各种心脏疾病的严重和终末阶段，具有较高发病率、再入院率和死亡率，是当今最重要的心血管病之一。高级实践护士（advanced practice nurse，APN）需要具备扎实的理论知识、实践技能及临床应变能力，不仅仅局限于病人住院期间能依从治疗，控制症状发作，安全度过急性期，更重要的是帮助病人掌握心力衰竭的自我防护知识，提高自我管理能力，延缓疾病进程，降低再入院率，改善生活质量，切实解决病人实际问题。本案例介绍一例心力衰竭病人的高级护理实践。

一、案例背景

心力衰竭是各种心脏结构或功能异常导致心功能不全的一组临床综合征，指心室充盈和／或射血能力受损，使心排血量降低不能满足机体代谢需要，导致组织、器官灌注不足，同时出现肺循环和／或体循环淤血的表现。慢性心力衰竭是大多数心血管疾病的最终归宿和死亡的主要原因[1-3]。根据左心室射血分数（left ventricular ejection fraction，LVEF）是否受影响，心力衰竭可分为 LVEF 降低的心力衰竭（heart failure with reduced left ventricular ejection fraction，HF-REF）和 LVEF 保留的心力衰竭（heart failure with preserved left ventricular ejection fraction，HF-PEF）。

心力衰竭的主要发病机制之一为心肌病理性重构，导致心力衰竭进展的两个关键过程，一是心肌死亡的发生，如急性心肌梗死、重症心肌炎等；二是神经内分泌系统过度激活所致的系统反应，其中肾素 - 血管紧张素 - 醛固酮系统（RAAS）和交感神经系统过度兴奋起主要作用。切断这两个关键过程是有效预防和治疗心力衰竭的基础。

随着我国社会老龄化和城市化进程加快，心血管疾病的危险因素普遍暴露，心力衰竭的患病率呈持续上升趋势。据推算我国心血管病现患人数 2.9 亿，其中心力衰竭 450 万[4]。心力衰竭死亡率呈逐年下降趋势，但仍处于高水平，调查显示，住院心力衰竭病人病死率为 5.3%，

阅读笔记

1

有临床症状的慢性心力衰竭病人 5 年存活率与恶性肿瘤相仿[5]。病人往往因病情反复发作而频繁入院，有研究报道 20% 的心力衰竭病人在出院后 1 个月内再次入院，而在出院后 3 个月内这一比例高达 34%[6, 7]。这不仅导致病人心功能迅速恶化，极大地降低了生活质量，缩短了生存时间，而且占据了大量的医疗资源，给家庭和社会带来了沉重的负担。

二、病例介绍

病人周某，女性，75 岁，文盲，已婚，育有二子。因"反复胸闷、心悸 10 余年，伴双下肢水肿 1 周"于 2016 年 12 月 3 日以"心功能Ⅳ级、心脏瓣膜病、心房颤动、高血压病、肺部感染"入院。病人既往有高血压病史 20 余年；有心脏瓣膜病史：二尖瓣及三尖瓣重度关闭不全，主动脉瓣轻度关闭不全，肺动脉高压；有心房颤动病史。有吸烟史 20 余年，20 支 /d，无饮酒。病人 10 余年前无明显诱因反复出现胸闷，活动后可加重，伴有心悸、头面部冷汗。1 周前病人受凉后出现咳嗽、咳痰，咳中等量白色黏痰，无痰中带血，伴有胸闷气促，活动后加重，夜间不能平卧，伴有阵发性呼吸困难，伴有食欲减退、腹胀与乏力。

入院查体：T 36.9℃，P 52 次 /min，R 22 次 /min，BP 98/60mmHg，SpO_2 92%，神志清，精神尚可，咳嗽，咳白色黏痰，颈静脉怒张，双肺呼吸音粗，心律绝对不齐，第一心音强弱不等，二尖瓣听诊区可闻及收缩期 3/6 级喷射性杂音，双下肢凹陷性水肿。心电图示：房颤，心室率 52 次 /min，室性早搏。心脏彩色超声：全心增大，主动脉瓣轻度反流，二尖瓣中度反流，三尖瓣重度反流，左心室收缩功能减退，EF 值为 0.35，肺动脉高压，右心房压增高，少量心包积液。电解质分析：钾 3.19mmol/L，B 型钠尿肽前体（PRO-BNP）：3 787pg/ml。血气分析：二氧化碳分压 58.8mmHg，氧分压 60.8mmHg，白蛋白 39.2g/L。病人食欲差，诉口干，每日饮水及牛奶 1 500ml 左右；夜间有端坐呼吸；大便正常，每天 1 次，使用利尿药后 24h 尿量 1 500ml 左右。入院后给予心电监护、强心利尿、抑制心肌重构、抗感染、无创呼吸机辅助通气等治疗。

三、评估分析

此病人为老年女性，明确诊断为心力衰竭，原发病为高血压病及心脏瓣膜病，曾因心力衰竭症状反复发作多次住院治疗，现评估病人休息时仍有胸闷气急、不能平卧，颈静脉怒张、双下肢水肿，病人疾病知识缺乏、依从性差，情绪焦虑。针对该病人情况，提出以下护理诊断：

1. 舒适的改变：胸闷气急　与左心功能不全致肺循环淤血有关。
2. 活动无耐力　与心排血量减少有关。
3. 体液过多　与右心衰竭导致体循环淤血、水钠潴留、低蛋白血症有关。
4. 电解质紊乱：低钾血症　与长期利尿及纳差有关。
5. 焦虑　与病情反复发作、担心疾病预后有关。
6. 知识缺乏：缺乏与慢性心力衰竭相关的防护知识。
7. 潜在并发症：急性左心衰竭，皮肤完整性受损、跌倒危险等。

对于以上护理问题的提出、病情判断以及采取相关干预措施，涉及以下几个评估方法。

（一）心力衰竭程度的评估

纽约心脏病协会（NYHA）心功能分级方案，是目前通用的心功能分级方法，主要根据病人自觉活动能力划分为 4 级：

Ⅰ级：病人有心脏病，但日常活动量不受限制，日常活动无心力衰竭症状。

Ⅱ级：体力活动轻度受限制。休息时无自觉症状，日常活动出现心力衰竭症状（疲劳、心悸、气喘或心绞痛等）。

Ⅲ级：体力活动明显受限制。休息时无症状，但低于日常活动即可引起心力衰竭症状。

Ⅳ级：不能从事任何体力活动，休息状态下也出现心力衰竭症状，体力活动后加重。

阅读笔记

这种分级方案仅凭病人的主观陈述，其判断出的心衰症状严重程度与实际心室功能情况的相关性较差，轻度症状的病人仍可能有较高的住院和死亡风险；但其与生存率明确相关，且简便易行，因此仍被广泛应用。本案例中病人休息时亦有胸闷、气急症状发生，其 NYHA 心功能分级为Ⅳ级。

六分钟步行试验（six-minute walking test，6-MWT）适合用于评价中、重度心力衰竭病人的运动耐力和心脏储备功能，还可用于评价心力衰竭治疗的效果，是一项安全、简便的评定方法，要求病人在平直走廊尽可能快地行走，测定 6min 内的步行距离。<150m 为重度心力衰竭；150～425m 为中度心力衰竭；426～550m 为轻度心力衰竭。该病人的 6MWT 距离为148m。

（二）液体潴留的判断

判断心力衰竭病人液体潴留及其严重程度，对应用和调整利尿药治疗十分重要，主要通过以下几个方面来评估：

1. 体重 评估每天体重的变化是监测心力衰竭病人体内有无液体潴留最准确、最方便的方法，若短时间内体重增加是液体潴留的可靠指标，一般认为病人 3d 内体重增加 2kg 以上，提示有水钠潴留，需使用利尿药或增加利尿药的用量。为了测得准确的体重，需注意以下几点：每天同一时间测量，一般选择晨起、空腹或便后，穿着同类服装，使用同一体重计。

2. 水肿情况分级

（1）整体水肿情况是按照部位来分为 3 级

1 级：双足或下肢。

2 级：四肢。

3 级：四肢及躯干部。

（2）水肿程度分为 5 度

0 度：按压不凹陷。

1 度：按压凹陷<2mm，且很快恢复。

2 度：按压凹陷 2～4mm，10～20s 才能恢复。

3 度：按压凹陷 4～6mm，1min 左右才恢复。

4 度：按压凹陷 6～8mm，2min 左右才恢复。

本案例中病人入院时水肿分级为 1 级 3 度。

其他指标：包括尿量、颈静脉充盈度、肝颈静脉反流征、肺部啰音、胸腔积液和腹水等。

（三）皮肤压力性损伤风险评估

目前临床上最常用的是 Braden 压疮评分表，评估内容包括：感知能力、潮湿程度、活动能力、移动能力、营养摄取能力、摩擦力和剪切力，得分 15～16 分为轻度危险，13～14 分为中度危险，≤12 分为高度危险，详见表 1-1。该病人的 Braden 评分为 14 分，压疮发生风险为中度。

表 1-1 Braden 压疮评分表

评分内容	评估计分标准				评分
	1 分	2 分	3 分	4 分	
1. 感知能力	完全受限	大部分受限	轻度受限	无损害	
2. 潮湿程度	持续潮湿	常常潮湿	偶尔潮湿	罕见潮湿	
3. 活动能力	卧床	坐椅子	偶尔步行	经常步行	
4. 移动能力	完全受限	非常受限	轻微受限	不受限	
5. 营养摄取能力	非常差	可能不足	充足		
6. 摩擦力和剪切力	存在问题	潜在问题	不存在问题		

阅读笔记

（四）心力衰竭病人自我管理量表

心力衰竭病人自我管理量表由施小青等[8]研制,用于评价心力衰竭病人的自我管理能力,量表包括 4 个维度:药物管理、饮食管理、心理和社会适应的管理及症状管理,共 20 个条目。评估该病人自我管理得分为 44 分,自我管理能力较差。

四、干预策略

1. 严密观察病情变化

（1）生命体征:心率、血压、呼吸、氧饱和度等。

（2）病人的情绪状态、体重、腹围、尿量、颈静脉怒张、肺部啰音等。

（3）检查报告:心电图、超声心动图、胸片、心肌核素显像、电解质、血气分析;生物标志物如脑钠肽（BNP）、N 末端脑钠肽原（NT-proBNP）、肌钙蛋白等。

（4）用药效果及药物不良反应。

应警惕发生急性左心衰竭,急性左心衰竭的临床表现包括突发严重呼吸困难,呼吸频率可达 30～40 次 /min,频繁咳嗽,咳大量白色或粉红色泡沫痰,病人常极度烦躁不安,面色灰白,端坐位,大汗淋漓,皮肤湿冷;听诊两肺布满湿啰音和哮鸣音,心尖部第一心音减弱,心率加快,同时有舒张早期奔马律,肺动脉瓣第二心音亢进。氧饱和度、每小时尿量、心率、情绪状态及呼吸频率 5 个指标,可预测高危病人急性心力衰竭的发作[9]。

2. 生活方式和情绪改变是治疗心力衰竭的基石

（1）限钠:限制钠盐的摄入对改善 NYHA Ⅲ～Ⅳ级心力衰竭病人的充血症状有帮助。心力衰竭急性发作伴有容量负荷过重的病人,要限制钠摄入（少于 2g/d）。一般不主张严格限制钠摄入和将限钠扩大到轻度或稳定期心力衰竭病人,因其对肾功能和神经系统有不利作用,并可能与慢性代偿性心力衰竭病人预后较差相关[10]。每日摄钠量是否应随心力衰竭严重程度做适当变动,尚不确定。本案例中病人应限钠（<2g/d）,可使用盐勺来控制食盐量,除食盐外,含钠高的食品也应限制,如腌制品、发面食品、罐头食品、香肠、味精、碳酸饮料等。可使用调味食物如洋葱、醋、柠檬、大蒜改善低盐食物的味道。

（2）限水:严重低钠血症（血钠<130mmol/L）病人每日液体摄入量应<2L;严重心力衰竭病人的每日液体摄入量应限制在 1.5～2.0L,有助于减轻症状;轻、中度心力衰竭病人无需常规限制液体摄入[11]。该病人每日液体摄入量应控制在 1.5～2.0L,但病人入院时一直感觉口渴,大量饮水,针对此情况,护士给病人的杯子标记上刻度,明确告知其每日饮几杯水,口干时让病人尝试含一小块冰块,病人感觉口渴情况得到缓解,每日饮水量也得到很好地控制。

（3）营养和饮食:选择均衡、清淡、低脂饮食;戒烟限酒,如果是酒精性心肌病所致的心力衰竭则应戒酒;肥胖病人应减轻体重;适量补充维生素和矿物质,服用利尿药期间,警惕发生低钾血症、低钠血症;对于严重心力衰竭伴明显消瘦（心脏恶病质）者,应给予营养支持。

（4）休息和适度运动:心力衰竭病人应规律地进行有氧运动,以改善心功能和症状。失代偿期需卧床休息,被动运动。病情改善后在不引起症状的情况下,鼓励体力活动,以防止肌肉失用性萎缩。根据纽约心脏病协会（NYHA）心功能分级,活动原则如下:Ⅰ级:不限制一般体力活动,积极参加体育锻炼,但应避免剧烈运动和重体力劳动;Ⅱ级:适当限制体力活动,增加午睡时间,强调下午多休息,可不影响轻体力工作和简单家务劳动;Ⅲ级:严格限制一般体力活动,每天有充分的休息时间,日常活动可以自理或在他人协助下自理;Ⅳ级:绝对卧床休息,取舒适体位,生活由他人照顾,可多做肢体被动运动以预防深静脉血栓形成。该病人 NYHA 心功能分级为Ⅳ级,住院期间主要以卧床休息为主,被动运动;心功能改善后可在康复专业人

阅读笔记

员指导下进行运动。

（5）心理护理：由于本病病程长且反复发作，活动耐力差，预后差，治疗费用较高，病人极易出现烦躁、紧张、焦虑、抑郁、恐惧等不良情绪。这些不良情绪会加重心力衰竭的恶化，也是病人死亡的重要预后因素。综合性情感干预如心理疏导可改善心功能，必要时酌情使用抗焦虑或抗抑郁药物。本案例病人入院时存在焦虑情绪，治疗依从性差，经护士耐心与其沟通，了解到该病人因日常自我管理能力欠缺，导致疾病反复发作，自认为治疗无效，故未坚持规律服用抗心力衰竭药物，生活方式亦未调整，形成恶性循环，短时期内因心力衰竭发作多次住院治疗，因此情绪焦虑。针对此情况，护士首先对该病人进行疾病知识的宣教，教会病人日常自我管理的方法，焦虑情绪得到明显改善，同时治疗依从性有所提高。

3. 长期坚持药物治疗是关键　心力衰竭的药物治疗包括利尿药、血管紧张素转换酶抑制药（ACEI）、β受体阻断药、醛固酮受体拮抗药、血管紧张素受体阻滞药（ARB）、洋地黄类、伊伐布雷定以及近年来心力衰竭领域中的新型药物 ARNI（angiotensin receptor neprilysin inhibitor）等，其中 ACEI 和 β受体阻断药的联用称为"黄金搭档"，"黄金搭档"基础上加用醛固酮受体拮抗药，三药合用称为"金三角"。心力衰竭药物治疗在延缓疾病进展、降低死亡风险中起重要作用，临床上应密切观察药物的疗效及不良反应，如利尿药的常见不良反应为电解质丢失、低血压和肾功能损害；ACEI 的常见不良反应有低血压、肾功能损害、高血钾、咳嗽和血管性水肿；β受体阻断药的不良反应有低血压、液体潴留、心力衰竭恶化、心动过缓和房室传导阻滞等。应让病人知晓坚持药物治疗的重要性，并学会居家监测药物的作用及不良反应，保证用药安全，提高服药依从性。

4. 基础护理与病人安全不容忽视

（1）皮肤问题：心力衰竭病人易致皮肤受损，可能的因素包括：

1）水肿：其特征为身体最低垂部位首先出现，呈对称性及压陷性。

2）强迫体位，心功能较差的病人采取半卧位或端坐卧位，骶尾部长时间受压力及剪切力的作用。

3）消瘦、营养状态差。

4）使用无创呼吸机时，面罩压迫导致面部皮肤破损。皮肤护理应准确评估，重在预防。

本案例病人入院时就采用 Braden 评分表进行压疮风险评估；针对高危部位如骶尾部、两侧髋部、足跟及双侧踝部预防性使用液体敷料或黏性敷料，无创呼吸机面罩压迫部位预防性使用减压材料，如非黏性敷料覆盖在鼻面部，并根据病人脸形裁剪成合适形状；同时加强宣教，强调定时翻身的重要性，避免局部组织长期受压；示范便盆的正确使用方法；加强营养，控制水肿；保持皮肤及床单位清洁干燥，每班做好交接。

（2）安全问题：病人由于应用心血管药物可能会出现直立性低血压，存在跌倒风险；使用利尿药导致排尿次数增加，应做好安全防范措施，如宣教缓慢改变体位的重要性及具体做法，将床铺调整至合适高度，下床时派专人看护等。

5. 非药物治疗方法

（1）心脏再同步化治疗（CRT）：通过植入双腔起搏器，用同步化方式刺激左心室和右心室，来纠正慢性心力衰竭病人的心脏失同步化。该治疗不仅可以缓解症状，提高生活质量，而且可以显著降低心力衰竭病死率和再住院率。

（2）埋藏式心脏复律除颤器（ICD）：中度心力衰竭且 EF<30% 的病人在常规治疗基础上加用 ICD，对预防猝死有重要意义。

（3）干细胞治疗。

（4）心脏移植：是心力衰竭终末状态的唯一出路。新技术日新月异，为晚期心力衰竭病人重获新生带来了希望。

阅读笔记

6. 健康指导

（1）健康指导策略：首先评估教育内容对病人的可行性、重要性和优先性；运用示范、解释、描述或讨论等形式进行讲解；急性期指导时，须注意减少病人因焦虑或环境压力而导致的对信息的曲解；建议采用健康教育路径进行。考虑该病人文化程度有限，故宣教时尽量使用通俗易懂的语言，内容主要以图片为主，采用类比的方式，每次 15min，并在课后进行效果评价，未掌握的知识多次重复，以确保知识掌握到位。

（2）健康指导内容：讲授内容应简明、个性化，主要包括避免诱发因素、药物治疗、症状监测、适度活动与休息、日常体重管理、营养与饮食。

1）避免诱发因素：各种感染（尤其上呼吸道和肺部感染）、电解质紊乱和酸碱失衡、肾功能损害、过量摄盐、过度静脉补液以及应用损害心肌或心功能的药物等。

2）药物治疗：心力衰竭病人须在医师指导下接受心力衰竭规范化药物治疗。护理人员应向病人及家属解释常用药物的用法、疗效及不良反应的观察，指导病人遵医嘱服药、定期随访。

3）症状监测：教会病人了解心力衰竭的症状和体征，识别心力衰竭加重的临床表现，如疲乏加重、水肿再现或加重、体重增加等，及早、积极控制各种急性心力衰竭诱发因素。

4）适度活动与休息：避免过度劳累，体力活动以不出现疲乏、活动无耐力等为宜；急性期须卧床休息，多做被动运动以预防深静脉血栓形成。

5）日常体重管理。

6）营养和饮食：均衡清淡饮食，每天入量控制在 1 500～2 000ml；适量补充维生素和矿物质，服用利尿药期间，警惕发生低钾血症、低钠血症。

五、效果评价

在医护患积极配合下，病人胸闷气急症状明显好转，无咳嗽，双下肢水肿消退，生命体征平稳，复查电解质分析：钾 4.29mmol/L；PRO-BNP 1 030pg/ml；血气分析：二氧化碳分压 32.8mmHg，氧分压 85mmHg。各项生活需求均能得到满足，情绪稳定，未发生急性左心衰竭、压疮等并发症。在护士有针对性、个体化的健康教育后，病人掌握了疾病知识及自我管理方法，治疗依从性有所提高，同时焦虑情绪得到明显改善，亦增加了护患之间的信任及病人满意度，于 12 月 12 日出院。

六、案例总结

此案例为慢性心力衰竭病人的高级护理实践。心力衰竭是各种心脏疾病的最终归宿，临床治疗无法逆转心力衰竭进程，所以心力衰竭是当今最严重的慢性病之一，病人的居家自我管理十分重要。高级实践护士应具备扎实的专业知识、实践技能及临床应变能力，严密观察病情，注重倾听病人的主诉，防止各种并发症包括急性左心衰竭、压疮的发生；同时注重健康宣教，帮助病人掌握心力衰竭的疾病知识、长期自我防护方法，提高自我管理能力，让病人做到坚持药物治疗、改变生活方式、情绪调节等，切实解决病人的实际问题。

心力衰竭是复杂的临床综合征，应注重多学科协作，联合建立管理方案，将心脏专科医师、护士、康复师、基层医生、病人及其家人的共同努力结合在一起，对病人进行整体治疗，包括身心、运动、营养、社会和精神方面，以显著提高防治效果，改善预后。做好心力衰竭的随访管理，保证院内到院外的有效衔接，方式包括电话访问、家庭访视、电子信息平台、各类公益活动等。以便于对病人及其家属进行继续教育，加强病人与医护团队之间的沟通，从而早期发现并发症，早期干预以减少再住院率，便于根据病人临床情况变化及时调整药物治疗，提高病人的生活质量。

参考文献

[1] TAYLOR J.Focused update of the ESC Guidelines on device Therapy in heart failure[J]. Eur Heart J, 2010, 31(21): 2559-2560.

[2] DICKSTEIN K, VARDAS P E, AURICCHIO A .2010 Focused Update of ESC Guidelines on Device Therapy in Heart Failure[J]. Rev Esp Cardiol, 2010, 63(12): 1482.

[3] 郭畅, 刘文娴. 心力衰竭的流行病学与防治现状[J]. 中国健康教育, 2010, 26(2): 139-141.

[4] 陈伟伟, 高润霖, 刘力生, 等. 中国心血管病报告 2017 概要[J]. 中国循环杂志, 2018, 33: 1-8.

[5] 中华医学会心血管病学分会, 中华心血管病杂志编辑委员会. 慢性心力衰竭诊断治疗指南[J]. 中华心血管病杂志, 2007, 35(12): 1076-1095.

[6] STAMP K D, MACHADO M A, ALLEN N A.Transitional care programs improve outcomes for heart failure patients: an integrative review[J]. J Cardiovasc Nurs, 2014, 29(2): 140-154.

[7] JENCKS S F, WILLIAMS M V, COLEMAN E A.Rehospitalizations among patients in the medicare fee-for-service program[J]. N Engl J Med, 2009, 360(14): 1418-1428.

[8] 施小青, 曹伟新, 吴蓓雯, 等. 心力衰竭病人自我管理量表的初步构建[J]. 护理研究, 2012, 26(35): 3347-3350.

[9] 边圆. 急性心衰早期预警评分模型的建立和应用[D]. 济南: 山东大学, 2015.

[10] PATERNA S, PARRINELLO G, CANNIZZARO S, et al.Medium term effects of different dosage of different dosage of diuretic, sodium, and fluid administration on neurohormonal and clinical outcome in patients with recently compensated heart failure[J]. Am J Cardiol, 2009, 103(1): 93-102.

[11] MCMURRAY J J, ADAMOPOULOS S, ANKER S D, et al.ESC guidelines for the diagnosis and treatment of acute and chronic heart failure 2012: The Task Force for the Diagnosis and Treatment of Acute and Chronic Heart Failure 2012 of the European Society of Cardiology.Developed in collaboration with the Heart Failure Association(HFA)of the ESC[J]. Eur J Heart Fail, 2012, 14(8): 803-869.

（卢冰清）

第二节 中青年急性心肌梗死病人的高级护理实践

急性心肌梗死（acute myocardial infarction，AMI）以持久的胸骨后疼痛、血清心肌坏死标志物增高以及心电图的改变为特征，常伴有休克、心律失常和心力衰竭，病情危急，变化迅速。尽早协助心肌再灌注，积极预防和处理并发症，同时做好二级预防，均需要高级实践护士运用循证思维思考问题和解决问题。本案例总结 1 例中青年急性心肌梗死病人的高级护理实践，诠释心血管高级实践护士的作用。

一、案例背景

心血管疾病居中国居民死亡原因的首位，具有较高的发病率、死亡率和经济负担，尤以急性心肌梗死（AMI）最为严重。2002—2015 年中国 AMI 死亡率总体呈上升态势，2015 年 AMI 死亡率城市为 56.38/10 万，农村为 70.09/10 万[1]。2015 年 AMI 出院人数 60.27 万人次，住院费用为 153.40 亿元[2]。伴随着快速的生活节奏、不良的生活方式等，中青年人群罹患急性心肌梗死的人数也日渐增加，其起病急骤，症状典型，有较高的重返工作、性生活恢复等需求。全面的病情观察，积极血运重建，早期心脏康复均可减轻 AMI 对病人的创伤[3-5]。具有多重角色的心血管高级实践护士，其主要任务就是实施循证为依据的高级护理评估，发现病

阅读笔记

人的健康问题，协助病人控制症状，必要时提供急重症护理，从生理、心理、社会等方面促进病人康复。

二、案例介绍

病人豆某，男性，41岁，已婚，育有两女，自由职业。因"无明显诱因出现心前区压榨样疼痛，伴大汗、濒死感"于 2017 年 1 月 8 日夜间急诊入院。1 年前病人于饱餐后出现心前区隐痛，休息后约 2min 缓解，未伴发其他症状，因此未予以重视、未诊疗。之后上述症状反复，发作频率及疼痛时间较之前逐渐增加并加重，仍于饱餐或活动后出现，自服"硝酸甘油"后，疼痛可缓解，未进一步诊治。入院前 3h 无明显诱因出现心前区压榨样疼痛，伴大汗、濒死感，无颈背部放射痛，舌下含服"硝酸甘油"，疼痛持续不缓解。来我院急诊，行心电图示：ST-T 抬高。门诊以"冠心病、急性心肌梗死"收入我科。查体：体温 36.6℃，脉搏 58 次 /min，呼吸 20 次 /min，血压 78/53mmHg。神志清，精神尚可，平车推入。入院当日 1：15 急诊行冠状动脉造影（coronary angiography，CAG）示：右冠状动脉完全闭塞，前降支狭窄 99%，回旋支狭窄 95%。术中给予主动脉内球囊反搏（intra-aortic balloon pump，IABP）植入，反搏比例为 1：1。入院当日 4：25 返回病房，体温 36.3℃，脉搏 65 次 /min，呼吸 20 次 /min，血压 84/51mmHg，血液检查提示：Ca^{2+} 为 1.19mmol/L，肌钙蛋白 T 为 0.605ng/ml。遵医嘱给予心电监护、鼻塞吸氧 3L/min、留置导尿，多巴胺 360mg 加生理盐水 50ml 以 8ml/h 微量泵泵入。术后病人仍诉胸前区疼痛、恶心和干呕，病人烦躁不安，给予对症处理。6：00 病人呕吐白色胃内容物 50ml，心前区疼痛稍缓解，7：00 病人安静入睡。入院当日 9：12 病人再诉恶心、呕吐，遵医嘱用药，10：00 诉症状缓解，11：30～12：35 行冠状动脉造影和血栓抽吸术，术后 IABP 反搏比例为 1：2。随后多次尝试减少多巴胺用量，病人血压值为 80/55mmHg 左右，仍不能维持在正常范围内，反复出现心前区疼痛和恶心、呕吐。入院第 2d 肌钙蛋白 T 为 1.960ng/ml。入院第 4d 13：00 行冠状动脉造影和经皮冠状动脉介入治疗（percutaneous coronary intervention，PCI），前降支植入两枚支架。入院第 4d 15：20 尝试减少多巴胺用量为 3ml/h，血压为 118/65mm/Hg，18：00 停用多巴胺。入院第 5d 停用 IABP，病人生命体征平稳。期间给予抗凝、抗血小板、降脂、稳定斑块等对症支持治疗。入院第 9d 病人恢复良好，予以办理出院。

三、评估分析

急性心肌梗死是一种心身疾病，且发病突然，因此，高级实践护士的评估要从生理、心理、社会和精神四个方面为病人进行全面评估，发现病人现存和潜在的健康问题，经评估提出以下护理诊断：

1. 疼痛：胸痛　与心肌缺血坏死有关。
2. 潜在并发症：心律失常、心力衰竭、出血、猝死。
3. 恐惧　与剧烈疼痛伴濒死感有关。
4. 活动无耐力　与心肌氧的供需失调有关。
5. 有便秘的危险　与卧床、不习惯床上排便有关。

根据以上护理诊断，高级实践护士需在心电监护下密切关注病人的临床表现及心功能的变化，同时，针对性地应用以下几个评估工具对病人进行评估：

1. 疼痛评估　"长海痛尺"综合了 0～10 数字疼痛量表（NRS-10）和 0～5 描述疼痛量表（VRS-5）的优点，兼顾精确的刻度划分和易于理解的文字描述[6]。临床上应用"长海痛尺"辅助观察病人的面色、表情和病人的言语是目前最准确的疼痛评估方法。护士对病人进行宣教也相对比较容易，从而保证了评估结果不会出现较大偏差。

阅读笔记

知识链接

主动脉内球囊反搏

主动脉内球囊反搏（intra-aortic balloon pump，IABP）是目前在临床应用比较广泛的心脏机械性循环辅助装置，20 世纪 60 年代即已成功应用于临床，比心脏介入治疗的起源还要早[7,8]。其工作原理为在主动脉植入一根带有球囊的导管，与心动周期同步充盈扩张和排空，从而起到机械辅助循环的作用，即舒张早期主动脉瓣关闭后瞬间立即充盈球囊，增加冠状动脉的血流灌注，使心肌的供血量增加，同时轻度增加外周灌注；等容收缩期主动脉瓣开放前瞬间快速排空球囊，降低心脏后负荷、左心室舒张末期容积和室壁张力，减少心脏做功及心肌氧耗，增加心输出量。护士在 IABP 置入过程中承担重要角色，相关的护理实践包括：置入前评估适应证、禁忌证、并发症发生的危险因素；置入操作准备、置管配合、病人转运；置入后监测 IABP 的有效触发、反搏效果，进行管路护理、抗凝及预防感染；并发症的观察及护理；撤除时配合准备用物、压迫止血、整理机器；健康教育。

适应证：①急性心肌梗死伴心源性休克；②急性心肌梗死伴急性二尖瓣反流；③急性心肌梗死伴室间隔穿孔；④难治性不稳定型心绞痛；⑤难以控制的心律失常；⑥难治性心力衰竭；⑦血流动力学不稳定的高危 PCI 病人；⑧冠状动脉旁路手术和术后支持治疗；⑨心脏外科术后低心排综合征；⑩心脏移植的支持治疗。

禁忌证：①重度主动脉瓣关闭不全；②主动脉夹层动脉瘤或胸主动脉瘤；③脑出血或不可逆的脑损害；④严重的主动脉或髂动脉血管病变；⑤慢性终末期心脏病；⑥心脏停搏、心室颤动、严重低血压。

并发症：①下肢缺血；②主动脉破裂；③感染；④出血、血肿；⑤气囊破裂而发生气栓塞；

2. GRACE 评分[9]　急性心肌梗死病人有较高的院内死亡风险，从病人入院直至出院给予死亡风险的动态评估是十分必要的。GRACE 评分纳入的指标均为临床客观指标，易于获取并且比较可靠，在筛选高危病人、辅助早期临床决策以及出院后疾病预防方面均能起到重要作用。GRACE 评分是美国心脏学会（American College of Cardiology，ACC）/美国心脏协会（American Heart Association，AHA）和欧洲心脏病学会（European Society of Cardiology，ESC）指南均推荐的危险评分工具。评估的变量包括年龄、心率、收缩压、血清肌酐水平、Killip 心功能分级、心搏骤停、心电图 ST 段偏移和心肌损伤标记物水平升高共 8 项；评分标准为三个等级：低危（≤108 分），院内死亡风险 <1%；中危（109～140 分），院内死亡风险 1%～3%；高危（>140 分），院内死亡风险 >3%。

3. 恶心呕吐的评估[8]　下壁心肌梗死与广泛前壁心肌梗死容易出现消化道症状，梗死的面积越大，越容易发生呕吐。下壁和右心室心肌梗死多伴有心率减慢、血压降低；应用多巴胺，也易诱发恶心、呕吐，吗啡也会诱导恶心、呕吐。根据上述情况向病人解释说明可能发生恶心、呕吐，请病人做好心理准备。

4. 排便活动的评估　病人无习惯性便秘。住院期间应每日评估病人排便次数、性状及排便难易程度。告知病人一旦出现排便困难，忌过度用力，应立即告知医护人员。

5. 心理状态的评估[10]　病人起病急骤，临床诊疗节奏快，可采用简短的"三问法"初步了解病人的心理状态。这三个问题是：①是否有睡眠不好，已经明显影响白天的精神状态或需要用药；②是否有心烦不安，对以前感兴趣的事情失去兴趣；③是否有明显身体不适，但多次

阅读笔记

检查都没有发现能够解释的原因。

6. 自我感知劳累程度分级（rating of perceived exertion，RPE）[11]　指病人参与运动时的自身感觉来估计运动的强度，采用 Borg 评分，从 6～20 自觉用力程度越来越大，由于该病人为多支病变，最大自觉用力程度为 11～12。

四、干预策略

该案例实施以高级实践护士主导的多学科照护。多学科照护团队是指责任护士、高级实践护士、责任医生、心脏康复专家和家属等之间形成有分工、有密切联系和信息交换、相互协作、补充和促进的团队，他们分担为病人解决问题的责任，共同决定和实施病人的治疗和护理，而心血管高级实践护士在其中起着协调、组织和沟通的作用。在急性心肌梗死病人的临床护理决策中，以高级实践护士主导的多学科照护团队可以为病人制订最佳的照护方案，减少并发症，促进早日康复。另外，本案例中心血管高级实践护士采用 SBAR 沟通模式带领团队进行床旁查房并记录。标准化沟通模式即现状（situation）、背景（background）、评估（assessment）、建议（recommendation），简称 SBAR 沟通模式，是一种将沟通标准化的简单方式，能够改善病人预后，提高病人和医生的满意度[12,13]。

（一）挽救心肌、血运重建是关键

对于急性心肌梗死，尽快恢复心肌血液灌注以挽救濒死的心肌，防止梗死扩大或缩小心肌缺血范围，保护和维持心脏功能是重中之重[14]。

该病人急诊冠状动脉造影显示严重多支病变，立即给予主动脉内球囊反搏治疗，增加血液灌注，减少心肌耗氧量，增加心排血量。术毕，持续监测并记录病人生命体征、意识状态、心排血量、心脏指数和心电图变化等观察循环辅助效果。反搏的有效征兆为病人神志清醒、尿量增加、中心静脉压和左心房压在正常范围内，可见主动脉收缩波降低而舒张波明显上升。

术后护理注意事项：病人卧床休息，右下肢肢体制动，大腿弯曲及床头抬高均不应超过 30°，以防导管打折或移位；踝部应用约束带，间断松开按摩约束部位，指导病人床上踝泵运动，预防下肢静脉血栓形成；每小时观察末梢循环情况，包括颜色、温度，触摸足背动脉并与左侧对比；同时，做好基础护理，协助病人翻身，减少坠积性肺炎及压疮的发生；右股动脉穿刺处弹力绷带加压包扎，每小时检查有无出血和血肿情况并用肝素盐水冲洗测压管道，以免形成局部血栓，注意严格无菌操作；嘱病人在打喷嚏或用力咳嗽时，用手按压穿刺部位，以免压力突然升高引起出血。

当天下午进行血栓抽吸术，目的是减少和消除冠状动脉内的血栓。术前健康教育，强调该手术的必要性、手术原理、术中如何配合，以增强病人战胜疾病的信心，充分发挥其主观能动性。术毕，常规心电监护，同时监测水电平衡，以便发现心律失常，快速处理。右桡动脉穿刺处无菌敷料覆盖，每小时观察有无出血和血肿情况，由于鞘管未拔，嘱病人右腕关节制动。2017 年 1 月 11 日为病人行 CAG+PCI 术，前降支植入两枚支架。

（二）预防心脏性猝死是保障

有冠心病、心力衰竭、猝死既往史、心肌病等病史的病人，其心脏性猝死（sudden cardiac death，SCD）的发生率比一般人群高 5～10 倍，属于猝死高危者[15]。对于缺血相关的室性心律失常，血运重建是最重要的治疗措施，从这个角度来讲血运重建对预防缺血性心脏性猝死具有十分重要的意义。与缺血相关的严重室性心律失常及心脏性猝死最常见于 ST 段抬高的心肌梗死发病后 48h 之内。因此，单靠血运重建并不能有效预防这类心律失常所引起的心脏性猝死，血运重建后应根据病人的不同状况评估其心脏性猝死的风险[16]。病人在 1 月 8 日至 1 月 11 日期间，血流动力学不稳定，电解质出现紊乱，处于急性心肌梗死期，有极大的猝死风险。作为高级实践护士应评估病人可能出现的风险。通过关注病人的电解质变化、病人出入水量

阅读笔记

平衡、饮食、用药等情况，观察病人发生电解质紊乱的可能性，避免发生低钾血症。同时应严密观察病人心电监护是否正常，有无恶性心律失常的发生，以尽早救治。

知识链接

心脏康复

心脏康复是指运用多学科、多技术的手段对心脏病病人进行干预，使病人在心脏病发作后的治疗过程中得以快速有效恢复，生活质量迅速改善，尽快回归正常社会生活并降低心血管事件的发生，这些方法包括：康复评估、运动训练、饮食指导、生活习惯指导、规律服药、定期监测各项指标和接受健康教育等。美国心脏学会/美国心脏病学会基金会（AHA/ACCF）冠状动脉和其他动脉粥样硬化血管疾病二级预防指南中关于心脏康复的推荐[17]如下：

1. Ⅰ类建议　所有符合条件的急性冠脉综合征病人、紧急冠状动脉旁路手术或PCI术后的病人，应当在出院前或第一次后续正式随访时转诊到综合性门诊心脏康复项目（证据级别：A）。

过去一年内被诊断患有急性冠脉综合征、做过冠状动脉搭桥术或PCI（证据级别：A）、患有慢性心绞痛（证据级别：B）和/或外周血管疾病（证据级别：A）的所有符合条件的门诊病人应当转诊到综合性门诊心脏康复项目。

对于低风险病人，以家庭为基础的心脏康复项目比有监护设施的中心项目更适合这类病人（证据级别：A）。

2. Ⅱa类建议　对于有心力衰竭病史但病情稳定的门诊病人，以综合性运动为基础的门诊心脏康复项目更安全有效（证据级别：B）。

（三）早期心脏康复是重点

心脏康复的益处已有大量循证医学证据支持。相关研究显示，心脏康复可以降低冠心病死亡率、复发率，减少住院率，并且促进病人快速回归正常生活，提高病人的生活质量。我国目前重点关注的还是发病急性期的抢救与治疗，心脏康复仍处于发展阶段。在该案例中，高级实践护士依据《冠心病康复与二级预防中国专家共识》[18]和《经皮冠状动脉介入治疗术后运动康复专家共识》[19]，在多学科团队的支持下开展住院期间心脏康复。

入院第1d，在高级健康评估的基础上对病人进行生存教育：①请病人回顾心脏病发作时的症状和先兆。②关注胸痛或不适特征，告诉病人如何识别胸痛等不适症状是否与心脏病相关。③告诉病人如果采取有效治疗与康复，可使心脏事件再发可能性减小，一旦发生应积极处理。处理步骤：停止正在从事的任何事情；马上坐下或躺下；如果症状1~2min后没有缓解，立即舌下含服硝酸甘油1片（0.5mg）；若3~5min后症状不缓解或加重，再舌下含服1片；必要时5min后再含服1片；如果经上述处理，症状仍不缓解或不备有硝酸甘油应马上拨打急救电话120，就近就医。

该病人无心血管相关疾病史，可改变的主要危险因素有吸烟和体力活动不足。心脏事件发生后的病人戒烟干预成功率高。高级实践护士引导病人明确吸烟的不良后果，让病人知晓戒烟的益处，明确戒烟可能遇到的障碍，如体重增加、抑郁、戒断症状等。可组建多学科团队共同帮助病人戒烟，本案例中的病人住院期间未吸烟。

运动康复应循序渐进，从被动运动开始，逐步过渡到主动运动，这个时期对病人运动康复和恢复日常活动的指导必须在心电监护和血压监护下进行，运动时心率宜控制在静息心率的基础上增加20次/min左右，同时病人感觉不大费力（Borg评分<12）。

阅读笔记

该病人入院当天由于胸痛症状持续存在直至 14：00，所以从入院第 2d 开始进行运动康复。入院第 2d 至第 4d 病人经右股动脉接主动脉内球囊反搏治疗，血压较低，因此以被动运动和床上翻身为主，入院第 5d 拔出主动脉内球囊反搏后开始下床，从坐位、坐位双脚悬吊在床边、床旁站立、床边大小便逐步恢复运动；评估病人对生存教育的掌握情况。第 7d，下床和床旁站立热身后，在病室内行走 5～10min/ 次，2～3 次 /d。第 8d，下床和床旁站立热身后，在病室内行走 5～10min/ 次，3～4 次 /d。同时，讨论出院计划。

该病人的危险分层评估为低危，建议病人出院后，每周进行 3～5 次中等强度运动，包括有氧运动、抗阻运动及柔韧性训练等。每次持续 30～90min，坚持 3 个月左右。向病人强调康复运动的步骤：①先进行 5～10min 的热身运动。②训练阶段以有氧运动为主，抗阻运动和柔韧性训练等为辅，每次运动 20～40min，先从 20min 开始，运动频率 3～5 次 / 周，运动强度为最大运动强度的 50%～80%；③可采用 Borg 评分表（6～20 分）确定运动强度，建议病人在 12～16 分范围内运动。④最后进行 5～10min 的放松运动。

出院前，教会病人及家属识别可能的危险信号。运动中有如下症状时，如胸痛（放射至臂部、耳部、颌部、背部的疼痛）、头昏目眩、过度劳累、气短、出汗过多、恶心呕吐、脉搏不规则，应马上停止运动，停止运动上述症状仍持续，特别是停止运动 5～6min 后，心率仍增加，应进一步观察和处理。如果感觉到有任何关节或肌肉不寻常的疼痛，可能存在骨骼、肌肉的损伤，也应立即停止运动。

高级实践护士按照既定计划随访病人，随访时间为出院后第 1 个月内每周进行电话随访，第 1、3、6 个月后门诊随访；1 年后住院再次行冠状动脉造影检查；随访内容如下：①检查药物对病人的作用及副作用、发病先兆及紧急处理措施、运动中的危险状况等内容的掌握情况；②药物治疗的依从性：包括种类、剂量、次数、时间；③运动依从性：包括次数、时间、规律性；④戒烟情况。

知识链接

冠心病二级预防的 ABCDE 原则

ABCDE 源自每个英文单词的首字母，是冠心病病人应牢记的 5 项原则。

A

Aspirin：阿司匹林，也可与氯吡格雷联合使用，用于抗血小板聚集治疗。

Anti-anginal therapy：抗心绞痛治疗，如硝酸酯类制剂。

B

β-blocker：β 受体阻断药。

Blood pressure control：控制血压。

C

Cholesterol lowing：控制血脂水平。

Cigarette quitting：戒烟。

D

Diet control：控制饮食。

Diabetes treatment：治疗糖尿病。

E

Exercise：鼓励有计划的、适当的运动锻炼。

Education：病人及其家属教育，普及有关冠心病的知识。

阅读笔记

（四）以家庭为单位的心理护理是难点

高级护理实践除了要关注病人的复杂生理问题，更要关注病人的心理反应与疾病对病人家庭的影响。该病人是在家庭中起重要支柱的中年男性，家庭经济情况较好，文化程度低，病情严重、变化较多，治疗措施复杂。心血管高级实践护士从接触患者开始逐步讲解急性心肌梗死的病因、症状与治疗，在每一次护理及治疗前应详细解释并征得病人同意，积极引导病人主动沟通。如：病人表达了疾病对工作影响的担忧；高级实践护士向其解释患病后活动耐力下降的原因及如何坚持康复锻炼，并指出工作可能会对疾病造成的影响，向其展示缓解压力的技巧。同时，高级实践护士应与病人的配偶及子女积极沟通，取得他们对病人的支持和理解，并从戒烟、生活方式改变等多方面与病人共同面对疾病。高级实践护士关注病人的整体生活质量，从家庭角度给予支持，积极促进其回归家庭和社会。

五、效果评价

高级实践护士在该病例中贯穿了"心中有人"的高级护理实践路径，本案例以心脏康复为内容，以护理查房为方法，以多学科团队为后盾，实施了以病人为中心的高级护理实践。入院第 1d 至第 4d 病人症状反复，情绪不安，高级实践护士与其他医务人员合作，在密切观察病情的情况下，采取预防性照护，在血运重建的同时使得病人恶心呕吐得到缓解、血压稳定、心绞痛症状得以减轻。入院第 4d 停用多巴胺时血压为 118/65mmHg，入院第 5d 拔出主动脉内球囊反搏时血压为 108/64mmHg，此后未再出现心绞痛和恶心呕吐。在此过程中高级实践护士与病人家属共同努力，消除了病人的不恰当认知，增强了其对治疗疾病的信心。入院第 5d 至第 9d 以主动运动功能恢复为主，最终病人以心功能分级Ⅱ级出院回家休养。

六、案例总结

Langstaff 等[20]提出，高级实践护士应花费 50% 的时间在病房，为病人提供直接的护理、床边教育、病案讨论。本案例中高级实践护士在病人急诊行冠状动脉造影术、主动脉内球囊反搏术、血栓抽吸术、PCI 术过程中实施了以病人为中心的全方位护理，包括从入院评估到严密病情观察直至介入手术等围手术期护理，并持续至以药物、营养、运动、心理和戒烟五大处方为核心的心脏康复护理，具体的实践包括组建以心血管专科护士为核心的多学科照护团队，建立以标准化沟通模式为基础的床边查房模式，以心脏康复为核心的干预措施，以家庭为单位的心理护理。

1. 提高了病人的满意度 高级实践护士在护理全过程中应始终以病人为中心，从评估到计划、实施乃至组织会诊及床边查房，均能够准确评估，始终围绕病人的需要和首要问题精准护理。心血管高级实践护士的实践有利于满足病人的健康需求，提供专业化的健康保健服务。通过了解病人的需求，评估病人对疾病知识的掌握情况，针对其认识上的误区，给予个体化指导，开出康复处方，并与病人耐心沟通，给予正确引导，促进病人的依从性，提高其满意度。

2. 在护士层面促进了护士的成长 该案例中，高级实践护士的护理实践，如主动脉内球囊反搏的护理和心脏康复指导等充分发挥了的临床实践者、咨询者、指导者的作用。同时，多学科照护、护理查房的组织和实施等也体现了协调者和管理者的角色，使得护士更专注地投入到专科护理中，促进了其职业发展。同时，专科护士的高级实践也有助于责任护士提升其业务能力，对提高护理队伍的整体素质来说是非常重要的。

3. 凸显了护理学科价值 在心血管照护领域高级实践护士的专科性、先进性通过健康教育发挥。不同学科间的护理协作使得人、财、物得到最充分的运用，确立了护士的专业地位，对于推动护理学科的发展起着重要作用。心血管高级实践护士通过心脏康复指导，确保病人得到专业化的高质量护理，发挥了医生和一般护士无法替代的作用，因此，专业自信心和自豪感明显提升，从而有利于推动护理学科的发展。

参考文献

[1] 国家心血管病中心. 中国心血管病报告 2016[M]. 北京：中国大百科全书出版社，2017.

[2] 国家卫生和计划生育委员会. 2016 中国卫生和计划生育统计年鉴[M]. 北京：中国协和医科大学出版社，2016.

[3] 谢学勤，张秀英，赵冬，等. 北京市居民冠心病住院率及其变化趋势[J]. 中华心血管病杂志，2012，40（3）：188-193.

[4] 杨芳芳，郭航远，邢杨波. 中青年人急性心肌梗死临床特点及直接经皮冠状动脉腔内成形术特征分析[J]. 中国全科医学，2012，15（5）：555-557.

[5] DREYER R P，XU X，ZHANG W，et al.Return to Work After Acute Myocardial Infarction：Comparison Between Young Women and Men[J]. Circulation Cardiovascular Quality & Outcomes，2016，9（1）：S45-S52.

[6] 陆小英，赵存凤，张婷婷，等. "长海痛尺"在疼痛评估中的应用[J]. 解放军护理杂志，2003，20（4）：6-7.

[7] PARISSIS H，GRAHAM V，LAMPRIDIS S，et al.IABP：history-evolution-pathophysiology-indications：what we need to know[J]. Journal of Cardiothoracic Surgery，2016，11（1）：122.

[8] GRANGER C B，GOLDBERG R J，DABBOUS O，et al.Predictors of hospital mortality in the global registry of acute coronary events[J]. Arch Intern Med，2003，163（19）：2345-2353.

[9] 尤黎明，吴瑛. 内科护理学. 5 版[M]. 北京：人民卫生出版社，2012.

[10] 中国康复学会心血管病专业委员会，中国老年学学会心脑血管病专业委员会. 在心血管科就诊患者的心理处方中国专家共识[J]. 中华心血管病杂志，2014，42（1）：6-13.

[11] JCS Joint Working Group.Guidelines for rehabilitation in patients with cardiovascular disease（JCS 2012）[J]. Circ J，2014，78（8）：2022-2093.

[12] 葛均波，徐永健. 内科学. 8 版[M]. 北京：人民卫生出版社，2013.

[13] RENZ S M，BOLTZ M P，WAGNER L M，et al.Examining the feasibility and utility of an SBAR protocol in long-term care[J]. Geriatr Nurs，2013，34（4）：295-301.

[14] NARAYAN M C.Using SBAR communications in efforts to prevent patient rehospitalizations[J]. Home Healthc Nurse，2013，31（9）：504-515.

[15] 郭继鸿. 心脏性猝死：道高一尺魔高一丈[J]. 中华心血管病杂志，2015，43（8）：659-661.

[16] 黄德嘉，霍勇，张澍，等. 冠心病血运重建后心脏性猝死的预防[J]. 中华心律失常学杂志，2017，21（1）：9-21.

[17] 美国心肺康复协会组编；周明成，洪怡主译. 美国心脏康复和二级预防项目指南：第 5 版[M]. 上海：上海科学技术出版社，2017.

[18] 中华医学会心血管病学分会. 冠心病康复与二级预防中国专家共识[J]. 中华心血管病杂志，2013，41（4）：267-275.

[19] 中国医师协会心血管内科医师分会预防与康复专业委员会. 经皮冠状动脉介入治疗术后运动康复专家共识[J]. 中国介入心脏病学杂志，2016，24（7）：361-369.

[20] LANGSTAFF D，Gray B.Flexible roles：a new model in nursing practice[J]. British Journal of Nursing，1997，6（11）：635-638.

阅读笔记

（陈长英　王盼盼）

第三节　急性发作期慢性阻塞性肺疾病病人的高级护理实践

据《中国居民营养与慢性疾病状况报告(2015)》,2012 年全国居民慢性病死亡率为 533/10 万,占总死亡人数的 86.6%,心脑血管病、癌症、慢性呼吸系统疾病为主要原因,占总死亡人数的 79.4%,其中慢性呼吸系统疾病死亡率为 68/10 万。慢性阻塞性肺疾病(chronic obstructive pulmonary disease,COPD)是一种具有不完全可逆,呈进行性发展的气流受限为特征的呼吸系统常见病。各个地区对于 COPD 的患病率报告不等,WHO 关于阻塞性肺疾病负担统计显示其患病率为 11.4%~26.1%[1]。随着人口老龄化的到来以及受吸烟、大气污染等危险因素的影响,COPD 的发病率呈逐年递增态势。COPD 按病程可分为急性加重期和稳定期。急性加重期具有短时间内咳嗽、咳痰增多,痰液为脓性或黏液脓性并伴呼吸困难加重的特点。针对急性加重期 COPD 病人实施个性化的护理,可以改善病人的症状,延缓疾病发展,是临床护理工作的重点和难点。

一、案例背景

慢性阻塞性肺疾病急性加重(acute exacerbation of chronic obstructive pulmonary disease,AECOPD)表现为呼吸困难、咳嗽、痰量增多和 / 或痰液呈脓性,需要调整药物治疗,COPD 病人每年发生 0.5~3.5 次急性加重[2]。COPD 是一种全身性疾病,其概念包含两个含义:一是 COPD 的肺外表现,即对全身健康状况的影响,二是合并症对 COPD 进展和预后的影响[3,4]。AECOPD 除自身疾病症状外还可产生各种严重的合并症,常见的合并症有心血管疾病、静脉血栓、骨质疏松、焦虑和抑郁、肺癌、感染、代谢综合征、糖尿病、支气管扩张、肺动脉高压等。AECOPD 病人常存在多种导致静脉血栓栓塞症的危险因素,AECOPD 合并静脉血栓栓塞症的概率为 16%。一项针对 COPD 病人心血管疾病发生率的回顾性研究指出,心血管疾病的发生率为 48.8%[5,6]。这些合并症与 COPD 相互影响,相互作用,严重损害病人健康。

二、案例介绍

病人张某,女,55,汉族,自由职业,已婚。无药物及食物过敏史,否认传染病病史,否认外伤史、输血史,否认高血压、糖尿病等慢性病病史。病人此次因"反复咳嗽气喘 20 余年,加重 3 个月"于 2016 年 5 月 3 日入院。

病人既往有慢性支气管肺炎病史 20 余年,多在冬春季节、受凉或烟雾粉尘刺激后发作。3 个月前出现持续性胸闷气急,症状不能缓解,咳少量白黏痰,存在阵发性呼吸困难,不能平卧。近 1 周来胸闷、气喘症状加重,持续端坐呼吸,咳中等量白黏痰,为进一步明确诊断和治疗,来我院就诊。2016 年 2 月心脏超声示:右心房、右心室增大、三尖瓣重度反流、肺动脉高压。门诊以"肺部感染、慢性阻塞性肺疾病急性加重、肺心病"收入院。入院查体:T 37.2℃,P 92 次 /min,R 38 次 /min,BP 112/76mmHg,SpO$_2$ 68%。病人神志清,精神欠佳;口唇甲床紫绀,稍活动后胸闷气急明显,持续端坐呼吸;有咳嗽咳痰,为中等量白黏痰;双下肢凹陷性水肿。入院后查血气:pH 7.39,PaO$_2$ 46mmHg,PaCO$_2$ 86mmHg,BE 18mmol/L,HCO$_3^-$ 37.8mmol/L。血常规:白细胞计数 16.06×10^9/L,血小板计数 117×10^9/L。生化检查:白蛋白 28g/L。胸部 CT 平扫:双侧肺部炎症。病人于 2016 年 1 月门诊查肺功能:吸入支气管舒张药后 FEV$_1$ 63.4%,FEV$_1$/FVC 68.8%,舒张试验(-)。入院后予以心电监护、抗感染、解痉平喘、强心利尿、无创呼吸机辅助通气等治疗。病人饮食差,睡眠差,夜间端坐呼吸,大小便正常。

三、评估分析

多数 AECOPD 病人入院治疗时，疾病症状已十分明显且严重，迅速对病人疾病情况进行评估，从而有效、准确地分析病人存在的护理问题，进而根据评估的结果采取相应的干预措施，最终改善病人的病情，减轻其病痛。根据该病人的特点，按照护理诊断的重要性提出以下护理诊断：

1. 气体交换受损　与气道阻塞、通气不足、呼吸肌疲劳、肺泡呼吸面积减少及肺血管收缩导致的肺血流减少有关。

2. 清理呼吸道低效　与分泌物增多而黏稠、气道湿度减低和无效咳嗽有关。

3. 体液过多　与心输出量减少、肾血流灌注量减少有关。

4. 潜在并发症：肺性脑病、心力衰竭、静脉血栓。

5. 有皮肤完整性受损的危险　与强迫体位、皮肤菲薄、水肿有关。

根据以上护理诊断，可针对性地应用以下几个评估工具对病人进行评估：

1. COPD 评估测试问卷（COPD assessment test，CAT）　Jones 等人于 1991 年在圣 - 乔治呼吸问卷（SGRQ）基础上开发，主要评估 COPD 对病人健康的影响程度，分值越低，生活质量越好。虽然 CAT 只有 8 个项目，但涵盖了症状、活动能力、心理、睡眠和社会影响各方面。与复杂的 SGRQ 相比，CAT 拥有与之相似的评估能力，同样可以测量 COPD 对病人健康的影响。该病人的 CAT 评分为 32 分。

知识链接

—— COPD 评估测试问卷 ——

病人明确诊断后，由同一研究者讲解问卷内容及评分方法，病人根据自身情况，对每个项目做出相应评分（0～5 分），不予任何暗示性的提醒，由 2 名观察者核对分数。CAT 分值范围为 0～40 分，得分为 0～10 分的病人被评定为"病情轻微"；11～20 分者为"中等影响"；21～30 分者为"严重影响"；31～40 分者为"非常严重影响"；21～40 分提示病人需要积极治疗。

2. 改良医疗研究委员会呼吸困难量表（modified medical research council scale，mMRC）　AECOPD 病人显著的临床表现为劳力性呼吸困难，同时也是病人最难以接受、严重影响病人日常活动的临床表现。收入院的 AECOPD 病人需迅速判断其呼吸困难的严重程度，为后续采取的护理措施提供客观、科学的依据。该表的具体内容如下：

0 级：除非剧烈活动，无明显呼吸困难。

Ⅰ级：当快走或上缓坡时有气短。

Ⅱ级：因呼吸困难而比同龄人步行慢，或者以自己的速度在平地上行走时需要停下来休息。

Ⅲ级：在平地上步行 100m 或数分钟后需要停下来呼吸。

Ⅳ级：明显的呼吸困难而不能离开房间或者穿脱衣服即可引起气短。

该病人的呼吸困难等级为Ⅳ级。

3. 肺功能评估　肺功能检查是诊断 COPD 的金标准，根据慢性阻塞性肺疾病全球倡议（GOLD），慢阻肺病人吸入支气管扩张剂后的 $FEV_1/FVC <0.70$，再根据其 FEV_1 下降程度进行气流受限的严重程度分级（表 1-2）。

表1-2　COPD气流受限严重程度的分级

肺功能分级	患者肺功能 FEV_1 占预计值的百分比（$FEV_1\%pred$）
GOLD1级：轻度	$FEV_1\%pred \geqslant 80\%$
GOLD2级：中度	$50\% \leqslant FEV_1\%pred < 80\%$
GOLD3级：重度	$30\% \leqslant FEV_1\%pred < 50\%$
GOLD4级：极重度	$FEV_1\%pred < 30\%$

根据表1-2，病人张某的COPD严重程度分级为GOLD2（中度）。

4. 急性加重的风险评估　依据急性加重史和肺功能测定进行急性加重风险评估。最近1年加重≥2次者，或第一秒用力呼气容积（FEV_1）小于预计值50%者，是加重的高危因素，住院对于COPD急性加重也是一个预后差的指标。该病人近1年急性加重2次，住院1次，加重风险较高。

5. 咳嗽、咳痰的评估　主要包括痰液性质的评估及咳嗽对病人日常生活的影响。临床上使用较为广泛的痰液性质评估主要是将痰液分为Ⅲ度：

Ⅰ度：泡沫痰，吸痰管内无痰液潴留，提示感染较轻，若量多则提示湿化过度。

Ⅱ度：痰液较Ⅰ度黏稠，吸痰管内有少量痰液滞留，易被水冲净，提示有较明显感染，需加强抗感染治疗。

Ⅲ度：痰黏稠呈黄色，吸痰管内滞留有大量痰液，且不易用水冲净，提示有严重感染或气道湿化不足。该病人痰液性质为Ⅱ度。

成年人咳嗽特异性生活质量问卷（cough-specific quality of life questionnaire CQLQ）是2002年由美国French等人发明的，用于评估成年人急慢性咳嗽病人的生活质量及慢性咳嗽治疗的效果。CQLQ是一个包括6个领域28个条目的调查问卷，包括躯体不适、极端躯体不适、社会心理问题、情感幸福、自身健康焦虑、功能状况等。每项1~4分，分数越高，咳嗽对病人的影响越严重。该病人的CQLQ评分为78分。

6. COPD的综合评估　慢性阻塞性肺疾病全球倡议2017（GOLD 2017）对COPD的综合评估方法进行修改，将肺功能测定从ABCD分组依据中分离出来，仅根据病人的呼吸道症状和急性加重史将病人分为ABCD四组（图1-1），使得在某些紧急情况下，医生仅通过评估病人症状和加重史就能制订初步的治疗计划[7]。

该病人的COPD综合评估等级为D级。提示我们，虽然病人肺功能状态尚处于中度，但已经处于高风险，症状多的一类人群。必须加强管理和控制感染，加上病人有基础疾病，应当重视基础疾病的治疗，纳入肺康复项目的管理中，才能更好地减少病人的急性加重次数和提高病人的生活质量。

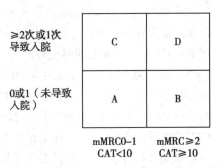

图1-1　COPD综合评估示意图

四、干预策略

（一）选择合适的氧疗方法是护理工作的重点

劳力性呼吸困难是COPD病人的标志性临床症状。COPD病人由于吸烟、吸入职业粉尘和化学物质、空气污染等外部因素及遗传、气道高反应等内在因素导致小气道炎症和结构改变、气道黏液清除功能异常和肺泡结构破坏，从而导致通气和换气功能障碍，最终引起缺氧和 CO_2 潴留。有研究发现98%的病人曾发生过呼吸困难，63%的病人一年中大多数时间为中度呼吸困难[8]。病人常因活动后出现胸闷气喘而减少活动，又因减少活动使得机体功能退化

阅读笔记

和肌肉力量减弱，从而进一步加重呼吸困难，最终形成呼吸困难→活动减少→呼吸困难恶性循环。

护理工作中根据病人血气结果调整吸入氧浓度，若为Ⅰ型呼吸衰竭，可给予中等浓度（35%～60%）吸氧。但COPD病人较常见的为Ⅱ型呼吸衰竭，常伴有CO_2潴留。本例病人属Ⅱ型呼吸衰竭，该类病人的呼吸中枢已适应了高碳酸血症，呼吸主要依靠缺氧对颈动脉体和主动脉弓的外周化学感受器的刺激来维持，高浓度吸氧解除低氧血症对呼吸中枢的刺激，会使通气量减少，加重CO_2潴留。此外，该病人合并重度肺动脉高压、心功能欠佳，而长期氧疗是控制肺动脉高压进程的唯一治疗方式[9]。有研究证明[10]：每日15h以上2L/min流量的吸氧治疗可使COPD病人5年生存率提高1倍以上。但也有资料显示这种方法很难纠正低氧血症，有时严重缺氧对重要器官的损害比CO_2潴留的损害严重得多，并且部分病人的CO_2潴留并非高流量吸氧本身所致，经纤维支气管镜检查发现主要由气管黏膜水肿或痰液阻塞气管引起[11]。呼吸兴奋剂可直接兴奋延髓的呼吸中枢，提高中枢对CO_2的敏感性，改善通气不足从而促进CO_2的排出，增加氧气进入。因此，针对该病人短时间可选择使用呼吸兴奋剂联合高流量吸氧，在改善缺氧的同时减轻对重要器官的损伤[12]，但使用过程中需严密观察病人情况，一旦出现肺性脑病先兆表现，应立即停止高流量吸氧改用低流量持续吸氧。

呼吸肌疲劳是导致AECOPD病人早期呼吸衰竭的主要原因，此时给予无创正压通气（NPPV）早期干预可获得良好疗效[13]。通气模式为双水平正压通气模式：吸气压力（IPAP）从4～8cmH$_2$O开始，呼气压力（EPAP）从2～4cmH$_2$O开始，待病人耐受后逐渐上调压力水平，直至达到满意的通气水平或是病人能耐受的最高通气支持水平[13]。无创呼吸机辅助通气病人常存在胃胀气、口咽干燥、误吸、面（鼻）罩压迫致鼻梁皮肤损伤、排痰障碍、呼吸机不耐受、恐惧等并发症。本例病人由于首次使用无创辅助通气，不能耐受，导致病人拒绝使用呼吸机辅助通气，护理时需注意：①护理人员要理解病人的不适。②协助病人半卧位，在吸氧状态下连接面罩或鼻罩，固定带松紧合适，可插入1～2根手指以预防皮肤压伤，待病人适应后连接呼吸机。③并发症处理：根据病情适当降低吸入压力缓解胃胀气；避免漏气、间断饮水、加强湿化缓解口咽干燥；对于排痰困难现象，鼓励病人定时主动咳嗽，必要时吸痰；避免饱餐后使用，教会病人紧急取下面罩的方法，防止误吸；需要时陪护在病人身边30min到2h。

虽然指南推荐CO_2潴留病人使用无创通气治疗，但国外学者对不能耐受无创通气的COPD病人使用经鼻高流量氧疗（HFNC）治疗发现，在HFNC治疗20min后，$PaCO_2$降低超过8mmHg，并且病人的耐受性较好[14]。HFNC是一种通过吸氧鼻导管将氧浓度为21%～100%、温度为37℃左右、湿度为100%的高流量气体输送给病人，可输出高达60L/min的流量，从而产生一定的正压，提高了功能残气量，一般广泛用于新生儿呼吸窘迫综合征[15]。针对AECOPD病人，由于HFNC与NPPV有相似的生理效应，建议把NPPV的适应指征作为HFNC的适应指征[16]。护理工作中选择合适鼻导管，注意观察病人生命体征变化，告知病人尽量避免张口呼吸[15]。但目前缺乏其在Ⅱ型呼吸衰竭中应用的循证医学依据，需要进一步的研究证实其有效性。

（二）促进痰液咳出

COPD急性加重期由于炎症及气道清除功能异常使得病人的痰液多为黏性脓痰，且晨起加重。病人常由于分泌物多而黏稠、年老体弱、呼吸困难不能有效咳嗽以及气道湿度降低等原因出现排痰困难。痰液中含有引起肺部感染的病原菌，这些病原菌会将痰液当作自身增殖的培养基而大量增长。据报道，引起肺部感染的常见病原菌肺炎链球菌的分裂增殖时间为33～43min。痰液每多滞留半小时，其内病原菌的数量就会多1倍[17]。影响排痰的三个主要因素：痰液的黏稠度、气道纤毛清除功能、痰滞留的部位及其相应支气管开口位置。针对这些因素，可采取以下排痰方式：

阅读笔记

1. 指导正确的咳嗽、咳痰方法　一般适用于神志清醒，能配合的病人，同时告知病人经常变换体位有利于痰液咳出。对胸痛不敢咳嗽的病人，避免因咳嗽而使疼痛加重，如胸部有伤口的病人可用双手或枕头轻按伤口两侧，避免咳嗽时牵拉伤口引起疼痛。

2. 气道湿化降低痰液黏稠度　气道湿化包括湿化治疗和雾化治疗，湿化是增加吸入气体的湿度，雾化是用特定装置将水分和药物形成气溶胶，使之吸入呼吸道达到治疗和湿化的作用。常用的雾化装置主要包括：喷射雾化器、超声雾化器、震动筛孔雾化器。临床工作中使用较多的为喷射雾化器，使用氧气驱动时，要严密观察病人的呼吸频率、节律、深浅及神志变化；注意吸入药液不要过分稀释，尽量缩短雾化吸入时间；病人进行雾化吸入时，加强巡视，强调床边陪护，不可出现空窗期。气道湿化时还需注意湿化后膨胀的痰液导致的窒息、过度湿化及感染等情况。因此护理工作中需密切观察，如痰液量明显增多并稀薄，呼吸加粗加深，双肺湿啰音加重等均提示存在过度湿化现象。

3. 加强翻身拍背　肺部听诊了解痰滞留的部位，根据痰滞留的位置摆好有利于引流痰液的体位，使用体外振动排痰机叩击振动、推揉，增强气道纤毛的清除功能。当痰液至咽喉部时，头偏向一侧位，并刺激咽喉部诱发咳嗽咳痰。

（三）加强观察预防潜在风险

严重的 AECOPD 病人常存在多种并发症，加强对并发症的早期观察与护理，尽可能地预防并发症的发生，可有效地改善这类病人的预后。AECOPD 病人临床常见的严重并发症主要有：肺性脑病、心力衰竭、静脉血栓等。

1. 肺性脑病的观察与护理　肺性脑病是指由于呼吸功能衰竭导致缺氧、CO_2 潴留引起的神经精神障碍症候群，根据全国第三届肺心病专业会议修订的肺性脑病诊断标准可分为轻型、中型、重型：

轻型：神志恍惚、淡漠、嗜睡、精神异常和兴奋，多语而无神经系统异常体征。

中型：半昏迷、谵妄、躁动、肌肉轻度抽动或语无伦次，对各种反应迟钝、瞳孔对光反射迟钝而无上消化道出血或弥散性血管内凝血等并发症。

重型：昏迷或出现癫痫样抽搐，对各种刺激无反应，反射消失或出现病理性神经体征、瞳孔扩大或缩小，可合并上消化道出血、弥散性血管内凝血或休克。

值得注意的是，当病人出现意识改变时需鉴别原因，如 COPD 病人低渗性脑病的发生仅次于肺性脑病[18-20]，它与肺性脑病的临床表现相似，需同时进行血气分析及电解质检查以便于鉴别诊断。此外 COPD 病人因脑梗死及药物不良反应引发的意识障碍也同样常见，病人出现意识改变时需注意病人有无偏瘫、失语、病理征阳性、头颅 CT 及 MRI 异常等脑梗表现[19]；是否正在使用喹诺酮类，激素类以及茶碱类等药物[18-20]。

发现肺性脑病的早期表现对疾病的转归有重要意义，需加强对 COPD 病人的病情观察，肺性脑病病人早期可出现球结膜充血、水肿及肺性脑病轻型表现。老年病人体温骤降也要警惕肺性脑病的发生。肺性脑病病人的症状多发生在夜间，以 0：00～4：00 最高[21]。因此，对于存在电解质紊乱、CO_2 潴留、使用影响中枢神经系统药物的病人须重点交班，夜间加强巡视。$PaCO_2 > 60 mmHg$ 时可出现肺性脑病早期表现，但对于慢性 CO_2 潴留的病人，当 $PaCO_2$ 在 80mmHg 以上时，其仍可神志清楚，只有 $PaCO_2$ 短时间内明显升高时才会出现肺性脑病[22]。可能使 $PaCO_2$ 短时间内升高的常见原因是病人使用镇静药或短时间高流量吸氧。COPD 伴 CO_2 潴留病人使用中枢抑制药物一般属于禁忌，但 COPD 病人多数存在睡眠障碍，睡眠休息不足可加重病人呼吸负担，容易形成恶性循环。对于轻、中度日间无 CO_2 潴留的 COPD 病人选用短效苯二氮䓬类药物是安全的[23]。对伴有 CO_2 潴留病人使用机械辅助通气时出现不能耐受、人机拮抗情况，可选用丙泊酚、咪达唑仑。但给药时需注意小剂量、慢滴速给药，同时对于 Ramsay 评分>3 分病人予减量或暂停镇静药[24]。针对短时间高流量吸氧的病人，护理人员一

阅读笔记

定要加强观察。

2. 心力衰竭护理   缺氧、CO_2 潴留和呼吸性酸中毒导致肺血管收缩、痉挛形成肺动脉高压，从而导致右心发挥代偿性作用，在克服肺动脉升高的阻力时发生右心室的肥厚，随着病情发展右心失代偿而致使右心衰竭。慢性肺心病病人通过抗感染治疗，改善呼吸功能后心力衰竭多能得到改善。但当治疗效果不明显时，多使用利尿药、正性肌力药或血管扩张药治疗。对于并发肺源性心脏病且处于失代偿期的病人需绝对卧床休息，以减少氧耗，但需注意定时变换体位，预防压疮。使用利尿药病人注意有无低钾血症表现，同时由于过度脱水引起的痰液黏稠不易咳出，应注意预防，利尿药尽量白天使用，避免夜间频繁排尿影响睡眠。对于使用洋地黄类正性肌力药物，需注意观察病人有无药物不良反应，防止洋地黄中毒。当心率<60 次 /min 或节律不规则、出现头痛、视物模糊、黄视或绿视等症状应暂停给药，立即告知医生。在心力衰竭病人的护理工作中，一定要注意补液的速度及量：滴速<30 滴 /min，补液量以"量出为入"为原则。

3. 预防静脉血栓护理   COPD 病人由于长期缺氧、CO_2 潴留、感染等因素导致血管内皮细胞受损，引起凝血机制异常；体内代偿性的红细胞增多，利尿药的使用使得血液黏稠度增加；急性发作时长期卧床，造成血流缓慢；这些原因都会导致深静脉血栓的形成。深静脉栓子脱落容易导致肺栓塞，一旦出现，治疗非常困难，临床主要以预防为主：

（1）长期卧床病人注意监测下肢腿围，观察皮肤颜色、温度、末梢循环情况。

（2）指导病人每天进行主动或被动运动，一般每天 3~4 次，每组动作 10 次，运动期间注意观察病人有无不适[25]。

（3）使用华法林、低分子肝素钠等药物预防，抗凝药物不仅能够预防及治疗血栓，同时可以有效地降低血液的高凝状态[26]，有利于肺毛细血管与外界气体交换，改善肺循环、减轻心脏负荷。抗凝治疗期间密切观察病人有无皮肤黏膜出血点、瘀斑，有无血尿、黑便，有无凝血时间过长，并注意定期监测血凝常规。

（四）基础护理不容忽视

COPD 的确切病因尚不清楚，但与吸烟、职业粉尘和化学物质、空气污染等密切相关。日常生活注意避免接触这些危险因素可有效地预防 AECOPD 的发生和发展。保持室内温度、湿度适中，温度维持在18~20℃，湿度在50%~60%。

COPD 病人由于呼吸功的增加可使热量和蛋白质消耗增多，为病人创造清洁、舒适、愉快的环境，少食多餐，给予高蛋白、高维生素、易消化清淡饮食。碳水化合物可增加 CO_2 的生成量，增加呼吸负担，故一般碳水化合物的含量≤60%。COPD 病人应避免进食产气食物，餐后避免平卧，有利于消化，腹胀的病人应进软食，细嚼慢咽。当病人出现水肿、腹水、少尿时应限制钠、水的摄入，每天钠盐<3g，水分<1 500ml。

（五）合理干预保持皮肤完整

COPD 病人的皮肤护理问题一直困扰护理人员。COPD 病人最容易发生压疮的部位一是鼻面部，二是骶尾部及坐骨结节部，其发生的主要原因是局部长期受压。正常人毛细血管在9.3kPa 压力下持续受压 2h 以上就可引起局部组织不可逆损伤[27]。COPD 急性发作期病人可因呼吸困难导致无创正压通气（NPPV）不能脱机，长期强迫体位。有研究报道 NPPV 的鼻面部压疮发生率为 27.7%[28]，而骶尾部发生率高达 45.53%[29]，压疮的出现及其严重程度，不仅影响病人的舒适度，同时也会影响疾病的转归。护理工作中除了增强营养，积极改善病人缺氧、水肿外，还可通过局部干预，预防压疮的发生。

针对无创正压通气病人：

1. 选择合适的面罩，松紧适宜，也可交替使用不同类型的鼻、面罩以改变受压部位。

2. 采取间隙式方法，对不能脱机病人，可在饮水、咳痰间隙用温水毛巾擦洗脸部，缓解压

力的同时除去 CO_2 潴留所致外周血管扩张而留下的汗液和油脂。

3. 使用减压材料，可使用非黏性敷料覆盖在鼻面部，根据病人脸形裁剪合适形状。

4. 受压部位涂擦液体敷料，可在局部形成脂质保护膜，增加皮肤厚度，防止水分流失，并改善局部受压皮肤微循环而减轻缺血、缺氧状态，同时还可减少摩擦系数[30]。

针对强迫卧位病人，除常规护理措施外还需注意：

1. 选择病人症状相对缓解的时机翻身，避免引发抵触情绪。

2. 多数 COPD 病人不能耐受长期保持侧卧位及大角度的翻身，但病人皮肤受压 1h 后血流灌注会下降，解除压力 4h 后皮肤微循环恢复正常，恢复呈先快后慢的趋势[31]，所以面对不能耐受长时间翻身的病人可小幅度、短时间、多频率翻身，也可通过床头抬高角度的变化改变剪切力的方向，避免同一部位受压。

3. 合理使用保护器具，病人可使用减压床垫，包括静态减压床垫（凝胶海绵垫）和动态减压垫（交替充气床垫），两种类型的减压装置在压疮的减压方面有一定作用，但尚不清楚优选顺序[32]。还可局部使用聚酯泡沫敷料、黏性敷料、减压贴等，均有研究支持其对预防压疮是有效的，但尚不能比较哪种效果更好。压疮护理重在预防，变换体位是最经济有效的预防措施。

五、效果评价

经过一系列的治疗与护理，2016 年 5 月 12 日血气：pH 7.40，PaO_2 80mmHg，$PaCO_2$ 42mmHg，BE −1mmol/L，HCO_3^- 23.8mmol/L，病人无口唇及甲床紫绀，呼吸困难 II 级，下肢水肿消退，于 5 月 13 日出院。

六、案例总结

本案例为 AECOPD 病人高级护理实践，病人的病程长，病情重，在整个护理过程中，解决病人的缺氧、咳痰、心力衰竭等问题是关键，随之也出现了许多护理的矛盾点：水肿、心力衰竭需限制水分的摄入，而痰液黏稠需要增加水分的摄入；病人需卧床休息减少心肺负担，但活动减少易引发血栓、废用综合征；病人呼吸困难时的强迫体位、使用无创通气治疗的面罩压迫致使皮肤长期受压引发压疮等。在面对这些护理矛盾时，如何分清主次、兼顾得失，是护理工作的难点和重点。本病例针对这些矛盾点，从整体护理理念出发，采取了有针对性的护理措施，取得了满意的护理效果。

参考文献

[1] 钱东福，尹爱田，孟庆跃，等. 农村患者就医流向的变化趋势分析[J]. 中国卫生事业管理，2007，23（12）：845-847.

[2] 慢性阻塞性肺疾病急性加重（AECOPD）诊治专家组. 慢性阻塞性肺疾病急性加重（AECOPD）诊治中国专家共识（2014 年修订版）[J]. 国际呼吸杂志，2014，34（1）：1-11.

[3] 韩振军. AECOPD 住院患者合并症状况调查[J]. 临床肺科杂志，2008，13（6）：705-706.

[4] GUNEN H，GULBAS G，In E，et al.Venous thromboembolism and exacerbations of COPD[J]. Eur Respir J，2010，35（6）：1243-1248.

[5] RIZKALLAH J，MAN S F P，SIN D D.Prevalence of pulmonary embolism in acute exacerbation of COPD: a systemic review and metaanalysis[J]. Chest，2009；135（3）：786-793.

[6] 魏智民，蔡建芳，崔华，等. 北京地区 4 960 例慢性阻塞性肺疾病住院患者心血管疾病发生率的回顾性调查[J]. 中国流行病学杂志，2011，32（3）：297-301.

[7] 陈云坤，冯英凯. GOLD 2017 新版指南要点解读[J]. 现代医药卫生，2017，33（4）：481-486.

[8] 郭爱敏，韩江娜，王萍，等. 慢性阻塞性肺疾病患者日常活动状况及相关因素分析[J]. 中华护理杂

志，2010，45（5）：409-41.

[9] CHHABRA S K.Pulmonary hypertension associated with chronic obstructive pulmonary disease[J]. Indian J Chest Dis Allied Sci，2010，52（1）：29-40.

[10] Medical Research Council Working Party.Long term domiciliary oxygen therapy in chronic hypoxic cor pulmonale complicating chronic bronchitis and emphysema[J]. Lancet，1981，1（8222）：681-686.

[11] 罗美宜、叶秋平，邓永琴. 两种不同体位对慢性阻塞性肺疾病病人雾化吸入效果影响的研究[J]. 护理实践与研究，2009，61（8）：11-13.

[12] 刘宁. 肺心病Ⅱ型呼吸衰竭患者加大氧流量联合呼吸兴奋剂的疗效观察与护理[J]. 实用心脑血肺血管病杂志，2008，16（4）：273-276.

[13] 中华医学会重症医学分会. 慢性阻塞性肺疾病急性加重者的机械通气指南（2007）[J]. 中国危重急救医学，2007，19（9）：513-518.

[14] NILIUS G，FRANKE K J，DOMANSKI U，et al.Effects of nasal insufflation on arterial gas exchange and breathing pattern in patients with chronic obstructive pulmonary disease and hypercapnic respiratory failure[J]Adv Exp Med Biol，2013，755：37-34.

[15] 魏文举，张强，那海顺. 经鼻高流量氧疗在成人患者中的进展[J]. 中华护理杂志，2016，51（7）：853-857.

[16] 张飞鹏，田园园，郭秀荣. 经鼻高流量湿化氧疗治疗慢性阻塞性肺疾病急性加重的研究现状[J]. 安徽医学，2016，37（5）：642-644.

[17] PRYOR J A.Physiotherapy for airway clearance in adults[J]. Eur respir，1999，14：1418-1424.

[18] 许圣威，陈玲玲，曹晓红. 慢性阻塞性肺疾病急性加重期合并神经精神症状原因分析[J]. 中国实用医药，2015，10（33）：266-267.

[19] 亓飞，胡系伟，唐帆. 慢性阻塞性肺疾病急性加重期合并精神神经症状原因分析[J]. 癫痫与神经电生理学杂志，2017，26（1）：24-25.

[20] 刘昭民，徐桂波，李志宁，等. 慢性阻塞性肺疾病急性加重期出现意识障碍的原因分析[J]，实用心脑肺血管病杂志，2013，21（1）：72-73.

[21] 黄卫华，汤亚琴. 老年慢性阻塞性肺疾病合并肺性脑病的护理[J]. 实用临床医药杂志，2013，17（12）：42-44.

[22] 李光明，陆小娜. 无创机械通气联合药物治疗慢性阻塞性肺疾病患者急性加重并严重Ⅱ型呼吸衰竭、肺性脑病疗效观察[J]. 中国老年学杂志，2014，13：3767-3769.

[23] GEORGE C.Perspectives on the management of insomnia in patients with chronic respiratory disorders[J]. SLEEP，2000，231：S31-S35.

[24] 刘炬带，刘力新. 重症加强治疗病房无创正压通气患者应用镇静治疗的安全性探讨[J]. 中国呼吸与危重监护杂志，2014，13（6）593-594.

[25] 胡学军，何瑞，吴慧英，等. 床上运动疗法预防长期卧床老年患者深静脉血栓形成[J]. 中国康复杂志，2003，7（12）：1857.

[26] 权冬、朱锦宇，王华溢，等. 利伐沙班与低相对分子质量肝素预防人工髋膝关节置换术后深静脉血栓栓塞症的前瞻性随机对照研究[J]. 中华创伤骨科杂志，2010，12（12）：1130-1134.

[27] 杨炯. 无创呼吸机使用中面部压疮的护理[J]. 护士进修杂志，2010，25（18）：1720-1721.

[28] 邓妍，周建仪，刘秀珍，等. 无创呼吸机病人发生鼻面部压疮危险因素的回顾性分析[J]临床与病理杂志，2017，37（1）：137-142.

[29] 赵小磊，郑思琳，王绍琼，等. 泸州市某三甲综合医院住院病人压疮现状调查分析[J]. 齐鲁护理杂志，2016，22（21）：52-54.

[30] 过青. 赛肤润在预防无创机械通气面罩压疮中的应用[J]. 护理实践与研究，2013，10（3）：46-47.

[31] 孙艳. 局部持续受压对皮肤微循环功能的影响分析[D]. 温州：温州医学院，2012.

阅读笔记

[32] 蒋琪霞，瞿小龙，王建东，等. 减压装置用于重症患者压疮预防效果的系统评价[J]. 中国护理管理，2015，15（6）：695-699.

（钮美娥　钱红英）

第四节　稳定期慢性阻塞性肺疾病病人的高级护理实践

慢性阻塞性肺疾病（COPD）是一种具有气流受限不完全可逆特征的肺部疾病，且呈进行性进展。世界卫生组织资料显示，COPD 的死亡率居所有死因的第 4 位，每年约 270 万人死于此病，大于 40 岁的成年人中 COPD 的全球发病率在 10% 以上[1]，一项全球多中心的调查研究显示：COPD 在男性中的发病率为 15.8%，女性为 5.5%[2]，且有逐年增加的趋势。

一、案例背景

COPD 的病程可以根据病人的症状和体征的变化分为急性加重期和稳定期，稳定期是指病人咳嗽、咳痰、气短等症状稳定或较轻[3]。稳定期的管理目标有两个：一是减轻当前症状，包括缓解症状、改善运动耐量和改善健康状况；二是降低未来风险，包括预防疾病进展、防止出现急性加重及减少病死率[4]。主要的治疗手段包括：教育和管理、药物治疗、氧疗、机械通气、避免诱发因素。因此，对于 COPD 缓解期病人的护理重点是帮助病人建立对自身疾病的管理，改善病人呼吸功能，提高生活质量。

二、病例介绍

病人徐某，男，74，汉族，退休，已婚。既往有肺结核、骨结核病史，有口服头孢克洛过敏史，否认高血压、糖尿病病史，否认输血史。病人因"气喘伴咳嗽咳痰 10 余年，加重 5d"于 2016 年 1 月 02 日住院。

病人 10 年前开始出现胸闷气急，夜间阵发性呼吸困难，严重时可有端坐呼吸，近 2 年发作时多伴双下肢水肿，有咳嗽、咳痰，为黄脓痰，不易咳出。病人上述症状反复发作，多见于冬季，曾多次住院治疗。1 周前受凉后开始鼻塞，流黄涕，咽部不适；咳嗽、咳中等量黄色黏痰；伴胸闷气急，活动后加重，休息不能完全缓解，夜间不能平卧；有发热，热峰 38.5℃。入院后经吸氧、抗感染、止咳、化痰等治疗后病人目前生命体征平稳，偶有白黏痰，无明显胸闷气急，夜间睡眠良好，大小便正常，各项实验室指标无明显异常，心脏彩色超声：EF 0.61，左右心房增大，二尖瓣轻度反流，三尖瓣中度反流，三尖瓣最大反流压差为 36mmHg，肺功能 FEV_1 65.3%，FEV_1/FVC 61.34%，对症治疗后，FEV_1 66.4%，FEV_1/FVC 76.89%。

病人 2004 年开始在家中吸氧，15h/d，近两年夜间间断使用无创辅助通气。此外，病人近 5 年来均未参加任何户外活动及锻炼，在家中静养，认为自己病情较重，需要休息。

三、评估分析

COPD 稳定期病人呼吸困难、咳痰等临床表现较急性期明显缓解，在稳定期进行必要的护理干预与指导，促进病人肺康复，能够协助病人更好地实现医院到家庭的过渡，进而更好地控制症状，降低急性加重发生率。根据病人的病例特点，提出以下护理诊断：

1. 气体交换受损　与气道阻塞、通气不足、呼吸肌疲劳有关。
2. 活动无耐力　与疲劳、呼吸困难、氧供与氧耗失衡有关。
3. 知识缺乏：缺乏肺康复锻炼的知识。
4. 焦虑　与担心疾病预后有关。

根据以上护理诊断，可针对性地应用以下几个评估工具对病人进行评估：

阅读笔记

1. 六分钟步行试验(six-minute walking test,6MWT)　六分钟步行试验是客观评价运动能力的一种方法,它评价了运动过程中系统与全身的反应,包括肺及心血管系统、全身与外周循环、血液和肌肉代谢的反应,目前大多数采用距离的绝对值(即病人步行50m以上)。

Celli[5]关于COPD病人的六分钟步行试验的距离分级:①轻度,距离≥350m;②中度,250m≤距离≤349m;③重度,150m≤距离≤249m;④极重度≤149m。

国内有学者研究6-MWT与肺功能的关系:距离≥420m,病人的FEV_1/FVC 多≥70%,或FEV_1% 预计值多≥80%;而距离<420m,病人FEV_1/FVC 多<70%,多伴有肺功能障碍,并且距离越短,肺功能越差[6]。该病人的6MWT距离为284m。

2. BODE指数　BODE来自于一组英文字头,即体重指数(body mass index),取其B;气流阻塞程度(degree of airflow obstruction),取其O;呼吸困难(dyspnea),取其D;运动量(exercise capacity),取其E。气流阻塞应用肺通气功能的FEV_1来衡量,呼吸困难采用改良医疗研究委员会呼吸困难量表(mMRC),运动量评估通过六分钟步行试验的距离来测定。2004年由美国医生Celli发明并沿用至今(表1-3),是用于评估COPD的一种工具,BODE指数总分为10分,分值越高,死亡风险越高。BODE指数是一个操作简单的评分系统,在预测COPD病人全因死亡风险方面优于FEV_1。BODE包含了肺功能损害化指标FEV_1,病人呼吸困难评分,即MMRC,2个全身后果预测领域为六分钟步行试验的距离与BMI,因此,临床用途与意义凸显。该病人的BODE评分为2分。

表1-3　BODE包含的变量及评分

变量	BODE指数			
	0	1	2	3
FEV_1/%	≥65	50~64	36~49	≤35
六分钟步行试验的距离/m	≥350	250~349	150~249	≤149
呼吸困难评分(mMRC)	0~1	2	3	4
体重指数/(kg·m^{-2})	>21	≤21		

3. COPD自我管理评估　COPD病人学习自我管理策略,会帮助病人获得疾病相关的医疗知识和处理方案,引导病人改变健康相关行为,提供情感支持,使病人能够控制自己的疾病。目前使用的COPD自我管理量表是由张彩虹等[7]根据社会认知理论、自我效能理论及自我决定理论编制的适用于我国COPD病人自我管理水平测评的量表。该量表包括:症状管理、日常生活管理、情绪管理、信息管理、自我效能5个维度,共有51个条目,总分范围是51~255分,得分越高表示病人自我管理水平越高。该病人的COPD自我管理评估为106分。

四、干预策略

(一)吸氧治疗仍需坚持

COPD病人长期氧疗的目的是使其在海平面水平,静息状态下达到PaO_2≥60mmHg和/或使SaO_2升至90%,这样才可维持重要器官的功能,保证周围组织的氧气供应[3]。长期氧疗的具体指征:①PaO_2<60mmHg或SaO_2<88%,有或没有高碳酸血症;②$PaO_2$55~70mmHg或SaO_2<89%,并伴有肺动脉高压、心力衰竭、水肿或红细胞增多症[3]。

每日15h以上,流量2L/min的氧疗模式可提高慢性呼吸衰竭病人的生存率。对于稳定期仍伴有高碳酸血症的病人,也可使用无创机械通气,据统计,目前发达国家和地区在COPD稳定期,病人无创机械通气使用率一般在 40%～60%[8]。有研究显示,COPD 稳定期病人使用无创机械通气,能改善肺功能 FEV$_1$、FEV$_1$/FVC、六分钟步行试验的距离,可降低 COPD 评估测试问卷(CAT)评分[9]。目前常用的方法包括:经鼻持续气道正压(CPAP)、经鼻间隙正压通气(IPPV)和经鼻/面罩双水平气道正压通气(BiPAP)。

缓解期病人的氧疗护理主要是教会病人如何进行家庭氧疗。针对 COPD 家庭氧疗,研究发现了解氧疗知识的病人仅占 30.9%,而能够坚持家庭氧疗的只有 14.4%。导致病人不执行家庭氧疗的主要原因是认为家庭氧疗意义不大,约占 60.0%[10],因此针对稳定期病人,家庭氧疗的教育指导是十分迫切的。主要措施包括:

1．加强氧疗意义的健康宣教　可采用口头教育、示范教育、宣传手册等方法。针对 COPD 病人多为老年人的特点,采取一对一的个别指导效果更好,增强病人长期氧疗的信念。

2．用氧安全教育　有调查显示 33.3% 的病人对用氧安全完全不知[11],需告知病人用氧装置须远离厨房、阳台,应放在阴凉通风处,周围严禁烟火,严格做好"四防"。

3．严格做好氧疗装置的清洁、消毒　氧气湿化液随使用时间延长而污染加重,湿化液中的细菌成为吸氧病人呼吸道感染的常见致病微生物。但多数病人消毒观念不强,认为自己使用不存在污染,能够经常消毒的病人只有 25%[12]。需告知病人每日更换湿化液,每周更换吸氧导管,每周用含 500mg/L 有效氯的消毒液浸泡湿化瓶。使用无创辅助通气的病人,应每周更换呼吸机管路、面罩和滤纸。

4．湿化液选择　一般选用灭菌纯化水。

5．监测脉氧、血气分析结果　一般建议使用家庭无创机械通气后 2 个月进行效果评价[13],同时教会病人处理使用无创机械通气时出现的各种并发症的方法。

（二）规范用药预防急性发作

COPD 目前并没有治愈的方法,临床药物治疗主要用于预防和控制症状,减少急性发作的频率和严重程度,若没有明显的药物不良反应或病情恶化,则应在同一水平维持长期的规律治疗[4]。住院期间病人可以实现规范用药,但多数病人出院后用药依从性并不高,这种用药行为的依从性直接影响药物治疗的效果。调查显示,出院后能够进行规律吸入治疗的病人仅占 10% 左右,而导致低依从性的主要原因一是缺乏疾病及用药相关知识,二是老年病人不易掌握且容易忘记吸入技术[14,15]。所以需针对这两种情况采取有效护理措施:

缺乏用药相关知识,加强药物治疗重要性的健康教育,认为药物作用不大[16]或担心激素治疗副作用[20]是多数病人过早停药或间断停药的主要原因,需告知病人干粉吸入剂通常需要连续、规律吸入 1 周方能奏效,而药物直接作用于呼吸道,所需剂量小、全身不良反应较少[17]。同时指导预防不良反应的方法,如使用吸入剂后漱口,鼓励病人进食含钾、钙丰富的饮食等。

针对老年病人不易掌握且容易忘记的特点,应注意:

1．针对老年人进行健康教育的同时应为病人家属也做相应的健康教育,使其在出院后起到监督、指导的作用。

2．老年病人的记忆力及理解能力有所下降,指导时注意结合实物增加病人的直观感受,可使用空的吸入装置让病人实际操作,然后检查操作的正确性,必要时让病人重复练习,直到熟练掌握。同时出院时可提供语义简单、色彩分明的卡片方便在家庭中使用。

3．老年病人通常基础疾病较多,使用药物也较多,可建议家属每日将当日使用的药物放入电子提醒设备(如带提醒装置的药盒),防止发生使用错误。

4．建立公众平台,提醒病人及家属关注公众平台,通过平台对病人的服药依从性跟踪调查,并提供指导。

阅读笔记

知识链接

<hr/>

吸入器的使用方法

1. 定量雾化吸入器（MDI）　打开盖子,摇匀药液→深呼气至不能再呼时张口（勿对吸嘴呼气）→将 MDI 喷嘴置于口中,双唇包住咬口→以慢而深的方式吸气,同时以手指按压喷药→至吸气末将吸嘴从嘴部移开→屏气5~10s后恢复正常呼吸→缓慢呼气→休息3min后可再重复使用一次。

2. 干粉吸入器

（1）都保装置:旋转并拔出瓶盖,红色旋柄在下方,拿直都保→握住底部红色部分和都保中间部分→向任一方向旋转到底→再向反方向旋转到底,听到一次"咔嗒"声→先深呼气至不能再呼时张口（勿对吸嘴呼气）→将吸嘴含于口中,双唇包住吸嘴用力深长吸气→吸气末将吸嘴从嘴部移开→屏气5~10s后恢复正常呼吸。

（2）准纳器:一手握住准纳器外壳→另一手拇指向外推动滑动杆至发出"咔嗒"声→握住准纳器并使远离嘴→深呼气至不能再呼时张口（勿对吸嘴呼气）→将吸嘴放入口中,深深地平稳地吸气→吸气末将吸嘴从嘴部移开→屏气5~10s后恢复正常呼吸→关闭准纳器（听到"咔嗒"声表示关闭）。

（三）坚持康复锻炼改善肺功能

COPD 治疗的主要目标为提高生活质量,稳定疾病症状,减少急性发作次数。在常规药物维持治疗的前提下,肺康复已成为 COPD 非药物治疗的一项重要内容,能够有效改善呼吸困难和疲劳程度,增加运动能力,缓解恐惧和焦虑,提高生活质量。肺康复是以循证医学为基础、多学科协作的,主要针对 COPD 病人进行的综合干预。全面的肺康复方案包括:运动疗法、教育,心理社会/行为干预和效果评价。其中以运动疗法为核心。Rochester CL 报道[18],COPD 病人8~12周的运动康复所得到的益处可长达2年。2017版慢性阻塞性肺疾病全球倡议（GOLD）中指出各种严重程度的 COPD 病人都适用,而在2018版 GOLD 中提出家庭肺康复也可作为门诊康复的等效替代选择。

肺康复运动的选择有:

1. 传统运动　包括八段锦、太极拳,均有研究证实其改善病人生活质量的有效性。

2. 呼吸功能训练　呼吸功能训练是康复锻炼中的基础,有腹式呼吸、缩唇呼吸、对抗阻力呼吸、吸气末停顿呼吸训练、全身性呼吸体操、胸式呼吸训练。

3. 中等强度有氧运动　耐力训练的形式有步行、慢跑、蹬车、爬楼梯、游泳等。

4. 渐进性阻力运动　渐进性阻力运动包括两种方式,一种为对抗自身重力,如拉伸等。一种为对抗器械重量,如举重、哑铃等。2014年 GOLD 指南中指出,力量训练联合耐力训练的效果优于单纯耐力训练,同时也提出,单一力量训练方案也能减少呼吸困难程度,改善肺功能[19],改善肌力,提高日常活动能力与运动耐力[20]。

5. 神经肌肉电刺激（NMES）　由于传统的运动训练方式常因出现严重劳力性呼吸困难受到限制,沈宁等[21]在 COPD 全球创议中提出了神经肌肉电刺激疗法,对辅助治疗晚期病人的呼吸困难有一定益处。该法利用仪器发出的双相脉冲电流刺激股四头肌和/或臀大肌[22]。虽然李亚平等[22]通过实验证实了 NMES 可显著改善 COPD 病人肌力、运动能力和健康状态,但目前仍需要大样本严密设计的实验,进一步提高我们对 NMES 的理解。

（四）疾病健康教育指导不容忽视

阅读笔记　　COPD 病程长、起病缓慢,病情呈进行性发展。感染、吸烟、空气污染、吸入过敏原、治疗不当等都可导致 AECOPD 的发生。对 COPD 病人实施有效的健康教育，可减少 AECOPD 的发生率，同时提高病人的生活质量。有调查研究显示：COPD 病人 27.7% 知道"COPD"这个名称，仅有 21.7% 的病人了解疾病相关知识，而对危险因素全部了解的仅占 4.4%[23]。目前 COPD 并没有根治的方法，COPD 的病情发展较难控制，所以需要对 COPD 病人进行及时有效的健康教育，使病人正确认识自身疾病和治疗，在医院积极配合治疗，出院后正确坚持治疗。

COPD 健康教育内容包括：基础知识教育、心理社会支持、呼吸方法训练，家庭氧疗和饮食干预等。针对不同病人采用多元化的健康教育方法，比如：

1. 疾病知识宣教　采用 PPT 授课，健康手册，宣传单，宣传栏等定期宣传发病原因、预防措施、治疗知识等。

2. 小组授课　定期采用集体讲授的形式，让更多的病人接受 COPD 的防治知识，同时也为病人之间相互交流提供机会与场所。

3. 个体化健康教育　针对病人受教育水平、对疾病的知晓程度、对健康指导的需求内容不同，采用一对一的有针对性的指导。

4. 建立交流平台　医护人员收集病人病情，建立病人健康管理档案，构建 COPD 病人管理平台，定期发布 COPD 健康教育知识，并通过公共平台解答病人疑惑。

（五）适宜的心理指导

由于 COPD 呈慢性病程，病人社会活动减少，经常住院对家庭依赖强，经济负担重，同时对疾病认知度不高，易产生心情沉重、自卑、自责等心理情况，进而产生不想活、厌烦社会以及妄想综合征[24]。护理人员要详细了解病人及家属对疾病的态度，了解病人心理性格特点以及引起负面情绪的具体原因。因此，护理人员在与病人交流时，一定要注视对方，不可东张西望，不要随便打断病人倾诉。同时护理人员要注意丰富自身专业知识，准确解答病人关于疾病的各种疑惑。一项对 COPD 病人心理疏导需求的调查显示：所有病人均表示需要对治疗效果有所了解，88.89% 病人对疾病知识需要了解[25]。因此，及时、详细的健康指导也是解决病人心理问题的关键。帮助病人加强与家属之间的沟通，建立良好的家庭支持系统；指导病人走进社会，多与他人交流，适当参加社会活动；必要时可使用抑郁、焦虑等评估量表评估病人的心理状态，以便于早期干预。

（六）识别急性发作的症状并及时处理

COPD 急性发作的表现包括：痰量、咳嗽、胸闷次数增多、胸痛、感觉模糊、昏昏欲睡（CO_2 潴留）。屈莹[26]将加重因子分为五大类：冷刺激、呼吸道刺激物、不适当活动、不适当用药与呼吸道感染。不同病人的加重因子不同，针对这五大类，分别进行预防，及时做好预防措施。出现加重症状时可多休息，进行呼吸锻炼，增加吸入剂的剂量与频率，若症状未见缓解应及时就诊。

（七）开展延续护理保证院内到院外的顺利过渡

延续护理是指设计一系列护理活动，确保病人在不同健康照顾场所或不同层次健康照顾机构之间转移时所接受的健康服务具有协调性和连续性。通常是指从医院到家庭的延续，包括制订出院计划、转诊、病人回归家庭或社区后的持续随访与指导。延续护理项目（transitional care program，TCP）核心要素包括：信息的连续性、关系的连续性、治疗护理的连续性。其主要步骤包括护理评估、共同制订护理目标、教育、指导和咨询、自我管理和随访、个案管理、监测和护理评价。延续护理的主要评估指标有：临床指标、功能指标、成本指标、满意度指标[27]。开展延续护理的方式主要包括：电话访问、家庭巡视、电子信息平台、各类公益活动。

1. 电话访问　电话访问是使用最多的方法[28]，电话访问时需注意：

（1）病人出院前确认所留号码的正确性以及有效性，同时告知病人开展电话随访的目的及意义，取得其同意。

（2）电话随访时机选择：最佳随访时间是在病人出院后 7d 之后，最佳时间段是在下午 19：00～21：00[28,29]，但也可在电话登记表上注明病人的特殊要求，采取个体化措施。

（3）电话访问较局限要求访问内容不可太复杂，一般包括药物使用情况、疾病转归情况及病人疑惑等。

2.家庭访视　家庭访视属于病人家庭延续护理访视方式需求的第二位，而访视内容需求前五位包括：家庭氧疗知识、康复锻炼方法、正确用药指导、病情加重的应对措施、日常生活常识[30]。进行家庭访视需注意：

（1）评估病人的需求：根据病人特点及需求选择合适的教育方式及内容，常用的教育方式包括宣传手册、宣传画报、影像资料、实物指导等。

（2）访视的频率：合理的家庭访视频率能满足病人的需求同时降低医护人员的压力，一项针对糖尿病病人的家庭访视显示 2 周 1 次的家庭访视比较科学[31]。

（3）重视整个家庭的健康教育：COPD 的发展与不良生活环境存在密切关系，改变病人不良生活方式。除个人因素外还需家庭成员的支持及配合，尤其老年病人，更需家庭的支持与照护，研究表明家庭照顾能力越低，COPD 病人越容易急性加重入院[32]。

（4）建立访视资料数据库：对每位访视家庭都需留下详细的文字记录，以备查询。

（5）家庭访视需长期进行：目前多数访视时间在 6 个月至 1 年，但 COPD 等慢性病的访视需长期进行，直到病人去世。

3.电子信息平台　目前采用较多的如微信公众平台，其具有操作简单、生动形象的特点，医患之间可以通过图片、文字、语音、视频等多种形式进行实时交流。主要方法有：

（1）建立微信公众号，落实工作组成员并进行分工。

（2）出院前安排病人关注微信公众号，同时建立健康档案。

（3）工作组成员定时推送宣教内容。

（4）及时线上答疑。

（5）还可与医院的微信公众号关联，方便病人进行自助医疗服务。

4.各类公益活动　定期举行 COPD 病人义诊、讲座及病友会，这些活动既能够面对面解答病人问题，同时还能提高健康教育的效率，增进病友之间的交流，增强病人对抗疾病的信心。

影响延续护理质量的因素[33]有：缺乏沟通、信息传达不完全、老年人及家庭照料者的教育不足、获得基本服务有限、缺少能提供连续性护理的人员、文化差异、语言和健康素养。这些还需在以后的工作中改进。

五、效果评价

经过一系列的治疗及护理，病人无发热及双下肢水肿，咳少量白黏痰，无端坐呼吸，病人 2016 年 1 月 14 日血气分析结果：PaO_2 78mmHg，$PaCO_2$ 42mmHg，酸碱度（pH）7.37，于 2016 年 1 月 15 日出院。病人出院后能坚持正确吸入舒利迭（250μg/ 支）治疗，坚持呼吸功能锻炼 3 次 / d、呼吸体操 1 次 /d。

六、案例总结

健康教育、延续护理、康复锻炼是本案例的难点和重点问题。做好病情观察、提高病人的药物治疗与非药物治疗的依从性是本案例的护理关键。该案例的重点、难点包括：

1.健康教育　因病人是老年男性，病程长，长期不运动，并且对运动产生了抗拒感，对其稳定期的健康教育必须由浅入深。首先，介绍基本的疾病相关知识，由呼吸病理生理的外在

阅读笔记

表现（呼吸困难→不运动→呼吸肌及骨骼肌功能障碍→懒得动→加重呼吸困难）为切入点，讲解不实施肺康复的严重后果。其次，改变其不敢动的观念，告知病人肺康复的益处，并举例参与肺康复获益的 COPD 病人，同时可以采用病友会形式，与长期运动的 COPD 病人交流经验。最后，通过课程介绍肺康复的组成内容及需要达到的目标，将其内容转变成病人的实际行动。

2．延续护理　在与老年病人沟通时，必须耐心，语言要通俗易懂，保证沟通顺畅，信息传达准确；同时在进行延续护理时，对其家庭照料者也要一同教育；由于延续护理需要人员不断跟踪，所以需要选择一名具有延续护理资质的护理人员为主导开展工作。

3．康复锻炼　选择合适的时机、运动方式、频率进行肺康复。病人可先进行少量的呼吸肌训练，低强度的力量训练。出院 4 周后，可适当增加呼吸康复和运动康复的量和强度，选择难度低的训练方式，如简单的拉伸动作、上肢运动、步行、呼吸操，注意循序渐进。运动持续时间根据运动项目、病人病情严重程度有所不同，目前的研究大部分处于 20～90min/d 的范围内[34]。由于病人对康复运动并不熟悉，对一些上肢运动、呼吸操、拉伸动作可以采用新型教学模式开展。如视频教学、团队教学、彩色图谱教学，并且要让病人亲自演练给施教者以检查动作是否正确和标准。施教者需要按时监督病人的康复训练情况。在实施过程中，需要不断给予正面赞扬和鼓励，促进其坚持长期肺康复。

参考文献

[1] 任成山，钱桂生．慢性阻塞性肺疾病发病机制研究现状与展望[J]．中华肺部疾病杂志，2009，2（2）：104-115．

[2] THEORELL-HAGLÖW J, ÓLAFSDÓTTIR I S, BENEDIKTSDÓTTIR B, et al.Sex differences in reported and objectively measured sleep in COPD[J]. Int J Chron Obstruct Pulmon Dis, 2016, 11: 151-160.

[3] 尤黎明，吴瑛．内科护理学[M]．5 版．北京：人民卫生出版社，2002．

[4] 中华医学会呼吸病学分会慢性阻塞性肺疾病学组．慢性阻塞性肺疾病诊治指南（2013 年修订版）[J]．中华结核和呼吸杂志，2013，36（4）：255-264．

[5] DONALD A M, RICHARD A R, ANDREW H, et al.Comparison of clinical dyspnea ratings and psychophysical measurements of respiratory sensation in obstructive airway disease[J]. Am Rev Respir Dis, 1987, 135: 1229-1233.

[6] 陈根荣，薛彦萍，张梅红．六分钟步行试验在慢性支气管炎需做肺功能筛选中的价值[J]．中国医师进修杂志，2009，32（34）：15-17．

[7] 张彩虹．慢性阻塞性肺疾病患者自我管理水平及影响因素研究[D]．长沙：中南大学，2009．

[8] BUDWEISER S, HEINEMANN F, FISCHER W.Long-term reduction of hyperinflation in stable COPD by-invasive nocturnal home ventilation.Respir Med, 2005, 99（88）: 976-983.

[9] 舒彩敏，季巧英，冯兰芳，等．无创呼吸机对中重度 COPD 患者稳定期康复疗效观察[J]．浙江临床医学，2014，16（4）：587-588．

[10] 王秀华，王家桃，刘琴．慢性阻塞性肺疾病病人长期家庭氧疗现状调查与护理[J]．当代护士（下旬刊），2016，2：31-32．

[11] 杨哨燕，吴海勤，王建华，等．慢性阻塞性肺疾病患者对家庭氧疗知识掌握情况的调查[J]．中国乡村医药，2016，23（10）：68-69．

[12] 孙晨静，杨黎黎，徐洋．慢性阻塞性肺疾病患者家庭氧疗执行情况的调查研究分析[J]．护理与康复，2015，14（12）：1120-1122．

[13] 陈荣昌，罗群．慢性阻塞性肺疾病患者长期使用家庭氧疗和无创正压通气的作用[J]，中华结核和呼吸杂志，2007，30（5）：398-400．

[14] 郑孝琴，陈瑾，李育霞．慢性阻塞性肺疾病患者激素吸入治疗依从性及影响因素分析[J]．护理学报，

阅读笔记

2012,19(4B):29-31.

[15] 林小玉,陈群. COPD 患者使用干粉吸入剂依从性影响因素[J]. 齐齐哈尔医学院学报,2015,36(3):449-450.

[16] 王丽华. 慢性阻塞性肺疾病患者激素吸入治疗依从性及影响因素分析[J]. 当代护士,2014,8:28-29.

[17] 汪载芳. 实用小儿呼吸病学[M]. 5版. 北京:人民卫生出版社,2010:383.

[18] ROCHESTER CL.Exercise training in chronic obstructive pulmonary disease[J]. Rehabil Res Dev,2003,40(5):59.

[19] STRASSER B, SIEBERT U, SCHOBERSBERGER W.Effects of resistance training on respiratory function in patients with chronic obstructive pulmonary disease: a systematic review and meta-analysis[J]. Sleep Breath,2013,17:217-226.

[20] PANTON L B, GOLDEN J, BROEDER C E, et al.The effects of resistance training on functional outcomes in patients with chronic obstructive pulmonary disease[J]. Eur J Appl Physiol,2004,91:443-449.

[21] 沈宁,姚婉贞. 关注 2011 年版慢性阻塞性肺疾病全球创议[J]. 中华结核和呼吸杂志,2012,35(1):6.

[22] 李亚平,郁林杰,刘培英. 神经肌肉电刺激对慢性阻塞性肺疾病患者步行肌肉的影响[J]基层医学论坛,2014,18(8):998-999.

[23] 陈奎利. COPD 患者对疾病认知的状况调查[D]. 沈阳:中国医科大学,2009.

[24] 刘淑贤,杨秀容,高丹,等. 慢性阻塞性肺疾病患者的心理特点及护理对策[J]. 中国护理管理,2008,8(4):65-66.

[25] 邱泉珍. 慢性阻塞性肺疾病急性发作期患者的心理疏导需求调查[J]. 护理实践与研究,2015,12(5):139-140.

[26] 屈莹. 自我调节学习理论在 COPD 患者自我管理中的应用[D]. 长春:吉林大学,2015.

[27] 王少玲,黄金月,周家仪. 建立慢性阻塞性肺疾病延续护理的循证实践[J]. 中华护理杂志,2009,44(5):431-434.

[28] 王丽. 出院患者延续护理的现状及发展趋势[J]. 中国社区医生,2015,31(14):140-142.

[29] 唐榕英,杨连招,庞玲玲,等. 社区老年高血压患者不同时间间隔电话联合短信干预的效果观察[J]. 护理学报,2015,22(8):70-74.

[30] 范小辉,李桂仙,宋雪娴. 慢性阻塞性肺疾病患者与家属延续护理需求调查[J]. 齐鲁护理杂志,2015,21(17):67-69.

[31] 洪坚锋. 不同频率家庭访视健康教育对糖尿病患者血糖的影响[J]. 上海医药,2013,34(12):45-47.

[32] 黄莹,施艳,马晓婷. 家庭照料者能力与慢性阻塞性肺疾病患者急性加重再入院的关系研究[J]. 中华现代护理杂志,2016,22(16):42-68.

[33] NAYLOR M, KEATING S.Transitional care[J]. Am J Nurs,2008,108(9):58-63.

[34] 陈奕,钮美娥,韩燕霞,等. 慢性阻塞性肺疾病患者开展运动疗法的研究进展[J]. 中华护理杂志,2015,50(5):603-607.

（钮美娥　钱红英）

第五节　脑卒中偏瘫病人的高级护理实践

阅读笔记

脑卒中是我国乃至全球备受关注的公共卫生问题[1,2]。脑卒中后常见的并发症偏瘫可以导致病人出现残疾,严重削弱其活动功能和日常生活活动(activities of daily living, ADL)能力,带来沉重的医疗、经济和社会负担。尽管近年来随着诊断技术和治疗水平的提高,脑卒中的死亡率有所下降[3],但发病率尤其是发展中国家的发病率却在逐年增长[4-6]。有数据报道我国脑卒中幸存者有 700 万,其中约有 450 万病人有不同程度的劳动能力丧失或生活不能自理,致残率高达 75%[7]。第二次全国残疾人抽样调查数据显示脑卒中引起的肢体残疾在全部肢体残疾中名列首位[2]。因此，脑卒中幸存者的致残率不容乐观，脑卒中所导致的功能障碍以及生活自理能力的缺失给病人自身及家庭以及社会造成了沉重的医疗、经济和社会负担[8]。

案例一

一、案例背景

脑卒中康复是指采取一切措施预防残疾的发生和减轻残疾的影响，从而使脑卒中病人重返到正常的社会生活中[9]。康复治疗可预防脑卒中后发生残疾或减轻残疾的影响，且康复措施介入越早促进功能恢复的效果越好，故脑卒中病人若病情稳定就应尽早开始功能锻炼，以促进活动功能和日常生活活动（ADL）的改善。

运动康复是脑卒中康复治疗中重要的组成部分，且在确保安全的前提下，康复措施越早实施，康复的效果越好，一般在生命体征稳定 48h 后即可进行[10]。大量研究证实运动康复能够在一定程度上预防残疾的发生，帮助和加快受损功能的恢复，使病人最大限度康复并参与到社会生活中，提高脑卒中幸存者的生活质量，减少脑卒中的复发[11-13]。目前国内外指南[14, 15]均推荐脑卒中病人应尽早进行运动康复训练。神经科应在辅助治疗的同时，掌握脑卒中病人早期功能锻炼的相关知识，对病人做出准确评估并和整个医疗团队及病人共同制订科学的早期功能锻炼计划，并根据病人实际功能水平加以实践应用，以帮助病人尽可能早日康复。

二、病例介绍

病人，男，62 岁，因"右侧偏身活动不利 3d"于 2016 年 4 月 14 日入院，病人于 4 月 11 日被家人发现右侧肢体无力，MRI 示"左侧基底节区急性梗死灶"，入院诊断：脑梗死、高血压、2 型糖尿病。脑血栓定位于左侧大脑中动脉供血区。右侧（优势侧）偏瘫，偏瘫侧上肢肌力 0 级，下肢肌力 3 级。入院时血压 136/71mmHg，生命体征稳定。其他基本情况：既往自觉体健，未做过体检；发病前有饮酒史（每天白酒 100g，持续 35 年），无吸烟史；身高 160cm，体重 60kg，BMI 正常。

三、评估分析

病人在当地医院治疗情况具体不详，因为疗效不满意（自觉输液 2 日后手脚不能活动），故而在发病第 4d 转院治疗。由于入院后病人生命体征稳定，病人可在治疗脑梗死的同时尽早开始康复治疗，所以护理措施也应包括脑梗死的护理和康复护理。因此，高级实践护士应尽早对病人的功能状态进行准确的评估，以作为实施干预措施的依据。根据该病人的特点，按照护理诊断的重要性，目前提出了以下护理诊断：

1. 躯体移动障碍　与肢体偏瘫有关。
2. 生活自理缺陷　与肢体偏瘫、运动功能障碍有关。
3. 知识缺乏：缺乏疾病的相关知识（预防、治疗、康复、预后等）。
4. 焦虑　与知识缺乏、担心预后有关。
5. 有受伤的危险　与躯体功能障碍有关。
6. 有皮肤完整性受损的危险　与卧床时间长、肢体偏瘫有关。

根据以上护理问题，针对性地进行以下几方面评估。评估活动功能时尤其注意保障病人安全，遵循以下三个原则：①测试时除了评估人员必须有其他人员（另一名研究人员或家属）陪同病人；②鼓励病人完成测试，但不强求；③双足站立完成时间 <60s 者不做单足站立检测，

功能性步行能力量表（FACS）<3 级不做计时起立行走（TUG）测试和爬楼梯测试。评估内容和工具包括以下几个方面。

1. 认知功能和肌张力 采用简易精神状态检查（mini-mental status examination，MMSE）评分评估病人认知功能，MMSE 得分在 0～30 分间，得分越高认知功能越接近正常；≥15 分为认知功能状况可以理解并配合医疗和护理措施。

采用改良 Ashworth 分级（modified Ashworth scale，MAS）评估病人肌张力，MAS 在 0～4级之间，等级越高肌张力增高越明显；认为 MAS>2 级为肌张力增高明显，活动需谨慎。

2. 神经功能缺损 采用美国国立卫生院卒中量表（national institute of health stroke scale，NIHSS）评定，评分标准共包括意识、凝视、面瘫、上肢肌力、下肢肌力、共济失调、失语、构音障碍、感觉、视野、忽视症 11 个条目，得分越低，神经功能损害越低，中文版在我国脑卒中人群中有较好的信度、效度和敏感度[16]。

3. 上肢活动功能 上肢活动功能包括上肢肌力和患侧握力。采用徒手肌力检查（manual muscle testing，MMT）的 Lovett 分级法（0～5）评估上肢肌力。

患侧上肢最大自主握力（以下简称患侧握力）采用美国手功能治疗师协会（American Society of Hand Therapist，ASHT）规定的握力测试标准[17]，应用 WL-1000 型握力计进行检测，数值越大提示患侧肌力越好。具体测试方法：病人取坐位，患侧手臂自然下垂（没有力气的病人可平躺，握力器水平放于床面），用最大力气握住握力器，测量 3 次，每 2 次间隔 1min 用于休息，取 3 次的最大值。

4. 平衡功能 包括双足站立时间、单足站立时间和 TUG 测试。

双足站立时间：测试病人睁眼状态下维持自主双足站立 60s 的表现，分为 4 个等级：0= 无法站立；1= 站立时间 <60s；2= 勉强站立 60s（在站立过程中身体出现摇晃，但可维持平衡）；3=站立时间 >60s。测量 2 次，间隔 1min 用于休息，取平均值。

单足站立时间：测试病人睁眼状态下可维持患侧单足站立的时间，姿势为患侧足抬离地面，身体可略有摇摆，以患侧足踩地为结束时间标准。测量两次，间隔 1min 用于休息，取平均值。

计时起立行走（TUG）测试：测量需要准备一张有靠背有扶手的椅子（椅子座高约 45cm，扶手高 20cm）和 1 个秒表，并在离座椅 3m 远的地面上画一条明显的粗线。测试病人从靠背椅上站起，站稳后，如果使用助行具（如手杖、助行架），则将助行具握在手中，按照平时走路的步态，向前走 3m，脚跨过粗线后转身走回到椅子前，再转身坐下，靠到椅背上所用的时间，测量 3 次（每 2 次测量中间休息 2min）取平均值。TUG 测试可用于评估动态平衡功能和平路功能性步行能力，在脑卒中人群中有较高的信度与效度[18]。

5. 下肢活动功能 下肢活动功能包括功能性步行能力量表（functional ambulation category scale，FACS）、计时起立行走（TUG）测试和爬楼梯测试。

功能性步行能力量表用于评估安全步行时需要的帮助等级和功能性步行能力等级，在脑卒中偏瘫人群中有较好的信度与效度[19]。具体分级如下：0 级，病人不能行走或在 2 人帮助下行走；1 级，病人需在 1 人连续扶持下减重并维持平衡；2 级，病人在 1 人持续或间断扶持下行走；3 级，病人无需他人直接的身体扶持，可在监督下行走；4 级，病人能在平坦地上独立行走，但在上下楼、上下坡或不平路而需要帮助；5 级：病人能独立行走。

爬楼梯测试：用于评估上下楼梯功能性步行能力，测量病人上下（先上后下）10 级楼梯（楼梯每阶高约 15～16cm）所需的时间，测量 2 次（中间休息两分钟）取平均值。此检测方法为我们自行设计，因此，还没有具体的结果评判标准，实际应用中可以考虑前后对照或者与正常人测试结果相比较加以判断。我们在急性期脑卒中病人中进行了此项检测，结果介于 16～80s 之间，平均值约在 26s。

阅读笔记

6. 日常生活活动（ADL）评定　采用 Barthel 指数（Barthel index, BI）评定 ADL, BI 包括大小便控制、用厕、修饰、吃饭、活动、转移、穿衣、楼梯和洗澡 10 个条目。ADL 缺陷程度分级：0～20 分，极严重功能缺陷；25～45 分，严重功能缺陷；50～70 分，中度功能缺陷；75～95 分，轻度功能缺陷；100 分，ADL 能自理。BI 是临床和康复中评定 ADL 最常用的量表，且在脑卒中人群中有很好的信度与效度[20]。

以上指标的评估结果中，干预前病人 MMSE 得分为 19 分，MAS 为 1+ 级，病人在认知上能够理解配合，肌张力增高不明显，可进行功能锻炼。其余指标在干预前（pre）、干预后第 4d（day4）、干预后第 25d（day25）、干预后第 60d（day60）的评估结果见表 1-4。

表 1-4　干预前后各指标变化

评估指标	Pre	day4	day25	day60
NIHSS/ 分	2	2	2	2
患侧上肢肌力 / 级	近 3 远 0	近 4 远 1	NA	NA
患侧握力 /kg	0	0	6.6	15.8
双足站立	勉强站立 60s	站立 >60s	NA	NA
单足站立时间 /s	0	0	0	5.68
FAC/ 级	1	3	5	5
TUG 测试 /s	无法完成	31.67	14.63	15.54
爬楼梯测试 /s	无法完成	无法完成	27	22
ADL	60	75	90	95

注：NA 表示数据未检测。

四、干预策略

对于该病人，我们采用的护理措施主要包括：健康宣教，功能锻炼和心理护理三个方面。

（一）健康宣教是保障干预措施实施的基础

该病人文化水平不高，健康意识不强，自觉体健，从不体检，脑梗死发病时才被查出高血压和糖尿病，且转院后认为"在大医院输贵一些的药水过几天就好了"。病人对脑梗死以及高血压和糖尿病的预防、治疗、康复和预后等知识十分缺乏；家属对相关知识也不了解。病人和家属缺乏相关知识导致其将好转和治愈的希望全部寄托在每日的药物治疗上，不清楚在药物治疗的同时进行功能锻炼的必要性和重要性。在我们开始接触病人时，发现病人比较抵触功能锻炼，认为输液治疗就足够，甚至认为医务人员要求其进行功能锻炼只是为了收费。故而首先应对病人及其家属进行健康宣教，告知其脑梗死疾病的治疗和预后、促进康复的方法以及功能锻炼的益处和必要性。

疾病相关知识专业性强，内容也较多，对于病人来说，自身文化水平导致其无法阅读，故而我们在给病人和家属用通俗易懂的话语进行反复多次口头健康教育的同时，也向家属发放书面健康教育材料。此外，由于病人康复是一个长期的过程，所以出院后我们应继续进行健康教育。院外健康教育形式包括电话随访以及病人复诊时的面对面交流；内容也将重点转向坚持锻炼的必要性、益处和脑梗死、高血压和糖尿病的生活注意事项、自我疾病管理知识等。

在整个康复过程中都应持续地进行健康宣教，以提高病人对干预措施的依从性，同时，鼓励病人提出自己的问题和意见，让病人参与到疾病康复和管理中，自觉进行疾病相关知识的学习。

（二）个性化的功能锻炼方案是促进病人依从的保障

在对病人进行评估后，我们根据病人的心身功能状况为其制订个性化的功能锻炼方案，并着重考虑以下4个要素：安全、循序渐进、目标和病人接受度。

病人处于脑梗死急性期，由于运动功能障碍导致其生活自理能力受限且有受伤的危险，所有护理措施尤其是功能锻炼必须保障病人的安全。病人开始功能锻炼时自身功能障碍较重，此时应进行简单的功能锻炼，待经过简单锻炼功能障碍减轻后可通过增加锻炼的时间和任务的难度来促进病人进一步康复，从而达到循序渐进的良性循环。开始进行功能锻炼前和病人共同制订短期和长期的目标，明确的目标可提高病人依从性且增加坚持功能锻炼的动力。在实施的过程中，注意严密监督相关指标的变化并详细记录，同时注重病人的反馈，适当根据病人的接受度对护理措施的各个方面进行必要的更新和修改。

该病人的功能锻炼方案如下：

1. 住院期间

（1）良肢位摆放：卧位以右侧（偏瘫侧）卧位为主，健侧卧位和仰卧位为辅，每1～2h（输注一袋250ml生理盐水的时间）自主变换卧位，变换有困难时请家属协助。不输液时尽量取床上坐位或床边坐位，床上坐位偏瘫侧上肢摆放于床上桌，手指握住桌边，下肢取舒适位置摆放，上身坐直，不后仰，床上坐位易导致臀部摩擦力增大，需及时变换体位；床边坐位要求躯干和臀部、大腿和小腿、小腿和脚底均成90°，双手握于床边椅的扶手上。

（2）锻炼形式：病人上肢近端肌力为3级，可尝试进行自主抬高练习和内旋外展练习，每次练习均让病人尽最大可能抬高或外展到最高点或最大角度。第一次练习患肢上抬到脖子高度，每天增加一点高度或增加到达昨天同样高度的锻炼次数（一周内增加到不少于30次），练习至鼻子高度和额头高度及超过额头高度等。远端肌力为0级，可根据日常活动需求进行循序渐进的锻炼，如练习五指对掌，抓握纸质水杯、香蕉等柱状物体，被动运动和主动运动相结合；病人在帮助站起后可自主站立1min左右，下肢锻炼从站立平衡练习和坐位抬腿开始，循序渐进，每天增加自主站立时间，坐位抬腿一周内目标：增加到不少于30次，到可自主站立5min后，开始练习步行。练习时确保身体平衡，避免跌倒等意外。

（3）锻炼时间：开始运动时，只需要几分钟活动即可，此后每天在没有感觉到不适的前提下，比前一天多锻炼几分钟，根据住院期间的治疗安排，可在每日输液前（晨起后）运动5～10min，输液完（晚饭前或晚饭1h后）运动10～15min。

（4）陪同人员要求：该病人文化水平较低（文盲），刚开始不认同功能锻炼，经健康教育后逐渐改变认识又担心自己学不会太多的锻炼方法。故制订锻炼计划时邀请家属参与，让家属熟知锻炼内容，在确保锻炼安全的同时，督促和帮助病人更好地完成锻炼任务。

2. 居家康复期　出院前和病人及家属进行交谈，引导病人说出锻炼后的变化以及锻炼中出现的问题，和病人共同制订居家锻炼计划。住院期间家属由于工作繁忙陪同锻炼时间较少，病人觉得自己给家人带来了很大麻烦，家人需要多赚钱来负担医疗费用又要花时间陪同他锻炼，有时会趁家属不在偷偷自行锻炼，带来了安全隐患。交谈时告知病人和家属回家后锻炼时一定要注意安全。

（1）锻炼形式和时间：病人出院时，上肢已可抬高到额头并坚持10s，远端肌力恢复不明显，已可在言语监督下行走。出院后要求病人丰富锻炼形式，变换运动场地，延长运动时间，增加锻炼次数。上肢继续练习抓握纸杯、抬高上肢等动作，下肢继续练习坐位抬腿和步行运动。鼓励病人多用患侧做力所能及的事。每日运动1～3次，每次时间以自己可以耐受为宜，每日运动总时间不少于1h。每周运动不少于5次。

（2）陪同人员要求：首先叮嘱病人运动时必须有人陪同以确保安全，其次，可让不同家属（病人女儿、儿子）轮流陪同病人运动以减轻负担。

（三）康复过程中的心理变化不容忽视

　　病人在住院期间的心理状态主要为活动障碍带来的焦虑和沮丧，在知道疾病恢复需要较长时间后偶尔有预感性悲哀。应根据病人的心理状态进行对应的辅导，引导病人多接触正面的疾病知识（如病人功能锻炼有进步时应进行鼓励），以积极乐观的态度面对；建议家属给病人更多的心理安慰和支持，同时可采取同伴支持如康复疗效良好的病人现身说法等方法帮助病人。

出院后，病人的心理状态不能随时被了解，应在随访中尽量通过直接或间接手段（询问家属等）了解病人的心理状态，并鼓励病人和家属与医务人员多沟通。此例病人出院后因获得了较多的家庭支持，故而未曾发现不良的心理状态。

五、效果评价

经过住院期间的治疗和护理，病人的活动功能和日常生活活动（ADL）有了一定的改善。病人在干预后第 4d 可以在监督下步行，并完成了计时起立行走（TUG）测试，Barthel 指数也因为下肢活动功能的改善提高了 15 分。

出院以后康复措施给病人带来了进一步的功能改善。干预后 25d 患侧握力为 6.6kg，病人自述"患侧手抓握纸杯有力气了"，可以用患侧手握住黄瓜；完成 TUG 时间从 31.67s 缩短到 14.63s，且可以在助行器（单脚拐）的帮助下上下楼梯，ADL 也有了较大的改善，生活基本可以自理。干预后 60d 时，患侧握力为 15.8kg，病人自述"可以用患侧手使用勺子吃饭了"，完成 TUG 测试的时间虽没有进一步缩短，但病人自觉"走路比以前要稳当"，上下 10 级楼梯的时间从 27s 缩短到 22s，生活可以自理。

六、案例总结

此案例为一例脑卒中偏瘫病人的高级护理实践。该病人刚开始缺乏疾病相关知识，拒绝功能锻炼，而后经过健康宣教和心理护理，入院后第 5d 病人愿意配合评估并开始功能锻炼，并于出院后继续坚持。总体来说经过在医务人员指导下的功能锻炼，病人在发病后 60d 时生活能够自理，护理措施颇有成效。

然而本案例中也有一些值得思考的地方。首先，尽管功能锻炼的益处已被诸多研究证实，在生命体征稳定后应尽早进行，然而功能锻炼是需要病人主动参与的一种康复措施[21]，病人对康复知识的缺乏给康复计划的实施带来了许多阻碍[22]。本案例中经过 5d 的健康教育和心理护理才使得病人接受并开始实施功能锻炼，此时距离病人发病已经 9d。在临床中，这样由于病人意愿而耽误早期康复黄金时间的案例并不少见。归根结底，这与我国病人对脑卒中相关知识的缺乏密切相关，因此迫切需要增加对国民的健康知识宣教，通过进一步加强脑卒中相关知识的院内和院外宣教，从而从根本上提高病人对康复措施的依从性。找到在临床实践中实施循证医学干预的障碍是将研究转化为实践的重要组成部分[23]。

其次，脑卒中分为缺血性脑卒中和出血性脑卒中，这两种卒中发病机制和治疗方法不同，虽然在康复措施上没有较大区别，但在早期康复治疗中康复措施介入的时间点上，国内外学者存在较多的争议。一项对 202 名澳大利亚卒中年会参会者（包括医生、护士、物理治疗师和作业治疗师）的调查显示：超过 60% 的被调查者对早期活动持担忧态度，对出血性脑卒中的担忧大于缺血性脑卒中[24]。在临床上出血性脑卒中康复介入的时间一般也晚于缺血性脑卒中。我国最新的《中国脑卒中康复治疗指南（2011 完全版）》[14]在康复治疗开始时间推荐中并未将缺血性和出血性卒中区别对待，认为脑卒中病人在病情稳定后即可介入康复评价和康复护理措施。美国心脏协会 / 美国卒中协会（AHA/ASA）制订的 2015 版《自发性脑出血处理指南》[25]中也仅提到应对所有脑出血病人进行多学科康复治疗，但开始康复治疗的时间也未有统一定论，故而在临床中关于脑出血病人开始康复治疗的时间仍需进一步探索。

阅读笔记

参考文献

[1] FOROUZANFAR M H，ALEXANDER L，ANDERSON H R，et al.Global，regional，and national comparative risk assessment of 79 behavioural，environmental and occupational，and metabolic risks or clusters of risks in 188 countries，1990—2013：a systematic analysis for the Global Burden of Disease Study 2013[J]. Lancet，2015，386（10010）：2287-2323.

[2] 王陇德. 中国脑卒中防治报告[M]. 北京：中国协和医科大学出版社，2015.

[3] WANG Z，HU S，SANG S，et al.Age-Period-Cohort Analysis of Stroke Mortality in China：Data From the Global Burden of Disease Study 2013[J]. Stroke，2017，48（2）：271-275.

[4] FEIGIN V L，FOROUZANFAR M H，KRISHNAMURTHI R，et al.Global and regional burden of stroke during 1990—2010：findings from the Global Burden of Disease Study 2010[J]. Lancet，2014，383（9913）：245-254.

[5] 陈伟伟，高润霖，刘力生，等.《中国心血管病报告2015》概要[J]. 中国循环杂志，2016，31（6）：521-528.

[6] 王丹. 我国脑卒中病人底数首次摸清[EB/OL]. [2012-05-06]. http：//www.chinacdc.cn/mtdx/crbxx/201305/t20130506_80742.html.

[7] 王陇德. 脑卒中筛查与防治工程：关注动脉硬化的高危因素——探求尽快降低我国脑卒中发病、死亡和伤残之策[J]. 中国医学前沿杂志（电子版），2011，3（3）：1-3.

[8] SUND-LEVANDER M，MILBERG A，RODHE N，et al.Differences in predictors of 5-year survival over a 10-year period in two cohorts of elderly nursing home residents in Sweden[J]. Scandinavian journal of caring sciences，2016，30（4）：714-720.

[9] 王茂斌. 脑卒中的康复医疗[M]. 合肥：中国科学技术出版社，2006：73-75.

[10] CUMMING T B，THRIFT A G，COLLIER J M，et al.Very early mobilization after stroke fast-tracks return to walking：further results from the phase Ⅱ AVERT randomized controlled trial[J]. Stroke，2011，42（1）：153-158.

[11] SHIRAISHI N，SUZUKI Y，MATSUMOTO D，et al.Effects of a Self-Exercise Program on Activities of Daily Living in Patients After Acute Stroke：A Propensity Score Analysis Based on the Japan Association of Rehabilitation Database[J]. Arch Phys Med Rehabil，2017，98（3）：434-441.

[12] 王盛强，黄杰，高春华，等. 运动想象疗法结合下肢康复机器人训练对脑卒中亚急性期偏瘫病人下肢运动功能的影响[J]. 中国康复医学杂志，2016，31（11）：1230-1233.

[13] 李建川，朱守莲，李静. 脑卒中复发影响因素的Cox回归分析[J]. 中国基层医药，2011，18（11）：1472-1474.

[14] 张通. 中国脑卒中康复治疗指南（2011完全版）[J]. 中国康复理论与实践，2012，18（4）：301-318.

[15] Billinger S A，Arena R，Bernhardt J，et al.Physical activity and exercise recommendations for stroke survivors：a statement for healthcare professionals from the American Heart Association/American Stroke Association[J]. Stroke，2014，45（8）：2532-2553.

[16] 蔡业峰，贾真，张新春，等. 美国国立卫生院卒中量表（NIHSS）中文版多中心测评研究——附537例缺血中风多中心多时点临床测评研究[J]. 北京中医药大学学报，2008，31（7）：494-498.

[17] MATHIOWETZ V，KASHMAN N，VOLLAND G，et al.Grip and pinch strength：normative data for adults[J]. Arch Phys Med Rehabil，1985，66（2）：69-74.

[18] HAFSTEINSDOTTIR T B，RENSINK M，SCHUURMANS M.Clinimetric properties of the Timed Up and Go Test for patients with stroke：a systematic review[J]. Topics in stroke rehabilitation，2014，21（3）：197-210.

[19] HOLDEN M K，GILL K M，MAGLIOZZI M R.Gait assessment for neurologically impaired patients. Standards for outcome assessment[J]. Phys Ther，1986，66（10）：1530-1539.

[20] 蔡业峰，贾真，李伟峰，等. 中文版Barthel指数对多中心测评缺血性卒中病人预后的研究[J]. 中国

阅读笔记

脑血管病杂志，2007，4（11）：486-490.

[21] 于兑生. 运动疗法与作业疗法［M］. 北京：华夏出版社，2002.

[22] 李爱东，黄宗青，刘洪涛，等. 脑卒中病人及家属对脑卒中与康复相关知识、态度和行为水平的调查［J］. 中国康复理论与实践，2009，15（3）：252-254.

[23] BAYLEY M T，HURDOWAR A，RICHARDS C L，et al.Barriers to implementation of stroke rehabilitation evidence: findings from a multi-site pilot project［J］. Disability and rehabilitation，2012，34（19）：1633-1638.

[24] SKARIN M，BERNHARDT J，SJÖHOLM A，et al.Better wear out sheets than shoes: a survey of 202 stroke professionals' early mobilisation practices and concerns［J］. International Journal of Stroke，2011，6（1）：10-15.

[25] HEMPHILL J C，3RD，GREENBERG S M，ANDERSON C S，et al.Guidelines for the Management of Spontaneous Intracerebral Hemorrhage: A Guideline for Healthcare Professionals From the American Heart Association/American Stroke Association［J］. Stroke，2015，46（7）：2032-2060.

案例二

一、案例背景

同案例一。

二、病例介绍

病人，男，46岁，左侧大脑前动脉卒中后10个月。重要既往病史包括高血压、高脂血症、肥胖和通过口服药物控制的2型糖尿病。体检发现：右上肢（UE）和下肢（LE）力量和协调性缺失、表达性失语以及活动执行功能与记忆障碍。病人右侧上肢肩关节、肘关节、腕关节及手指关节活动度不足，手法肌力测试发现肌力为3/5。右侧下肢关节活动度正常，肌力为4/5。右侧支撑相站立中期出现特伦德伦堡步态（臀肌麻痹时所见的摇摆步态，又称臀中肌步态），步长减少。无感觉异常，视野完整。病人居住在家中，生活上由其兄弟偶尔照顾。病人在小区中可以拄拐短距离行走，但主诉日常家务活动受限，如做饭、打扫卫生，做一些需要精细运动的活动等比较困难。病人承认执行能力和记忆力有缺陷，但是通过智能手机，设置了功能完备的备忘录，使得记忆方面的缺陷得到很好的弥补。病人肢体可以自主活动，可以执行多种运动，具有运动功能恢复的潜在可能性，以及想要改善的意愿。此外，无运动禁忌证。心肺运动功能测试（cardiopulmonary exercise test，CPX）已经证明了其参与运动的安全性[1]（注：此病例资料引自2015年Linder SM等人发表于 American Journal of Occupational Therapy 中的个案研究报告。

三、评估分析

根据患者的病情及生活资料，列出护理诊断如下。

1. 肢体活动功能障碍　与卒中后遗症有关。

2. 自理缺陷　与肢体活动功能障碍、记忆受损和失语症等有关。

3. 知识缺乏：缺乏卒中康复相关知识。

4. 情绪改变：焦虑、抑郁　与长期功能障碍、生活需要他人协助等有关。

5. 潜在并发症：低血糖。

针对此病人，我们可以进行以下三方面的评估，具体评估工具如下[1]。

阅读笔记

1. 上肢运动功能评估

（1）Wolf 运动功能测试：包括功能活动和活动时间评分。

（2）Fugl-Meyer 评测法（FMA）。

（3）九孔钉试验。

2. 非运动功能评估

（1）流行病学研究中心抑郁量表。

（2）卒中影响量表（SIS）。

（3）连线测验 A 和 B。

3. 心血管功能评估

（1）心肺运动功能测试（CPX）。

（2）六分钟步行试验（6MWT）。

四、干预策略

（一）运动锻炼

运动锻炼为首选康复方法。在本案例中，设定的运动方案包括蹬车和上肢重复任务训练（RTP）运动两种形式[1]。

1. 蹬车方案

（1）运动方式：固定位置的蹬车（原地蹬车）。

（2）运动时间：35min/ 次。

（3）运动频率：3 次 / 周。

（4）运动强度：按心肺运动功能测试计算的心率范围是 105～120 次 /min，要求起始转速 70 转 /min，较病人在心肺运动功能测试时自己随意维持的速度高出 30%，第 4 次运动增加到 75 转 /min，第 12 次增加到 80 转 /min，在随后的 12 次运动中维持 80 转 /min。

（5）运动准备：热身和放松各 5min。

2. 上肢重复任务训练（RTP）方案   蹬车结束后 15min 内，开始 45min 的上肢 RTP。RTP 中的训练任务根据病人缺失情况及目标来定，基于治疗师同意情况下，逐级增加困难程度。例如：由于关节活动度不足、力量减弱及运动控制不足，病人主诉将碗碟放到橱柜上很困难。于是，据此设定 RTP 任务为抓握桌子上的咖啡杯把手，举高杯子，放至过头高的架子，再把杯子从架子上拿下来。想要增加困难程度时，可以选择增加杯子重量或者增加架子高度。由治疗师监督观察动作的质量，并指导病人避免出现代偿性姿势或错误的用力方式，如在抬肩动作时，避免动用上部斜方肌或侧弯身体的动作以对抗三角肌无力。

根据病人的以下几个方面缺陷，设计训练任务。其具体内容请参考脑卒中康复方面的相关内容和参考文献[1]。

（1）手腕受损，手内部协调性差，导致书写功能受限。

（2）肩部外展旋转障碍，致使洗头困难。

（3）手腕向下翻转和向上翻转障碍，导致做饭困难。

平均来说，一次 45min 的上肢重复任务训练包括 3、4 个不同的任务，以尽可能提高动作质量和多次重复为主。每个任务重复大约 75～100 次，常常是 10 次重复为 1 组，进行 10 组。一组大约需要 45～75s 完成。这就是所谓的成组练习，这种练习主要用来学习新动作和最大化重复次数。

因为此病人同时存在下肢力量减退，导致平衡功能下降和步态异常，因此，尽量选择在站立姿势下执行这些任务。此外，练习中还涉及治疗师的指导和反馈以及受试者自身观察两方面，通过内隐性学习和外显性学习相结合，以此达到平衡。

阅读笔记

（二）其他相关治疗方法

1. 娱乐治疗。

2. 运动想象疗法。

3. 营养支持。

4. 心理治疗。

（三）护理措施

1. 运动指导　护士要掌握运动动作技巧，并能有效地指导病人安全地执行运动动作。

2. 运动监督　在蹬车运动过程中，负责监督的人员包括运动生理专家、物理治疗师、职业治疗师或护士；检测频率为运动前、运动过程中每5～10min一次以及运动结束后即刻；检测内容主要包括血流动力学反应和病人疲劳程度，包括以下几方面。

（1）血压：运动前、运动过程中每10min及运动结束后即刻各检测一次。

（2）自我感知劳累程度分级：同血压检测频率。

（3）心率：每5min记录一次。

（4）做功：每5min记录一次。

（5）蹬车速度：每5min记录一次。

（6）血糖（因为病人有糖尿病）：运动前和运动结束后各检测一次。

上肢重复任务训练（RTP）在精通神经生理的职业治疗师或物理治疗师指导下进行，护士负责协助。

3. 效果观察。

4. 并发症预防。

5. 心理护理。

6. 对病人和病人家属进行健康教育。

7. 鼓励和帮助病人重返社会。

五、效果评价

康复效果的观察，包括干预后即时和长期效果的观察。即时的观察主要是运动干预过程中和单次干预后病人的生理心理变化和反应，有无异常现象等；对脑卒中偏瘫后康复效果的长期观察，主要是肢体活动功能评价，包括神经功能、偏瘫运动功能和日常生活活动能力。

本案例中的病人经过每周3次，为期8周，共24次运动康复干预后，病人未出现任何不良反应或意外事件，其心血管系统运动功能以及神经功能评分得以显著改善。其中包括Wolf运动功能测试得分的改善、FMA得分增加、九孔钉试验花费时间减少，以及运动能力显著增强等。

六、案例总结

通过本案例可以得出以下几方面结论：

1. 有氧运动可以作为脑卒中康复的重要组成部分，虽然其对于脑功能的影响效果尚未有定论，但鉴于其改善病人运动和活动功能的效果，其益处还是显而易见的。

2. 上肢重复任务训练对恢复脑卒中病人损失的上肢功能具有很好的作用。

3. 每周3次，每次45min的蹬车训练和45min的上肢重复任务训练可以产生有效的临床改变和运动功能改善的结果。

应该注意的是，本案例中所使用的只是多种康复运动锻炼方式中的少数几种，所采用的评估方法也同样为众多评测方法中的少数几种，还有很多其他评测和运动康复方式可以采纳，或许也会达到相似的效果。只要在执行的过程中遵循运动康复的基本原则即可。关于评测方

阅读笔记

法,可以查相关文献[2]。

脑卒中的运动康复还有很多细节问题没有定论。目前没有找到最有效的上肢功能康复方法(最有效证据)。可能有效的方法包括强制性运动疗法(CIMT)、心智练习、镜像练习、虚拟现实、相对大量的上肢重复任务训练(RTP)等(中等有效证据)。有结论发现单侧(患侧)肢体训练比双侧肢体训练对改善上肢功能更为有效(中等有效证据);也有一些证据发现干预量大的运动康复锻炼比干预量小的效果好,但最优运动量目前还未有定论[3]。总体来说,脑卒中病人的功能康复方法和效果还需要更多的研究进一步探索和明确。

参考文献

[1] LINDER S M, ROSENFELDT A B, RASANOW M, et al.Forced Aerobic Exercise Enhances Motor Recovery After Stroke: A Case Report[J/OL]. Am J Occup Ther, 2015, 69(4): 6904210010p1-8.DOI: 10.5014/ajot.2015.015636.

[2] SALTER K, JUTAI J, ZETTLER L, et al. Outcome Measures in Stroke Rehabilitation[EB/OL]// The Evidence-Based Review of Stroke Rehabilitation(EBRSR)reviews current practices in stroke rehabilitation.[2018-09-19]. http://www.ebrsr.com.

[3] POLLOCK A, FARMER S E, BRADY M C, et al.Interventions for improving upper limb function after stroke(review)[J/OL]. Cochrane Database of Systematic Reviews, 2014, 11.Art.No.: CD010820[2018-09-19]. http://www.cochranelibrary.com.

（王　丽　林　源）

第六节　低血糖病人的高级护理实践

低血糖是一组多种病因引起的以静脉血浆葡萄糖(简称血糖)浓度过低(成年人血糖浓度低于 2.8mmol/L,糖尿病病人低于 3.9mmol/L)、交感神经兴奋和脑功能障碍为主要特点的综合征。由于调节功能受限[1],糖尿病病人比正常人更容易发生低血糖,中华医学会内分泌学分会[2]也专门指出了糖尿病病人存在的问题性低血糖事件,包括无感知性低血糖发作、需要他人救治的低血糖发作、病人失去自我控制的发作、病人失去知觉或癫痫发作,应引起我们足够的重视。高级实践护士(APN)应具备扎实的理论基础,并且能够通过循证的方法去思考和解决临床实际问题,减少不良事件对病人的伤害,并采取积极的措施促进病人康复。下面总结 1 例 2 型糖尿病低血糖病人的高级护理实践。

一、案例背景

据流行病学调查[3]显示,糖尿病发病率高达 11.6%,住院糖尿病病人也将逐年增加,严重威胁着人们的健康。2009 年一项对国内 6 家三级教学医院内分泌科的调查[4]表明,住院糖尿病病人低血糖发生率达 47.5%,严重低血糖发生率达 3.3%;而发生低血糖的 2 型糖尿病病人中,平均每例发生 2.3 次低血糖,1 型糖尿病病人更是高达 5.7 次。因此,低血糖发生后,除了及时发现、急救和处理,以免病人发生意外的同时,减少低血糖的再发生同样重要。高级实践护士要求根据病人的病情,给予循证护理,并根据最新和最常用的评估表对病人进行全面的评估,减少不良事件的再发生。

二、案例介绍

病人,女性,54 岁,因"反复口干、多饮 1 年余"于 2015-08-19 入院。小学文化程度,家庭主妇。平素自测血糖 2 次 / 周,仅监测空腹血糖,最近波动在 8～14mmol/L,偶有心慌、头晕

阅读笔记

等低血糖表现，未能及时监测血糖，未予以重视。食欲、睡眠尚可，大小便正常，近 2 个月体重减轻 3kg。入院随机血糖 21.2mmol/L。既往无高血压病史，糖尿病家族史（−）。体格检查：T 36.8℃，P 80 次 /min，R 12 次 /min，BP 110/70mmHg，身高 160cm，体重 49kg，BMI 19.14kg/m²，腰围 76cm，臀围 87cm。实验室检查：HbA1c 10.6%，低密度胆固醇 2.90mmol/L，甘油三酯 1.45mmol/L，高密度胆固醇 1.92mmol/L；胰岛功能检查提示：C 肽及胰岛素水平无明显高峰，胰岛功能受损；糖尿病并发症筛查未见明显异常。

　　入院后予以每日监测 7 点血糖，胰岛素泵连续皮下输注强化降糖治疗。2015-08-24 停用胰岛素泵改为长效胰岛素（甘精胰岛素注射液）和短效胰岛素（门冬胰岛素注射液）皮下注射，联合口服二甲双胍和阿卡波糖降糖治疗。

　　在住院过程中，具体血糖数据见表 1-5。有低血糖发生，发作时主诉明显头晕不适；病人住院期间能严格遵循糖尿病饮食，做到定时定量进餐，无随意加餐现象，积极学习中医手指操并能反复锻炼；2015-08-28 顺利出院。

表 1-5　住院期间血糖情况

	6：00	9：00	11：00	13：00	17：00	19：00	22：00
day1、day2	—	—	21.2	—	16.1	16.2	13.9
day3	5.2	—	25.6	12.6	9.3	7.7	6.2
day4	9.6	—	29.2	20.3	8.2	8.3	4.4
day5	6.2	7.5	3.2/4.5*	15.6	13.3	6.3	2.6/4.3*
day6	8.2	15	8.8	14.9	4.3	8.4	10.4
day7	8.1	11.3	7.0	10.3	15.7	16.6	17.2
day8	16.9	21.1	6.6	4.2	9.1	12.4	12.9
day9	12.3	19.9	12.8	9.4	5.6	5.2	6.9
day10	12.2	16.1	9.9	6.1	10.0	4.3	7.9
day11	7.8	—	—	—	—	—	—

注：* 为进食 15g 碳水化合物 15min 后复测的血糖值。

三、评估分析

　　血糖变化迅速，尽管每日 7 点监测血糖，也未必恰好发现低血糖的发生。因此，病人的自我感觉极其重要。但许多病人在多次发生低血糖后，感觉阈值发生改变，在低于前次低血糖的血糖水平时才出现相关症状，处境更加危险，在急救时具体进食种类及量要严格控制，以防低血糖后应激性高血糖的发生，因此对低血糖的预见性及发生时的急救措施非常重要。高级实践护士要快速、准确、有效地对其进行全面的评估，根据评估结果及时采取相应的干预策略，改善病人的病情，帮助其尽快好转。根据该病人的特点，严格按照护理诊断的紧迫性和重要性提出了以下护理诊断：

　　1. 潜在并发症：低血糖昏迷。

　　2. 有胰岛素泵效能降低的可能。

　　3. 有跌倒的危险　与头晕等低血糖症状有关。

　　4. 知识缺乏：缺乏糖尿病的预防和自我护理知识。

　　5. 营养失调：低于机体需要量。

　　根据以上护理诊断，可针对性地应用以下几个评估工具对病人进行评估：

　　1. 低血糖发生风险评估　低血糖发生会导致严重后果，急性低血糖可影响认知能力，反复发生低血糖可引起脑功能改变，较长时间的重度低血糖可严重损害脑组织。脑组织缺糖的

阅读笔记

早期可出现充血，多发出血性瘀斑；而后则由于脑细胞膜 Na^+-K^+ 泵受损，Na^+ 大量进入脑细胞而出现脑水肿和脑组织点状坏死。晚期则发生神经细胞坏死，形成脑组织软化。低血糖影响心脏功能，可出现心律不齐、心绞痛或发生急性心肌梗死。这些因素均会增加病人的心脑血管意外[5,6]。其严重程度取决于以下几个条件：①血糖下降程度；②低血糖持续时间；③机体对低血糖的反应性。因此，低血糖风险评估极其重要。低血糖风险护理评估单[7]是广东省卫生厅主编的《临床护理文书书写规范》糖尿病专科护理单之一，是为了适应专科护理发展而设计的，以表格的形式评估，其特点是涵盖了低血糖的危险因素如药物、饮食、运动及低血糖知识掌握情况等，并提供了多次评估的记录；形成了指引式的陈述，既力图减轻护士的书写负担，又规范了专科护理行为。低血糖风险护理评估单见表1-6。

表1-6　低血糖风险护理评估单

日期			
时间			
评估项目			
低血糖史	频率	从未发生	
		≤2次/周	
		>2次/周	
	发生时间	进餐前或空腹时	
		运动时	
		进餐后	
		夜间（睡觉时）	
	临床表现	低血糖反应	
		轻度症状	
		中度症状	
		重度症状	
		未察觉症状	
	血糖范围	>3.9mmol/L	
		≤3.9mmol/L	
低血糖的防治知识		掌握	
		了解	
		不认识	
饮食		空腹检查、治疗	
		空腹饮酒或睡前饮酒习惯	
		误餐	
		未摄取足够食物	
运动		空腹运动	
		运动量增加	
		晚间剧烈运动	
药物		使用胰岛素	
		使用磺脲类药	
		使用胰岛素快速释放促进剂	
		联合用药	
		合并服用诱发低血糖药物	

阅读笔记

续表

	视力障碍	
自我管理能力	记忆力减退	
	自理能力障碍	
	智力障碍	
血糖监测	不定时监测血糖	
	无监测血糖	
年龄	儿童	
	老人	
评估意见	未发现明显问题	
	需进一步评估	
	采取相应护理措施	

知识链接[8]

降糖药物与低血糖

降糖药物中预混胰岛素、速效胰岛素、基础胰岛素低血糖的发生风险为 4%～6%，磺脲类、格列奈类低血糖发生风险为 2%～4%，口服药中加用磺脲类药物后，出现低血糖的风险增加。二甲双胍、TZD、GLP-1 受体激动剂、DPP-4 抑制剂低血糖发生风险相对较低。

2. Morse 跌倒评分量表[9]　该量表由美国宾夕法尼亚大学 Janice Morse 教授于 1989 年研制并在医院推广使用。病人在发生低血糖后，通常表现为交感神经兴奋症状，出现心悸、冷汗、面色苍白、四肢发凉、手足震颤、饥饿、无力以及中枢神经受抑制的症状：

(1) 大脑皮质损害：头晕头痛，嗜睡，定向力下降，吐字不清，精神失常。

(2) 皮层下中枢：神志不清，躁动惊厥，瞳孔散大。

(3) 延髓：昏迷，反射消失，呼吸浅弱，血压下降，瞳孔缩小，历时较久者不易恢复；部分病人在多次低血糖症发作后出现无警觉性低血糖症，病人无心慌、出汗、视物模糊、饥饿、无力等先兆，直接进入昏迷状态。

低血糖发生后的各种症状，对病人的跌倒风险评估显得尤为重要。评估内容包括跌倒史、其他诊断、助行器、静脉注射疗法、步态和精神状态。

3. 自我管理行为量表(diabetes self-care scale，DSCS)　采用我国台湾省王璟璇等人[10]编制的量表。共 26 个条目，分为饮食控制、规律锻炼、遵医服药、血糖监测、足部护理及处理高低血糖能力六个维度。根据病人自我管理能力高低分别计 1～5 分，量表总分为 26～130 分。

4. 日常生活活动(ADL)能力评定量表[11]　低血糖发生后，病人的日常生活活动能力也有可能受到影响，因此，也将该项内容作为评估内容之一。评估内容包括进食、洗澡、修饰、穿衣、控制大小便、如厕、床椅转移、平地行走和上下楼梯。总分 100 分，分级如下：

0 级 = 无需依赖：100 分，日常生活活动能力良好，不需他人帮助。

1 级 = 轻度依赖：61～99 分，能独立完成部分日常生活活动，但需一定帮助。

2 级 = 中度依赖：41～60 分，需要极大帮助才能完成日常生活活动。

阅读笔记

3 级 = 重度依赖：≤40 分，大部分日常生活活动不能完成或完全需人照料。

5. 住院病人营养风险筛查　营养风险筛查 2002（nutrition risk screening 2002，NRS 2002）评估表[12]是欧洲肠外肠内营养学会（ESPEN）推荐使用的住院病人营养风险筛查方法。

0 分为正常营养状态。

1 分为轻度营养不良，慢性疾病病人因出现并发症而住院治疗，虚弱但不需要卧床，蛋白质需要量略有增加，但可以通过口服补充剂来弥补。

2 分为中度营养不良，病人需要卧床，如腹部大手术后，蛋白质需要量相应增加，但大多数人仍可以通过肠外或肠内营养支持得到恢复。

3 分为重度营养不良，在 ICU 病房中靠机械通气支持，蛋白质需要量增加但不能被肠外或肠内营养支持所弥补，但是通过肠外或肠内营养支持可使蛋白质分解和氮丢失明显减少。

知识链接

—— 医学营养治疗 ——

医学营养治疗是控制糖尿病的基石[13]。通过平衡饮食与合理营养控制血糖、血脂，补充优质蛋白质，预防其他必需营养素缺乏；个体化的医学营养治疗可提供适当、充足的营养素，有利于防治糖尿病并发症的发生与发展。

四、干预策略

（一）低血糖急救护理

50% 葡萄糖是低血糖急救时最快速有效的方法[14]。其他注意事项：①以补充吸收快的含糖食品如糖果、饼干、点心、馒头为宜，约含 15g 碳水化合物，不宜食用牛奶、巧克力、瘦肉等以蛋白质、脂肪为主的食品；②服用阿卡波糖的病人必须直接口服葡萄糖；③有意识障碍者或口服食品受限者：静脉输入葡萄糖液体。低血糖处理流程均按照标准流程实施。

本案例病人 2 次低血糖时间分别为餐前和睡前，及时给予 15g 糖果，15min 再次复测，低血糖已得到纠正，在第 2 次低血糖纠正后，又给予进食牛奶 200ml，以防夜间再次发生低血糖；并且 2 次低血糖均发生在胰岛素泵使用期间，即血糖调整阶段，根据血糖水平及时调整胰岛素用量，并给予病人相关健康宣教，住院后期病人未再发生低血糖。

（二）预防低血糖再发生

帮助病人改善生活习惯，定时定量饮食，夜间及易出现低血糖的时间段，可适当进行加餐[15]。糖尿病病人夜间低血糖多发生于熟睡时，一般在凌晨 1~4 点左右多见[16]；为预防再次发生低血糖，对病人及家属均进行了相关健康宣教。

1. 病人及家属、亲友应了解糖尿病低血糖的临床表现与急救方法，以便发生低血糖时能及时处理。

2. 护士应充分了解病人使用的降糖药物，并告知病人和家属不要误用或过量使用。

3. 老年糖尿病病人血糖不宜控制过严，一般空腹血糖不超过 7.8mmol/L，餐后血糖不超过 11.1mmol/L 即可。

4. 初用各种降糖药时要从小剂量开始，然后根据血糖水平逐步调整药物剂量。

5. 1 型糖尿病进行强化治疗时容易发生低血糖，最好在病人进餐前、后测定血糖，做好记录，及时调整胰岛素或降糖药用量；空腹血糖控制在 4.4~6.7mmol/L，餐后血糖<10mmol/L，晚餐后血糖 5.6~7.8mmol/L，凌晨 3 时血糖以不低于 4mmol/L 为宜。

6. 所有糖尿病病人，要随身携带一些水果糖、饼干等食品，以便应急用。

阅读笔记

知识链接

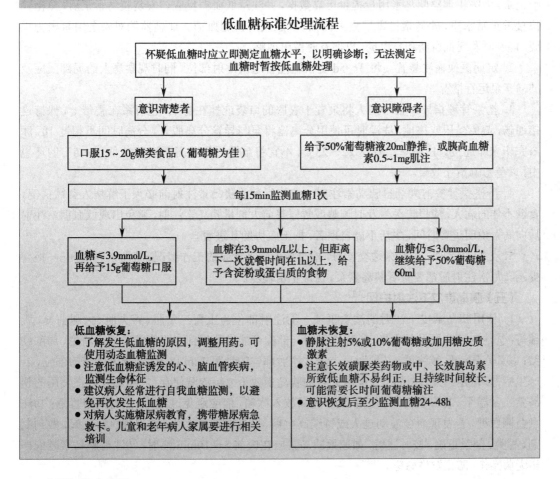

低血糖标准处理流程

怀疑低血糖时应立即测定血糖水平，以明确诊断；无法测定血糖时暂按低血糖处理

意识清楚者 / 意识障碍者

口服15～20g糖类食品（葡萄糖为佳） / 给予50%葡萄糖液20ml静推，或胰高血糖素0.5～1mg肌注

每15min监测血糖1次

血糖≤3.9mmol/L，再给予15g葡萄糖口服 / 血糖在3.9mmol/L以上，但距离下一次就餐时间在1h以上，给予含淀粉或蛋白质的食物 / 血糖仍≤3.0mmol/L，继续给予50%葡萄糖60ml

低血糖恢复：
- 了解发生低血糖的原因，调整用药。可使用动态血糖监测
- 注意低血糖症诱发的心、脑血管疾病，监测生命体征
- 建议病人经常进行自我血糖监测，以避免再次发生低血糖
- 对病人实施糖尿病教育，携带糖尿病急救卡。儿童和老年病人家属要进行相关培训

血糖未恢复：
- 静脉注射5%或10%葡萄糖或加用糖皮质激素
- 注意长效磺脲类药物或中、长效胰岛素所致低血糖不易纠正，且持续时间较长，可能需要长时间葡萄糖输注
- 意识恢复后至少监测血糖24～48h

（三）饮食指导

经评估，病人的BMI指数为19.14kg/m²，HbA1c为10.6%；低密度胆固醇2.90mmol/L，提示病人过去3个月血糖水平控制不佳，低密度胆固醇水平超标，体内代谢紊乱，轻度营养不良。针对病人的实际情况，给予个体化饮食指导。

1. 计算总热量　本案例病人的标准体重（kg）= 身高（cm）-105=160-105=55kg；成年人休息状态下给予热量105～125.5kJ（25～30kcal）/（kg·d），病人体重低于理想体重，每日所需总热量为30×55=1 650kcal。

2. 食物组成和分配[13]　碳水化合物50%～60%，蛋白质15%～20%，脂肪占25%～35%；由于病人血糖处于调整阶段，建议病人暂禁食水果，主食的分配应定时定量，一日三餐按1/5、2/5、2/5或各1/3。推荐病人食谱如下：

（1）早餐：牛奶250ml加燕麦25g、燕麦面包35g、茶叶蛋1只（60g）。

（2）午餐：米饭（大米75g）、带鱼80g、蘑菇20g、青菜150g、白萝卜丝100g。

（3）晚餐：米饭（大米75g）、清炖排骨（排骨50g、大白菜150g、香菇5g）、番茄炒白菜（白菜150g，番茄50g）、芹菜香干（芹菜50g、豆腐干25g）。

同类食品可以等热量交换。易出现低血糖或病情不稳定的病人还应在3次正餐之间增添2次或3次加餐，总热量不变。病人一般可在9～10点、15～16点及晚上睡前加餐，这是防止低血糖、控制高血糖的有效措施。运动状态下机体对低血糖的感知力下降，更易发生无症状低血糖，因此，若运动前血糖水平<5.6mmol/L，建议少量食用碳水化合物，如糖块、果汁及饼干。

阅读笔记

（四）胰岛素泵护理[17]

1. **严密监测血糖**　对初用胰岛素泵的病人，每日血糖监测 7～8 次（用快速血糖仪），并详细记录，为医生调整胰岛素用量提供可靠数据，并注意低血糖反应。安装胰岛素泵后，血糖较快接近正常水平，胰岛素日需用量大幅减少，应及时监测血糖。血糖监测对安全用泵极为重要，能及时发现低血糖和高血糖，以便及时做出调整。

2. **定期更换输注装置**　每 3～5d 更换输注管道及注射部位，同时观察病人的局部反应及胰岛素泵运行情况。

3. **携泵管理指导**　指导病人将泵置于衣服的口袋或挂在身上，也可系在腰带上，保持连接通畅，避免受压或摔地，洗澡时可使用分离器将泵与导管分离脱开，分离时间不超过 1h，沐浴完毕立即连接。病房室温宜在 22～25℃，不宜将泵置于气温高于 45℃或低于－5℃的环境中，以免影响治疗效果。

4. **严格执行餐前大剂量胰岛素注射**　在执行餐前胰岛素注射前必须了解病人食欲情况，食欲不佳的病人，应报告医生及时调整或暂停餐前大剂量胰岛素注射，避免出现低血糖。注射后向病人说明进餐时间，生活不能自理者，护士应协助其进餐。

5. **交接班管理**　进行床边交接班，检查病人胰岛素泵的工作情况、胰岛素剩余剂量、报警提示。每次注射后都要查看胰岛素泵，保证正常输注。

（五）胰岛素皮下注射护理[18]

1. **使用胰岛素皮下注射的注意事项**　①注射部位为上臂三角肌、臀大肌、大腿前侧、腹部等；②注射部位要经常更换，长期注射同一部位可能导致局部皮下脂肪萎缩或增生、局部硬结；③如在同一区域注射，必须距离上一次注射部位的针眼 1cm 以上，选择无硬结的部位，若产生瘀青，可用土豆片外敷[19]；④未开封的胰岛素放于冰箱冷藏保存（2～8℃），正在使用的胰岛素在常温下（28℃以内）可使用 28d，无需放入冰箱，但应避免过冷、过热与太阳直晒；⑤注意监测血糖，若发现血糖波动过大或持续高血糖，应及时通知医生；⑥准确执行医嘱，做到制剂、种类、剂量正确，按时注射，如速效胰岛素应在饭前 5～10min 注射；⑦注射胰岛素时应严格无菌操作，防止发生感染。

2. **胰岛素不良反应的观察及处理**　①低血糖反应。②过敏反应：表现为注射部位瘙痒，继而出现荨麻疹样皮疹，全身性荨麻疹少见。可采用脱敏疗法[20]。③注射部位皮下脂肪萎缩或增生：采用多点、多部位皮下注射可预防其发生。若发生，则应停止该部位注射。④水肿：胰岛素治疗初期可因水钠潴留发生轻度水肿，可自行缓解。⑤视物模糊：部分病人可出现视物模糊，多为晶状体屈光改变，常在数周内自然恢复。

（六）运动指导

1. **方式**　最好做有氧运动，如散步、慢跑、骑自行车、做广播操、太极拳、球类活动等，其中步行活动安全，容易坚持，可作为首选的锻炼方式。

2. **时间**　以饭后 1h 活动最佳，避免空腹运动，以免低血糖。每周至少进行 150min 中等强度的有氧体力活动，每周至少 3d，不能连续超过 2d 不活动；

3. **强度**　活动时达到个体 50%～70% 的最大耗氧量为宜。个体 50%～70% 最大耗氧时心率简易计算法：心率 =170- 年龄。

4. **注意事项**　①运动前评估：运动前评估病人情况，根据病人具体情况决定运动方式、时间以及所采用的运动量。②预防意外发生：随身携带糖果，当出现饥饿感、心慌、出冷汗、头晕及四肢无力或颤抖等低血糖症状时及时食用，身体状况不佳时应暂停运动。在运动中当出现胸闷、胸痛、视物模糊时应立即停止并及时处理。③运动时随身携带糖尿病卡和糖果，卡上写有本人的姓名、年龄、家庭住址、电话号码和病情以备急需。运动后应做好运动日记，以便观察疗效和不良反应。

阅读笔记

（七）安全护理

病人头晕不适时，能够及时发现，得到家人或医护人员的及时帮助，预防跌倒，防止意外。

五、效果评价

经过一系列的治疗和精心护理，病人住院后期未再发生低血糖，于 2015-08-28 顺利出院。

六、案例总结

一次严重的低血糖或由此诱发的心血管事件可能会抵消一生血糖维持在正常范围所带来的益处，甚至危及生命。对于糖尿病病人，控制血糖是治疗的首要目标，但在降糖过程中，低血糖是糖尿病治疗过程中常见的并发症，鉴于低血糖对人体的诸多影响，密切监测血糖，警惕低血糖发生和做好低血糖急救非常关键。

在低血糖发生早期，要尽早识别，尽快将血糖水平调整至正常水平，并确定病因或诱因，有效解除低血糖状态并防止病情反复发作；在病人血糖平稳后，与病人分阶段进行沟通，使其较好掌握血糖良好控制的关键因素，使病人较好地掌握自我管理能力，进行低血糖自我预防及急救。健康教育需要从多个方面着手，主要包括低血糖的急救护理、预防低血糖再发生、饮食指导、胰岛素泵的护理、胰岛素皮下注射护理和运动指导。血糖控制受多方面因素影响，除了了解低血糖的危害及预见可能发生的后果外，采取的护理措施应全面且可行，才能促使病人恢复到更好的身心状态。

参考文献

[1] CRYER P E.Mechanisms of hypoglycemia-associated autonomic failure in diabetes[J]. New England Journal of Medicine, 2013, 369(4): 362-372.

[2] 中华医学会内分泌学分会. 中国糖尿病患者低血糖管理的专家共识[J]. 中华内分泌代谢杂志, 2012, 28(8): 619-623.

[3] XU Y, WANG L, HE J, et al.Prevalence and control of diabetes in Chinese adults[J]. Jama, 2013, 310(9): 948-959.

[4] BI Y, YAN J, TANG W, et al.Prevalence of hypoglycemia identified by intensive bedside glucose monitoring among hospitalized patients with diabetes mellitus[J]. Journal of diabetes, 2013, 5(3): 300-301.

[5] LUNG T W C, PETRIE D, HERMAN W H, et al.Severe hypoglycemia and mortality after cardiovascular events for type 1 diabetic patients in Sweden[J]. Diabetes Care, 2014, 37(11): 2974-2981.

[6] ZHAO Y, CAMPBELL C R, FONSECA V, et al.Impact of hypoglycemia associated with antihyperglycemic medications on vascular risks in veterans with type 2 diabetes[J]. Diabetes care, 2012, 35(5): 1126-1132.

[7] 黄洁微, 周佩如, 陈伟菊. 低血糖风险护理单的临床应用[J]. 当代护士, 2015, 11(3): 35-36.

[8] MOGHISSI E, ISMAIL-BEIGI F, DEVINE R.Hypoglycemia: minimizing its impact in type 2 diabetes[J]. Endocrine Practice, 2013, 19(3): 526-535.

[9] CHOW S K, LAI C K, WONG T K, et al.Evaluation of the Morse Fall Scale: applicability in Chinese hospital populations[J]. Int J Nurs Stud, 2007, 44(4): 556-565.

[10] 王璟璇, 王瑞霞, 林秋菊. 门诊诊断初期非胰岛素依赖型糖尿病患者的自我照顾行为及其相关因素之探讨[J]. 护理杂志, 1998, 45(2): 60-74.

[11] 周维金, 孙启良. 瘫痪康复评定手册[M]. 北京: 人民卫生出版社, 2006: 118.

[12] KONDRUP J, RASMUSSEN H H, HAMBERG O, et al.Nutritional risk screening(NRS2002): a new

阅读笔记

method based on an analysis of controlled clinical trials[J]. Clinical nutrition, 2003, 22: 321-336.

[13] 中华医学会糖尿病学分会,中国医师协会营养医师专业委员会. 糖尿病医学营养治疗指南(2013)[J]. 中华糖尿病杂志, 2015, 7(2): 73-88.

[14] 中华医学会糖尿病学分会. 中国 2 型糖尿病防治指南(2017)[J]. 中华糖尿病杂志, 2018, 10(1): 4-67.

[15] 宋伟莉. 胰岛素强化治疗 2 型糖尿病发生夜间低血糖的危险因素分析和预防[J]. 医学综述, 2015, 21(11): 2075-2077.

[16] 杨存美,马艳兰,亢君. 糖尿病住院患者低血糖发生时间段的调查及分析[J]. 中华护理杂志, 2015, 50(3): 303-307.

[17] 邱群英. 应用胰岛素泵治疗糖尿病患者的护理进展[J]. 上海护理, 2010, 10(1): 63-66.

[18] 中华医学会糖尿病学分会. 中国糖尿病药物注射技术指南(2011)[J]. 中华全科医师杂志, 2012, 11(5): 319-321.

[19] 马岩,刘美云. 生土豆片外敷治疗皮下注射致皮肤瘀青 28 例[J]. 中国民间疗法, 2011, 19(11): 25.

[20] 张静,何芳,李妍. 疑难胰岛素过敏患者脱敏治疗的护理[J]. 中华现代护理杂志, 2016, 22(32): 4699-4701.

（周惠娟）

第七节　肾癌根治术后并发多器官功能障碍综合征病人的高级护理实践

外科病人手术本身就是一次身体创伤的过程,术后常会出现一些并发症,例如出血、感染甚至多器官功能障碍综合征(multiple organ dysfunction syndrome, MODS)。MODS 病情复杂,发展迅速,需要积极抢救和控制,才能保证病人的生命安全。在维持基本生命体征的同时要做好病人的各项护理工作,从生理到心理全面了解病人情况,积极有效的护理配合是抢救和治疗MODS 的关键。高级实践护士应具备扎实的理论基础,并且能够通过循证的方法去思考和解决临床实际问题,帮助病人尽可能地恢复健康。本案例总结 1 例肾癌根治术后并发多器官功能障碍综合征病人的高级护理实践。

一、案例背景

肾癌是起源于肾实质泌尿小管上皮细胞的恶性肿瘤,在成人恶性肿瘤中的发病率为 2%～3%,是仅次于膀胱癌的泌尿系统肿瘤[1]。有研究表明,目前全球肾癌发病率每年约有 2% 上涨,每年约有 20 万例以上新发病例和 10 万例以上死亡病例[2]。目前国内肾癌发病率也逐年增加,正严重威胁着人们的身体健康。肾癌最主要的治疗方式为根治性肾切除术,该手术范围大、时间长、创伤重,可能并发出血、感染、MODS 等并发症。MODS 是指机体遭受严重感染、创伤、休克、大手术等损害 24h 后,同时或序贯发生 2 个或 2 个以上器官或系统功能不全或衰竭的临床综合征,是临床常见的危重症,其发病急骤,进展迅速,病死率高,花费高,严重威胁人类健康和生命。MODS 预后差,有研究指出 MODS 病人 2 个器官功能衰竭时死亡率达到50%～60%,而 4 个及 4 个以上器官功能衰竭死亡率接近 100%[3,4],是手术后常见的并发症。高级实践护士作为抢救小组成员之一,根据病人的病情,使用常用的评估量表对病人进行全面动态的评估,并在此基础上进行积极有效的复苏,恢复循环灌注,实施针对性的干预措施可以预防发生 MODS 或减轻 MODS 的严重程度[5,6]。

二、病例介绍

阅读笔记

病人李某,男,61 岁,回族,干部,已婚,既往糖尿病病史 3 个月,无青霉素、头孢类药物过敏史，否认肝炎、结核等传染病史，否认输血史，否认家族遗传病史及传染病史。病人以"发现左肾占位1周"为主诉于3月18日收住泌尿外科。完善相关检查后于3月26日9点整在全麻下行"肾癌根治术"，术后于3月26日13：05入麻醉恢复室复苏，复苏2h后病人病情平稳，血气结果正常，返回泌尿外科病房。

3月26日15点15分到达病房，发现病人精神差，大汗淋漓，四肢湿冷，当时病人神志清楚。心电监护提示血压70/50mmHg，心率113次/min，左肾窝引流管引流出暗红色血性液体约300ml。考虑为低血容量性休克，予以抗休克、输血治疗，并请心内科及ICU医生会诊，于当日18点30分再次在全麻下行"剖腹探查术"，术毕于3月27日3点整入ICU继续治疗。入病室时病人全麻未醒，双侧瞳孔等大等圆，直径约4.0mm，对光反射灵敏，双眼睑苍白。口腔插管处接呼吸机辅助呼吸，呼吸机模式为SPONT，参数：FiO_2 45%，PSV 10cmH$_2$O，PEEP 5cmH$_2$O。心电监护示：心率143次/min。去甲肾上腺素2～3.8μg/（kg·min）泵入，无创血压70/40mmHg，呼吸35次/min，SpO_2 94%，测腋温35.8℃。肺部听诊：双肺呼吸音粗，有湿啰音。左肾术区敷料包扎，敷料清洁，引流出血性液体50ml。留置尿管通畅，引流出深黄色尿液5ml。全身皮肤完好，皮肤苍白，四肢末梢循环差。

辅助检查：凝血酶原时间（PT）17s，部分凝血酶原时间（APTT）55.6s；红细胞（RBC）$2.93×10^{12}$/L，血红蛋白（HGB）88g/L，血细胞比容24.5%，血小板（PLT）$36×10^9$/L；丙氨酸转氨酶（ALT）951U/L，天冬氨酸转氨酶（AST）1 593U/L，总胆红素（TBIL）40.7μmol/L，总蛋白（TP）50.6g/L，白蛋白（ALB）33.8g/L，尿素氮（BUN）12.85mmol/L，肌酐242μmol/L；血气检查提示：pH 7.30，PO_2 65mmHg，PCO_2 40mmHg，K^+ 6.2mmol/L；胸部X线提示：双肺感染。

三、评估分析

手术对病人有很大的创伤，加之病人是二次手术，带来的创伤更大，因此，在病人收住ICU后，ICU的高级实践护士要快速、准确、有效地对其进行全面的评估，根据评估结果及时采取相应的干预策略，改善病人的病情，帮助其尽快好转。根据该病人的特点，严格按照护理诊断的紧迫性和重要性提出了以下护理诊断：

1. 组织灌注量不足　与失血、失液、体液分布异常、有效循环血量减少有关。

2. 电解质紊乱：高钾血症　与肾功能不全、失血、休克有关。

3. 有感染的危险　与手术切口大、侵入性操作、免疫功能降低、组织损伤有关。

4. 气体交换受损　与肺组织灌流量不足有关。

5. 低效性呼吸型态　与双肺感染有关。

6. 疼痛：腹痛　与二次术后切口疼痛有关。

7. 有ICU综合征的危险　与病人神志清，密闭的环境、缺少家人陪护有关。

8. 潜在并发症：心搏骤停、呼吸机相关性肺炎。

根据以上护理诊断，可针对性地应用以下几个评估工具对病人进行评估：

1. 急性生理与慢性健康状况评分系统Ⅱ（APACHE Ⅱ）[7]　ICU收住的病人病情危重，病情变化快，入ICU后应尽快评定病情的严重程度，以此来客观地制订和修正医疗护理计划，为提高医疗质量、合理利用医疗资源以及选择治疗的时间或确定最佳出院时机，提供客观、科学的依据。该表包括以下三部分：急性生理评分（APS）、格拉斯哥昏迷量表（GCS）、年龄评分、慢性健康评分（CPS）。APACHE Ⅱ评分总分在0～71分之间，分值越高提示病情越严重。APACHE Ⅱ评分>25分是病情危重、预后较差的征兆。APACHE Ⅱ评分系统对于有限医疗资源的合理利用具有指导意义，分值相对低的病人，可以不转入ICU，或相应缩短住ICU的时间，如果低风险病人监测收容过多，则考虑ICU资源过剩。对进入ICU的病人除首日进行评分外，还可进行动态评价，会发现随着分值的下降，病人病情也逐渐好转，表明使用现代化的医疗设备进行监测，同时采用呼吸机治疗、肠外营养、血液净化等可阻断危重病的发展，使病情好转。

APACHE Ⅱ在神经内外科疾病、呼吸系统疾病、外科手术后及综合 ICU 中应用最广泛，也最为成熟，与此同时，国内外很多学者经过研究发现，除已包括的一些生理参数外，还有一些生理参数也与病人的预后相关，如血糖、血清白蛋白浓度、总胆红素、尿量、尿素氮、血清甲状腺素水平、血小板计数、血清乳酸水平等，而缺乏这些数据也许正是在低分值段死亡率预测值偏高，而在高分值段死亡率预测值偏低的原因。

知识链接

APACHE 简介

APACHE 还包括 APACHE Ⅲ和 APACHE Ⅳ[8]。

APACHE Ⅲ与 APACHEⅡ的组成部分相同：总分为 0～299 分，包括 APS 部分（0～252 分）、CPS 部分（4～23 分）以及年龄部分（0～24 分）。它的变化主要是：每一项参数的分值有所增加，每个参数的分值大小不等；急性生理评分参数由之前的 12 项增加为 17 项，并且 pH 和 $PaCO_2$ 由原来的独立得分变为由两者的数值共同决定一个分值，用来判断病人的酸碱失衡情况；不采用格拉斯哥昏迷量表，而是根据病人对疼痛或语言刺激能否睁眼时的语言及运动变化计分。

APACHE Ⅳ在 APACHE Ⅲ的基础上，又有 5 处变化：无法获取的实验室数值，采用延后规则；避免病人的生理值受转入前在其他 ICU 大量临床干预和生命支持的影响；将之前的住院时间看作连续变量；新添了 4 个参数：病人是否机械通气、急性心肌梗死病人是否进行溶栓治疗、调整后的格拉斯哥昏迷量表和 PaO_2/FiO_2；更新主要疾病目录，由 94 种疾病增加到 116 种。

2. 序贯器官衰竭估计评分（SOFA）和快速 SOFA 评分（qSOFA） 该病人术后的实验室检查和胸部 X 线结果提示，病人的肾功能、循环系统以及呼吸系统都受到了严重的损伤，说明该病人已经并发了 MODS。SOFA 评分系统[9]是 1994 年由欧洲危重病协会急诊年会的学者们在巴黎提出的。包括呼吸系统、血液系统、心血管系统、中枢神经系统以及肾功能的评估，每一项分值为 1～4 分，总分 6～24 分，分值越大，表明细胞受损 / 脏器功能受损越严重，预后也越差。SOFA 评分可以描述 MODS 的发生、发展并评价发病率，具有客观、简单、容易获得及可靠的特点，对所评价的器官功能具有特异性，每天对病人进行 SOFA 评分可以使医生更准确地判断病情，做出最佳的治疗决策。qSOFA 评分包括呼吸频率、意识、收缩压 3 项，每项 1 分，大于 2 分认为满足 qSOFA，该方法更简单、客观，不依赖临床实验室检查，可以作为临床预后的预测指标。

3. 呼吸系统 主要包括痰液性质和气道湿化效果的评估[10]。针对痰液性状的评估，目前临床上常用且推荐的为三度：

（1）Ⅰ度：泡沫痰，吸痰管内无痰液潴留，提示感染较轻，量多提示湿化过度。

（2）Ⅱ度：痰液较Ⅰ度黏稠，吸痰管内有少量痰液滞留，易被水冲净，提示有较明显的感染，需加强抗感染措施。

（3）Ⅲ度：痰黏稠呈黄色，吸痰管内滞留有大量痰液，且不易用水冲净，提示有严重感染或气道湿化不足。

气道湿化效果评估包括以下 3 个方面。

（1）湿化满意：痰液稀薄易吸出或咳出，人工气道内无痰栓，听诊无痰鸣音，病人安静，呼吸道畅通。

（2）湿化过度：痰液过度稀薄，需不断吸引，听诊痰鸣音较多，病人频繁咳嗽，可出现缺氧、血氧饱和度下降、心率血压改变。

（3）湿化不足：痰液黏稠不易咳出或吸出困难，人工气道形成痰痂，病人呼吸困难，烦躁，发绀，血氧饱和度下降。

该案例中，病人在二次术后入 ICU 时已经有肺部感染的现象，加之病人卧床、气管插管，这些都是导致病人肺部感染加重的危险因素，因此，气道的评估与管理显得尤其重要。

4. 疼痛　手术后若病人的切口范围大，往往会存在不可避免的切口疼痛，针对 ICU 病人，采用重症监护疼痛观察工具[11]（critical-care pain observation tool，CPOT）进行疼痛评估。通过病人的面部表情、身体动作、肌肉紧张、机械通气或拔管病人发音情况等进行评估，总分值为 0～4 分，分值越高，提示病人疼痛程度越重。

5. 镇静　2013 年美国发布的《ICU 成年病人疼痛、躁动和谵妄处理指南》[12]推荐采用 Richmond 镇静躁动评分表（Richmond agitation-sedation scale，RASS）进行评估。

6. ICU 谵妄　2013 年美国发布的《ICU 成年病人疼痛、躁动和谵妄处理指南》[11]推荐采用 ICU 意识模糊评估法（confusion assessment method for the ICU，CAM-ICU）和重症监护谵妄筛查量表（intensive care delirium screening checklist，ICDSC）进行评估，ICDSC 量表中总分大于 4 分提示存在谵妄。

知识链接

镇痛镇静治疗

镇痛镇静治疗是 ICU 治疗的重要组成部分，目前新的研究进展是基于以上的量表，以循证医学为基础建立 ABCDE（A：awakening，每日唤醒；BC：breathing coordination，呼吸同步；D：delirium monitoring/management，谵妄的评估和管理；E：early exercise/mobility，早期运动）集束化镇痛镇静策略[13]，目标是减少过度镇静、机械通气时间以及 ICU 获得性谵妄和肌无力。

四、干预策略

（一）休克与复苏

病人入病室时的实验室检查提示有失血失液，即存在失血性休克的表现。失血性休克是由于失血过多导致有效循环血容量不足而引起的休克，又称低血容量性休克。约有 80% 的失血性休克病人死于手术室，在发生失血性休克后第一个 24h 内接近 50% 的病人死亡[17]。因此在病人发生失血性休克的初期应立即给予积极的液体复苏，补充血容量，恢复有效循环血量，增加组织的灌注。

该病人在二次术后入 ICU 时已经建立了 3 条静脉通路，给予补液，输注红细胞悬液、血浆、血小板、冷沉淀等血制品 3 000ml，这与之前国外的报道[18]也是相近的，快速扩充血容量，同时做好输血护理[14,15]，严防发生不良反应。准确记录每小时出入量，监测心功能变化，防止发生肺水肿，建立有创血压监测，严密观察病情变化。为病人取休克仰卧中凹位（头和躯干抬高 10°～20°，下肢抬高 20°～30°）改善组织灌注。同时使用血管活性药物（去甲肾上腺素）维持循环功能稳定。目前关于休克体位的争议也很多，尚没有一个统一的标准，该案例采取的休克体位仍然是本科教育中推荐的体位。

休克发生时，液体复苏是一个关键点，如何保证液体复苏的有效性，也是存在争议性的话

阅读笔记

题。近年来,对于休克,推荐采用限制性液体复苏方案,主要是限制复苏液体的量,使机体在发生失血性休克后进行低压复苏,并且尽快实施手术彻底止血。

(二)连续性静脉－静脉血液滤过的治疗与护理

由于疾病本身的影响,病人的肾功能受损,通过实验室检查,病人的尿素氮、肌酐以及K^+都处于较高水平,所以入病室后应尽快给予连续性静脉-静脉血液滤过(continuous veno-venous hemofiltration,CVVH)治疗。CVVH 是连续性血液净化(continuous blood purification,CBP)中的一种,CBP 主要是通过弥散、对流、吸附等原理清除和下调体内的细胞因子、炎性介质以及吸附内毒素等溶质达到净化的目的,不仅用于肾脏病领域,现已逐渐成为 MODS 等危重病的主要救治方法之一。有研究证实 CBP 可以清除中分子毒素包括炎症介质、心肌抑制因子等,从而对全身炎症反应综合征(SIRS)/MODS 疾病的病理生理产生有益的影响。

CHENG J[19]等认为,MODS 发生后,机体免疫细胞和非免疫细胞释放的 TNF-α、IL-1β、IL-6 等具有生物活性的细胞因子是导致组织损伤的重要原因,也是引起病情进展甚至病人死亡的关键因子。因此,在 MODS 的治疗中,及时有效地清除血液中大量炎性因子,并抑制炎性因子的生成与释放,是改善病人临床症状,帮助病人平稳度过危险期的重要措施。

有研究[20]证实 CVVH 可以有效清除 IL-6TNF、IL-8 等。国外有报道[21,22]指出高容量血液滤过(HVHF)可改善多器官功能障碍综合征病人的血流动力学,使去甲肾上腺素的用量减少。该病人在入住 ICU 后应用的血管活性药物为去甲肾上腺素,在进行 CVVH 治疗一天后去甲肾上腺素就开始减量了,直到病人停止 CVVH 治疗时,去甲肾上腺素也停止了静脉泵入,血流动力学维持在一个比较稳定的水平。国内有研究[23]表明高容量血液滤过治疗 24h 后 APACHE Ⅱ评分、PaO_2/FiO_2、SOFA 评分、IL-6、血肌酐、平均动脉压的值均较治疗前明显改善,这与本例病人的情况相符。ICU 的高级实践护士除了了解以上相关证据外,重点应该做好 CVVH 治疗管道的护理。CVVH 期间严密观察生命体征的变化,尤其是血压和体温的变化;做好液体管理[16],严格记录 24h 出入量,保持出入量的平衡;严密监测血气及电解质的变化,适时调整 CVVH 参数及用药;监测出凝血情况,血滤过程中观察病人的各种引流物、大便颜色、伤口渗血等情况,早期发现出血并发症,及时调整抗凝剂的用量。

(三)预防呼吸道感染

病人行气管插管时,由于机体免疫力低下,加之插管经过口鼻腔,将其中的致病菌带入下呼吸道,易引发下呼吸道感染[24]。这就会给病人带来极大的身心痛苦,造成不良的预后,甚至导致病人呼吸困难,引发肺部中度感染而危及生命[25]。有研究显示,1 013 例气管插管全麻术病人发生下呼吸道感染率为 5.92%[26]。因此,呼吸道管理尤为重要。

首先,病人应取半卧位,每班测量口腔插管的气囊压及插管深度,保证口腔插管固定良好,做好口腔护理,预防呼吸机相关性肺炎的发生。其次,保持呼吸机管路的通畅,观察呼吸型态,遵医嘱监测动脉血气。最后,做好气道湿化与痰液引流,定时翻身、拍背,加强呼吸机的湿化效果或者给予雾化,按需吸痰。

(四)镇静与镇痛

该病人身上戴有多个管道,而且二次手术给病人带来了巨大的创伤,为了确保安全和减轻病人的痛苦,镇痛镇静治疗非常关键。有研究发现[24],17% 的病人转出 ICU 后 6 个月依然可以回想起在 ICU 期间经历的重度疼痛。疼痛处理不及时会严重影响病人的睡眠,以致产生一系列的心理生理问题,如 ICU 获得性衰弱、谵妄等。因此病人的疼痛必须受到重视,并给予积极的处理。该病人在入科时即遵医嘱应用了镇痛及镇静药物,每日每班对病人的疼痛及镇静程度进行评估,如果镇痛镇静效果不佳,应积极寻找原因,如精神因素(压力大、悲伤、忧郁)、环境因素(气温、噪声、强光)、身体姿势(不良姿势、低氧状态);在实施镇静之前应先给予充分的镇痛治疗,根据镇痛镇静效果不断调整剂量;我们在病人的镇静过程中实施每日唤

阅读笔记

醒计划,即每日早 7 点中断镇静,评估病人的精神和神经状态,避免过度镇静,使病人的意识水平得以最大的恢复。在镇痛镇静期间要严密监测及处理不良反应,防止并发症的发生,如呼吸抑制、低血压、尿潴留。

(五)药物应用

根据病人目前病情,主管医生给予补液、血管活性药物、输注各种血液制品、抗生素,以及镇痛、镇静药物应用。在抢救的同时应该做到忙而不乱,各种药物应用时严格做好"三查十对"。在补液的同时严格记录出入量,观察病人的神志、皮肤黏膜、尿量以及生命体征的改变。应用血管活性药物时,要选取中心静脉途径单通道给药,用药后严密监测生命体征,尤其是血压的改变,遵医嘱调整剂量。该病人由于输注了各种血液制品,安全输血非常重要。在输血前应全面了解病人的输血史、过敏史、心肺功能、输血的目的、输注的血液类型、剂量等,认真履行输血查对制度,严格控制滴速,密切观察输血过程中有无不良反应。应用抗生素的目的是抗感染,输注前应详细了解病人过敏史,做好皮试的观察,输注时仍需谨慎,且把握抗生素输注的时机和间隔时间。镇痛和镇静是现代 ICU 病人的两大支持治疗,在镇静之前,应充分评估病人的病情,先实施镇痛,镇痛期间观察病人的反应,评估镇痛效果,与医护协商制订病人的镇痛镇静目标水平,镇静过浅,病人容易躁动,会产生一系列不良影响,镇静过深,会影响呼吸和循环,随时评估镇静效果,严密观察病人呼吸和循环情况,了解镇痛镇静药物对脏器功能产生的影响。

(六)心理护理

该病人在应用镇静药物期间一直处于较好的镇静水平,能够完全配合,停用镇静药物以后,病人神志是清楚的,由于本身是二次手术,病人会产生对疾病预后的焦虑、恐惧,加之 ICU 是密闭单元,没有家人的陪伴,如果护理人员只是专注于病人的病情而忽略了病人的心理状况,病人很容易发生 ICU 综合征,其结果可能会导致病人不配合治疗和护理,严重影响疾病的恢复。作为高级实践护士,首先要主动接近病人,和病人进行交谈,让病人自己觉得没有被忽视,尽可能提供满意的环境,向病人做好各项操作的解释工作,鼓励病人及时告知自己的主观感觉。其次,用通俗易懂的语言讲解有关医学知识,使其懂得进入 ICU 是为了更好地进行治疗和护理,通过了解 ICU 的过程来减轻压力,提高病人对疾病的认知能力。再次,要加强非语言沟通,如在病人保留口腔插管期间,通过手势语言、书面、口型与病人沟通,掌握生理、心理动态,增强病人对外界刺激的反应。最后,鼓励家属参与心理护理,特许该病人家属每日晚 8 点有半小时探视时间,减轻病人的孤独感和对分离的恐惧,给予心理上的支持和安慰。同时可以向家属倾诉内心的想法,家属适时传递一些好消息,都可以促进疾病的好转。

(七)健康教育

病人神志由镇静转为清醒后,应对其实施必要的健康教育。告知病人目前的病情,讲解身体上各种管道的作用和重要性以及身体约束的必要性,防止非计划性拔管。向病人解释 ICU 特殊环境的要求限制了家属的自由进出,但是医护人员是 24h 不离开病床的,告知病人一切的事物交由护士打理,请病人放心。卧床期间,教会病人进行床上主动与被动活动,在进行连续性静脉 - 静脉血液滤过(CVVH)治疗时,应尽量避免该侧肢体屈曲,防止管路打折,导致 CVVH 治疗不能正常进行。

五、效果评价

经过积极的抢救治疗与护理,术后第 2d 对病人进行了阶段性的评价。病人生命体征逐步趋于稳定,组织灌注得到改善,休克症状得到缓解。听诊肺部有湿啰音,呼吸道畅通,吸痰时可见痰液呈现Ⅱ度黄白色黏痰,无痰栓,气道湿化效果满意。病人在镇静药物的应用下,能呼

阅读笔记

唤睁眼,安静且能很好地配合操作,RASS 评分 0 分,CPOT 评分 0 分,表明镇静镇痛药物应用效果满意,病人也得到了充分的休息与睡眠。在 ICU 住院期间,心理护理实施到位,增加了家属探视时间,让病人有信心战胜病魔,病人未发生 ICU 综合征,且未发生任何不良事件。

2016 年 4 月 8 日化验结果显示:血肌酐 217μmol/L,血小板 164×10⁹/L,凝血酶原时间(PT)14.7s,活化部分凝血活酶时间(APTT)36.8s,X 线胸片显示较入科时肺部感染明显好转。病人神志清,鼻塞吸氧,氧流量 3L/min,氧饱和度 97%,血压维持在 116/73mmHg 左右,心率维持在 86 次 /min 左右,左肾术区渗血明显减少,清洁敷料包扎,于当日转入泌尿外科继续行专科治疗。

六、案例总结

此案例为肾癌根治术后并发多器官功能障碍综合征(MODS)病人的高级护理实践,病人病情发展迅速,身心受到了巨大的创伤,因此要积极争取时间,时间就是生命。在整个护理的过程中,液体复苏与脏器功能支持及镇痛镇静是重点,人本主义的心理疏导是关键也是难点。

1. 液体复苏与脏器功能支持   该案例病人由于肾脏本身的病变加之 MODS 带来的二次重创,给肾脏带来了更大的负担,在快速准确评估后及时给予连续性静脉 - 静脉血液滤过(CVVH)治疗,这一点很关键也很有效。但是该案例也存在一些值得思考的问题,首先,病人发生了失血性休克,进行了大量的液体复苏,有研究发现,常规的大量液体复苏虽然扩容效果明显,但肾功能不全、急性呼吸窘综合征(ARDS)及 MODS 等并发症发生率较高[25]。常规液体复苏时超过 50% 的液体渗透到血管外,并未参与到有效循环中[26]。此外,大量液体快速进入体内导致血液过度稀释,失血代偿机制被扰乱,进而使组织器官氧供减少,酸中毒加重。有研究[27, 28]发现,输入大量液体可能扩大出血灶;常规液体复苏输入大量液体后凝血激酶时间与凝血酶原时间均显著延长。因此,目前新的研究证据支持限制性液体复苏,控制早期液体输注速度,在短期允许低血压范围内维持重要脏器的灌注和氧供,一方面保证了心、脑、肾等主要脏器血供,另一方面又避免了早期积极复苏带来的不良反应。休克体位也是一个很具有争议的话题,具体到不同病人、不同疾病,应采用不同的休克体位,既要保证组织灌注,又不能加重对疾病本身的影响。

2. 镇痛镇静   术后镇痛镇静在 ICU 病房是很常见的,但是该病人进行了二次手术,对身体带来了巨大的创伤,必须做好镇痛管理,减轻病人的疼痛,让病人处于理想的镇静水平,帮助病人安全度过二次术后创伤带来的不良影响。本案例中,我们主要采用 RASS 镇静评分表对病人的镇静状态进行评估,分值从 −5～+4 分,当 RASS 评分在 −2～+1 分时,表示镇静状态良好,分值的绝对值越大,病人的镇静效果越差,大于 +1 分说明病人有躁动危险,小于 −2 分说明过度镇静,此两者都需要调整镇静药的用量,使病人保持在最好的镇静水平,以保证治疗的效果。

3. 心理疏导   该病人在较短的时间内经历了两次手术,使其很容易产生恐惧、焦虑等心理问题,因此,护理该病人时一定要格外用心、细心和耐心,首先要多主动接近病人,让其没有孤独感,让其了解病情的进展,增加对疾病治疗的信心,其次,要加强和病人沟通,从病人的话语中观察其心理状态,关注病人诉求,尽可能地满足病人的需求。最后,让家属帮助病人调整心理状态,增加家属探视时间,使病人不感到被遗弃,让家属适时传递正能量给病人,帮助其快速康复。

该案例同时给我们带来了一些启示和展望,在临床工作中应结合循证护理开展各项工作,用最前沿的治疗手段或评估方法指导临床工作,此外,要将病人视为一个完整的人,从躯体疾病到心理健康,给予全面照料和护理,促进病人的快速康复。

阅读笔记

参考文献

[1] 郑殿宇. 肾部分切除术和肾癌根治术治疗 T1b 期肾癌疗效比较的 Meta 分析[D]. 石河子: 石河子大学, 2013.

[2] KIERAN K, WILLIAMS M A, DOME J S, et al.Margin status and tumor recurrence after nephron-sparing surgery for bilateral Wilms tumor[J]. J Pediatr Surg, 2013, 48 (7): 1481-1485.

[3] 毕雪莹. 连续性血液净化在多器官功能障碍综合征中的应用[J]. 新疆医学, 2015, 45 (12): 1809-1811.

[4] ARAGON D, PARSON R.Multiple organ dysfunction syndrome in the trauma patient[J]. Crit Care Nurs Clin North Am, 1994, 6 (4): 873-881.

[5] 曾兢. 护理硕士专业学位临床实践培养模式研究[D]. 重庆: 第三军医大学, 2014.

[6] 钱春荣. 工作坊在, 护理程序教学中的应用与评价[J]. 中国高等医学教育, 2013, 12: 59-61.

[7] KNAUS W A, ZIMMERMAN J E, WAGNER D P, et al.APACHE-acute physiology and chronic health evaluation: a physiologically based classification system[J]. Crit Care Med, 1981, 9 (8): 591-597.

[8] 陆双双. APACHE 评分系统的应用及进展[J]. 东南国防医药, 2015, 17 (4): 422-423.

[9] 赵鹏飞. 多器官功能障碍综合征诊断标准及评分系统现状[J]. 临床和实验医学杂志, 2014, 12 (8): 634.

[10] 梁海云. 湿化温度对机械通气病人气道湿化效果的影响[J]. 当代护士, 2014, 2: 147-148.

[11] 陈杰. 中文版重症监护疼痛观察工具在非气管插管病人中应用的信效度研究[J]. 中华护理杂志, 2015, 50 (9): 1132-1135.

[12] 成小梅. 浅谈失血性休克病人的护理体会[J]. 世界最新医学信息文摘, 2015, 15 (8): 211-212.

[13] 赵英娜. ABCDE 镇静镇痛集束预防 ICU 机械通气病人谵妄和乏力的研究进展[J]. 中国护理管理, 2015, 15 (7): 876-879.

[14] 张占香, 朱丽萍, 马昱君, 等. 实施输血护理环节细化管理提高护士输血质量[J]. 山西卫生健康职业学院学报, 2015, 25 (4): 49-50.

[15] 宁文娟. 失血性休克病人的护理体会[J]. 实用医技杂志, 2016, 23 (2): 211-213.

[16] 王爱华. 连续性血液净化的护理体会[J]. 中国冶金工业医学杂志, 2015, 32 (5): 526-527.

[17] 袁景红. 创伤性失血性休克急救护理进展[J]. 现代中西医结合杂志, 2014, 23 (14): 1592-1593.

[18] SPINELLA P C, HOLCOMB J B.Resuscitation and transfusion principles for traumatic hemorrhagic shock[J]. Blood reviews, 2009, 23 (6): 231-240.

[19] RADOJEVIC-SKODRIC S, BOGDANOVIC L, JOVANOVIC M, et al.Acute renal failure in different malignant tumors[J]. Curr Med Chem, 2016, 23 (19): 2012-2017.

[20] YUAN H, CHEN S, HU F, Zhang Q.Efficacy of Two Combinations of Blood Purification Techniques for the Treatment of Multiple Organ Failure Induced by Wasp Stings[J]. Blood purification, 2016, 42 (1): 49-55.

[21] ZHANG P, YANG Y, LV R, et al.Effect of the intensity of continuous renal replacement therapy in patients with sepsis and acute kidney injury: a single-center randomized clinical trial[J]. nephrol dial Transplant, 2012, 2 (3): 96-93.

[22] TAPIA P, CHINCHÓN E, MORALES D, et al.Effectiveness of short term 6-hour high-volume hemofiltration during refractory severe septic shock[J]. Trauma acute care surg, 2012, 2 (5): 122-123.

[23] 丁盛, 张渝华, 张近宝, 等. 高容量血液滤过治疗脓毒症并发多器官功能障碍综合征 RIFLE 标准应用研究[J]. 中国实用内科杂志, 2011, 31 (9): 697-699.

阅读笔记

[24] 支彩英,孙利珍,郑玉芬. 气管插管后拔管不当致下呼吸道感染的相关因素与干预措施[J]. 中华医院感染学杂志,2011(24): 5186-5187.

[25] D'JOURNO X B, ROLAIN J M, DODDOLI C, et al.Airways colonizations in patients undergoing lung cancer surgery[J]. European journal of cardio-thoracic surgery: official journal of the European Association for Cardio-thoracic Surgery,2011,40(2): 309-319.

[26] 易晓辉,孟丹丹,卢少平. 气管插管全麻术后患者下呼吸道感染的危险因素分析[J]. 中华医院感染学杂志,2015(10): 2329-2331.

[27] GRANJA C, GOMES E, AMARO A, et al.Understanding posttraumatic stress disorder-related symptoms after critical care: the early illness amnesia hypothesis[J]. Crit Care Med,2008,36(10): 2801-2809.

[28] 刘凡孝,周东生,崔昊旻,等. 早期液体复苏在骨盆骨折急救中的应用进展[J]. 中国矫形外科杂志,2014,22(17): 1600-1602.

（潘世琴）

第八节　老年失智症激越行为的高级护理实践

失智症俗称痴呆症。阿尔茨海默病是失智症最常见的类型,约占所有失智症的70%[1]。有研究表明,高达90%的痴呆病人可出现不同程度的痴呆行为心理学症状(behavioral and psychological symptoms of dementia,BPSD)[2],各症状的显现随着疾病的进展呈上升趋势,导致此类病人的护理难度明显增加。以下是1例老年失智症激越行为的高级护理实践。

一、案例背景

痴呆行为心理学症状(BPSD)也被称为精神病性的症状或非认知功能的症状。1996年国际老年精神病学学会正式将痴呆行为心理学症状定义为痴呆病人经常出现的紊乱的幻觉、思维内容、心境或行为等症状[3]。国际老年精神病学学会将BPSD归纳成3组主要症状[4]：①以幻觉、妄想为主的精神症状；②以抑郁、焦虑为主的情感障碍；③以激越、易激惹等为主的行为症状[2]。作为BPSD的重要组成部分,激越症状包括激动紧张、极度兴奋和过度的体力活动,有时可伴有焦虑。轻度的激越症状包括徘徊和其他重复动作,而严重症状如攻击和暴力行为等可能危及病人及照料者的生命[5]。因此,激越症状应尽早得到识别和干预,以防止其带来更多的严重不良后果。

二、病例介绍

李阿姨,92岁,长期入住老年康复病房。因"进行性记忆力减退6年,加重半年"入院。6年前开始出现记忆力减退,最初为近事遗忘,症状进行性加重,出现反应迟钝,近半年出现少言寡语,不愿活动,但无肢体活动障碍,生活不能自理,进食量明显减少,进食时有频繁呛咳,体重在最近3个月内减轻2.5kg,睡眠有昼夜颠倒。病人母亲70多岁时有类似病情出现。伴发糖尿病和高血压,血糖、血压控制良好。病人来自城市,退休前是事业单位领导,有两个女儿,事业均发展良好,最疼爱的小女儿定居国外。病人个性非常好强,退休后身体情况良好,爱好摄影。1年前开始,病人记忆力下降明显。近3个月来,睡眠紊乱,日夜颠倒,夜间吵闹不止；怀疑私人财物被照料者偷窃,财产被大女儿转移,把家中存折等用胶带绑在身上；无法认出大女儿,认为大女儿联合保姆假扮护士想谋害她,拒绝服药；出现幻听,夜晚听到有人在咒骂她；脱掉衣服,在地板打滚；经常咒骂其他病人、照料者、护士；暴力攻击护士,逐渐出现自残行为；有时情绪高亢,大声唱歌,有时持续几日沉默不语,以上症状呈进行性加重。经医生

阅读笔记

评估诊断为阿尔茨海默病；双相情感障碍的躁狂发作，给予糖尿病、高血压基础治疗＋利培酮治疗。

三、评估分析

该病人血糖、血压控制良好，主要是精神行为方面的症状比较明显。因此，此病人的评估重点为痴呆行为心理学症状的评估与护理，激越行为的护理是整个护理过程中最关键的，也是最复杂的部分，比认知症状更应引起关注。

（一）失智症精神行为相关评估工具

1. 阿尔茨海默病病理行为评定量表（BEHAVE-AD）　见附录3。

2. 精神神经科问卷（NPI）　见附录4。

3. Blessed-Roth 行为量表（BBS）　见附录5。

4. 康奈尔痴呆抑郁量表（CSDD）　见附录6。

知识链接

失智症精神行为常用评估工具

失智症精神行为常用评估工具包括[6,7]：阿尔茨海默病病理行为评定量表（BEHAVE-AD）、精神神经科问卷（NPI）、Blessed-Roth 行为量表（BBS）、康奈尔痴呆抑郁量表（CSDD）等。

阿尔茨海默病病理行为评定量表（BEHAVE-AD）：共有25项条目，包含7个分量表，每项条目按症状严重程度0～3分4级评分，另外，还有一项总评条目按总体印象0～3分4级评分。要求评定者根据照料者报告的病人近2周情况进行评分。

神经精神科问卷（NPI）：该问卷包括妄想、幻觉、激越/攻击、抑郁/心境恶劣、焦虑、情感高涨/欣快、情感淡漠、脱抑制、易激惹/情绪不稳、异常运动行为、睡眠/夜间行为以及食欲/进食障碍12方面，分值范围为0～12分。12个条目得分之和即为总分。其中只要任何一项NPI条目得分>0，则为阳性；任何一项NPI得分≥4，则被定义为临床症状显著。

Blessed-Roth 行为量表（BBS）：此表通过询问病人家属，第一、二项计分之和，大于10分可认为有痴呆；分数愈高则痴呆的程度愈重（最高60分）；第三项为个性（情感人格）改变，本评定量表以病人在过去6个月内个性有无改变为基础进行评定。个性改变共10小项，计分法为：无变化0分，有变化1分。第一项生活能力＋第二项日常习惯＋第三项个性改变>50分者为严重的痴呆病人。

康奈尔痴呆抑郁量表（CSDD）：该量表包含情绪相关性症状、行为异常、躯体症状、节律功能和思维障碍等5个方面共19个题项，按症状的严重程度，每1个题项分为3等级，其中0代表无，1代表轻度或间断出现、2代表严重，得分8分以上为抑郁症状阳性。

（二）护理诊断

分析该患者的病史，提出以下护理诊断：

1. 营养失调：低于机体需要量　与兴奋消耗过多、进食无规律有关。

2. 自理缺陷　与认知障碍、严重的兴奋状态有关。

3. 睡眠障碍　与精神运动性兴奋、思维受损有关。

4. 社交障碍　与精神活动下降、焦虑、思维过程改变有关。

阅读笔记

5. 思维过程紊乱   与认知障碍、思维内容障碍有关。

6. 语言沟通障碍   与思维受损有关。

7. 照料者角色困难   与老人病情严重或疾病过程不可预测有关。

8. 受伤危险：自伤或伤人   与冲动行为的危险、易激惹、控制能力下降有关。

9. 个人应对不良   与情绪不稳定、易激惹有关。

10. 失水   与极度兴奋、消耗过多有关。

11. 低自尊、绝望   与情绪不稳定、感到无用、无助、无价值有关。

12. 焦虑   与疑病有关。

13. 有消极行为的危险   与抑郁、悲观绝望有关。

四、干预策略

高级实践护士（advanced practice nurse，APN）在病房访视和查阅病历资料对病人情况有了基本的了解后，与经管医生和责任护士讨论如何对病人的激越行为进行进一步的诊治护理[8]。最后决定邀请精神科医生会诊，并组成多学科合作治疗团队，主要成员包括：APN、老年科医师、精神科医师、老年科责任护士等。具体合作分工：老年科医师负责病人基础疾病（糖尿病、高血压）的诊治；精神科医生负责制订激越行为的药物治疗方案，与APN共同拟定非药物治疗的方案；APN负责病人综合状态的评估，协调各学科之间的合作，与精神科医生共同拟定非药物治疗的方案，并指导责任护士实施护理计划；责任护士实施具体的护理计划，观察评估病情的变化。

（一）一般护理

1. 生活护理   本案例病人兴奋躁动，根据 Blessed-Roth 行为量表（BBS）的评估结果，病人生活不能自理。应加强生活护理，白天督促协助其起床、洗漱、穿戴整洁、注意日常清洁卫生，鼓励病人尽量定时洗澡、更衣、剪指甲。

2. 营养支持   该病人进食少，体重下降明显，应为病人提供营养丰富、易消化、容易进食的食物。病人进餐时减少干扰，避免激惹，安排单独进食，予以经口喂食，病人情绪不稳定拒绝进食时可采用鼻饲饮食或静脉高营养的方式，保证营养供给，维持机体所需。

3. 睡眠护理[9]   关心病人睡眠节律的变化，及时做好相应的护理，并做好睡眠记录。特别是该病人昼夜颠倒，白天要让其适度活动，尽量不让病人在白天睡觉，避免整天卧床。保持睡眠环境安静，睡前热水泡脚，放一些舒缓的音乐，使病人保持情绪稳定。在精神科医生指导下给予镇静催眠药物诱导睡眠，并注意观察药物副作用。

（二）安全护理

1. 提供安全的治疗环境。该病人情绪不稳定，容易受到环境的影响。不良的环境刺激会使病人的激越行为更加明显。在该病人激越行为频发的阶段，科室为其安排单间病房，室内设施简单，照料者应24h照料，防止发生意外。

2. 该病人易激惹，容易产生破坏性行为，护士应鼓励其参加活动以转移其注意力。如果无法阻止其过激行为，可进行保护性约束。

3. 责任护士应严格观察患者的病情，避免激惹病人，尽量满足病人的合理要求。

4. 做好安全工作，避免发生意外。①环境管理：应注意保持地面的平整，防滑，厕所要选用坐式马桶，墙上安装把手和应急呼叫铃。床不宜过高，设有扶手架，防止坠床。家具高度适宜，尽可能减少镜子、玻璃等存在安全隐患的物品。②物品管理：注意危险物品的管理，防止发生意外事故。不让病人直接接触电器开关、热水瓶等用品，并妥善保管药品。

（三）心理护理

1. 关心病人，尊重病人，要理解病人，不能对病人有偏见。该病人性格要强，要特别耐

阅读笔记

心,并注意病人的情绪变化,保护病人的自尊心,避免与其争执。

2. 运用沟通技巧。由精神科医生培训科室医务人员及照料者相关心理学知识,掌握与此病人的沟通技巧,并与其建立良好的关系。

3. 帮助病人正确认识自我,建立正常的人际关系。

(四)激越行为护理

1. 激越、暴力行为 该病人的激越、攻击行为明显,高级实践护士应事先与家属沟通,了解病人行为发生的原因并及时做出评估,指导责任护士采取预防措施。用简单、直接的语言制止病人的激越、暴力行为[8]。无法制止时可进行保护性约束,同时注意保护病人,避免受伤。

2. 躁狂持续状态 该病人时常极度兴奋,无法安静,因年纪大极易出现脱水。因此,应重点护理,单间隔离,确保其进食、补充水分及足够睡眠,维持机体正常需要。病情稳定时,鼓励其参加活动,分散注意力。

(五)老年失智症专科护理

1. 认知、思维障碍的护理[10] ①协助老人确认现实环境:老人房间可以用明显的标志标明,便于识记。个人生活用品、家居用品放置在固定位置,帮助确认现实环境。②诱导正向行为:尽可能随时纠正或提醒老人正确的时间、地点、人物等概念,诱导其向正向行为改变。③积极开发智力:记忆训练、智力锻炼、理解和表达能力训练、社会适应能力训练、数字概念和计算能力训练。

2. 综合干预改善痴呆行为心理学症状(BPSD) ①怀旧治疗[11]:帮助病人整理旧照片,尤其是两个女儿儿时的照片,帮助病人唤起记忆,改善与大女儿的关系;与小女儿在线视频,感受小女儿一家的亲情,有助于稳定其情绪。②音乐疗法[12]:组织病人和其他病人一起唱歌,挑一首病人以前爱唱的歌曲,由该病人领唱,其他病友合唱,并给予赞扬,增加其自信心并积极走出病房与他人交往。③抚触疗法:病人入睡前,伴着轻音乐,由大女儿轻轻抚触病人的双手,帮助病人入眠。④小组桌面益智游戏[13]:鼓励该病人到活动室与其他病人一起参加小组桌面益智游戏,如下棋、拼图、折纸、串珠、手工。每天下午1个小时,与不同的病友组成桌友,一起参与游戏,过程中不断鼓励赞扬病人。

(六)用药安全护理

1. 保证服药到口。责任护士帮助病人将药服下,并检查病人的口腔,确保病人将药咽下,防止其将药吐出。

2. 密切观察药物的疗效和不良反应,及时反馈给医生,以便医生及时调整方案。

(七)照料者的支持与护理

照料者的支持与护理[14]:护理人员应对其家庭及其照料者给予帮助和支持。主要向照料者、亲友介绍疾病的相关知识,如病因、发展过程、治疗方案、预后等。与病人和主要照料者、亲友讨论所遇到的问题,给予解决意见,并接受病人、照料者和亲友的咨询。高级实践护士需定期了解照料者的心理健康状况,尽早发现心理问题,及时疏导,以减轻负性情绪对照料者的不良影响。

(八)健康指导

积极配合治疗,劳逸结合,保证充足睡眠,养成良好的卫生饮食习惯。积极有效地防治高血压、脑血管病、糖尿病等慢性病。

五、效果评价

1. 痴呆行为心理学症状(BPSD)明显的好转,在1个月内没有出现激越、易激惹行为,偶有焦虑感。

阅读笔记

2.提高了责任护士应对病人精神行为症状的能力,积累了老年痴呆护理知识,提升了责任护士的专业价值感与专业自主性。

3.高级实践护士拓展了专科实践内容,对该病人的护理实践可应用于同类病人中,该方法具有持续性与推广性。

六、案例总结

痴呆行为心理学症状(BPSD)是神经生物学因素、心理社会学因素与环境因素共同作用的结果,且 BPSD 有多种不同形式的症状与表现,因此,单一的治疗方案对病人可能无效。针对性的、综合性的非药物治疗方案是正确有效的方式。BPSD 非药物治疗干预主要包括 4 大类:

1.行为管理技术,包括了针对痴呆症病人的行为管理技术,针对痴呆症病人照料者的行为管理技术的培训以及指导培训照料者通过改变自己的行为与交流方式减缓病人的 BPSD。

2.认知,情感为导向的干预,包括怀旧治疗、模拟存在治疗、确认疗法、现实定向疗法、认知刺激疗法等。

3.感官刺激疗法,包括音乐疗法、声光疗法、芳香疗法、按摩/抚触疗法、经皮神经电刺激疗法等。

4.其他社会心理学干预,比如动物辅助疗法、运动疗法等。因此,高级实践护士对老年痴呆病人的护理要重视 BPSD 的评估,为病人提供系统、个体化的护理。高级实践护士的护理评估要体现整体护理,使用以循证为依据的评估方法,内容具有前瞻性。高级实践护士制订的护理计划必须具有全面性、延续性、团队协作性和协调性。本案例应用 Brown 高级实践护理模式框架为该个案护理模式的构建和实施提供理论框架。

知识链接

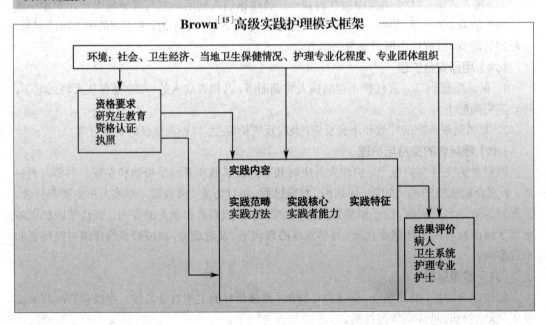

Brown[15]高级实践护理模式框架

实践核心:

Brown 高级实践护理模式框架的核心是对病人的临床照护。该案例护理实践的工作核心为:应用老年失智症痴呆行为心理学症状非药物治疗的知识与技能,针对病人具体情况为病人提供健康照护、信息支持与心理支持。

阅读笔记

实践范畴：

1．利用专科护理知识为病人提供直接护理服务。

2．与团队中其他学科人员沟通协调，为其他护士提供技术支持。

3．利用专科知识为病人及家属提供相应的健康指导与咨询。

4．利用心理学知识为病人及其家属提供心理支持。

实践方法：

1．应用失智症精神行为相关评估工具对病人进行评估，了解基本情况。

2．多学科合作治疗团队制订治疗方案及实施：与多学科治疗团队沟通，共同制订病人的后续诊疗护理方案。

3．稳定期护理方案的实施：加强基础疾病的治疗，提供基础护理与康复支持。

结果评价：

1．病人　满足病人需求，减轻疾病症状，改善躯体功能，提高生活质量。

2．护士　提高护士自身能力，增加知识，提升专业价值感与专业自主性。

3．高级实践护士（APN）　推动专业实践内容的发展，实践方法具有持续性与推广性。

参考文献

[1] KENNARD C.How Does Alzheimer Differ from Other Types of Dementia?［EB/OL］.［2009-07-15］. http://dictionary.reference.com/browse/dementia.

[2] TAEMEEYAPRADIT U，UDOMITTIPONG D，TEPPARAK N.Characteristics of behavioral and psychological symptoms of dementia，severity and levels of distress on caregivers［J］. J Med Assoc T hai，2014，97（4）：423-430.

[3] 陆春华，卫昭华，傅静，等. 老年期痴呆伴发精神行为症状的护理研究进展［J］. 上海护理，2014（4）：66-69.

[4] 沈渔邨. 精神病学［M］. 5 版. 北京：人民卫生出版社，2009.

[5] 刘慧慧，孙璇，孙虹，等. 痴呆病人激越症状的识别和处理［J］. 中华老年心脑血管病杂志，2015，3（17）：250-252.

[6] BALLARD C，CORBETT A.Management of neuropsychiatric symptoms in people with dementia［J］. CNS Drugs，2010，24（9）：729-739.

[7] 盛建华，陈美娟，高之旭，等. 阿尔茨海默病病理行为评分表信度和效度［J］. 临床精神医学杂志，2001，11（2）：75-77.

[8] 黄金月. 高级护理实践导论［M］. 2 版. 北京：人民卫生出版社，2012.

[9] 贾占芳. 新编临床护理操作技术［M］. 西安：西安交通大学出版社，2015.

[10] 单蕙莉，于伟文. 阿尔茨海默病患者精神行为症状与护理措施的研究进展［J］. 中华现代护理杂志，2014，20（16）：2026-2029.

[11] 王婧. 痴呆症家庭照顾者面临的挑战及对痴呆症照顾服务的期望［D］. 长沙：中南大学，2014.

[12] UEDA T，SUZUKAMO Y，SATO M，et al.Effects of music therapy on behavioral and psychological symptoms of dementia：a systematic review and meta-analysis［J］. Ageing Research Reviews，2013，12（2）：628-641.

[13] 陈晓欢，陈萍，李红. 益智游戏对老年痴呆患者生活质量的影响［J］. 中华现代护理杂志，2016，22（29）：4171-4173.

[14] 韩静，郭桂芳，邓宝凤，等. 临床照顾者应对痴呆患者精神行为症状的心理体验研究［J］. 中华护理杂志，2016，51（10）：1174-1179.

[15] 邢唯杰. 乳腺癌个案管理护理实践模式的建构与实施：一项行动研究［D］. 上海：复旦大学，2011.

（李　红）　**阅读笔记**

第九节　血液系统案例一

白血病（leukemia）起源于造血干、祖细胞，是细胞遗传学累积变异的结果。一般可分为急性和慢性白血病。急性白血病（acute leukemia, AL）的白血病细胞分化阻滞于造血发育的早期阶段，原始细胞无控性增殖、积聚，逐渐抑制和取代正常造血，出现贫血、出血、感染和多种组织器官浸润等表现，病情进展迅速，自然病程仅数周或数月。按白血病细胞来源分为急性髓系细胞白血病（acute myeloid leukemia, AML）和急性淋巴细胞白血病（acute lymphoblastic leukemia, ALL）[1]。

一、案例背景

伴有 t（15；17）（q22；q21）、PML-RARα 染色体易位的急性髓细胞白血病，又称为急性早幼粒细胞白血病（acute promyelocytic leukemia, APL），根据急性白血病的分型诊断标准定为 M_3 型。

M_3 病人起病急，常伴 DIC，临床出血重，早期死亡率高。随着全反式维 A 酸（ATRA）、砷剂治疗 M_3 技术的成熟，如今 APL 的缓解率已达到 90% 以上，5 年总生存率为 80%[2]。然而使用维 A 酸的过程中，病人极易并发维 A 酸综合征，护理人员的早期观察和干预行为对 M_3 病人治疗成功有极为重要的作用[3]。

二、病例介绍

病人，男性，28 岁，职员，入院时间：2017 年 1 月 2 日。主诉：头晕、全身瘀斑 1 周。病人 1 周前出现头晕，全身皮肤瘀斑，牙龈出血伴乏力。有活动后胸闷感，胸骨无压痛。于当地医院就诊，血常规：WBC $3.4×10^9$/L, HB 102g/L, PLT $17.4×10^9$/L；生化检查：白蛋白 50.1g/L, 丙氨酸转氨酶（ALT）90.4U/L, 天冬氨酸转氨酶（AST）42U/L, 腹部超声：胆囊壁欠光整，双肾多发性囊肿。病人为求进一步诊治，就诊于我院门诊，血细胞分类：原始 + 幼稚 + 早幼粒细胞占 62%（偶见柴捆状 Auer 小体），中性粒细胞占 5%，淋巴细胞占 32%，单核细胞占 1%。血凝常规：凝血酶原时间（PT）14.9s, 凝血酶时间（TT）31s, 纤维蛋白原（Fbg）0.4g/L。入院后行骨髓穿刺检查，结果示：全片异常早幼粒细胞占 87%。诊断为急性早幼粒细胞白血病。病人精神尚可，纳差，大小便正常，睡眠良好，体重无明显增减。病人既往有鼻息肉切除术史。1 月 3 日起给予维 A 酸联合亚砷酸双诱导，1 月 4 日病人白细胞较高（WBC $19.12×10^9$/L），暂停维 A 酸治疗，改用米托蒽醌、羟基脲降白细胞。1 月 2 日（入院当天）至 1 月 6 日（化疗第 4d）病人出现反复头痛，双眼充血明显，伴有血压升高（155/72mmHg）。头颅 CT 示：右侧上颌窦黏膜下囊肿。经甘露醇、非洛地平降压，泰诺林、塞来昔布止痛治疗后血压降至基本正常水平，头痛缓解。1 月 7 日（化疗第 5d）病人体重明显增加，较基础体重增重 2kg。双上肢肿胀，无胸闷，予以加强利尿对症处理后，体重下降 3kg。1 月 13 日（化疗第 11d）病人出现高热（体温 38.3℃），给予对症治疗后体温降至正常。目前病人持续进行维 A 酸联合亚砷酸双诱导，病人处于粒细胞缺乏期，亚胺培南西司他丁钠联合万古霉素，每日 2 次静滴抗感染，卡络磺钠每日 1 次静滴预防出血，同时给予血浆、血小板、冷沉淀、纤维蛋白原输注支持治疗。入院时 NRS 评分 0 分，NRS2002 评分 3 分，MFS 评分 30 分，Braden 评分 21 分，Barthel 评分 70 分。1 月 21 日（化疗 18d）病人生命体征日趋平稳，无发热，无咳嗽咳痰，胸部听诊无明显干湿啰音，血凝异常纠正，降阶梯使用抗生素，改亚胺培南西司他丁钠为头孢地嗪。

三、评估分析

（一）护理评估

体温 37.0℃，脉搏 108 次/min，呼吸 18 次/min，血压 156/88mmHg，神清，精神尚可，轻度

阅读笔记

贫血貌，右膝盖有一个3cm×3cm，右下腹有一个5cm×5cm瘀斑，口腔、肛周黏膜完整，牙龈渗血，双肺呼吸音清，无明显干湿啰音。心律齐，心音正常。腹部平软，无压痛，未触及肝脾肿大，双下肢不肿。食欲下降，大小便正常，睡眠6～7h/晚。家庭和睦，经济状况良好。既往无过敏史。病人因初次入院，情绪较为紧张。

辅助检查：

1. 血常规检查见表1-7。

表1-7　血常规检查结果

日期	化疗日程	WBC/(×10⁹/L)	中性粒细胞/(×10⁹/L)	HB/(g·L⁻¹)	PLT/(×10⁹/L)
2017-01-02	—	5.61		100 ↓	19 ↓
2017-01-03	1d	8.26	1.28 ↓	89 ↓	20 ↓
2017-01-09	7d	22.68 ↑	1.95	79 ↓	57 ↓
2017-01-12	10d	5.77	5.46	67 ↓	24 ↓
2017-01-14	12d	6.05	5.66	67 ↓	9 ↓
2017-01-16	14d	8.17	7.71	65 ↓	6 ↓
2017-01-22	20d	18.07	17.15	68 ↓	55 ↓

注：

正常范围：白细胞(4.0～10.0)×10⁹/L；中性粒细胞(1.8～6.3)×10⁹/L；血红蛋白115～150g/L；血小板(100～300)×10⁹/L。

2. 血凝常规检查见表1-8。

表1-8　血凝常规检查结果

血凝常规	纤维蛋白原/(g·L⁻¹)	凝血酶原时间/s	活化部分凝血活酶时间/s	凝血酶时间/s
2017-01-02	0.4 ↓	14.9 ↑		31 ↑
2017-01-07	0.73 ↓	13.3	23.1	22.3 ↑
2017-01-09	1.068 ↓	11.7	23	19.1
2017-01-12	1.197 ↓	20.1 ↑	23.3	11.4
2017-01-14	1.313 ↓	13.1	22.1 ↓	11.1
2017-01-16	1.037 ↓	21.9 ↑	27.8	11.2
2017-01-22	1.792 ↓	18.6 ↑	28.1	11.5

注：

正常范围：纤维蛋白原2～5g/L；凝血酶原时间10.8～13.5s，活化部分凝血活酶时间23～37s，凝血酶时间14～21s。

2017-01-03　血培养：无菌生长。

2017-01-04　胸＋腹＋盆腔CT平扫：双肾囊肿、盆腔少量积液；胸部CT平扫未见异常。

2017-01-04　DIC筛选结果示：D-二聚体67.93μg/ml，3P试验阳性(＋)。

2017-01-05　心电图：室性早搏、T波改变。

2017-01-06　头颅CT：右侧上颌窦黏膜下囊肿。

(二)护理分析[4]

病人入院时有明显出血症状，用药过程中并发了分化综合征、感染。病人自发病入院至疾病进展，持续处于精神紧张和焦虑状态。针对该病人病情及其心理特点，在护理上，我们确

阅读笔记

定了以症状护理为主,解释、安慰、鼓励的心理护理为辅的基本原则。制订了短期和长期护理目标。具体如下:

1. 短期护理目标 ① 3d 内病人出血症状得到明显控制,未出现人为出血。② 3d 内病人基本接受生病现实,情绪稳定,积极配合治疗。③一周内完成对病人的疾病知识、自我防御措施宣教。

2. 长期护理目标 ①住院期间,病人潜在安全问题得到及时识别,病人未发生因疾病、人为等因素引起的安全不良事件。②满足住院期间病人的基本生活需求。

四、干预策略[4][5]

(一)1月2日

出血:牙龈渗血、皮肤瘀斑。

措施:

1. 每日鼓励并协助病人做好口腔护理。

2. 鼓励病人用冰盐水漱口,必要时遵医嘱给予去甲肾上腺素药液含漱。

3. 保持皮肤清洁,注意观察瘀斑大小、数量,注意观察有无并发其他部位的出血。

4. 指导病人进食软食,忌坚硬、粗糙、辛辣刺激性食物,勿用牙刷刷牙,忌用牙签。必要时进食冷流质。

5. 遵医嘱予以止血、输血等支持治疗。

6. 注意动态观察病人神志和瞳孔变化,及时发现颅内出血先兆。

7. 遵医嘱定期监测病人的血常规、出凝血指标。

8. 各项护理操作轻柔,指导病人绝对卧床休息。

(二)1月2日

焦虑 与缺乏疾病知识有关。

措施:

1. 热情接待病人,仔细向病人介绍病房环境和探视时间。

2. 倾听病人要求,初期入院时给予心理疏导,并向病人介绍同病室病友。

3. 与病人家属进行沟通,协助完成入院准备。

4. 各项操作实施前,向病人介绍治疗的目的和意义及所需配合的要点。

(三)1月6日

潜在并发症:颅内出血。

措施:

1. 监测病人的神志、瞳孔,每 2 小时 1 次,严密监测病人血压等生命体征变化。

2. 遵医嘱给予甘露醇等利尿药治疗。

3. 监测病人的体液出入变化和体重变化。

4. 观察有无颅内出血先兆,若出现剧烈头痛、恶心、喷射性呕吐、呼吸急促、视物模糊、双侧瞳孔不等大,提示有颅内出血,应及时与医生联系,做好抢救工作。

5. 监测病人 DIC 筛选试验等出凝血指标,遵医嘱正确使用各种止血药物,正确安全输注各种血制品,如血小板、血浆、纤维蛋白原、冷沉淀等。注意观察有无输血反应。

(四)1月7日

体重增加 与分化综合征有关。

措施:

1. 向病人解释发生体重增加的原因。

2. 每天观察病人的出入量并做好记录,严格控制补液量,指导病人控制饮水量。

3. 密切关注病人有无全身水肿情况,如:颜面部、眼睑、四肢等情况。

4. 严密监测病人体重变化情况,若有异常,应及时汇报医生,给予对症处理。

5. 密切监测肾功能、电解质变化。

6. 保持皮肤清洁干燥,若有水肿应衣着柔软宽松,床单位平整干燥,避免水肿部位皮肤受摩擦破损。

7. 遵医嘱给予利尿治疗,密切观察病人有无脱水前期症状。

8. 根据电解质检查结果,遵医嘱予以及时补钾,指导病人多食含钾丰富的食物,如橘子、香蕉等(病人心电图提示:室性早搏)。

9. 匀速限制性补液治疗,严密观察病人生命体征变化。

10. 给予病人心理支持,缓解病人紧张感。

(五) 1月8日

营养失调:低于机体需要量 与化疗引起胃部不适导致摄入量减少有关。

措施:

1. 鼓励病人进食温凉软食,如肠内营养粉剂、山药白米粥等。

2. 遵医嘱给予保胃治疗,转移病人注意力,减少恶心不适感。

3. 指导病人呼吸调节法,减少因胃部不适而引起的呕吐反应。

4. 注意观察呕吐物色、质、量,及时了解有无胃部出血表现。

5. 遵医嘱给予肠外营养支持。

6. 必要时遵医嘱给予白蛋白、静脉丙种球蛋白等支持治疗,并注意观察病人用药后的不良反应。

(六) 1月13日

体温过高 与感染有关。

措施:

1. 密切监测病人生命体征的变化,发现异常及时汇报处理。

2. 严格执行消毒隔离制度,每日紫外线消毒病室。每日用500ppm含氯消毒液擦拭物体表面及地面,维持病室温度在20~24℃、湿度55%~60%。

3. 畏寒时予以保暖,发热时予以冰块物理降温,出汗多时予以温水擦身,并及时更换被汗打湿的床单和病员服,给予毛巾垫于前胸和后背,保持皮肤干燥。

4. 遵医嘱给予降温、抗生素等药物治疗。

5. 指导病人及家属进食高热量、高维生素、营养丰富的半流质,并摄入足够的水分。

6. 指导病人注意个人卫生,协助病人做好口腔、肛周及皮肤护理。

7. 严格执行各项无菌操作技术,做好保护性隔离。严格按正规操作流程进行经外周插管的中心静脉导管(PICC)维护,每班检查导管固定是否完好、穿刺处是否发红疼痛,发现异常及时予以处理。

(七) 1月16日

活动无耐力 与血红蛋白低下有关。

措施:

1. HB<65g/L,PLT<20×10⁹/L,病人应绝对卧床休息。

2. 协助病人做好生活护理,满足其基本生理需求。

3. 指导病人起床三部曲法,避免因直立性低血压而晕厥。注意监测活动中的脉搏,避免意外发生。

4. 遵医嘱给予吸氧治疗,根据病人缺氧主诉调节氧气流量,并观察病人的需氧状况。

5. 增加营养补充和摄入。

阅读笔记

五、效果评价

病人入院时有明显出血症状，伴发头痛、血压升高等颅内压升高的早期表现。积极止血，床旁严密观察，积极处理口腔渗血，第一时间为病人提供专业的照护，让病人从恐惧的心境中稍有脱离，使病人从初患疾病的震惊、焦虑中得到暂时的安慰，让病人逐渐接受疾病，并萌发战胜疾病的希望和信心。

在进行维 A 酸和亚砷酸双诱导过程中，针对可能出现的不良反应，前馈性地对病人情况进行观察，根据医嘱进行病人出入量的监测，严格控制体重变化，监测电解质情况，每日听诊和观察病人的呼吸状况，预防肺水肿的发生。安全及时的输血支持治疗，有效改善了病人凝血功能异常状态，每日的抽血检查以及静脉治疗的合理规划，让病人在治疗期间的舒适度得到改善，一定程度上提高了治疗期间的生活质量。

随着治疗进行，病人出现了一系列胃肠道不适、头晕乏力等不良反应，精神状况较差。针对此种情况，一方面遵医嘱给予全肠外静脉营养，另一方面倾听安慰病人，根据病人进食时间调整给药时间，有效缓解了病人对药液输注时的不适感。后期的健康指导使病人学会了如何监测自己的心率，在什么情况下可以进行哪类活动等，使病人开始建立战胜疾病、回归社会的希望和信心。

六、案例总结

本案例是临床典型的以出血为主要表现的急性早幼粒细胞白血病的一个案例。急性早幼粒细胞白血病（acute promyelocytic leukemia, APL）占急性非淋巴细胞白血病的 8%～10%。临床上以凝血机制异常导致的出血为突出表现，起病初期常极为凶险，早期常因严重凝血异常诱发致命性出血，早期死亡率极高，因此常作为血液科急诊重症疾病进行救治。

近年来由于 APL 分子病理学进展和分子靶标的识别，全反式维 A 酸 ATRA 和亚砷酸 ATO 等靶向治疗使得 APL 的预后大为改观，70%～80% 病人可获得长期缓解甚至治愈。然而在应用 ATRA 诱导分化时极易并发分化综合征，主要表现为：白细胞计数升高、发热、体重增加、呼吸窘迫、肺间质浸润、胸膜和心包渗出、低血压及急性肾衰竭[6]。此时病情危重，常伴有生命危险，是 M_3 病人治疗护理过程中的难点。

本案例中病人为青年男性，既往体健，得知确诊白血病后，心理防线崩溃，出现了典型的癌症病人心理分期，即否认期、愤怒期、协议期、忧郁期和接受期。在疾病治疗过程中随时可能加重病人的心理应激，从而发生突发不良事件。因此，心理护理是我们对该病人护理过程中的另一个护理重点。

针对该疾病的特点以及病人本身特点，床位护士从接诊开始建立了以 M_3 表现特征为主的护理方案，疾病收治初期以对症性的预防和治疗出血为主，辅以各种成分输血、安全输血治疗以及出凝血功能的监测。静脉治疗的合理管理为初期有效治疗提供了保证。随着治疗的深入和病情的发展，护理人员在做好严密观察的同时根据病人疾病进程和治疗反应进行了护理方案的改进。在此基础上，关注病人的个性化疾病特征、治疗反应与心理承受能力，为病人提供了到位的并发症监测、心理抚慰和饮食、活动健康宣教，帮助病人顺利度过了治疗期凶险关。完成了治疗，第一个疗程达到缓解，也为病人赢得了生的希望和回归社会的可能。

通过本案例，我们不难得出，制订和实施有效的护理方案有助于医生第一时间获得临床资料，及时对治疗方案进行调整，提高治疗有效率。而护理方案的制订，需要护理人员对病人疾病特征、用药反应以及病人心理状态有良好的评估。同时注意因地制宜，因况施护，对方案进行及时调整和改进有助于更好地发挥护理效果，达到治疗的最佳疗效。良好的护理态度和沟通能让病人心理舒适感增强，从而更好地获得病人的信任。

阅读笔记

知识链接

急性早幼粒细胞白血病的特征与治疗

（一）急性早幼粒细胞白血病具有下列特征

1. 早幼粒细胞质内充满异常颗粒。

2. 常伴有出血倾向，发生率达72%~94%，严重者出现DIC。

3. 90%的病人出现特异性染色体t(15；17)(q22；q21)改变。

4. 对化疗敏感，但早期死亡率高，尤其在用细胞毒药物化疗时，约有10%~20%病人死于早期出血。

5. 维A酸能诱导急性早幼粒细胞白血病细胞分化成熟，砷剂能诱导其凋亡。

6. 持续缓解时间较长。

（二）砷剂（As_2O_3）治疗急性早幼粒细胞白血病的适应证

1. 初治急性早幼粒细胞白血病特别是t(15；17)(q22；q21)或PML-RARα染色体易位的病例。

2. 维A酸（ATRA）或联合化疗无效的难治或复发的急性早幼粒细胞白血病。

3. 伴有异常早幼粒细胞增多的其他类型白血病（慢性粒细胞白血病急变）及骨髓增生异常综合征等。

（三）抗凝治疗

抗凝治疗是终止DIC、减轻器官功能损伤、重建凝血-抗凝血功能平衡的重要措施。一般应在有效治疗基础疾病的前提下，在补充凝血因子的同时进行抗凝治疗。

1. 肝素治疗的指征

（1）DIC高凝期。

（2）血小板及凝血因子急剧下降或进行性下降，迅速出现紫癜、瘀斑和出血。

（3）微血管栓塞表现明显的病人（如出现器官功能衰竭）。

（4）消耗性低凝状态但基础病变短期内不能被去除者，在补充凝血因子的情况下使用。

2. 下列情况应慎用肝素

（1）DIC后期，病人有多种凝血因子缺乏及明显纤溶亢进。

（2）蛇毒所致DIC。

（3）近期有肺结核大咯血或消化性溃疡活动性大出血。

（4）手术后或损伤创面未经良好止血者。

参考文献

[1] 尤黎明，吴瑛. 内科护理学[M]. 5版. 北京：人民卫生出版社，2014.

[2] 王兆钺. 急性早幼粒细胞白血病止血异常与治疗的研究进展[J]. 中华血液学杂志，2009，30（3）：212-214.

[3] 周建芳，金钰梅，马艳萍，等. 全反式维甲酸诱导联合化疗治疗急性早幼粒细胞性白血病并发症的护理[J]. 中华护理杂志，2012，47（12）：1072-1073.

[4] 朱霞明，刘明红，葛永芹. 血液科临床护理思维与实践[M]. 北京：人民卫生出版社，2016.

[5] 朱霞明，童淑萍. 血液系统疾病护理实践手册[M]. 北京：清华大学出版社，2016.

[6] 黄晓军，吴德沛. 内科学血液内科分册[M]. 北京：人民卫生出版社，2015.

（朱霞明）

阅读笔记

第十节   血液系统案例二

贫血（anemia）是指人体外周血红细胞容量减少，低于正常范围下限，不能对组织器官充分供氧的一类临床综合征[1]。它不是一种独立的疾病，而是继发于多种疾病的临床综合征，其主要发病机制包括：①红细胞生成不足或减少；②红细胞破坏过多；③失血。贫血的临床表现是机体对贫血失代偿的结果。因此，临床应根据病人的主诉和辅助检查，寻找其真正的病因，才能采取有针对性的治疗。

常见的贫血主要有以下发病机制：①红细胞生成减少性贫血；②红细胞破坏过多性贫血；③失血性贫血。以红细胞生成减少性贫血多见。红细胞生成主要取决于三大因素：造血细胞、造血调节、造血原料。而造血干细胞异常所致的贫血常表现为全血细胞减少，病情较重，治疗难度较高[2]。

一、案例背景

再生障碍性贫血（aplastic anemia，AA）是由多种病因和发病机制引起的骨髓造血功能衰竭，主要表现为骨髓有核细胞增生低下、全血细胞减少及贫血、出血和感染。我国流行病学调查资料显示：我国再生障碍性贫血发病率略高于西方国家，发病率为 4/100 万～7/100 万[3]。再生障碍性贫血可发生于各个年龄段，男女发病率无明显差别。国内发病以青年及老年人居多，原发性多于继发性。根据病人病情、血象、骨髓象及预后，通常将再生障碍性贫血分为非重型再生障碍性贫血（NSAA）、重型再生障碍性贫血（SAA）和极重型再生障碍性贫血（VSAA）[4]。重型再生障碍性贫血起病急，进展快，病情重，病死率高，因此，早期及时有效的治疗和护理对提高病人疾病缓解率和生活质量有重要意义。

二、病例介绍

病人白某，男性，34 岁，农民，入院时间为 2017 年 4 月 21 日。病人主诉：口腔溃疡伴低热 2 周。病人 20d 前出现口腔溃疡，伴有低热，2017 年 4 月 16 日外院查血常规示：WBC 1.67×10^9/L，NE 0.18×10^9/L，HGB 77g/L，PLT 22×10^9/L，输注血小板、抗感染治疗效果不佳。现病人至我院门诊就诊，查血常规：WBC 1.91×10^9/L，NE 0.07×10^9/L，HGB 76g/L，PLT 50×10^9/L，血细胞百分比：中性粒细胞占 1%，淋巴细胞占 99%，以"全血细胞减少"收住我科。骨髓穿刺结果示：有核细胞增生极度低下，结合病人血细胞三系减少入院，网织红细胞严重减少，诊断为重型再生障碍性贫血。入院后给予环孢素 A 联合泼尼松治疗，同时进行刺激造血和输血支持治疗。2017 年 4 月 22 日病人最高体温 39.4℃，伴畏寒、寒战、口腔溃疡糜烂，全身皮肤黏膜散在瘀点、瘀斑，广谱抗生素治疗后病人感染症状稍有控制。2017 年 4 月 29 日起病人体温再次升高伴头晕乏力和咳嗽，胸片显示肺部感染、左下肺结节，给予亚胺培南西司他丁钠、伏立康唑治疗后病人感染控制不佳，长期处于粒细胞缺乏期，免疫抑制剂治疗与刺激造血等治疗效果不明显，治疗期间病人配得一名全相合同胞骨髓供体，预行造血干细胞移植治疗。为病人完善移植前准备，并继续加强抗感染、刺激造血和输血治疗。2017 年 5 月 3 日病人转入移植层流净化病房继续治疗，择期开始进行造血干细胞移植。

既往体健，否认"高血压、糖尿病"病史，否认"肝炎、结核"等传染病病史，否认重大外伤、手术史，有输血史，输血时出现皮疹，否认食物与药物过敏史。

三、评估分析

（一）入院评估

T 36.5℃，P 80 次 /min，R 18 次 /min，BP 120/76mmHg。神志清，精神尚可，贫血貌，口腔

可见溃疡糜烂,全身皮肤黏膜可见散在瘀点、瘀斑,未触及肿大淋巴结。双肺呼吸音粗,双肺未闻及明显干湿啰音。心律齐,心音正常,无压痛及反跳痛,肝脾肋下未触及。双下肢无水肿。食欲、大小便正常,家庭和睦,经济收入一般,情绪紧张、焦虑。

辅助检查:血常规检查见表1-9。

表1-9 血常规检查结果

日期	住院时间	WBC/($\times 10^9 \cdot L^{-1}$)	中性粒细胞/($\times 10^9 \cdot L^{-1}$)	HB/($g \cdot L^{-1}$)	PLT/($\times 10^9 \cdot L^{-1}$)
2017-04-21	入院	1.91	0.07	76	50
2017-04-22	1d	0.92	0.07	72	23
2017-04-23	2d	1.18	0.04	76	16
2017-04-29	8d	0.73	0.03	66	17
2017-05-01	11d	0.35	0.02	61	6
2017-05-03	14d	0.52	0.03	71	18

2017-04-24 流感病毒抗原阴性。

2017-04-24 生化全套:超敏C反应蛋白15.23mg/L,γ-谷氨酰转肽酶119.1U/L,尿素2.8mmol/L。

2017-04-24 结核抗原IgG抗体均为阴性;呼吸道九联检测:肺炎支原体弱阳性。

2017-04-24 降钙素原(PCT)0.063ng/ml,11-3-β-D葡萄糖测定(G实验)阴性。

2017-04-24 PNH流式筛查:粒细胞PNH克隆0.3%,其余为0。

2017-04-24 贫血检测:铁蛋白>2 000.00ng/ml,促红细胞生成素>769.00mIU/ml,溶血细胞检测阴性。

2017-04-24 正常心电图。

(二)护理分析[5]

病人为青年男性,以"三系减少入院",入院时伴明显的贫血貌,皮肤黏膜有散在淤血、瘀斑等出血症状。口腔黏膜溃疡明显,病人对疾病知识一无所知,对入院状况茫然、恐慌。针对该病人的情况,以床位护理小组为单位进行了病情及护理措施讨论,并制订了长、短期的护理目标。

1. **短期护理目标** ①1d内病人口腔溃疡症状得到有效护理;②病人3d内基本熟悉病房环境,学会床上使用坐便器;③1周内完成对病人的各项检查、用药、饮食等健康知识宣教;④1周内完成对病人床上休息和运动的宣教,病人能正确使用"三步起床法"起床。

2. **长期护理目标** ①病人在住院期间未发生因贫血头晕而导致的跌倒等意外事件;②病人在住院期间生命体征、出血情况以及贫血状况得到有效监测;③病人在住院期间的基本生活需求得到满足,逐渐接受并适应病房的生活;④指导病人建立较长时间的治疗信心,协助其完成入住层流病房前的各项准备。

四、干预策略[5,6]

(一)2017年4月21日

疼痛 与口腔溃疡有关。

措施:

1. 每日监测病人口腔黏膜情况。根据数字评分法(NRS)疼痛评分评估病人口腔疼痛程度。

2. 每日2次口腔护理,并指导病人正确的漱口方法。

3. 遵医嘱给予利多卡因漱口液漱口。

4. 根据溃疡面情况,给予口腔溃疡糊局部治疗,必要时创面局部喷成纤维细胞生长因子等表皮刺激因子。

5. 指导病人进食富含维生素C、易消化的温凉流质或软食。

(二)2017年4月21日

焦虑　与初次入院缺乏疾病知识有关。

措施:

1. 热情接待,向病人详细介绍病房、病室环境。

2. 向病人介绍主管医生、责任护士。

3. 倾听病人要求,给予初期入院时心理疏导。

4. 与病人家属进行沟通,协助完成入院准备。

5. 各项操作实施前,向病人介绍治疗的目的和意义及所需配合的要点,以缓解其紧张情绪。

6. 向病人解释头晕、乏力的原因,鼓励病人建立战胜疾病的信心。

(三)2017年4月22日

体温过高　与粒细胞缺乏有关。

措施:

1. 每4h监测1次体温和生命体征,及时了解病人体温变化情况,一旦发现异常应及时汇报医生。

2. 严格执行消毒隔离制度,每日紫外线消毒病室。每日用500ppm含氯消毒液擦拭物体表面及地面,维持病室温度在20~24℃、湿度55%~60%。

3. 畏寒时予以保暖,发热时予以冰块物理降温,出汗多时予以温水擦身,及时更换被汗打湿的床单和病员服,用毛巾垫于前胸和后背,保持皮肤干燥。严禁使用酒精擦身。

4. 指导病人及家属进食高热量、高维生素、营养丰富的半流质饮食,并摄入足够的水分。

5. 指导病人注意个人卫生,协助病人做好口腔、肛周及皮肤护理。

6. 严格执行各项无菌操作技术,做好保护性隔离。严格按正规操作流程进行经外周插管的中心静脉导管(PICC)维护,每班检查导管固定是否完好、穿刺处是否发红疼痛,发现异常及时予以处理。

(四)2017年4月22日

出血　皮肤黏膜散在瘀点、瘀斑。

措施:

1. 每小时监测1次病人的生命体征。

2. 保持床单平整,衣裤宽大轻软,避免肢体碰撞或外伤。

3. 每班查体,动态观察评估病人全身皮肤、黏膜及其他各脏器系统有无出血表现,若皮肤黏膜出血点、瘀斑增多,或有其他头痛等异常情况时,应及时汇报医生,积极配合处理并记录。

4. 指导病人绝对卧床休息,协助做好各种生活护理,勤剪指甲,避免抓伤皮肤。皮肤清洗时应避免水温过高和擦洗时避免用力揉擦。

5. 指导病人勿用手抠鼻,鼻少量出血时,用棉球或明胶海绵填塞,无效时可用0.1%的肾上腺素棉球填塞并局部冷敷。

6. 禁食过硬、过粗糙的食物。指导病人勿用牙刷刷牙,忌用牙签剔牙,进食时细嚼慢咽。

7. 保持大便通畅,必要时给予开塞露通便。

阅读笔记

8. 尽可能减少注射次数,静脉穿刺时应避免捆扎压脉带过紧和时间过长,穿刺部位拔针后需要适当延长按压时间。注射与穿刺部位交替使用,必要时加压包扎。

9. 监测血常规及凝血功能,遵医嘱正确使用各种预防出血的药物,正确安全输注各种血制品,如血小板,并观察输血反应。

10. 进行心理疏导,避免情绪激动。

(五) 2017年4月23日

头晕、乏力 与血红蛋白(Hb 76g/L)低下有关。

措施:

1. 监测病人血压、瞳孔变化,一旦出现异常应及时通知医生。

2. 指导病人卧床休息,将所需用物品备在床边,协助病人完成基本生活需求。

3. 协助病人调整信号铃的位置和长度,以病人方便为宜。再次向病人解释呼叫的重要性。

4. 遵医嘱给予吸氧治疗,注意观察病人缺氧症状改善情况。

5. 指导病人进食高热量,营养丰富的食物。

6. 遵医嘱予输注人血白蛋白、静脉丙种球蛋白等支持治疗。

7. 遵医嘱予输注红细胞支持治疗,输注期间应严密观察输血反应,一旦发现异常,及时采取干预措施。

(六) 2017年4月29日

清理呼吸道低效 与肺部感染、气道分泌物增加有关。

措施:

1. 观察痰液的量、颜色、性质和气味。必要时遵医嘱留取痰液培养。

2. 评估病人咳嗽能力及排痰的难易程度,指导病人有效咳嗽、排痰的方法。

3. 遵医嘱予以雾化吸入,正确指导病人进行有效雾化吸入的方法。

4. 指导病人进行缩唇训练,正确排痰,排痰后指导病人充分漱口,保持口腔清洁。

5. 鼓励病人适当增加饮水量,每天饮水 1 500ml 以上,注意病人的饮食习惯,避免油腻、辛辣刺激食物,指导其进食高蛋白高维生素饮食。

6. 维持室内适宜的温度和湿度,注意保暖,避免受凉。

7. 按医嘱给予抗生素、止咳、祛痰、解痉平喘药物,注意疗效与副作用。

(七) 2017年4月30日

预感性悲哀 与病程反复、持续时间长有关。

措施:

1. 倾听病人抱怨、烦躁而无奈的主诉。

2. 向病人介绍同病种治疗成功病友的经历。

3. 联系心理科医生予以会诊,进行专业化心理疏导。

4. 主动与病人家属联系,共同构建心理护理方案,缓解病人与家属压力,提高病人的社会支持程度。

5. 动态观察病人情绪及行为变化,预防自杀、自弃行为发生。

6. 遵医嘱给予抗抑郁、抗焦虑药物治疗。

(八) 2017年5月2日

知识缺乏:缺乏造血干细胞移植知识。

措施:

1. 向病人介绍移植层流净化病房环境和需要准备的入仓用物。

2. 向病人简单介绍:净化层流病房消毒隔离制度、饮食原则和探视制度等。

3. 向病人解释漱口、每日擦身、坐浴、进行五官护理的重要意义。

4. 倾听并评估病人对治疗新环境的疑虑及其心理状态,及时给予心理支持。

5. 带领病人家属参观移植层流病房,缓解其紧张情绪,做好入住移植病房的准备。

五、效果评价

病人青年男性,接受知识与适应环境的能力强。入院后,床位护士进行疾病知识健康宣教后,有效地缓解了病人入院时的迷茫。病人能主动配合疾病治疗,坚持按要求漱口,溃疡表面局部用药,很快口腔溃疡得到了控制。在治疗过程中,病人角色转换迟滞,在贫血症状严重的情况下,病人仍坚持独立起床如厕,结果出现了一过性黑矇,及时发现并给予现场教育指导后,病人遵医行为大大提高。经过治疗及对症护理后,无出血情况发生。病人情绪状态得到有效监控,心理护理实施有效。

住院期间病人一直处于中性粒细胞缺乏状态,多次出现发热症状,抗感染效果不明显,持续体温升高,虽然在护理过程中积极采用了冰块局部冷敷、温水擦浴等物理降温的措施后,高热状况得到控制,但在实施过程中,对病人舒适的需求没有很好给予满足。因此,今后在进行高热病人护理过程中,应关注过程护理中病人的舒适情况,按病人个性化需求提供更好的护理。

六、案例总结

全血细胞减少是重型再生障碍性贫血病人早期死亡的主要因素,而长期的粒细胞缺乏状态往往会加重病人重症感染的发生,给治疗和护理带来了相当大的困难。本案例是一个较为典型的重型再生障碍性贫血病例。护理人员根据该病人的症状表现,采取了及时的干预措施并取得了良好的效果。

造血干细胞移植治疗是年龄低于 40 岁有 HLA 相合同胞供者的重型再生障碍性贫血病人的一线治疗方法,临床资料显示约 80% 的病人可获得长期生存[7]。而免疫抑制治疗期间,常会并发血糖升高、高热等不良反应,需要广大护理人员重视。护理此类病人时,应注重早期评估和动态观察了解病人的治疗效果和后期治疗方案,及早制订预见性的护理方案,提高病人治疗期间的生活质量,提高治疗缓解率。

知识链接

再生障碍性贫血的诊断与治疗

1. 再生障碍性贫血(AA)的诊断标准

(1)血常规检查:全血细胞减少,网织红细胞比例 <1%,淋巴细胞比例增高。至少符合以下 3 项中的 2 项:血红蛋白 <100g/L;血小板计数 <50×10⁹/L;中性粒细胞绝对值(ANC)<1.5×10⁹/L。

(2)骨髓穿刺:多部位(不同平面)骨髓增生减低或重度减低;小粒空虚,非造血细胞(淋巴细胞、网状细胞、浆细胞、肥大细胞等)比例增高;巨核细胞明显减少或缺如;红系、粒系细胞均明显减少。

(3)骨髓活检(髂骨):全切片增生减低,造血组织减少,脂肪组织和/或非造血细胞增多,网硬蛋白不增加,无异常细胞。

(4)除外检查:必须除外先天性和其他获得性、继发性骨髓衰竭性疾病。

2. 再生障碍性贫血的程度确定(分型)

(1)重型再生障碍性贫血诊断标准(Camitta 标准)

阅读笔记

1）骨髓细胞增生程度少于正常的 25%；若多于正常的 25% 但少于 50%，则残存的造血细胞应少于 30%。

2）血常规：需具备下列三项中的两项：中性粒细胞绝对值 <0.5×10⁹/L；校正的网织红细胞 <1% 或绝对值 <20×10⁹/L；血小板计数 <20×10⁹/L。

3）若中性粒细胞绝对值 <0.2×10⁹/L 为极重型再生障碍性贫血。

（2）非重型再生障碍性贫血（NSAA）的诊断标准：未达到重型标准的再生障碍性贫血。

3. ALG/ATG 和环孢素 A（CsA）联合免疫抑制治疗（immune suppression therapy, IST）

（1）ALG/ATG：用于重型再生障碍性贫血。马 ALG 10～15mg/（kg·d）连用 5d 或兔 ATG 3～5mg/（kg·d）连用 5d；用药前须做过敏试验；用药过程中用肾上腺皮质激素预防过敏反应；静脉滴注 ATG 不宜过快，每天剂量应维持静脉滴注 12～16h。

（2）CsA：CsA 每天口服 3～5mg/kg，可以与 ALG/ATG 同时应用，或在停用肾上腺皮质激素后，即 ALG/ATG 治疗开始后 4 周使用。疗效达平台期后持续服药至少 12 个月。使用时应个体化，应参照病人造血功能和 T 细胞免疫恢复情况、药物不良反应（如肝、肾功能损害、牙龈增生及消化道反应）、血药浓度等调整用药剂量和疗程。CsA 治疗再生障碍性贫血的确切有效血药浓度并不明确，有效血药浓度窗较大，一般目标血药浓度（谷浓度）为成人 150～250μg/L，儿童 100～150μg/L。

参考文献

[1] 黄晓军. 血液病学[M]. 北京：人民卫生出版社，2009.

[2] 王辰，王建安. 内科学[M]. 北京：人民卫生出版社，2015.

[3] 尤黎明，吴瑛. 内科护理学[M]. 5版. 北京：人民卫生出版社，2002.

[4] 黄晓军，吴德沛. 内科学血液内科分册[M]. 北京：人民卫生出版社，2015.

[5] 朱霞明，刘明红，葛永芹. 血液科临床护理思维与实践[M]. 北京：人民卫生出版社，2015.

[6] 朱霞明，童淑萍. 血液系统疾病护理实践手册[M]. 北京：清华大学出版社，2015.

[7] 黄望，林晓菲，张苗苗. 半相合异基因造血干细胞移植治疗再障病人的护理[J]. 护士进修杂志，2016，31（13）：1203-1204.

（朱霞明）

第十一节　癌性疼痛的高级护理实践

20 世纪 70 年代，癌症即被列为医学科学领域重点攻克的难题之一，而癌症本身及其相关治疗手段均会给病人造成中度或者剧烈的疼痛（即癌性疼痛），癌性疼痛是一种常见的慢性疼痛，多数癌症病人因长期经受疼痛的折磨，而中断工作或永远丧失工作能力，甚至影响其治疗疾病的信心和效果，加重其医疗成本，严重影响病人及其家属的生活质量。癌性疼痛的管理不仅是医学问题，更是不容忽视的社会问题。

一、案例背景

（一）疼痛病房建设的背景

1995 年，美国疼痛学会主席 James Campbell 提出将疼痛列为第五大生命体征，所有的医院必须具有疼痛管理这项服务；2001 年亚太地区疼痛论坛提出"消除疼痛是病人的基本权

阅读笔记

利"；2002年第10届国际疼痛学会（international association for the study of pain，IASP）大会与会专家达成共识——慢性疼痛是一种疾病，随着这一理念的推广，大批的疼痛门诊和疼痛病房应运而生，在此过程中，疼痛护理实践也面临着一系列的挑战和机遇。

（二）护士在疼痛诊疗中扮演的角色与职责

疼痛是一种跨学科的疾病，疼痛科的病人基础疾病各异，因长期、反复经受疼痛的折磨，很多病人会伴有不良的情绪反应，甚至是心理障碍。因此，对疼痛的诊疗需要多学科之间的合作。国内有少数医院的疼痛科包括麻醉、康复、中医、骨科等专科医生，在治疗上发挥各自的优势，从而提高病人的镇痛效果。在疼痛诊疗模式的探索过程中，目前欧美一些国家，疼痛管理专业的从业人员正在从以麻醉医师为主体的模式转向以护士为主导的模式，护士在疼痛管理中的独特作用正日益显现出来，主要体现在护士从中扮演的角色：①护士是病人疼痛的主要评估者；②护士是止痛措施的具体实施者；③护士是跨学科团队中的协调者；④护士为病人及其家属提供疼痛相关的教育和指导[1]。由此可见，护士在疼痛诊疗中发挥着重要的作用。

目前，欧美一些国家已经开展了疼痛专科护士的认证工作，我们国家尽管没有开展此类认证，但上海第二军医大学赵继军教授于2009年开展首批疼痛专科护士的培训，其中部分学员通过了IASP的认证，为我国开展疼痛高级护理实践储备了必要的护理人才。参考国外疼痛专科护士的工作范畴，将疼痛高级实践护士的工作职责归纳为以下主要几个方面：①通过疼痛护理查房评估特定病人的疼痛缓解需求，识别疼痛管理过程中的疑难问题并加以解决，并将问题解决的过程写成个案，供其他护士参考；②协调、促进疼痛诊疗过程中的多学科合作；③通过不同媒介，如杂志、书籍、指南等，传播疼痛诊疗相关信息；④制订继续教育培训计划，为其他护士提供疼痛评估、治疗、健康教育、最新研究进展等方面知识的培训；⑤为其他护士提供疼痛方面知识的咨询[2]。

二、案例介绍

张先生因"确诊肺癌1年，右胸部疼痛4个月"入院。病人1年前在我院门诊行支气管镜确诊右肺腺鳞癌Ⅳ期，入院半年前完成5次化疗，4个月前完成30次放疗。4个月前，病人出现右胸部疼痛，疼痛剧烈无法入睡，在我科门诊治疗，给予奥施康定口服后缓解。随病情进展，奥施康定用量30mg，q12h。此次入院时病人的NRS评分为4～5分。入院后MRI示：L_1～L_5椎体及T_4椎体右侧多发异常信号，考虑为转移瘤（椎管尚通畅）；PET/CT示：全身多发性反应性骨形成活跃（左股骨转移），考虑转移性骨损害。病人入院时大便不畅，4～6d一次；伴恶心、呕吐、头晕；呈轻度抑郁状态。入院后完善术前检查及各项常规检查。更换口服药物为奥施康定30mg Q12h+普瑞巴林75mg Bid+阿米替林12.5mg QN，疼痛缓解效果不明显。入院后第6d在静脉麻醉下行非全植入式鞘内吗啡泵植入术，外置给药系统参数由1.2ml/h、2.0ml/h、10min（吗啡50μg/ml，罗哌卡因1%）缓慢调整为0.7ml/h、1.4ml/h、10min（吗啡200μg/ml，罗哌卡因0.5%），病人镇痛效果佳，NRS评分1～2分，自控1～2次/24h。可带泵下地自由行走，带泵出院，定期门诊更换外置给药系统。

三、评估分析

（一）护理问题分析

在该案例中，最主要的护理问题是右胸部疼痛，病人已经使用了大剂量的三阶梯强阿片镇痛药物（奥施康定30mg，q12h），疼痛依然为中度，根据美国食品药品监督管理局（Food and Drug Administration，FDA）对耐受的定义，张先生对羟考酮已经产生耐受，且病人已经出现便秘、恶心呕吐等使用阿片类药物后的副反应。其次病人出现了轻度抑郁这一心理方面的问题。

阅读笔记

入院时,针对张先生存在的护理问题,高级实践护士应在协助医生查明疼痛原因的同时,做好疼痛的评估工作,并在采取新的治疗策略之前,采用针对性的干预措施,缓解因使用阿片类药物引起的便秘、恶心呕吐等副反应。同时做好病人心理状态的评估及心理问题的干预、评价。

(二)护理问题评估

1. 疼痛的评估　疼痛的筛查评估,应遵循一定的步骤,首先需明确病人是否存在疼痛、疼痛的性质、病因等(图1-2)。

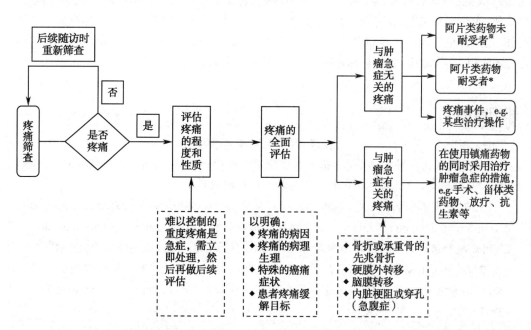

注:※:阿片类药物未耐受者(Opioid naïve patients):主要指未长期每天使用阿片类药物因而未对阿片类药物产生耐受的病人。*:阿片类药物耐受者(Opioid tolerant patients):主要指长期每天使用阿片类药物的病人。食品药品监督管理局(FDA)对耐受的定义是指:每天至少需要摄入60mg吗啡、口服30mg羟考酮、口服氢化吗啡酮8mg或者其他等效剂量的阿片类药物,且使用时间在一周或以上。

图1-2　疼痛的筛查评估流程

对于中度至重度的疼痛应进行全面评估,旨在识别疼痛的原因,以选择最合适的镇痛措施,因疼痛的个体化治疗方案的制订,应基于疼痛的特征和原因、病人目前的疾病状态以及病人对疼痛缓解的目标。疼痛的全面评估主要包括以下几个方面:

(1)疼痛的病因和病理生理评估:包括病史、体格检查、实验室检查和影像学检查等方面的结果。疼痛的病因主要包括癌症的进展情况、癌症的治疗(放疗、化疗、手术等)或其他诊疗操作,其他伴随疾病(如关节炎等)。疼痛的病理生理主要包括伤害性感受、神经病理性改变、内脏病变、行为/认知方面的改变等。

(2)病人的疼痛体验

1)疼痛的特征:疼痛的部位及放射痛、程度(过去24h和当前)、时间特点(开始时间、持续时长、变化过程、持续性/间歇性)、疼痛的描述(锐痛:痛觉和痛反应均比较强烈,疼痛持续时间较短,如刺痛、绞痛、跳痛、灼痛、切割样痛、撕裂样痛、触电样痛等。钝痛:痛觉和痛反应均比较轻,疼痛持续时间较长,如胀痛、酸痛、隐痛、闷痛等)。

2)对活动的影响:一般的活动、行走能力、工作能力、与他人的关系、睡眠、食欲等。

3)加重/缓解的因素。

4)其他症状或症状群。

阅读笔记

5）目前采取的疼痛干预方案（包括药物的和非药物的），若病人在使用镇痛药物，应评估药物的名称、剂量、使用频率。

6）对目前疼痛干预方案的评价：病人的疼痛是否得到缓解、病人对该干预方案的依从性、药物的副作用（如便秘、恶心呕吐、认知能力下降等）。

7）是否发生暴发痛。

8）既往采用的疼痛干预方案：采用该方案的原因、使用时长、效果、停用的原因及其副反应等。

9）其他：疼痛对病人及其照料者的影响，病人及其照料者对疼痛的认知（包括影响其对疼痛认知、表达以及采用治疗措施的文化背景）、宗教信仰，病人对疼痛缓解的目标或期望值等。此外，还应评估是否存在疼痛治疗不足的危险因素，如：儿童、老年、少数民族、女性病人或存在交流障碍、药物滥用、神经病理性疼痛、文化阻碍因素的病人。

知识链接

交流障碍病人的疼痛评估

对于存在交流障碍的病人，推荐联合使用多种评估方法，包括：直接观察病人，询问家属/照料者，评估对镇痛药物或非药物性干预措施的反应等。

1. 对晚期痴呆病人进行疼痛评估时，可采用痴呆病人不适评估量表（assessment of discomfort in dementia, ADD）、非言语疼痛指征表（checklist of nonverbal pain indicator, CNPI）、晚期痴呆病人疼痛评估量表（pain assessment in advanced dementia, PAINAD）[3]。

2. 对气管插管和/或无意识的成年病人进行疼痛评估时，可采用疼痛行为量表（behavioral pain scale, BPS）和危重病人疼痛观察工具（critical-care pain observation, CPOT）[4-7]。

2. 抑郁状态的评估　案例中张先生处于轻度抑郁状态，研究显示焦虑、抑郁等不良心理状态会加重疼痛的程度，反之亦然，因此，在对病人实施疼痛管理时，也应加强其心理状态的评估和干预。在临床工作中，对于同一个护理问题，在同一个病房应采用相同的评分工具，这样有助于进行干预效果的评价。目前用于评估肿瘤病人抑郁状态的工具主要有：抑郁自评量表（self-rating depression scale, SDS）和医院焦虑抑郁量表（hospital anxiety and depression scale, HADS）。SDS 由 Zung1965 年编制，由 20 个条目组成，按 1～4 级评分：分别为 1（从无或偶尔）、2（有时）、3（经常）、4（总是如此）。抑郁严重程度指数（depression index, DEPI）= 题目累计分值 /80；DEPI<0.50 为无抑郁，0.50≤DEPI<0.59 为轻度抑郁，0.60≤DEPI<0.70 为中度抑郁，DEPI≥0.70 为重度抑郁。HADS 由 Zigmond AS 等学者研制，共 14 个条目，包括焦虑和抑郁两个分量表，其中奇数条目评定焦虑，偶数条目评定抑郁，采用 0～3 四级评分，中文版量表内部一致信度为 0.78。郑磊磊等研究显示 9 分作为诊断焦虑和抑郁症状的临界点较为可靠。

四、干预策略

（一）药物性干预措施

目前国内的疼痛专科护士尚无镇痛药物的处方权，在药物镇痛方面，护士的角色主要是药物知识的宣教，督促病人服药，评价药物的疗效，观察并干预药物的副反应等；尽管如此，高级实践护士在掌握各类镇痛药物特点、用量、副反应等知识的基础上，还应掌握不同程度癌性疼痛的治疗方案（图 1-3）。

阅读笔记

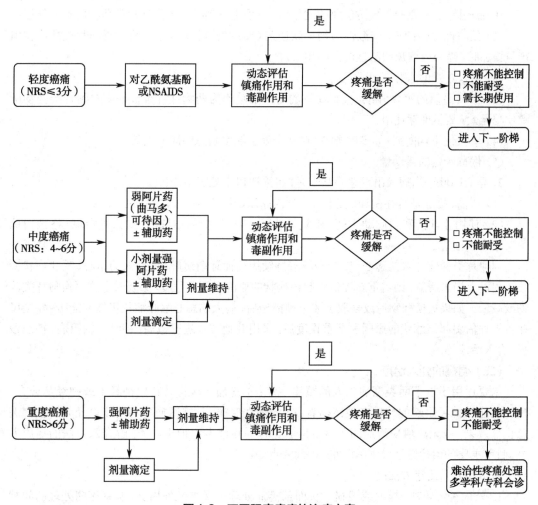

图 1-3　不同程度癌痛的治疗方案

张先生入院时使用的是奥施康定（强阿片类药物 - 羟考酮）30mg，q12h，并在入院后加用了其他辅助镇痛药物（普瑞巴林）以及抗抑郁药物（阿米替林），但疼痛并未能得到很好的缓解；且张先生已经出现便秘、恶心、呕吐等阿片类药物不良反应，此时应采取措施干预上述不良反应。

阿片类药物不良反应的处理[8]：

1. 便秘　当病人出现便秘时，可采取以下措施进行干预：

（1）评估便秘的原因和程度。

（2）排除梗阻性疾病。

（3）调整刺激性泻剂 / 软便剂的使用量以促进每 1～2d 排便一次。

（4）考虑使用辅助性镇痛药物以减少阿片类药物的使用剂量。

如采取上述干预措施后，病人依然有便秘，则可采取下列措施：

（1）重新评估便秘的原因和程度，并排除梗阻性疾病。

（2）加用其他药物，如比沙可啶肠溶片、乳果糖、山梨醇、柠檬酸镁、聚乙二醇等。

（3）使用胃肠动力药：如胃复安（对于年老体弱的病人需谨慎，严格控制用药剂量）。

（4）灌肠。

（5）采用其他方式镇痛：神经中轴镇痛、神经毁损、介入治疗等。

（6）中医药治疗。

阅读笔记

在临床上，更重要的是预防便秘的发生，可以采用下列措施预防阿片类药物所致的便秘：

（1）预防性用药：使用刺激性泻剂 ± 软便剂（如：番泻叶 ± 多库酯钠），当阿片类药物使用剂量增加时，需相应增加刺激性泻剂的用量。

（2）摄入足量的水分。

（3）摄入足量的膳食纤维，值得注意的是车前草作为药物性纤维被证实对阿片类药物所致便秘无效，故不推荐使用。

（4）单独使用软便剂（如多库酯钠）对于未处于缺水状态的病人无效。

（5）保持一定的活动量。

2.恶心呕吐　当病人出现恶心呕吐时，可采取以下处理措施：

（1）评估、排除是否存在其他原因（如颅内高压、化疗、放疗、高钙血症等）。

（2）使用止吐药和胃肠动力药：甲氧氯普胺、5-HT_3受体拮抗药（如昂丹司琼、格拉司琼等）、地塞米松等。

因阿片类药物导致的恶心、呕吐会随着持续用药而逐渐缓解，如病人的恶心、呕吐症状持续1周以上尚未缓解，则需重新评估引起该症状的原因和严重程度，必要时考虑更换阿片类药物或减量。如果更换药物后或采取上述干预措施后，病人的恶心呕吐症状仍然未能缓解，则可在重新评估引起该症状的原因和严重程度后，采用其他方式进行镇痛：神经中轴镇痛、神经毁损、介入治疗等。

（二）癌痛的介入治疗

主要适用于以下两类癌痛病人的镇痛治疗：①疼痛区域符合特定神经干或神经丛分布，预计能通过神经阻断的方式有效镇痛者；②难治性癌痛，常规镇痛药物治疗途径无法获得满意止痛效果，或无法耐受治疗的不良反应者。作为疼痛专科护士，应了解介入疗法的适用人群、目前主要的治疗方法、围手术期的护理要点等。

常用的介入治疗方法：

1.外周神经阻滞、松解或毁损　头面部疼痛处理三叉神经外周支，胸壁疼痛处理肋间神经或胸神经，上腹部内脏痛（胰腺癌等）处理腹腔神经丛，盆腔内脏痛处理上腹下神经丛，臂丛神经痛松解臂丛神经等。

2.中轴神经镇痛。

3.硬膜外泵注　可使用阿片药、局麻药、α_2-肾上腺素受体激动药、N-甲基-D-天冬氨酸受体拮抗药等，用于短期疼痛控制（如术后急性痛），应避免长期使用，因为长期使用容易引起感染；阿片药用量为静脉用量的1/10～1/5，因此阿片药毒副反应较低。

4.鞘内（蛛网膜下腔）泵注　阿片药用量约为硬膜外隙用药量的1/10，副作用更小。输注泵可埋入体内，可有效减少感染概率，可用于预期生存期 >6 个月的癌痛病人。但输注泵植入前应进行硬膜外或鞘内单次或短期试验性镇痛，疼痛有效缓解者方可考虑泵植入。

5.经皮椎体成形术　可用于一些肿瘤侵犯椎体和压缩性骨折引发疼痛者。

其中需要接受鞘内镇痛治疗的指征[9]：

（1）疼痛的诊断已经确定，可以根据其症状分为神经痛、伤害性疼痛或混合型痛。

（2）由于癌性或非癌性原因引起的慢性或渐进性的疼痛。

（3）疼痛时间几乎可以持续一整天，不能缓解。

（4）病人经药物治疗无效。

（5）病人对口服镇痛药出现耐受或不能耐受其引起的副反应。

（6）纠正引起疼痛的病因时得不偿失。

（7）植入假体时存在手术禁忌证及鞘内空间不足（如细菌感染或抗凝治疗）。

阅读笔记　该案例中张先生在使用鞘内吗啡泵治疗后，不仅阿片类药品剂量使用减少，镇痛作用明显提高，而且阿片类药物毒副反应明显减轻。对于接受鞘内注射的病人，术后做好局部皮肤护理的同时，还应注意并发症的观察：

（1）术后 24～48h 内极易发生尿潴留，一旦发生，可口服纳洛酮 0.4mg 治疗。

（2）置管局部有无出血、皮下血肿、感染。

（3）有无脑脊液漏。

（4）排斥植入物。

（5）泵移位、导管移位、导管堵塞；及时处理吗啡泵出现的故障，严格执行药物的查对制度，防止给药错误；在病人出院前，教会病人及其家属吗啡泵的使用方法及护理要点。

（三）非药物性干预措施

早在 1967 年姑息医学的先驱 Cicely Saunders 就提出了整体痛（total pain）的概念。她认为癌症病人的疼痛涵盖了生理（肉体不适）、心理（面临垂死与失落的压力）、灵性（罪恶感、存在的无意义）、社会（角色缺失、自我形象缺失、担心家庭）四大方面[10]。研究显示肿瘤病人的焦虑抑郁和疼痛之间存在彼此加重的效应，即病人的抑郁程度加重会引起其疼痛程度加重，反之亦然。因此，对于癌性疼痛的干预除关注病人生理方面的原因导致的疼痛之外，还应关注源于心理、社会甚至灵性（如宗教信仰、文化背景）等方面原因造成的疼痛。

对于心理、社会甚至灵性等方面原因引起的疼痛，可以通过认知 - 行为干预或者提供某些咨询来缓解，主要包括针对病人的身体方面、认知层面和灵性层面的干预措施。认知层面的措施包括呼吸训练、放松训练、冥想 / 催眠及其他行为疗法，旨在帮助病人增强对疼痛或癌症的控制感，树立战胜疾病的信心。部分病人因其生活的文化背景问题，会认为偏方、丹药、宗教仪式、祷告或其他灵性方面的修炼更有助于缓解疼痛，护士在与病人进行沟通时，应充分尊重病人的文化和宗教信仰，研究显示，将牧师纳入镇痛治疗团队是非常有必要的。因此，病人在镇痛方面的灵性需求应作为常规评估内容，包含在疼痛的全面评估内容中；对于有灵性需求的病人，护士可联系相关专业人员为其提供咨询、支持和帮助，以缓解病人源于灵性层面的疼痛，尤其是癌症晚期的病人，这方面的需求可能更为迫切。对于生理性疼痛的非药物性干预措施主要包括按摩、冷 / 热敷、针灸 / 针压疗法等。

本案例中张先生存在轻度抑郁，护士要明确其具体评分及抑郁对病人疼痛程度的影响，对于轻度抑郁状态，可采取认知行为疗法进行干预，而对于中、重度抑郁，应请精神科医生进行会诊，以药物治疗为主。

（四）健康教育

1. 评估病人及其家属 / 照料者与疼痛治疗相关的健康教育需求，评估内容主要包括：

（1）疼痛对病人及其家属 / 照料者的意义和影响。

（2）评估病人及其家属 / 照料者的理解力。

（3）制订健康教育计划。

2. 疼痛管理

（1）应及时采取措施缓解疼痛，因忍耐疼痛对疾病康复无益。

（2）通常使用镇痛药物即可很好地控制疼痛，对于持续性疼痛可以通过规律服药进行控制。

（3）及时处理疼痛的伴随症状，如便秘、恶心、疲乏、失眠和抑郁等，可以提高镇痛效果。

3. 阿片类镇痛药物的使用

（1）吗啡和吗啡类镇痛药均用于治疗重度疼痛。

（2）使用阿片类药物很少会成瘾，除非在癌性疼痛发生前病人即存在药物滥用的情况，如吸毒等。

（3）阿片类药物为管制药品，使用时需谨慎：不能与酒精、违禁药品混用，不要随意改变其使用剂量和服药频率，药品应妥善保存、必要时锁在密封的容器中，对于不需使用的阿片类药物不能随意丢弃,应参照相关药品处理规定进行,必要时可咨询医务人员。

4．其他　与病人及其照料者做好沟通工作,告知他们若有疼痛应及时汇报给医护人员,无需因为会"麻烦"医护人员而选择隐瞒疼痛的实际情况,应相信医护人员有足够的经验,能很好地管理疼痛及其镇痛药物导致的毒副反应,为病人提供良好的镇痛是医疗工作的一部分。

五、效果评价

案例中张先生的疼痛得到有效缓解(NRS 评分 1~2 分),未出现阿片类药物的不良反应(便秘、恶心呕吐等),精神状态尚可。

六、案例总结

癌性疼痛是一种慢性、持续性疼痛,其发生、加重不仅与肿瘤、抗肿瘤治疗有关,还与病人的心理状况、家庭社会支持系统等方面的因素有关;因此,在对癌性疼痛病人进行疼痛管理时,不仅要关注病人生理性疼痛的缓解,还需关注病人源于心理、社会甚至源于灵性(如濒临死亡的恐惧)方面的原因而导致的疼痛,但对于后者的关注,往往需要建立在控制了生理性疼痛的基础上。

在生理性疼痛管理方面,作为高级实践护士,应首先做好肿瘤病人疼痛常规的筛查评估工作,对于中度至重度疼痛的病人应做好病人疼痛的全面评估,明确哪些因素诱发或加重病人的疼痛,区分哪些因素是可以采取措施进行干预的,哪些因素是无法改变的(如年龄、疾病分期、疾病种类等);同时还需评估病人疼痛管理的需求或目标,以期为病人制订有针对性的疼痛管理计划;由于疼痛的原因是多方面的,因此,对于难治性的疼痛亟须多学科的合作,护士应在此过程中做好协调工作,确保病人疼痛相关信息能准确地在该合作团队中得到共享,尤其是最新收集的疼痛相关信息,以期为病人提供最合适的镇痛治疗。

参考文献

[1] 李漓,KEELA H. 美国疼痛治疗护士的职责与认证[J]. 中华护理杂志,2009,44(10):959-960.

[2] 赵继军. 疼痛护理学[M]. 北京:人民卫生出版社,2010.

[3] KOVACH C R, NOONAN P E, GRIFFIE J, et al.The assessment of discomfort in dementia protocol[J]. Pain Manag Nurs, 2002, 3(1):16-27.

[4] HERR K, COYNE P J, KEY T, et al.Pain Assessment in the Nonverbal Patient: Position Statement with Clinical Practice Recommendations[J]. Pain Manag Nurs, 2006, 7(2):44-52.

[5] FELDT K S.The checklist of nonverbal pain indicators(CNPI)[J]. Pain Manag Nurs, 2000, 1(1):13-21.

[6] PAYEN J F, BRU O, BOSSON J L, et al.Assessing pain in critically ill sedated patients by using a behavioral pain scale[J]. Crit Care Med, 2001, 29(12):2258-2263.

[7] GÉLINAS C, JOHNSTON C.Pain assessment in the critically ill ventilated adult: validation of the Critical-Care Pain Observation Tool and physiologic indicators[J]. Clin J Pain, 2007, 23(6):497-505.

[8] National Comprehensive Cancer Network(NCCN). NCCN Clinical Practice Guidelines in Oncology-Adult Cancer Pain(version 2.2013)[EB/OL]. Available at http://www.nccn.org/professionals/physician_gls/pdf/cancer pain.pdf.

[9] ROBERT B.Pain Management Intrathecal Pain Pumps Indications, Patient Selection, Techniques, and Outcomes.Neurosurgery Clinics of North America, 2014, 25(4):735-742.

[10] LAURA M.Managing total pain at the end of life: a case study analysis.Nursing standard[J]. Nurs Stand, 2008, 23(6):41-46.

(田　利　王丽娜)

第二章　临床外科病人高级护理实践个案

第一节　原发性脑干损伤病人的高级护理实践

　　临床原发性脑干损伤病人从急诊快速检伤分类到重症危象识别以及从护理并发症的干预到身心康复护理的全过程追踪的护理管理，包括护理评估、护理计划、每日重点护理措施的落实、床边以人为本的护理查房及护理会诊等。作为急诊高级实践护士的首要任务就是在最短的时间内完成科学的检伤分类，进行生命体征监测，快速判断病情变化，送达抢救地点。而作为病房的高级实践护士则需要全程追踪病人，以最佳的护理路径帮助病人获得心身整体优质护理。减少并发症，降低死亡率和致残率，直至病人身心全面康复。本案例总结 1 例重症颅脑损伤病人的高级护理实践。

一、案例背景

　　随着城市人口的增加，高速公路的开发，城市建设的迅猛发展，私家车的增多，车祸的发生率增加，坠落伤、暴力伤也日渐增加。颅脑损伤按伤情轻重分为轻型、中型和重型[1]。原发性脑损伤包括脑震荡、脑挫裂伤、脑干损伤、弥漫性轴索损伤和原发性脑受压。原发性脑干损伤是指脑干遭到外力打击后，延髓、中脑和脑桥部分发生的挫裂伤，其后果严重，可能引起多种并发症，伤势严重甚至致命，死亡率高达 75% 以上，其临床表现主要有：持续昏迷，丧失意识或出现意识障碍，反射消失，呼吸、心跳、体温等生命体征严重紊乱，病情趋于稳定后会出现局部或全身瘫痪，并引发其他脏器异常，最易被影响的是肺部，会对病人生命构成严重威胁，存活者也将出现生活障碍，遭受巨大痛苦，给病人及其家属生活质量带来消极影响[3]。原发性脑干损伤的临床病死率及致残率很高，临床治疗效果均不理想，且预后效果差[4]。作为临床一线的高级实践护士，须及时动态评估病人病情，快速判断病情变化实施针对性的护理干预，减少并发症，从而减低致死率及致残率，使病人获得身心全面康复。

二、病例介绍

　　病人，李某，男性，28 岁，已婚，既往体健，适龄结婚，配偶及一女体健。否认高血压、糖尿病、肾病病史，否认肝炎、结核等传染病史。既往无外伤、手术史。无输血史。否认药物、食物过敏史。否认烟酒嗜好。入院前 6h 骑摩托车时不慎摔倒，具体受伤机制不详，当时即神志不清，有恶心呕吐，遂送至我院，查胸腹 CT 及头部 CT 示：脑干损伤，蛛网膜下腔出血，右侧颧弓多发骨折；右侧颅部及面部软组织挫伤；肝右叶小钙化灶。病人入科前在急诊抢救室出现呼吸频率减慢，予以经口气管插管，接呼吸机辅助呼吸，后出现血压偏低，立即给予升压药升高血压。经积极治疗后呼吸及血压恢复正常。为进一步治疗，收住急诊外科病房。入科时病人神志浅昏迷，GCS 评分 5 分。经口气管插管在位通畅，导管尖端距门齿 24cm，呼吸平稳，呼吸机床边备用。双侧瞳孔等大，直径 3.0mm，对光反射存在。血压 105/62mmHg，心率 96 次/min。血氧饱和度 98%。颌面部散在挫伤伴出血，右眼睑上眉弓处见一个长约 4cm 不规则裂口，已清创缝合，口鼻腔及双侧外耳道无流血，颈软无抵抗，心肺无异常，腹平软，双侧膝跳反射对称引出，双侧 Babinski 征（-）。保留导尿管 1 根，尿为淡黄色，色清。Braden 评分 10 分，Morse 评分 50 分，ADL 评分 0 分，NRS2002 营养评分 3 分，外科 DVT 评分 4 分。MEWS 评分 6 分。急查血常规示：白细胞计数 $8.74×10^9$/L，红细胞计数 $4.05×10^{12}$/L，血红蛋白 119g/L。生化全套示：白蛋白 35.7g/L，总蛋白 56.1g/L。病人第 2 天出现持续高热，给予目标体温控制仪亚低温治疗 10d[3]，后逐渐撤去，病人未再次出现高热。经抗感染治疗、胃肠内营养加肠外营养支持[4]及家人呼唤促醒，病人意识由浅昏迷转为朦胧状态，四肢有自主活动。受伤后 3 周病人出现便血，由柏油样黑色便→暗红色血便→红色血便→黑色便，持续 4d。血压低值为 88/45mmHg，心率 109 次/min。红细胞计数低值为 $2.43×10^{12}$/L，血红蛋白 73g/L，红细胞分布宽度 14.9%，白细胞计数 $9.98×10^9$/L，肝功能示总胆红素 23.2μmol/L，血凝常规：纤维蛋白原 0.7g/L，凝血酶时间 23.5s，凝血酶原时间 15.5s。给予禁食，胃肠减压，静脉输注红细胞悬液、血浆、纤维蛋白原及凝血酶原复合物。持续监测血常规及血凝的变化。禁食期间给予全肠外营养（TPN）支持治疗。便血停止后 3d 予以鼻饲米汤，逐渐过渡为鼻饲肠内营养乳剂 1 000ml/d。经高压氧治疗后病人意识逐渐恢复，咳嗽反射好，咳嗽有力，拔除气管套管，继续高压氧治疗 4 周。

三、评估分析

脑干损伤后意识障碍较严重，持续时间长。伤后立即出现呼吸功能紊乱也是脑干严重损伤的重要征象之一，同时循环功能亦出现障碍，血压下降，脉搏细弱，并常伴有高热[1]。因此，在病人收住急诊外科病房时，要准确、快速、有效地对病人进行全面评估，及时采取相应的护理干预措施，缓解及改善病人的病情，防止疾病恶化。疾病治疗过程中病人出现消化道大出血，通过及时评估出血情况及营养状况，肠内外营养相结合，病情得到控制。生命体征平稳后早期各项康复锻炼的介入，病人四肢功能活动及语言等生活自理能力均得到良好的康复。根据该病人的特点，提出了以下护理诊断：

1. 生命体征变化的可能　与原发性脑干损伤及继发性损害有关。
2. 清理呼吸道无效　与意识模糊、呼吸道分泌物多、痰液黏稠有关。
3. 意外损伤的危险　与意识障碍、癫痫发作有关。
4. 高热　与体温调节中枢紊乱有关。
5. 营养失调：低于机体需要量　与消化道出血、禁食有关。

根据以上护理诊断，可针对性地应用以下几个评估工具对病人进行评估：

1. MEWS（modified early warning score，MEWS）是一种简易的病情及预后评估系统，依据病人的心率、收缩压、呼吸频率、体温和意识进行综合评分，将病情危重度分值化，能快速、简捷和科学地对病人危险性进行预测[5,6]。改良早期预警 MEWS 评分表见附录 7。

2. 格拉斯哥评分是国际上通用的昏迷评分法[1]。格拉斯哥昏迷量表（GCS）见附录 8。评估方法：

（1）评分时注意有无影响评分的因素，如：镇静药、气管插管、气管切开、肢体瘫痪和听力障碍等。若存在以上因素，需另加说明。

（2）应用 GCS 评估病人反应时，必须以最佳反应计分。运动评分左侧与右侧可能不同，用较高的分数进行评分。

（3）疼痛刺激睁眼时应采取周围性疼痛刺激，避免因给予中心性刺激反而造成病人闭眼。疼痛刺激要由轻到重，避免不必要的痛苦。可以重复刺激，但不可以一次刺激持续时间太长。

（4）疼痛定位评分时应采取中心性疼痛刺激，如压眶，避免因给予周围性疼痛刺激而引出脊髓反射。若病人已出现拉面罩或拉鼻饲管的情况，就不必施加疼痛刺激了。

3．Richmond 躁动 - 镇静量表（RASS）见附录9。评估方法：

（1）观察病人：病人清醒，烦躁不安或躁动不安（得分 0～4 分）。

（2）假如病人没有清醒，呼叫病人的名字，让病人睁开眼睛并看着讲话者。

病人醒来，保持睁眼和眼睛接触（得分：-1 分）。

病人醒来，保持睁眼和眼睛接触，但不能保持（得分 -2 分）。

病人在声音刺激后有动静，但没有眼睛接触（得分 -3 分）。

（3）如果病人对声音刺激无反应，采用推摇病人的肩膀和 / 或按摩胸骨进行身体刺激。病人在身体刺激后出现任何动静（得分 -4）。

（4）病人对任何刺激都没有反应（得分 -5 分）。

4．Riker 镇静和躁动评分（SAS）见附录 10。

使用方法：指吸痰或用力按压眼眶、胸骨或加压 5s。

知识链接

全面无反应性量表（FOUR）与格拉斯哥昏迷量表（GCS）的比较

2005 年由美国神经重症医师设计了全面无反应性量表（FOUR），用于评估颅脑损伤合并有创机械通气的病人准确性更高，对评估病人的预后有较好的价值[7]。该量表总分为 0～16 分，分数越低，意识障碍越重，若总分为 0 分，应考虑脑死亡评估。

格拉斯哥昏迷量表是最早用于评估颅脑损伤病人的意识状态的评估工具，得到了很好的推广和使用。但对气管插管等病人不能评估语言反应。临床实施中有人选择最低分，有人通过其他神经系统表现进行推测，不准确且不统一；缺乏评估脑干功能、呼吸模式及是否需要机械通气等反映昏迷严重程度的指标；不能发现精细的神经系统改变[8]。

5．脑损伤的评估技术[9]

（1）神经系统检查：意识状态、脑干反射、呼吸运动、肢体对疼痛刺激的反应、抽搐及 GCS 和 FOUR 评分等。

（2）神经影像：CT、MR、经颅多普勒脑血管成像（TCD）、MR 灌注成像等。

（3）脑组织氧评估：动脉血氧饱和度、动脉血气分析等。

（4）特殊检查：颅内压监测、实时脑组织氧分压监测技术、脑实质温度监测技术等。

6．住院病人营养风险筛查（NRS 2002）评估表[4]见附录 11。

四、干预策略

1．密切监测生命体征，及时发现病情变化并处理。

该病人伤后出现了典型脑干损伤的各种症状，在急诊抢救室即出现呼吸减慢和血压下降，

阅读笔记

经过积极抢救治疗,呼吸平稳,血压正常。严密观察神志、瞳孔和生命体征变化。中脑损伤主要观察病人的意识变化;脑桥损伤主要观察病人的呼吸节律;延髓损伤主要观察病人的呼吸频率。保持呼吸道通畅,及时吸痰,必要时行气管切开术。床边备气管切开包及气管插管所需物品,呼吸机及简易呼吸器处于完好状态,床边备用。

呼吸道梗阻可加重脑水肿,使颅内压进一步升高,导致病情恶化[2]。严防分泌物堵塞,做好呼吸道管理,主要包括评估痰液性质和气道湿化效果及清除呼吸道分泌物。根据我国 2014 年成人气道分泌物的吸引专家共识,吸痰操作能导致气道黏膜机械性损伤和肺容积降低,因此,应尽量避免不必要的吸痰,不宜定时吸痰,应按需吸痰。痰液黏稠且常规治疗手段效果有限时,可在吸引时注入生理盐水以促进痰液排出。使用的吸痰管管径不宜超过人工气道内径的 50%,有侧孔的吸痰管吸痰效果优于无侧孔的吸痰管。吸痰负压控制在 −120～−80mmHg,痰液黏稠者可适当增加负压。吸痰前后应常规给予纯氧吸入 30～60s。短期不能清醒者应尽早做气管切开,呼吸减弱,宜用呼吸机辅助呼吸,定期做呼吸道分泌物细菌培养和药敏试验,选择有效抗生素,防治呼吸道感染[2]。

2. 评估意外损伤风险,采取针对性措施,保证病人安全,评估病人的意识状态及躁动程度。

根据 2013 年美国 IPAD 指南推荐使用 Richmond 躁动 - 镇静量表(RASS)和 Riker 镇静和躁动评分(SAS)及时评估病人躁动及镇静的质量及深度。RASS 评分 +1 分以上或 SAS 评分 6～7 分,应遵医嘱正确使用镇静药物。用药期间基本观察指标:病人的神志、感觉与运动功能、基本的生理防御反射和生命体征(心率、血压高低及波动幅度、脉搏次数及强弱和呼吸频率等)。为防止和避免发生镇静镇痛药戒断现象,每日按 10%～25% 剂量递减撤离。RASS 评分 0～+1 分或 SAS 评分 4～5 分,取得家属同意,签订约束带保护性使用同意书后,使用约束带保护,观察被约束肢体末梢血液循环及局部约束处皮肤情况,注意松紧度并定时放松。保持病室环境安静,减少刺激,危险物品放于病人不可触及的地方。癫痫发作时,妥善安置,防止坠床,迅速给氧,及时使用牙垫,防止咬伤唇舌。放松衣领,不可强行按压。头偏向一侧,备好吸引物品,严防误吸。观察并记录抽搐发作的状态、生命体征及持续的时间。按医嘱正确使用抗癫痫及抗抽搐药物,观察药物疗效。地西泮对呼吸有一定的抑制作用,用药时应密切观察呼吸的频率、节律及瞳孔的变化,掌握地西泮的总用量,以防止发生地西泮中毒[12]。

3. 以目标体温为导向,合理降温,避免脑损伤加重[13, 14]。

降低体温,应用目标温度管理是一项有效的神经保护措施。有研究证明,进行目标温度管理可以改善神经重症病人由于缺血所诱发的细胞凋亡、线粒体功能障碍、自由基生成、血 - 脑屏障受阻等病例生理机制的发生。可防治或减轻重度脑缺血病人神经功能的永久性损伤[15]。依据《2015 年心肺复苏和心血管急救指南》及 2016 年心搏骤停后目标温度管理专家共识,强烈建议心搏骤停、自主循环恢复但仍昏迷的病人采用目标温度管理,应用物理方法将体温快速降到既定目标水平,并维持在恒定温度一段时间后缓慢恢复至基础体温[15]。因此,对该病人采用目标温度管理。降温期间继续严密观察呼吸、血压及心率变化,监测凝血功能和电解质变化。防治血小板功能障碍及电解质紊乱。定时翻身,防止皮肤冻伤和压疮的发生。

4. 及时营养干预,满足需求,促进康复。

危重症病人处于高分解代谢状态,导致营养不良和免疫功能低下可促使病情恶化,易并发二重感染和全身衰竭,成为病人死亡的重要原因。早期即对该病人进行肠内营养加肠外营养支持[16]是减少并发症、提高免疫功能、降低医院内感染的发生率和死亡率的重要措施,单纯全肠外营养(PN)对病人肠通透性、器官功能恢复和预后等均有不良影响。然而在病情危重的状态下,单纯使用肠内营养(EP)大多不能补充足够的热量,故危重病人应用营养支持往

阅读笔记

往是肠外和肠内营养互相配合，取长补短[17-19]。因此，在该病人入院第 1、第 2d 禁食时，营养评分 NRS2002 为 3 分，给予肠外静脉滴注氨基酸制剂，第 3d 营养评分 NRS2002 仍为 3 分，可采取肠内营养。采用持续输注法，由输液泵控制匀速缓慢注入胃内[20]。容量从少到多，首日 500ml，尽早（2～5d）达到全量；速度从慢到快，首日 20～30ml/h，营养输注泵控制输入速度。次日起逐渐加至 80～100ml/h，约 12～24h 输注完毕。肠内营养胃肠道并发症：呕吐和腹胀、腹泻、便秘、上消化道出血和胃肠动力不全。出现呕吐、腹胀和腹泻时应减慢输注速度和 / 或减少输注总量，同时寻找原因，对症处理。出现便秘时加强补充水分，选用含有不可溶性膳食纤维营养配方，必要时给予通便药物。上消化道出血时血性胃内容物 <100ml 时，减速泵入以 20～50ml/h 输入。每日检测胃隐血试验 1 次。血性胃内容物 >100ml 时暂停喂养，必要时改为肠外营养。其他还有代谢性并发症、感染性并发症、机械性并发症及精神心理并发症。肠外营养并发症包括机械性并发症、导管性并发症、感染性并发症、代谢性并发症及脏器功能损害。感染性并发症是最常见的并发症。实施营养过程中，应积极进行营养监测并根据病人代谢需求而调整，尽可能避免或预防并发症的发生，一旦发生，应及时处理，确保病人安全。

5. 早期康复介入，降低致残率[21]。

（1）对意识障碍和偏瘫病人，待生命体征平稳后应及早进行肢体的主动和被动运动[22]。做好心理护理，同时与病人家人、亲友沟通，解释疾病的状态及功能锻炼的重要性及必要性。取得家庭亲友的支持，正确面对现实，树立信心，持之以恒积极配合康复训练。对语言功能障碍者，进行日常手势与口语相结合的训练。坚持视、听、说、写并重。对认知障碍者，应从简单熟悉的日常生活物品、图片训练[23]，逐渐增加难度，循序渐进，并结合中医的针刺治疗、推拿理疗与作业疗法。以保持关节的活动性，防止肌肉出现萎缩，促使正常运动功能模式早日形成。这是一个考验信心、耐心及意志力的漫长过程。

（2）高压氧治疗是指在高压氧舱内，给予 1 个大气压以上的纯氧，通过人体血液循环以携带更多的氧到病损的组织和器官，促进组织的修复和功能恢复。在高压氧下可促进脑组织血管侧支循环的形成，保护脑组织和神经细胞。同时在 200kPa 氧分压下，使脑血流量增加，从而增加脑干网状激活系统的供血量，提高网状激活系统的兴奋性，有利于病人从昏迷状态转为清醒[24, 25]。

五、效果评价

病人经过积极的抢救和治疗护理，运用各项评估工具，早期密切监测生命体征，特别是呼吸道的管理，保证病情的平稳和良性转归。中期虽出现上消化道大出血症状，但经过有效的肠内外营养治疗，未发生并发症。

六、案例总结

此案例为重型颅脑损伤病人的高级护理实践，病人受伤后即出现了严重的症状，神志昏迷，呼吸及血压紊乱，随即出现高热和消化道大出血。在整个护理过程中，观察呼吸，调整血压，置入气管插管，控制目标温度，给予肠内、肠外营养，促进病人功能锻炼，完成了从身体到心理的全面有效护理。但是在整体护理过程中仍存在很多需要我们思考的问题：

1. 病人入院治疗 3 周后出现消化道大出血，病人当时意识障碍较之前有好转，神志处于朦胧状态，但胃肠道的不适使病人极度烦躁，停用治疗中的促醒药物改成使用镇静药物，还是两者同时使用，两者是否有冲突，需要进一步讨论。

2. 消化道出血停止后尽早进行肠内营养的时间难以把握，一方面希望尽快摄入营养物质恢复肠道功能，促进机体康复，一方面又怕进食后加重肠道负担，引发再出血。只能在严密观察病人病情的情况下，从少到多，逐渐少量增加，以待病人早日康复。

阅读笔记

参考文献

[1] 陈孝平,石应康,邱贵兴. 外科学[M]. 2 版. 北京:人民卫生出版社,2010:315.

[2] 杨树东,梁加贝,张丽华,等. 轻微外伤所致致死性人脑干损伤早期诊断的研究进展[J]. 诊断病理学杂志,2014,21(10):651-654.

[3] 齐立明. 原发性脑干损伤的护理效果观察[J]. 临床医药文献杂志,2015,2(30):6293-6296.

[4] 韩冰. 原发性脑干损伤的病情观察及护理体会[J]. 中国实用神经疾病杂志,2012,15(2):83-84.

[5] PATTISON N,EASTHAM E. Critical care outreach referrals: a mixed-method investigative study of outcomes and experiences[J]. Nurs Crit Care,2012,17(2):71-82.

[6] SPRINKS J. Swift take-up of standardized early warning system across NHS trusts[J]. Nurs Stand,2013,27(21):7-12.

[7] 汪正光,张牧城,黄嵘,等. 全面无反应性量表评分对颅脑损伤患者 90 天预后的评估价值[J]. 中国全科医学,2015,18(26):113-116.

[8] 王莹,马洁,张磊,等. 全面无反应性量表在有创机械通气患者意识状态评估中的应用[J]. 中华护理杂志,2014,49(12):1462-1466.

[9] 宿英英. 神经重症监护病房的脑损伤评估意义[J]. 中华神经科杂志,2015,11(48):150-153.

[10] 张松. 重症颅脑外伤并发症应激性溃疡的护理[J]. 局部手术学杂志,2010,19(2):121-123.

[11] 丁桂敏. 不同药物治疗脑血管意外并发应激性溃疡的疗效比较研究[J]. 中西医结合心血管病电子杂志,2017,5(11):53-54.

[12] 张真真,黄圣明. 癫痫持续状态的紧急处理及护理[J]. 医学信息,2011.24(2):754.

[13] MAAS A,STOCCHETTI N. Hypothermia and the complexity of trial in patient with traumatic brain injury[J]. Lancet Neurol,2011,10(2):111-113.

[14] GEORGIOU A P,MANARA A R.Role of therapeutic hypothermia in improving outcome after traumatic brain injury: a systematic review[J]. Br J Anaesth,2013,110(3):357-367.

[15] 李春盛. 心脏骤停后目标温度管理专家共识[J]. 中华急诊医学杂志,2016,25(08):1000-1006.

[16] 曹婧然,滑丽美,李增宁. 2013 加拿大危重症疾病营养支持指南解读[C]. 第五届全国中西医结合营养学术会议论文资料汇编,2013.

[17] 牛杏果,焦宪法,郭宇红,等. 肠内与肠外营养支持治疗对重型颅脑损伤患者的影响[J]. 中国实用神经疾病杂志,2014,17(21):72-73.

[18] 徐慧玲. 肠内营养与肠外营养支持对重型颅脑损伤患者手术预后的影响[J]. 中国实用神经疾病杂志,2015,18(09):86-87.

[19] 安玉玲,熊亮,刘剑戎,等. 鼻肠管肠内营养在重型颅脑损伤患者中的作用[J]. 中国脑血管病杂志,2016,13(03):128-133.

[20] SUNTHARALINGAM M,MOUGHAN J,COIA L R,et al.The national practice for patients receiving radiation therapy for carcinoma of the esophagus: results of the 1996—1999 patterns of carestudy[J]. Int J Radiat On Col Biol Phys,2013,56(4):981-987.

[21] SUN H,LINGSMA HF,STEYERBERG EW,et al. External Validation of the International Mission for Prognosis and Analysis of Clinical Trials in Traumatic Brain Injury: Prognostic Models for Traumatic Brain Injury on the Study of the Neuroprotective Activity of Progesterone in Severe Traumatic Brain Injuries Trial[J]. J Neurotrauma,2016,33(16):1535-1543.

[22] BELAVIĆ M,JANČIĆ E,MIŠKOVIĆ P,et al. Secondary stroke in patients with polytrauma and traumatic brain injury treated in an Intensive Care Unit.Karlovac General Hospital,Croatia[J]. Injury,2015,46(6):S31-35.

[23] 纪玉桂,王东亚. 反馈式健康教育对脑出血术后患者肢体功能康复的影响[J]. 护理学杂志,2016,31(18):7-9.

[24] 尹云玉,修光辉. 高压氧治疗脑外伤的研究进展[J]. 实用临床医学,2017,18(06):100-103.

[25] 高强. 高压氧综合治疗对脑外伤康复效果的疗效研究[J]. 世界最新医学信息文摘,2016,16(12):7-8.

（张秋芳）

第二节 颅内动脉瘤病人的高级护理实践

颅内动脉瘤是指由于多种原因造成的脑动脉血管壁上的异常膨出,是造成蛛网膜下腔出血的首位病因,其在脑血管病中是仅次于高血压脑出血和脑血栓的第3位疾病。该病好发于脑底大动脉环（Willis环）附近,多发于动脉的分叉部位,主要位于前半环的颈内动脉系统（占87%~97%）,后半环的椎-基底动脉系统占5.5%。该疾病的具体发病原因尚未明确。目前认为动脉壁的先天缺陷、动脉硬化、外伤或感染、血流的冲击是动脉瘤形成的主要原因。本病主要发生于50~69岁,约占总发生率的2/3;50岁以前男性多见,50岁以后女性多见。芬兰和日本是高发国家,非洲、印度、中东和中国是低发地区和国家。中国东北地区发病率高于南方地区。冬季发病率明显上升。

一、案例背景

颅内动脉瘤因可能导致的严重并发症,确诊后应给予积极治疗。目前治疗方法包括手术和非手术治疗,其主要目的在于防止动脉瘤破裂再出血及脑血管痉挛。非手术治疗主要应用于病人全身情况不能耐受开颅手术、诊断不明确需进一步检查及病人拒绝手术或手术失败者;手术治疗主要是在维持足够脑血供的前提下,切除或隔绝动脉瘤。目前治疗动脉瘤主要采用开颅探查动脉瘤颈夹闭术、动脉瘤孤立术、载瘤动脉近端闭塞术及血管内栓塞术。一般认为50岁以上或者后循环动脉瘤应首选血管介入治疗,小于50岁或者大脑中动脉瘤应首选手术夹闭。动脉瘤孤立术及载瘤动脉近端闭塞术适用于无法直接手术夹闭或血管内治疗也无法处理的巨大或复杂的颈动脉海绵窦段动脉瘤或椎动脉瘤,但必须在病人能耐受载瘤动脉闭塞（即术前侧支循环代偿良好）时方可实施。无论是开颅手术或是介入手术,由于手术应激、残留红细胞的分解产物、术中导管输送过程对血管壁的刺激等原因均可能导致血管痉挛、动脉瘤再次发生破裂等并发症。

二、病例介绍

病人,女,43岁,因突发剧烈头痛来院急诊,头颅X线片与CT示:蛛网膜下腔出血。既往有高血压3年,不规则服药,血压控制不良。入院时神志清,双侧瞳孔等大（2.0mm,2.0mm）,瞳孔对光反射灵敏,四肢自主活动,肌力5级。T 36.8℃,P 7次/min,BP 175/102mmHg。给予硝苯地平缓释片口服及止血治疗。入院第2d在局麻下行脑血管造影术,术中诊断:左大脑前动脉瘤。当日19:00（造影术后9h）突发癫痫大发作,持续约3min,陷入昏迷,双瞳孔散大（6.0mm,5.0mm）,对光反射消失,R 7次/min,SO₂ 75%,立即行气管插管,球囊辅助呼吸,急诊复查头颅CT示:左额叶脑内血肿,中线右偏。立刻在全麻下行开颅血肿清除术+左大脑前交通动脉瘤夹闭术+去骨瓣减压术,术中予以气管切开,置腰大池引流管、右股静脉导管,留置导尿管,术毕置硬膜外引流管。术后病人处于浅昏迷状态,双瞳孔不等（4.0mm,2.5mm）,对光反射左侧迟钝,右侧敏感,左侧肢体刺痛有反应,右侧肢体刺痛无反应,GCS评分为6分,T 37.5℃,P 95次/min,BP 179/106mmHg。开通补液两路,一路输入止血药物、抗炎药物、改善微循环药物、质子泵抑制剂、神经营养药物和抗癫痫药物,一路输入尼莫地平50ml+生理盐水500ml,以90ml/h q6h泵入。术后第1d留置胃管,予以肠内营养混悬液鼻饲500ml,每日2次。术后第3d病人大便失禁,为黄色水样,失禁相关性皮炎评分10分。术后第4d病人肛周皮肤

阅读笔记

中度发红，有 2cm×1cm 皮肤剥脱，2 处小水疱约 0.5cm×0.5cm，出现中度失禁相关性皮炎。

三、评估分析

术前病人存在动脉瘤破裂危险，术后由于癫痫发作，易引起颅内出血导致颅内压升高，因此围手术期的护理要点为：加强病情观察，密切监测病人的意识、瞳孔、生命体征的变化；观察有无头痛、恶心、呕吐等颅内压升高症状。在康复期，由于手术应激及营养支持模式的改变，引起胃肠道功能紊乱，易并发腹泻，导致发生失禁相关性皮炎；同时由于呼吸机的使用及颅内基础疾病的影响，病人易并发吞咽功能障碍，如何做好预防失禁相关性皮炎的护理及吞咽功能相关的评估并落实早期康复，是该病人康复期护理的重点。根据疾病进展特点，结合病史，该病人的护理诊断如下：

1. 颅内压升高　与动脉瘤破裂出血、癫痫发作有关。
2. 脑血管痉挛　与血压波动、脑脊液压力升高有关。
3. 呼吸模式改变　与气管切开有关。
4. 失禁相关性皮炎　与大便失禁有关。
5. 吞咽功能障碍　与气管切开后有关。
6. 自理缺陷　与动脉瘤压迫、破裂产生的症状有关。
7. 知识缺乏：缺乏颅内动脉瘤的相关保健知识。

针对以上几方面的问题，护理过程中涉及的评估工具如下：

（一）神经系统相关评估工具

1. 格拉斯哥昏迷量表（Glasgow coma scale，GCS）　见附录 8。

知识链接

格拉斯哥昏迷量表与儿童昏迷量表

格拉斯哥昏迷量表是目前神经科应用最广泛的意识障碍评估方法，是评估病人昏迷程度的有效指标。该评分表主要从病人 E（睁眼反应）、V（语言反应）、M（肢体运动）三个方面进行评分。其中言语反应需排除言语运动神经及器官损伤可能；运动反应也需要排除肢体运动器官及神经损伤，且取反应最好的肢体的最高分值；肿到不能睁眼用"C"表示；气管插管或气管切开用"T"表示。得分范围为 3～15 分，昏迷程度与三者分数的总和成正相关，即意识状态越好，评分数值就越高；意识状态越差，评分数值就越低。评分 13～14 分为轻度意识障碍；9～12 分为中度意识障碍；3～8 分为重度意识障碍。

儿童昏迷量表见附录 12。

2. 意识障碍程度分类　见附录 13。
3. 肌力分级——MRC 量表　见附录 14。

知识链接

徒手肌力检查

徒手肌力检查（manual muscle testing，MMT）是康复医学领域中最常使用的肌力评定方法之一。徒手肌力检查主要有 3 种分级方法：Kendall 和 McCreary 法、Daniels 和 Worthingham 法、MRC 分级法及其改良版。其中神经科医生最常用的是 MRC 分级法。

阅读笔记

（二）呼吸道情况评估

1. 人工气道后痰液性状评估

Ⅰ度（稀痰）：泡沫痰，吸痰管内无痰液潴留，提示感染较轻，量多提示湿化过度。

Ⅱ度（中度黏痰）：痰液较Ⅰ度黏稠，吸痰管内有少量痰液滞留，易被水冲净，提示有较明显感染，需加强抗感染措施。

Ⅲ度（重度黏痰）：痰黏稠呈黄色，吸痰管内滞留有大量痰液，且不易用水冲净，提示有严重感染或气道湿化不足。

2. 气道湿化效果评估

（1）湿化满意：痰液稀薄易吸出或咳出，人工气道内无痰栓，听诊无痰鸣音，病人安静，呼吸道畅通。

（2）湿化过度：痰液过度稀薄，需不断吸引，听诊痰鸣音较多，病人频繁咳嗽，可出现缺氧，血氧饱和度下降，心率血压改变。

（3）湿化不足：痰液黏稠不易咳出或吸出，听诊有干鸣音，人工气道形成痰痂，病人呼吸困难，烦躁，发绀，血氧饱和度下降。

知识链接

声门下吸引

声门下分泌物引流是减少出现呼吸机相关性肺炎（ventilator associated pneumonia, VAP）的重要措施。声门下吸引包括持续和间断两种。

1. 持续声门下吸引　用2.66～5.19kPa的恒定负压持续吸引，测气囊压力监测频率为4h/次。在持续负压吸引的同时，用20ml注射器抽吸无菌生理盐水3～5ml自声门下引流管缓慢低压注入声门下气囊，3～5min恢复负压吸引系统。每4～6h通过气管导管背侧用灭菌注射用水对气囊上方的滞留物进行冲洗至洗出液清澈为止。优势：阻止声门下分泌物在气囊上滞留。不足：局部黏膜干燥、出血，影响局部血供。

2. 间歇声门下吸引　每2h吸引1次，每次2h，有呕吐时立即吸引，然后再低压注入生理盐水5～10ml进行冲洗，以稀释残留的分泌物，根据洗出物的情况反复冲洗，将冲洗液负压吸引干净，直至冲洗液干净清亮为止。测定气囊压力4h/次，使气囊内压力保持在（0.25±0.01）kPa，保证气囊充盈。优势：负压间歇期，气囊上方的气道黏膜处于充分休息的状态，缓解负压对黏膜的损伤；不足：当病人分泌物较多时不能保证及时有效引流，可能增加呼吸机相关性肺炎的发生。

因此，在选择声门下吸引方式时，应根据病人的具体情况综合分析，权衡利弊，使病人的气道损伤降低到最低程度。另外，声门下吸引中吸引负压强度的大小尚无统一要求。

（三）失禁相关性皮炎评估

1. 失禁相关性皮炎（incontinence associated dermatitis, IAD）　失禁相关性皮炎是指由于皮肤暴露于大小便中而引起的一种刺激性皮炎，其主要表现为红斑、红疹、浸渍、糜烂甚至皮肤的剥脱，伴或不伴有感染（图2-1）。研究指出IAD还受到制动（约束带的使用）、相关健康问题（化疗、感染）、潮湿的环境、大小便失禁、病原体感染、摩擦等多个因素的影响。2002年Nix等制订的"会阴评估工具"（perirectal assessment tool, PAT），是目前临床中常用的失禁相关性皮炎危险因子评估表，见附录15。评分标准采用Likert 3点计分法，各子量表分值范围为1～3分，总共4～12分，分值越高表示发生失禁相关性皮炎的危险性越高，分值在4～6分之间属于

阅读笔记

低危险人群,7~12 分属于高危险人群。此量表进行了信度测量,并未做效度测量。

2. 失禁相关性皮炎严重程度评估量表(incontinence associated dermatitis severity instrument,IADS) 该表由 Borchert 等在 2010 年制订,用于鉴别失禁相关性皮炎及评估失禁相关性皮炎的严重程度。评估项目针对失禁相关性皮炎易发生的 13 个区域:会阴部、臀裂、右上臀、左上臀、右下臀、左下臀、外生殖器(阴唇或阴囊)、下腹部或耻骨弓上皮肤、腹股沟、右大腿内侧、左大腿内侧、右大腿后侧、左大腿后侧。根据发红

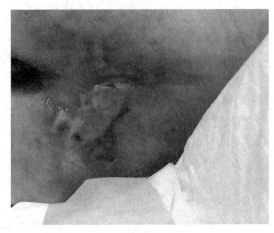

图 2-1 失禁相关性皮炎

情况、有无皮疹、皮肤缺损情况等 3 个方面进行评分并记录为无问题(0 分)、皮肤呈粉红色(1 分)、皮肤红色完整且不伴皮疹(2 分)、真菌皮疹(3 分)、任何程度的皮肤缺损(4 分)。评估时先分别对 13 个部位进行评分再将分数相加,总分为 0~52 分,评分越高表示损伤越严重。此量表有助于护士识别、评估失禁相关性皮炎的严重性,是第一个有效、可靠的评估工具。

知识链接

失禁相关性皮炎严重程度评估工具

失禁相关性皮炎严重程度的评估工具包括:会阴部皮炎的评分量表(perineal dermatitis grading scale,PDGS)、会阴部皮肤评估工具(perirectal skin assessment tool,PSAT)、失禁相关性皮炎严重程度评估量表(incontinence associated dermatitis severity instrument,IADS)等。其中 PDGS 偏重病人的主观描述,PSAT 仅对皮损程度进行分级,而对皮损范围的界定笼统;IADS 不仅对皮损范围作了具体的界定,而且对皮损程度分级也比较明确,能客观地评价失禁相关性皮炎的严重程度。最新的失禁相关性皮炎实践原则不建议再为失禁相关性皮炎设计专门的风险评估量表。当尿失禁或大便失禁存在的情况下,即使没有其他危险因素,均应该启动失禁相关性皮炎预防措施,以减少和避免皮肤的损害。

(四)吞咽功能障碍评估

洼田饮水试验:

操作方法:病人取坐位,按习惯将 30ml 温水喝下,记录饮水情况。分为 5 级:

1 级(优):能顺利地 1 次将水咽下。

2 级(良):分 2 次以上,能不呛咳地咽下。

3 级(中):能 1 次咽下,但有呛咳。

4 级(可):分 2 次以上咽下,但有呛咳。

5 级(差):频繁呛咳,不能全部咽下。

吞咽功能判断:

正常:1 级用时 5s 以内。

可疑异常:1 级用时 5s 以上或 2 级。

异常:3~5 级。

阅读笔记   注意事项:格拉斯哥昏迷量表评估≥12 分时,方可进行饮水试验的评估。该检查根据病人

主观感觉,并要求病人意识清楚并能够按照指令完成试验,因而常会漏诊无症状性误吸的病人,有一定局限性。

知识链接

吞咽功能障碍评价量表

目前有关吞咽功能障碍评价量表包括:洼田饮水试验、反复唾液吞咽试验(评定了随意性吞咽反射的引发能力)、标准吞咽功能评定量表(standardized swallowing assessment,SSA)、多伦多吞咽筛查工具(Toronto bedside swallowing screening test,TOR-BSST)、床边吞咽评价工具(gugging swallowing screen,GUSS)。

1. 洼田饮水试验是经典的床旁筛查方法之一,能够发现吞咽过程中存在的异常情况,且操作简单,分级清楚,适用于神志清楚、配合检查的病人。存在不足为:量化的分级标准无科学的分级依据。由于此工具操作最为简单、应用最成熟广泛,所以在国内外的临床上广为使用。针对其只能反映液体误吸但不能反映隐匿性误吸、过度依赖病人主观感受等不足,可以通过联合其他评估工具来提高其信度与效度。

2. 反复唾液吞咽试验目前在国内运用较广,其将吞咽临床表现和康复治疗相结合,指导了临床康复治疗实施,但该标准的缺点是项目复杂,费时较长。

3. SSA量表使用较方便,且具有良好的信度与效度,但其阳性预测率有待提高。国内外的研究结果表明,该量表能对误吸风险和吞咽障碍程度进行有效预测,为下一步的护理措施提供科学依据,为一项有价值的评估工具。

4. TOR-BSST具有较高的敏感性,目前此工具针对的人群主要是脑卒中病人,其应用于其他疾病的信度与效度还有待研究。

5. GUSS量表是一种快速、可靠的评价卒中后吞咽困难及误吸风险的筛查工具,能显著减少吸入性肺炎的风险,同时根据评估结果还可指导科学饮食,评定时病人通常无不适感。最终能根据吞咽障碍的分级和有无误吸风险给予相应的饮食指导,这是很多其他评估工具所欠缺的。

临床上每种吞咽功能评定量表均有其优缺点,很难通过某一种评价量表将病人吞咽问题评定清楚,如果联合多种量表进行吞咽功能评定,则需花费较长时间,且存在部分评定内容重复,病人亦难以配合。目前临床多采用评定量表与功能性检查(电视透视吞咽功能检查、纤维内镜吞咽功能检查、脉冲血氧饱和度测定、功能性磁共振成像、咽及上食管括约肌测压法)相结合的方法,能够相对较准确地反映病人吞咽障碍的性质、程度及部位,从而更好地指导临床康复治疗。

四、干预策略

1. 颅内出血的观察 颅内压波动、用力排便、用力咳嗽、情绪波动等均为引起动脉瘤破裂的重要诱因。因此需每小时监测病人生命体征、意识、瞳孔及肌力变化,病人出现头痛、失语、偏瘫等表现,应及时汇报医生;为病人提供安静、舒适的环境,限制探视,减少不良声、光刺激;向病人及其家属解释疾病治疗方案、配合措施,指导病人保持情绪平稳,避免情绪波动、用力咳嗽;密切观察癫痫症状发作的先兆、持续时间、类型,遵医嘱用药;注意观察病人排便情况,预防因便秘引起的出血或再出血;术后观察伤口敷料渗血、渗液情况,及时发现出血及再出血体征。

2. 预防脑血管痉挛 脑血管痉挛(cerebral vasospasm,CVS)是引起蛛网膜下腔出血(subarachnoid hemorrhage,SAH)病人致死及致残的最主要原因。积极有效预防、干预脑动脉

阅读笔记

瘤术后病人发生脑血管痉挛是护理的关键。脑血管痉挛本身并无典型的特异性临床表现,一般在蛛网膜下腔出血后 3～5d,在保持腰大池引流通畅的同时,如果出现意识状态的恶化,外周白细胞持续升高、持续发热,甚至伴随新出现的局灶定位体征,如偏瘫、偏身感觉障碍、失语,以及颅内压升高的表现,如头痛、呕吐等,要高度怀疑脑血管痉挛。在做好以上评估的基础上,应用"三高疗法"(高血压、高血容量、高血液稀释度)能降低血液黏稠度、血细胞比容,以改善脑灌注和脑血流量,有效地减轻、减少脑血管痉挛发生。一般血压控制在(100～130)/(70～80)mmHg,或者控制在比基础血压低 20%～30% 为宜。遵医嘱使用钙离子通道阻滞药、扩容稀释、控制高血压等有效的方法,防止血管痉挛和缺血。钙通道阻滞药尼莫地平是目前公认的预防、治疗脑血管痉挛的有效药物,临床上常用微泵持续输注。

3. 保持呼吸道通畅　气管切开术是解决呼吸障碍最有效的治疗方法,但是因其未通过鼻咽部而直接将人工气道建立在气管部位,使气管部位直接暴露于空气之中,缺乏鼻咽部对呼吸的保护及湿化作用,加速了呼吸道黏膜水分的蒸发,呼吸道黏膜极易干燥,引发呼吸道的损伤并可导致痰液黏稠,引发痰液阻塞及肺部感染等并发症。因此应首先评估痰液性状,做好气道湿化,可使用盐酸氨溴索口服溶液、丙酸倍氯米松气雾剂等每 2～4h 进行气道湿化;每 4h 检查气囊压力,气囊压力保持在 25cmH_2O;行间歇或持续声门下吸引。由于不恰当的负压可能导致脑灌注压增高,加重脑水肿、脑缺氧及继发性脑损伤,可选择 100～130mmHg 负压进行吸引,同时进行振动排痰机治疗,每日 2 次,每次 20min;每 2h 翻身拍背,促进痰液的引流、排出。

4. 失禁相关性皮炎的预防和护理　失禁相关性皮炎是临床常见的由大小便失禁引起的并发症。失禁病人肛周和会阴长期受到尿液以及粪便的不良刺激,会使病人皮肤产生瘙痒和不适感,严重者会造成皮肤破溃或感染。本例病人鼻饲后大便失禁,皮肤破溃,在调整鼻饲措施的同时,评估病人排泄物、皮肤及全身情况,每日会阴护理 2 次,臀部垫婴儿隔尿垫;每次便后温水清洗,清洗时动作轻柔,肛周及会阴部周围皮肤干燥后再喷洒赛肤润 1～2 滴,用示指指腹轻柔环形按摩 1min 促进吸收,1 周后会阴部皮肤痊愈。

5. 吞咽功能障碍评估及护理　吞咽障碍常增加窒息、肺部感染、营养不良等并发症的危险而延长住院时间,增加病死率。在吞咽障碍的管理过程中,准确评估尽早发现吞咽障碍是最重要的。该病人停止鼻饲后,经洼田饮水试验评估吞咽功能为Ⅲ级,指导病人进食时可先尝试 30° 仰卧位、颈部前倾体位。将患侧肩背部垫高,于健侧喂食;食物的选择上以柔软,密度及性状均一,有适当黏性,不易松散,易于咀嚼,通过咽及食管时容易变形,不易在黏膜上滞留的半流质食物为主,如蒸蛋、烂面等;进食时从小量(<5ml)开始,逐步增加,同时指导病人以比常人缓慢的速度进行摄食、咀嚼和吞咽。进食后进行空吞咽或交互吞咽并漱口,减少食物残留;在经口进食前后,每日进行口、脸、下颌及舌运动,每日定时对软腭、腭弓、舌根及咽后壁进行冷刺激,促进吞咽功能改善。

6. 落实各项基础护理　病人卧床时间长,生活自理能力下降,根据 Barthel 指数(BI)评定量表评估病人的自理能力,给予协助指导满足生活所需,严格按管路护理规范对胃管、腰大池引流、中心静脉导管及导尿管进行护理,防止管路并发症。

7. 健康教育

(1) 伤口护理:保持伤口清洁干燥,出院 1 个月后可洗头,避免抓挠伤口,防止伤口感染。

(2) 饮食用药:清淡易消化饮食,按时、按量服用抗癫痫药物,3 个月后复查。

(3) 自我保健:保持稳定情绪,保持大便通畅,进行肢体主动锻炼,保持良好生活习惯。

五、效果评价

阅读笔记　经过积极治疗和护理,该病人于术后第 14d 拔除腰大池引流管、右股放置中心静脉导管,术后第 17 天病人意识转朦胧,术后第 26d 病人意识转嗜睡,气道分泌物少,可自行咳出,予以拔除气管切开。术后第 28d 拔除胃管，评估吞咽功能：洼田饮水试验Ⅲ级，经口进食糊状食物。术后第 31d 病人意识清醒，拔除导尿管。术后第 35d 出院，出院时双瞳孔直径为 3.0mm、2.5mm，对光反射灵敏，左侧肢体肌力 5 级，右侧肢体肌力 4 级。

六、案例总结

本例病人因动脉瘤破裂出血收入院，病程中因出血增多导致颅内压升高出现脑疝，同时由于出血后红细胞被破坏产生 5- 羟色胺、儿茶酚胺等多种血管活性物质作用于脑血管，易出现脑血管痉挛，因此，病情观察中血压的调控是护理的关键，同时病人因病情危重，卧床时间长，各种侵入性操作多，所以对并发症的评估与预防也是护理的重点与难点。

1. 动态调控血压　有研究资料显示，早期血压变异是蛛网膜下腔出血病人预后的重要影响因素之一。因此，在急性期，有效控制血压可防止再出血或继续出血，减轻脑水肿、降低颅内压，减轻高血压对受损脏器的进一步影响，改善病人预后。本例病人入院后立即口服硝苯地平缓释片降血压，防止血压过高增加颅脑出血。术后为防止脑血管痉挛给予"三高疗法"，血压要求保持在略高的水平，尼莫地平 50ml/h 泵入既能有效预防血管痉挛又能小幅降低血压。美国心脏协会 / 美国卒中协会（American Heart Association/American Stroke Association，AHA/ASA）制订的 2015 版自发性脑出血降压治疗的建议：若收缩压为 150～220mmHg、无急性降压禁忌证的病人将血压降至 140mmHg 是安全的（Ⅰ类推荐，A 级证据）。因此根据该病人的病情，设定病人的目标血压值为（150～165）/（90～100）mmHg 之间。为了确保将病人血压控制在目标范围，使用了床旁多功能监护仪，每隔 30min 自动测量，设置血压报警数值为实际测得血压数值 ±10mmHg 并动态调节，为了使报警可以引起护理人员注意又能避免对病人造成不良刺激，依据昼夜不同时段调节报警音量，白天设置为"5"，晚上设置为"3"，一旦出现报警应立即查找原因，在排除了由于咳嗽咳痰、疼痛刺激、导管引流不畅等因素引起的血压波动后再调节尼莫地平的泵控速度，若波动范围≤15mmHg，则硝酸甘油的泵入速度调节为 50ml/h，若波动范围≥15mmHg，则泵入速度调节为 60ml/h。护士每班交接血压测量趋势、波动的时段及范围，与医生沟通增加口服降压药物，确保血压调控效果。本例病人术后第 3 天血压控制在目标范围内。

2. 并发症的评估与预防　预防重于治疗，评估早期并发症，及时发现风险因素，采取针对性措施，是促进预后的重要手段。病人气管切开后，根据痰液性状，给予盐酸氨溴索口服液、丙酸倍氯米松气雾剂每 2h 氧喷雾化吸入，间歇声门下吸引结合气道灌洗，有效预防肺部感染；病人鼻饲后，出现失禁相关性皮炎，由于病人长期卧床，同时存在压疮风险，因此有必要对失禁相关性皮炎与压疮进行评估，建立失禁相关性皮炎护理流程，根据皮炎的程度，给予皮肤保护剂，减少皮肤损伤风险；病人因为动脉瘤破裂出血及术后气管切开，存在吞咽功能障碍，应用简便易行的评估工具，及时筛查，进行直接与间接功能训练，在进食过程中，运用喂食技巧，促进功能康复，避免误咽。

参考文献

[1] 赵继宗. 神经外科学 [M]. 2 版. 北京：人民卫生出版社，2014.

[2] 王彩云，贾金秀. 神经外科临床护理思维与实践 [M]. 北京：人民卫生出版社，2013.

[3] 高美华. 改良早期预警评分系统结合 GCS 评分系统在急诊脑外伤者分诊中的应用 [D]. 长沙：中南大学，2014.

[4] 王盛，姜文君. 徒手肌力检查发展史及分级进展 [J]. 中国康复理论与实践，2015，21（6）：666-669.

[5] 王志红，周兰妹. 危重症护理学 [M]. 北京：人民军医出版社，2003：69-208.

[6] 王文超，张玉侠，顾莺，等. 气管切开术后气道湿化的护理进展 [J]. 护士进修杂志，2015，30（23）：2145-2148.

阅读笔记

[7] GRAY M，BLISS D Z，DOUGHTY D B，et al.Incontinence-associated Dermatitis：A Consensus[J].
J Wound Ostomy Continence Nurs，2007，34（1）：45-54.

[8] 张芹，孙玉芳，张拥波，等. 神经系统疾病相关的吞咽困难的评估及处理[J]. 临床和实验医学杂志，
2013，12（21）：1772-1775.

[9] 江方正，张靖宜，叶向红，等. 机械通气患者声门下吸引的护理进展[J]. 解放军护理杂志，2017，34
（3）：42-46.

[10] 江梅，刘冬冬，黎毅敏. 呼吸机相关性肺炎诊疗指南循证解读[J]. 中国循证医学杂志，2016，16（1）：
33-35.

[11] 杨毅，黄英姿，邱海波. 呼吸机相关性肺炎：重在预防[J]. 中华医学杂志，2014，94（5）：326-328.

[12] BLACK J M，GRAY M，BLISS D Z，et al.MASD part 2：incontinence-associated dermatitis and intertriginous
dermatitis：a consensus[J]. J Wound Ostomy Continence Nurs，2011，38（4）：359-370.

[13] GRAY M，BEECKMAN D，BLISS D Z，et al.Incontinence-associated dermatitis：a comprehensive
review and update[J]. J Wound Ostomy Continence Nurs，2012，39（1）：61-74.

[14] BLISS D Z，SAVIK K，HARMS S，et al.Prevalence and correlates of perineal dermatitis in nursing home
residents[J]. J Nurs Res，2006，55（4）：243-251.

[15] GRAY M，BLACK J M，BAHARESTANI M，et al.Moisture associated skin damage overview and
pathophysiology[J]. J Wound Ostomy Continence Nurs，2011，38（3）：233-241

[16] NIX D H.Validity and reliability of the Perineal Assessment Tool[J]. J Ostomy Wound Manage，2002，
48（2）：43-49.

[17] YEOMAN A，DAVIT M，PETERS C，et al.Efficacy of chlorhexidine gluconate use in the prevention of
perirectal infections in patients with acute leukemia[J]. J Oncol Nurs Forum，1991，18（7）：1207-1213.

[18] BROWN D S，SEARS M.Perineal dermatitis a conceptual framework[J]. J Ostomy Wound Manage，
1993，39（7）：20-25.

[19] BORCHERT K，BLISS D Z，SAVIK K，et al.The incontinence-associated dermatitis and its severity instrument：
development and validation[J]. J Wound Ostomy Continence Nurs，2010，37（5）：527-535.

[20] 夏文广. 脑卒中后吞咽障碍的评价及康复治疗[D]. 武汉：华中科技大学，2011.

[21] 窦祖林. 吞咽障碍评估与治疗[M]. 北京：人民卫生出版社，2009.

[22] 姜睿璇，张娟，边立衡. 2013 年欧洲卒中组织关于颅内动脉瘤及蛛网膜下腔出血的管理指南（第一
部分）[J]. Chin J Stroke，2014，9（6）：508-515.

[23] 范存刚，张庆俊. 2015 版 AHA/ASA《自发性脑出血处理指南》解读[J]. 中华神经医学杂志，2017，
16（1）：2-5.

[24] 朗黎薇. 神经外科护士临床常见问题与解答[M]. 上海：复旦大学出版社，2010.

[25] 沈梅芬，徐岚. 神经系统疾病护理实践手册[M]. 北京：清华大学出版社，2015.

[26] 徐德保，唐云红. 神经外科护理查房手册[M]. 北京：化学工业出版社，2014.

[27] 仲骏，徐建鸣. 成人失禁相关性皮炎评估与分类工具新进展[J]. 解放军护理杂志，2016，33（7）：47-49.

（谭丽萍　黄　慧）

第三节　重度脊柱侧凸病人的高级护理实践

伴随医学科学的发展，其范畴迅速扩大，骨科学专业的划分也日益精细，脊柱外科是骨科学的重要分支之一。在社会老龄化的发展及人民医疗服务需求日渐提高的趋势下，骨科基础研究不断深入，诊疗设备及手术器械不断革新，各种新技术和新术式层出不穷，随之带来的护理难度及挑战也更大。当代医学从经验性医学向基于客观证据为导向的转变，医疗卫生体制改革的循证化实践，均表明循证医学已成为医学界的主流思想[1]。高级护理实践基于循证[2]，

阅读笔记

在护士的专业定义及范围内定位,提供最佳的护理干预促进人类健康。而高级护理实践的主体——高级实践护士(advanced practice nurse, APN)掌握更深、更广阔的理论及临床知识,能熟练地将理论、实践与经验融会贯通。现介绍1例重度脊柱侧凸病人围手术期的全程高级护理实践。

一、案例背景

脊柱侧凸是脊柱及胸廓三维结构的发育畸形,常见于青少年及儿童,在8～14岁的青少年儿童中患病率较高[3]。从流行病学角度看,女性病人脊柱侧凸进展及需要治疗的风险远远高于男性。且随着年龄的发展,持续的生长发育,脊柱侧凸程度可能随之逐渐加重,病人外观及生活质量会受到很大的影响,严重者还会导致心肺功能的下降,甚至累及脊髓,造成下肢活动障碍,更甚者可能会造成身体瘫痪[4]。目前治疗重度僵硬性脊柱侧凸手术的策略尚无统一标准。目前常见治疗策略包括分期前后路联合手术、一期前后路联合手术、后路截骨术、头盆环牵引联合后路广泛松解三维矫形内固定术。但无论采用何种手术,对病人来说都是巨大的打击,因此,基于循证的围手术期安全管理,在维持病人各个系统生理功能、减轻疼痛和不适、预防术后并发症、促进康复等方面尤为重要。

二、病例介绍

病人李某,女,16岁,因"发现双肩不等高及背部畸形8年余"入院。8年前就诊于当地医院,给予支具治疗1年,症状无明显缓解,且脊柱侧凸畸形逐渐加重。5个月前在我院就诊,给予头盆环牵引外固定支架固定,院外牵引治疗。为进一步治疗于2016年12月19日收入我科。入院时神志清楚,四肢感觉、运动存在,发育迟缓。入院后,先后进行头盆牵引支架取出术及经后路生长棒植入撑开手术。

三、评估分析

美国著名护理理论学家罗伊于20世纪60年代提出的适应模式[5],经过40多年的发展已广泛传播,并影响和指导了许多国家的护理研究与实践。其认为人是一个完整的适应系统,通过生理与心理调节机制来适应外环境的刺激,并以生理功能、自我概念、角色功能和互相依赖4种适应方式表现出来。为促进病人采用适应性的行为,达到最佳的治疗结果,骨科高级实践护士本着"以人为本"的原则,在病人接受临床治疗的整个过程中,通过系统、全面的专科评估与访谈,充分了解病人的生理情况与康复愿望,为下一步做出准确护理诊断做好准备。

1. 生理健康

视:病人头盆牵引环固定稳妥,双侧骨盆牵引架骨针周围有少量渗液,可见明显肉芽增生。病人消瘦,步态不稳,脊柱背面观呈S形弯曲,胸段向左侧凸出,双肩不等高,左肩偏高,背部"剃刀背"畸形,左侧背部明显向后凸出。胸廓发育畸形,右侧胸廓较左侧稍向前凸。双足跟部皮肤可见明显压红,压之不褪色。

触:脊柱棘突无压痛及叩痛,躯干四肢感觉正常,皮温正常。

动量:因头盆牵引环固定,脊柱活动度未查,四肢各关节活动无受限,肌力4+级。

辅助检查:MRI提示颈胸椎侧弯畸形。颈4～胸1椎体平面脊髓空洞。

2. 心理健康

(1)情绪障碍:采用《华西心晴指数》对病人进行测评,该问卷由四川大学华西医院临床心理评估与治疗中心于2015年研制,为自评量表,主要用于对非精神科住院病人的心理情况进行快速筛查,该问卷的信度是0.878,效度是0.898[6]。内容涵盖对病人的抑郁症状、焦虑症状、急性焦虑情况及自杀相关倾向的调查。该病人入院24h内评分为2分,暂无情绪障碍。

(2)心理弹性:心理弹性指人类面对逆境时的一种良好适应,是个体的一种品质和技能。

阅读笔记

个体心理弹性水平的高低，决定其在危机反应中的应对能力和适应结果。《心理弹性量表》[7]由 Wagnild 和 Young 研发。通过问卷测试，发现病人对自我和生活的接纳上存在一定问题。经过进一步访谈发现，病人不满于自身因疾病原因导致的外观改变，以及因疾病而休学，离开自己的小伙伴的现状，表现出一种急迫的想恢复健康、回归校园生活的状态。

3. 社会支持

家庭功能：临床实践表明，家庭功能不良会导致子女出现更多的心身问题。因此，采用《家庭功能评定量表》[8]对病人进行测评，该量表依据 McMaster 的家庭功能模式设计而成，共60 个条目，采用 4 级评分，从"很像我家"到"完全不像我家"，得分越低表明家庭功能越好。通过测评发现，病人家庭在问题解决、角色、情感反应、情感介入、行为控制、总的功能等方面较好。但是在沟通，即家庭成员之间的信息交流方面存在一定问题，病人常常不能在家人之间把自己的想法说出来，认为家人之间不是很坦率，且不能将相互的爱表达出来。

通过对病人系统全面的评估，骨科高级实践护士在掌握了病人主要现存问题后，明确了病人存在以下护理诊断：

1. 感染　与头盆环牵引钉道炎性反应有关。

2. 营养不良：食欲欠佳、低蛋白血症。

3. 低效性呼吸型态　与胸腔的旋转、肺脏发育畸形有关。

4. 睡眠障碍：入睡困难、白天嗜睡、疲劳。

5. 自我接纳困难：病人对自身缺陷的不接纳。

6. 知识缺乏：缺乏疾病相关知识。

四、干预策略

明确病人存在的主要护理问题后，骨科高级实践护士制订了一个系统的护理干预计划，包括伤口、营养、康复、心理等的专业照护。以下是骨科高级实践护士和相关专业领域专家实施的照护过程。

（一）围手术期感染控制与炎性钉道专业处置

围手术期安全管理一直是医务工作者关注的重点，而风险防控在大量的临床实践中被证明是行之有效的管理方法。因此，依据病人基本情况，同时结合风险预警机制，确定"控制感染"为围手术期安全管理的首要关键点。而感染防控除了抗感染治疗外，还包括病人局部的炎性控制。因此，术前骨科高级实践护士与伤口治疗师一起协作，对病人钉道进行了专业处置。

1. 全身评估　病人身高 144cm，体重 35kg，BMI 为 16.9kg/m²，处于消瘦状态。入院时血红蛋白为 98g/L，白蛋白为 35.3g/L，诊断为轻度贫血。病人主诉 5 个月前因治疗需要安置头盆环牵引支架，而后在家自行消毒钉道，2 个月前两髂前上棘钉道出现淡黄色渗液，钉道炎性增生持续 45d，行走及转身时两髂前上棘钉道处出现疼痛。

2. 局部评估　髂前上棘与钉道交界处的炎性增生呈圆锥体形，左侧直径 2cm，高度约1cm；右侧直径 1.6cm，高度 0.8cm。炎性增生处表面有肉芽颗粒，顶端呈粉红色，基底部为暗红色。肉芽与周围皮肤边缘交界明显，局部有少量暗红色脓性渗液。钉道周围皮肤呈暗红色，压之不褪色。涂片培养为金黄色葡萄球菌感染。头部四枚螺丝钉及髂后上棘螺丝钉处无特殊。

3. 钉道局部处置　用聚维酮碘消毒液消毒炎性肉芽周围的皮肤，用高渗盐水清洗炎性肉芽。因考虑左右髂前上棘处肉芽肿较大，且钉道基底部存在活动性出血并伴慢性炎症，因此未进行机械清创。常规使用银离子敷贴条缠绕进行局部抗菌，外层使用纱布条包裹吸收渗液。根据渗液量及外层敷料的浸湿情况更换敷贴。同时根据药敏结果，采用头孢呋辛钠静脉滴注，每日 3 次。

病人在全麻下行头盆牵引支架取出术，术中对髂前上棘处肉芽增生进行机械清除，同时取标本病理送检，未见癌变（图 2-2～图 2-4）。

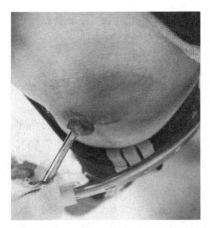

图2-2 取牵引支架前(左髂骨处)

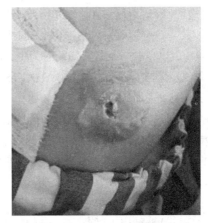

图2-3 取牵引支架后2d

术后继续用银离子敷贴联合头孢呋辛钠抗感染治疗。隔日换药2次,感染情况得到控制后,改用藻酸盐保湿敷贴每日进行换药,以控制钉道渗液,防止肉芽水肿。在局部渗液减少后,钉道凹陷处涂抹水胶体糊剂,外层采用水胶体敷料覆盖,3d更换1次。换药4次后愈合。

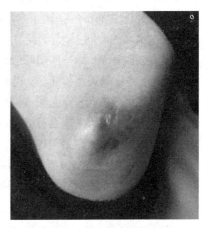

图2-4 取牵引支架后14d

(二)营养状况动态评估与胃肠道持续干预

营养不良是全世界范围内的主要死亡原因,不仅发病率高,而且后果严重。营养不良显著提高了各种并发症发生率和死亡率,延长了住院时间,增加了医疗费用,严重损耗了家庭、社会和国家的经济资源。因此加强营养不良防治,强化营养管理意义重大。重度脊柱侧凸病人因脊柱侧凸常并发胃肠道畸形,影响营养摄入。文献报道重度脊柱侧凸矫正术后肠系膜上动脉综合征发生率为8%[9],而术前通过积极干预增加病人体重,提高病人体重指数可有效预防发生脊柱侧凸术后肠系膜上动脉综合征[10]。为了平衡营养补给与术前禁食禁饮之间的关系,骨科高级实践护士与营养师一起对病人进行了胃肠道的持续干预。

1. 全面评估

(1)膳食调查:食欲欠佳,饮食不规律,偏食,每日能量摄入约为700kcal,蛋白约25g,能量及蛋白质摄入不足。

(2)体格检查:身高144cm,体重35kg,BMI为16.9kg/m²。

(3)实验室检查:入院时血红蛋白为98g/L,白蛋白35.3g/L。

2. 营养诊断 重度混合型营养不良。

3. 营养干预 为提高病人术前营养水平,进行头盆牵引支架取出术前,根据病人疾病代谢情况计算每日所需热量1 700kcal、蛋白质80g。结合病人饮食偏好及胃肠道功能情况,在早餐及午餐后2h加服一剂要素饮食——全营养素均衡餐,其含蛋白质19g、脂肪7g、钾352mg、钠216mg、钙200mg、膳食纤维1g,每剂能够提供能量315kcal。考虑病人个人口感及饮食偏好,在病人饮用要素饮食完毕后给予1块巧克力作为奖励,每块含能量约268kcal。

行头盆牵引支架取出术后,因病人需要严格卧床休息,在口服全营养素均衡餐的基础上,将巧克力取消,改为食用适量富含钾且符合病人偏好的柑橘,以促进肠蠕动。同时预防性使用超声波电导仪进行胃肠宁药片的透皮治疗,以预防发生便秘。

在行经后路生长棒植入撑开术后,为避免手术过度牵拉肠系膜上动脉引起胃肠道反应,术后返回病房，麻醉清醒后 4h，饮水无呛咳后给予营养科配制的开胃流质，其主要由绿色时蔬熬制而成，其富含电解质如 Na^+ 与 K^+。同时嘱病人术后 48h 内以半流质饮食联合全营养素均衡餐为主，48h 后以普食与全营养均衡餐为主。因术后需卧床 1 周，然后才可佩戴支具下床活动，故教会病人腹部环形按摩方法，早晚 2 次，15~20min/次。同时每日小茴香热敷 2 次，直至出院。

（三）全程心肺功能管理

脊柱侧凸病人因侧凸部位常为胸腰段，由于胸部力学的作用导致肺脏不能正常扩张，气道阻力增加。同时胸腔的旋转可能导致胸腔内器官和主支气管的位置移动及椎骨和其他结构压缩主支气管，导致肺脏生长发育受限，影响病人的平衡与呼吸功能。且行头盆环牵引治疗术后，病人的活动量大大减少，造成病人走路缓慢，易跌倒，肺功能进一步下降。而术前心肺功能的情况直接影响病人术后肺部感染和肺不张的发生率。本案例肺功能报告示病人用力肺活量（FVC）与第一秒用力呼气容积（FEV_1）轻度下降，肺活量（VC）中度下降。诊断为轻度限制性通气功能障碍，小气道气流受限，通气储备功能中度下降，肺功能轻度受损。

在充分评估病情的基础上，对病人实施综合的康复训练。在未摘除头盆牵引支架前，叮嘱病人在家属的陪同下，每天两次进行爬楼梯锻炼，以提高机体耐力及心肺功能。在行后路截骨矫形内固定术后，尽早应用呼吸训练器。因病人处于卧位，故将呼吸训练器倒置，让其进行吸气训练；将呼吸训练器正放，进行吸气训练。在使用呼吸训练器前，应使咬嘴、软管及肺活量训练器之间连接紧密，无漏气。同时病人应一手托住训练器，另一手放在肋下上腹部，以结合腹式呼吸法，使病人建立有效的呼吸形式。吸气训练前应先缓慢呼气，然后尽量持续吸气，达到极限时屏气 2s，然后匀速呼气。病人每日可进行 3 次训练，每次 15min 左右，以病人不感疲惫为宜。同时给予病人呼吸训练日记卡，让病人每日记录最大呼气量和吸气量，让其直观地看到自身肺功能的变化，由利于增强战胜疾病的信心。

（四）睡眠管理及心理调试

睡眠是人类身体健康的重要保障，它不仅能使疲劳的机体得到恢复，同时也能使人体的免疫力得到提高。睡眠障碍与情绪障碍相互影响。

1. 睡眠管理 采用匹兹堡睡眠质量指数（PQSI）量表对病人进行评估，发现病人睡眠质量一般，主要表现为夜间入睡时间较晚，一般在凌晨 1 点左右，且白天容易出现疲劳、嗜睡。发现问题后，在病人未摘除头盆环牵引前，骨科高级实践护士应及时将病人卧位时用的软枕更换为高弹性泡沫床垫，并根据其身高，在头环和盆环相应的部位进行挖孔，使病人平卧时腰背部能与床面贴合，改变病人轻微移动造成软枕移位导致不舒适的现状。同时采用睡眠限制疗法，即缩短病人白天卧床时间，减少日间睡眠时间。晚间 22 点在病室关灯后，让其监护人保管病人手机，鼓励其入睡，养成良好的睡眠习惯。进行头盆环摘除术后，因病人需卧床休养，故鼓励病人日间每 2h 进行一次踝泵运动、直腿抬高、下肢屈伸训练、上肢负重伸举训练。同时记录功能锻炼日记，最大限度地减少日间睡眠时间。晚间推荐病人采用与胸弯方向一致的凸侧卧位睡觉[11]，以提高脊柱侧凸病人睡眠时的呼吸质量。

2. 心理调适 在病人住院诊治期间，家属是其日常生活的主要照料者和物质、精神支持者。病人和照料者之间的良好沟通对病人的康复至关重要。但病人入院时的家庭功能评定发现病人与家庭成员之间的信息沟通不畅，病人不太能接纳自我。为此，骨科高级实践护士通过教会病人倾听与沟通的技巧，鼓励其主动向家人表达感激与爱意。同时告知病人疾病相关知识及每日康复进展，尽量减少病人对自身缺陷的不接纳，逐步点燃病人治愈疾病的希望，并且邀请主要照料者与病人一起完成相关的康复训练，通过互动式的作业疗法缩短家庭成员之间的距离，不断增进家庭的和谐。

（五）网络化健康教育

阅读笔记　　重度脊柱侧凸是脊柱在三维空间上的严重复杂畸形，具有畸形僵硬、侧凸度数大、心肺功能减退或脊髓神经损害等特点。临床常采用分期矫形的手术方式，整体手术创伤应激大，围手术期较一般疾病更长。本案例中病人行经后路生长棒撑开术后，拟定后期进行二期矫形术，因此在整个漫长的围手术期中专业规范的健康教育尤为重要。且骨科高级实践护士在护理病人的过程中发现，病人对疾病相关知识知之甚少，健康知识严重缺乏。骨科高级实践护士在充分了解病人一般情况后，结合喜好用手机上网的自身情况，制订了网络化健康教育策略。即利用微信平台，通过推荐病人关注科室脊柱侧凸微信公众号，同时添加负责该病人的骨科高级实践护士个人微信，于病人出院24h内、出院1周、出院2周、出院1个月给予"一对一"专业指导，内容涵盖伤口换药、营养与饮食、家庭功能锻炼、疼痛控制、血栓防控、皮肤护理、门诊预约随访、相关指标检测。同时，病人出院后遇到任何疑问时，均可在网络上提出并得到专业的答复。经过1个多月的网络延续管理，病人未出现伤口感染、生长棒断裂等相关并发症，而护患之间也建立了牢不可破的信任纽带，增进了护患间的理解与认同。

五、效果评价

经过一系列专业照护，病人在行头盆牵引支架取出术后，钉道炎症得到有效控制，二期愈合。在院期间未发生排泄型态紊乱；也未发生肠系膜上动脉综合征、气胸、肺部感染、肺不张和瘫痪。昼夜颠倒的睡眠习惯得到及时纠正，病人睡眠质量得到有效提高。经过系列营养干预，病人出院时血红蛋白为109g/L，白蛋白为37g/L，体重增加2kg，整体营养水平有所提高。出院后1个月随访，病人体重增加3kg，术后外观较术前明显改善。出院后半年随访，病人未发生断钉棒等不良安全事件，身高增高11.1cm，躯体平衡恢复。

六、案例总结

1. 基于罗伊适应模式的护理评估有利于做出准确的护理诊断　罗伊适应模式将人作为一个不断接受内部和外部各种不同因素刺激的系统，为适应内外环境变化所带来的刺激，需要不断进行生理和心理两个层面的调节，从生理功能、自我概念、角色功能和相互依赖四个方面维护自身的完整，从而保持健康。基于此模式，本个案首先对病人进行生理健康、心理健康、社会支持的整体护理评估，即一级评估，以找出病人的无效性反应。进而再根据病人现存的无效反应，采取专业的评估量表，针对具体问题进行再次评估，即二级评估，从而明确引起无效反应的主要刺激、相关刺激和固有刺激。在此基础上，验证护理诊断的准确性，积极采取针对性的护理措施。

2. "以病人为中心"的护理理念贯穿个案管理始终　最佳的治疗结果是达到医护患共同追求的目标。最佳效果取决于科学决策，而科学决策依赖于最佳证据以及病人的配合。此案例为重度脊柱侧凸病人的高级护理实践，病人因年龄小，病程长，心身疾病负担巨大，存在自控力较差等情况。因此，基于"以病人为中心"的护理理念，本着"以人为本"的原则，在病人接受临床治疗的整个过程中，通过系统评估与专业处置，充分了解病人的生理情况与康复愿望，同时结合病人个体特点，采用"一对一"责任制护理及网络化的沟通形式，构建护患和谐的关系，从而提高病人依从性，使病人安全接受手术治疗，达到快速康复。

3. "多学科协作"是高级护理实践个案管理的基础　虽然目前高级护理实践在国外已处于一个较为成熟发展的阶段，而国内仍处于一个初级发展阶段。高级护理实践要求高级实践护士除了具有娴熟的专科相关理论及实践能力外，还能应用整体的观念，对病人生理、心理、社会、精神方面进行全面的评估，采取多元化的科学手段对病人进行疾病与健康的管理[12]。为进一步满足病人对医疗服务的需求，本案例基于病人主要护理问题，协同相关科室及亚专业专家，采用多学科协作模式，以全方位专业化、规范化诊治策略服务于病人，为病人提供"一站式"综合诊疗服务，改善病人临床结局，得到医护患三方认可。

阅读笔记

参考文献

[1] 李幼平,李静,孙鑫,等. 循证医学在中国的起源与发展:献给中国循证医学 20 周年[J]. 中国循证医学杂志,2016,16(1):2-6.

[2] GERRISH K,GUILLAUME L,KIRSHBAUM M.Factors influencing the contribution of advanced practice nurses to promoting evidence-based practice among front-line nurses:findings from a cross-sectional survey[J]. J Adv Nurs,2011,67(5):1079-1090.

[3] BRUYNEEL A V,CHAVET P,EBERMEYER E,et al. Idiopathic scoliosis:relations between the Cobb angle and the dynamical strategies when sitting on a seesaw[J]. Eur Spine J,2011,20(2):247-253.

[4] BAGHDADI Y M,LARSON A N,MCINTOSH A L,et al.Complications of pedicle screws children 10 years or younger:a case control study[J]. Spine,2013,38(7):E386-E393.

[5] BARONE S,ROY C,FREDERICKSON K.Instruments used in Roy adaptation model-based research:Review,critique and future direction[J]. Nurs Sci Q,2008,21(4):353-362.

[6] WANG J,GUO W J,ZHANG L,et al.The development and validation of Huaxi emotional-distress index (HEI):a Chinese questionnaire for screening depression and anxiety in non-psychiatric clinical settings[J]. Compr Psychiatry,2017,(76):87-97.

[7] BROWN D L.African American resiliency:Examining racial socialization and social support as protective factors[J]. J Black Psychol,2008,34(1):32-48.

[8] 付莉. 妇科恶性肿瘤患者家庭功能状况调查及影响因素分析[D]. 天津:天津医科大学,2010:1-64.

[9] 罗益滨,王新伟,陈德玉. 短节段与长节段内固定治疗退变性脊柱侧弯的 Meta 分析[J]. 中国骨与关节损伤杂志,2017,32(1):44-48.

[10] THOMPSON K L,ZIEGLER J,TRATE T.Superior Mesenteric Artery Syndrome[J]. Top Clin Nutr,2017,32(1):2-14.

[11] 郭海巍. 脊柱侧弯患者的睡眠呼吸质量[D]. 北京:北京协和医学院,2016:1-48.

[12] 黄金月. 高级护理实践导论[M]. 2 版. 北京:人民卫生出版社,2008:30-31.

（宁　宁　屈俊宏）

第四节　颈椎骨折合并脊髓损伤病人的高级护理实践

脊髓损伤(spinal cord injury,SCI)是指由于各种外力作用于脊柱所造成的脊髓压迫或断裂,是脊椎骨折最严重的合并伤,其发病突然,病程长,易致终生残疾,不仅严重影响病人的生活质量[1],也给家庭及社会带来沉重的负担,成为全球性医疗和社会问题。随着现代化进程加快,交通事故、运动外伤以及工伤事故发生率不断增加,脊髓损伤呈增加趋势。中国脊髓损伤人数已突破百万,并以每年 12 万的速度剧增[2]。近年来,随着脊髓损伤的基础研究、药物研究、外科治疗与康复研究的进展,人们发现脊髓损伤是可以通过早期、积极、正确的医疗和护理干预来预防和减轻的,而高级实践护士所提供的高质量的专科化护理服务更能使病人看到康复的希望。本案例总结了 1 例颈椎骨折合并脊髓损伤病人的高级护理实践。

一、案例背景

颈椎骨折伴脊髓损伤是最严重的颈部外伤之一,早期死亡率高,由于颈椎骨折而压迫脊髓腔,引起颈髓水肿,导致病人颈部疼痛僵硬、活动受限,使病人丧失全部或部分生活自理能力。脊髓是感觉、运动、自主神经系统的传导通路,因此脊髓损伤的主要症状是因传导通路的中断而引起的麻痹。脊髓损伤是目前全世界医学专家共同关注的严重损伤,也是现代医学界中难以攻克的课题,这种损伤往往造成病人不同程度的截瘫,严重影响病人心理健康、生活自

阅读笔记

理能力和参与社会活动的能力[3]。

研究表明，脊髓损伤有两种损伤机制参与，即原发性损伤（包括机械损害、出血等）和继发性损伤。原发性损伤发生在损伤后短时间内（一般认为 4h 内），是不可逆的。而脊髓继发性损伤在原发损伤后的数分钟到数天内逐渐形成，并伴随一系列的细胞内代谢和基因改变，有时继发性损伤产生的组织破坏程度甚至超过原发性损伤。因此，早期、全面的医疗干预和康复治疗对减轻病人脊髓损伤程度和提高今后的生活质量有极其重要的影响。

外科手术治疗是颈椎骨折伴脊髓损伤的常用方法，但是，颈椎骨折伴脊髓损伤手术危险性较高，病人的康复程度很大程度上取决于病人的伤情和治疗及护理方法是否得当，所以有效的护理是病人术后康复的主要影响因素之一。积极配合医生做好充分的术前准备、进行周密的术后护理，在最大限度上恢复病人机体功能，提高病人自理能力，一直是骨科护士共同关注和努力的方向[4]。

二、病例介绍

赵某，男，35 岁，因"3m 高处坠落致后颈部疼痛伴活动受限 5h"急诊来院，X 线、CT、MRI 检查结果示"颈 6～7 骨折伴脊髓损伤"于 2016 年 3 月 10 日平车入院。护理体检：T 38.5℃，P 80 次 /min，R 21 次 /min，BP 98/64mmHg，SpO$_2$ 95%。入科时病人神志清楚，痛苦面容，全身散在皮肤擦伤，头颈部活动受限，颈椎下段压痛、叩击痛，双侧上臂外侧、前臂桡侧刺痛，双手示指、中指、腕桡侧感觉麻木，双侧 Hoffmann 征（+），双上肢肌力 3 级，握力 3 级，颈 6 平面以下感觉完全丧失，双下肢肌力 0 级。伤后小便未解，予以保留导尿，引流出深黄色尿液约 400ml。入院时护理评估：Braden 压疮评分 11 分，NRS 疼痛评分 6 分，Autar 评分 8 分，Barthel 指数评分 0 分。急查血常规：白细胞（WBC）5.9×10^{12}/L，红细胞（RBC）98×10^9/L，血红蛋白（Hb）110g/L；血凝常规：凝血酶原时间（PT）10s。病人既往体健，否认高血压、糖尿病病史；否认药物、食物过敏史。

入科后即刻给予甲泼尼龙大剂量冲击、保胃、脱水消肿、营养神经及补充电解质等治疗；行颅骨牵引术，严密监测生命体征尤其是呼吸情况。完善相关术前检查，排除手术禁忌证后，于 3 月 16 日 8：00 在全麻下行颈 6～7 骨折颈椎后路切开复位内固定术，术毕 12：30 返回病房，予以补液抗感染、脱水消肿、营养神经及补充电解质等治疗。

三、评估分析

脊髓损伤病人多为突然遭受意外伤害并残留肢体功能障碍，造成长期病痛缠身，行动不便，生活难以自理，必然会产生严重的社会心理问题[5]。因此，在病人收治入科后应及时、准确、有效地对其进行全面评估，根据评估结果积极采取相应的干预策略，改善脊髓损伤可能对病人产生的不良后果，帮助其尽快进入病人角色，配合治疗和护理。根据该病人的特点，严格按照护理诊断的紧迫性和重要性提出了以下护理诊断：

1. 生命体征改变的可能　与颈脊髓损伤有关。

2. 疼痛　与骨折、神经损伤及周围软组织损伤有关。

3. 有脊髓损伤加重的危险　与颈椎骨折压迫脊髓有关。

4. 体温异常　与体温调节中枢受损有关。

5. 自理能力障碍　与脊髓损伤致肢体功能障碍有关。

6. 有废用综合征的危险　与截瘫、长期卧床有关。

7. 潜在并发症：深静脉血栓、感染、压疮、胃肠功能紊乱等。

8. 焦虑　与缺乏疾病知识、担心疾病预后、社会角色发生变化有关。

根据以上护理诊断，可针对性地应用以下几个评估工具对病人进行评估：

1. 脊髓损伤评定标准　应用美国脊柱脊髓损伤学会发布的第 7 版脊髓损伤神经学分类标准[6]（图 2-5）。

阅读笔记

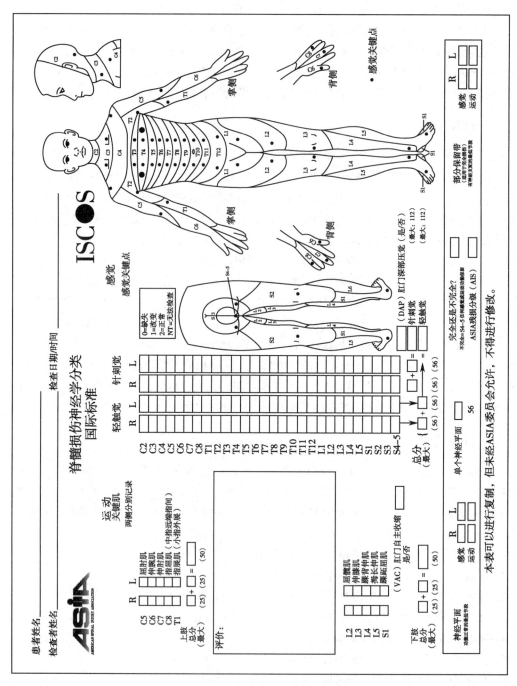

图 2-5 脊髓损伤神经学分类国际标准

阅读笔记

在收治急诊颈椎骨折伴脊髓损伤的病人时，应充分评估病人的损伤情况及身体状态，以便能够及时制订出合适的、必要的护理诊断。

2. 疼痛评估　脊髓损伤所致的截瘫或四肢瘫往往会严重危害病人的身体功能及生存质量，目前很多研究都主要致力于改善和提高病人的神经运动功能，但脊髓损伤后的疼痛症状一直以来是一种可能伴随病人终生并且难以治愈的顽疾。据报道，脊髓损伤后疼痛的发生率为11%~94%[7]，而最新的研究数据显示80%的脊髓损伤病人需经受疼痛的煎熬，其中 1/3 病人描述疼痛是难以耐受的[8]。除此以外疼痛往往会持续存在并随时间逐渐加重[9]。因此脊髓损伤后的疼痛会严重干扰病人的整个康复训练过程，是使其恢复正常社会生活的主要障碍之一。在评估脊髓损伤病人的康复进程中，除了对神经及功能的改善情况进行评估外，更重要的是需要评估其疼痛水平的变化情况。所以在临床上应使用合适的评估工具，目前最常用的评估脊髓损伤病人疼痛的工具或方法主要有下列几种：

（1）数字评分法（numerical rating scale，NRS）：用数字 0~10 代替文字来表示疼痛的程度，此评分适用于疼痛治疗前后效果的对比，准确简明，但不能用于没有数字概念的患儿。

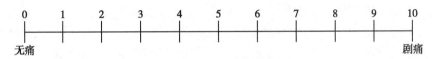

（2）Wong-Baker 面部表情评估法（modified Wong-Baker faces scale）：直观真实，没有文化背景的要求，常用于小儿及表达困难者，但需要观察者仔细辨识。

（3）按 WHO 的疼痛分级标准进行评估，疼痛分为 4 级：

0 级：指无痛。

1 级（轻度疼痛）：平卧时无疼痛，翻身咳嗽时有轻度疼痛，但可以忍受，睡眠不受影响。

2 级（中度疼痛）：静卧时痛，翻身咳嗽时加剧，不能忍受，睡眠受干扰，要求用镇痛药。

3 级（重度疼痛）：静卧时疼痛剧烈，不能忍受，睡眠严重受干扰，需要用镇痛药。

3. 颈椎 JOA 评分[10]　颈椎 JOA 评分见附录 16。我们采用颈椎 JOA 评分系统将急诊入院病人分为四型。对急性下颈椎损伤的病人在入院时、入院 6h 和术后进行量化分型。该系统主要从上肢感觉和运动功能、下肢感觉和运动功能、大小便功能等进行综合评价，满分 17 分。一型：无神经症状（17~13 分）；二型：有轻度神经症状（12~10 分）；三型：有中度神经症状（9~7 分）；四型：为重度下颈椎损伤（≤6 分）。若入院时和入院后 6h 评分不一致，以入院后 6h 为准。根据分型对病人进行不同的护理分级并采取护理措施。本案例病人属于四型。

4. Barthel 指数　Barthel 指数见附录 17。采用 Barthel 指数（Barthel index，BI）评定量表评定病人的日常生活活动能力。Barthel 指数包括 10 项不同的功能活动，分值 0~100 分，不同的得分可以反映病人不同程度的功能残疾，分数越高自理能力越强[11]。<20 分为极严重功能缺陷，生活完全依赖帮助；20~40 分为生活需要很大帮助；40~60 分为生活需要帮助；>60 分为生活基本自理。Barthel 指数得分 40 分以上者康复治疗的效益最大。

5. 焦虑评估　焦虑自评量表（SAS）[11]见附录 18。

四、干预策略

（一）治疗措施

目前临床上颈椎骨折合并脊髓损伤遵循的治疗原则是：

1. 尽早治疗　治疗应愈早愈好，伤后 6h 内是黄金时期，24h 内是急性期。

2. 整复骨折脱位。

3. 治疗脊髓损伤。

4. 预防和治疗并发症　包括呼吸系统、泌尿系统及压疮等并发症。

阅读笔记

5. 功能重建及康复　常用的治疗方案分为急性期和稳定期。急性期的主要治疗措施是安置病人,保持病人脊柱稳定,吸氧,维持生命体征平稳,在伤后 8h 内应用大剂量甲泼尼龙(MP)可以减轻脊髓损伤后继发性水肿,改善微循环,抑制脂质过氧化反应,减少氧自由基生成,减轻钙内流,维持神经元兴奋性,促进神经功能恢复。稳定期主要分为手术治疗和非手术治疗两种方案。手术的目的是解除脊髓压迫,恢复并维持脊柱稳定性,但无法使损伤的脊髓恢复功能。术后应继续观察四肢神经症状,避免发生硬膜外血肿等严重并发症[12]。非手术治疗旨在稳定脊柱,防止二次损伤,减轻脊髓继发性损伤,促进神经功能的恢复。

现在普遍认为,若要实现脊髓损伤后功能恢复,需要经过以下三个基本步骤[13]:

(1)损伤后神经组织的保护以及限制继发性损伤。

(2)利用外源性因素或者模拟表达的内源性因素激发或增强轴突的再生能力[14]。

(3)抑制可阻止神经修复的内源性因子的表达。

Fehlings 综合分析了美国国立急性脊髓损伤研究会的研究结果,将甲泼尼龙治疗指征和用法归纳如下:①发生非穿透性急性脊髓损伤 3h 内,第 1h 用药 30mg/kg,随后每小时给予 5.4mg/kg,治疗 24h;②发生非穿透性急性脊髓损伤 3～8h,第 1h 用药 30mg/kg,随后每小时给予 5.4mg/kg,治疗 48h;③发生非穿透性急性脊髓损伤超过 8h,禁止使用甲泼尼龙治疗;④发生穿透性急性脊髓损伤时禁止使用甲泼尼龙治疗。此方案已成为脊髓损伤后药物治疗的标准参考方案。

其次,神经营养因子(NTF)是修复中枢神经系统损伤的营养支持来源。神经营养因子包括多种,其中研究最多的是白细胞抑制因子(leukemia inhibitory factor,LIF)[15],目前在国外已经完成三期临床试验,在治疗脊髓损伤方面有广阔的应用前景。

知识链接

脊髓损伤治疗的研究进展——细胞移植与基因治疗

目前临床上的治疗方法尚不能满足病人的需要,近年来出现了一些新的治疗方法,给病人带来了一丝曙光。

1. 骨髓基质干细胞(marrow stroma cells,MSCs)移植　MSCs 是骨髓内造血干细胞以外的非造血干细胞,其概念是由德国病理学家 Cohnhein 于 1867 年首先提出的。MSCs 的低免疫原性使其在细胞移植治疗中具备巨大优势。目前认为 MSCs 移植治疗脊髓损伤的机制有:

(1)MSCs 分化为神经细胞,起到结构和功能的"代替作用"。

(2)植入的 MSCs 与邻近神经组织相互作用,产生某些细胞因子如脑源性神经营养因子、白介素等,这些细胞因子可以提高神经元存活率、介导轴突生长,从而促进神经功能修复。

(3)MSCs 填补损伤部位,完成上行下传功能的重建,移植时创造抑制胶质细胞再生、保护神经细胞体存活、促进自体神经细胞再生的微环境。

(4)MSCs 可分化为血管内皮细胞和神经细胞,有利于受损区神经、血管组织的修复。MSCs 移植的最佳时机是在脊髓损伤后 9d 左右,这时的微环境比较适合神经干细胞的生长和分化。移植的方法主要有:细胞悬液立体定位注射法、腰穿细胞悬液注射法、静脉内细胞悬液输入法和诱导分化后移植。国内有学者已经证实在体外能够诱导 MSCs 向神经细胞分化,也有学者将 MSCs 与定向诱导的神经元样细胞联合移植,并取得了相对满意的效果。

2. 基因治疗　基因治疗脊髓损伤的基本原理是利用转基因技术将某种特定的基因转移到病人体内,使其在体内表达的基因产物发挥预定的生物学效应,从而促进脊髓损伤组织学和神经功能的恢复。目前,基因治疗包括体内直接转基因治疗和细胞介导的基因治疗。

阅读笔记

（二）护理措施

针对该病人，颈椎骨折伴颈髓损伤后对病人进行的认真细致的护理和观察，对病人早日康复有重要的意义。

1. 维持呼吸循环功能

（1）密切观察呼吸型态、呼吸频率，注意有无发绀、烦躁及呼吸困难。监测血气分析，必要时气管切开，使用呼吸机辅助呼吸。床边备好各种急救药物和器械。

（2）保持呼吸道通畅，行雾化吸入，必要时吸痰，防止发生坠积性肺炎或窒息。

（3）鼓励病人做深呼吸运动和咳嗽练习，以腹式呼吸为主。

（4）定期协助轴线翻身，改变体位。

（5）摄取充足的水分。

2. 饮食护理及肠道管理　脊髓损伤后累及交感或副交感神经中枢时，即可出现消化道功能紊乱，表现为胃肠动力不足，空腔脏器充盈胀满，肠蠕动减慢和肛门括约肌障碍，常发生腹胀和便秘，严重影响病人的食欲。少数病人由于交感神经过度兴奋及内脏神经受抑制，可发生应激性溃疡、麻痹性肠梗阻和急性胃扩张。遵循《美国脊髓损伤后肠道功能障碍处理指南》[16]对病人的胃肠道功能进行评估和处理。营养支持治疗可提供足够的热量、蛋白质以恢复细胞免疫功能，纠正免疫受损，增强机体免疫力，减少伤后感染的发生。无明显腹胀时，应尽可能于伤后 1～2d 开始进食，并辅以静脉营养，以维持肠黏膜的完整性和免疫功能[17]。具体护理措施如下：

（1）早期进食，少量多餐，给予高蛋白、高热量、高维生素、富含纤维素、易消化饮食，避免产气食物的摄入。

（2）有腹胀时应禁食，并给予静脉补液，必要时行胃肠减压，予以静脉营养支持。

（3）预防性应用制酸剂。

（4）应保证病人饮水量在 1 500ml/d 以上。

（5）以脐部为中心顺时针环形按摩腹部 3～4 次/d，15～30min/次，以促进肠蠕动。

（6）嘱病人养成定时排便的习惯，每餐后可戴手套定时为病人扩张肛门，以刺激肛门括约肌引起反射性肠蠕动，加快反射性排便形成。便秘时，可用开塞露或肥皂水灌肠等方法刺激排便，或口服抗便秘药物，排便间隔以 1～2d/次为宜。

3. 维持正常体温　颈脊髓损伤病人由于自主神经系统功能紊乱，丧失对外界环境温度的调节和适应能力，常出现高热达 40℃ 以上或体温不升，应密切注意体温变化。高热时，一般采用物理降温方法；体温不升时，则给予加盖棉被、喝温热饮料等保暖措施，禁忌使用热水袋，以免烫伤。

4. 保护脊髓功能防止再损伤

（1）卧硬板床，保持脊柱平直。使用沙袋固定头部。

（2）轴线翻身，防止脊柱扭曲。

（3）颅骨牵引时保持有效牵引，牵引重量不能随意增减，牵引针眼消毒，每日 2 次。

（4）按医嘱使用药物，观察用药反应。

5. 并发症的预防

（1）深静脉血栓形成：血栓性静脉炎发生在颈脊髓损伤病人，常见于卧床时间久和血循环缓慢。其真正的危险是栓子脱落，进入肺静脉，造成肺栓塞。

1）双下肢抬高体位。

2）每日规律性协助病人进行关节活动。

3）定期测量双下肢周径。

4）被动活动时，防止过度牵拉动作。以防止髂、腹股沟静脉血栓形成。

阅读笔记

5）密切观察病情，深静脉血栓的治疗重在早期发现、早期处理。

（2）预防肺部并发症

1）定时翻身，拍背，鼓励病人深呼吸及咳嗽。

2）雾化吸入，每日2次，以利于排痰。

3）注意保暖，防止受凉而诱发呼吸道感染。

4）保持口腔清洁，协助刷牙、漱口或口腔护理。

（3）预防尿路感染：脊髓损伤后，病人排尿功能紊乱或丧失，表现为尿潴留或尿失禁。

1）尿潴留时留置导尿管。妥善固定尿管，保持引流通畅。每周更换抗反流尿袋。

2）鼓励病人多饮水，饮水量不少于2 500ml/d，保持尿量在1 500ml/d以上。

3）注意保持会阴部清洁。

4）训练膀胱功能。导尿管夹闭，每3～4h开放一次，以避免膀胱痉挛及感染，或尽早停止留置尿管后采用间歇导尿方法。

5）监测体温。

6）定期检查泌尿系超声、尿常规、中段尿培养、尿流动力学。

（4）预防压疮：脊髓损伤病人由于损伤平面以下皮肤感觉丧失，神经营养功能差，极易发生压疮。

1）定时变换体位，勤翻身，2～3h/次，避免局部皮肤长时间受压。

2）使用软枕或敷料保护骨隆突处。

3）保持床单元清洁平整，使用防压疮床垫。

4）改善病人全身营养状况。

5）向病人及家属进行预防压疮的教育，做好皮肤的护理。

6）促进已破损皮肤的愈合。

6. 康复功能锻炼　颈椎骨折合并脊髓损伤者其瘫痪肢体非常容易发生肌肉萎缩、关节僵硬或足下垂等畸形，要指导病人进行功能锻炼。有条件者可请康复医师协助。其方法包括已瘫痪与未瘫痪肢体的肌肉和关节活动。

（1）进行瘫痪肢体的被动运动，包括上肢肩、肘和腕关节，下肢髋、膝和踝关节的全范围活动，防止关节畸形，影响肢体功能。锻炼3～4次/d，15～20min/次。

（2）进行肌肉按摩，以促进血液循环。

（3）进行健侧肢体的主动运动。

7. 心理护理　病人由于发生肢体功能障碍或瘫痪，丧失生活、工作能力，给自己和家属造成心理和生活上的沉重负担。病人常产生绝望、焦虑或愤怒等心理反应。因此，要多与病人沟通，注意其心理反应，给予心理疏导和心理支持，逐步向病人解释病情，使其面对现实，配合治疗和护理，争取有最好的功能恢复结果。同时鼓励病人家属和亲友多关心、多照顾病人，使病人树立对生活、工作的信心。

五、效果评价

2016年3月25日病人神志清楚，精神佳，颈部已固定，伤口敷料干燥，T 36.5℃，P 80次/min，R 16次/min，BP 118/72mmHg，SpO$_2$ 99%。双侧上臂外侧、前臂桡侧疼痛及双手示指、中指、腕桡侧感觉麻木已明显好转，双侧Hoffmann征（+），双上肢肌力4级，握力4级，颈6平面以下出现针刺感，双下肢肌力2级。保留导尿管1根，尿色清。复查血常规：白细胞（WBC）5.9×10^{12}/L，红细胞（RBC）127×10^9/L，血红蛋白（Hb）132g/L；血凝常规：凝血酶原时间（PT）10s。颈椎X线检查示颈6～7骨折术后改变。护理体检：Braden压疮评分11分，NRS疼痛评分2分，Autar DVT评分12分，ADL Barthel指数0分。于当日转康复科继续进行治疗。

阅读笔记

六、案例总结

本案例为颈椎骨折合并脊髓损伤病人的高级护理实践,此类损伤具有伤势严重、伤情复杂、伤残率高的特点,病人的康复和护理往往需要很长时间[18]。对颈椎骨折伴有脊髓损伤的病人进行更有针对性的个性化护理,以适应临床护理的工作要求[19],帮助病人尽快恢复功能,早日回归社会。

1. 甲泼尼龙冲击疗法与病情监测　该案例在伤后 5h 急诊来院,根据脊髓损伤诊治指南,评估病人伤情和一般情况(身高 178cm,体重 78kg),为减轻脊髓损伤后的继发性水肿,立即给予甲泼尼龙 2 340mg+ 生理盐水 100ml 15～30min 静脉滴注;45min 后给予甲泼尼龙 9 680mg+ 生理盐水 1 000ml 静脉滴注维持治疗 23h。卧于骨科专用床,保持脊柱稳定,吸氧、心电监护,监测生命体征。大剂量甲泼尼龙可产生消化道出血等并发症,目前临床常通过联合用药来降低并发症的发生率,如应用奥美拉唑保护胃黏膜。

2. 预防并发症的护理　病人因颈椎骨折合并脊髓损伤导致肢体功能、感觉和大小便功能障碍,疾病期间尤其是急性期做好并发症预防对其病程转归有深远的意义。因此,包括每班评估、观察病情,及时听取主诉,做好预防深静脉血栓形成、肺部感染、尿路感染、压疮等并发症的措施。

3. 心理护理　病人由于意外受伤致突发肢体功能障碍或瘫痪,丧失生活工作能力,导致剧烈的心理反应。因此,在病人整个住院期间护理人员要注意其心理反应,及时给予心理疏导和心理支持,鼓励家属及亲友多照顾病人,使病人树立康复的信心。

4. 康复功能锻炼　颈椎骨折合并脊髓损伤者其瘫痪肢体非常容易发生肌肉萎缩、关节僵硬或足下垂等畸形,要根据病人病情制订合理的康复锻炼计划,临床上主要通过肢体按摩、被动运动、主动运动和一些物理康复手段为病人进行康复功能锻炼。但随着加速康复理念的推广,科室开展多学科合作化医疗[20],目前我科有康复医师协助进行病人的康复训练,从而有效降低并发症,最大限度地帮助病人恢复运动功能和生活自理能力。

通过该案例的护理,给我们带来了一些经验和启发。脊髓损伤是脊柱骨折或脱位的严重并发症,对外伤性脊髓损伤病人若护理措施不当,对疾病发展及预后将会产生不良影响。因此,护理的重点是积极抢救、正确搬运、合理治疗、密切观察病情变化、预防并发症、做好对症护理。做好心理护理是稳定病人情绪的关键,做好饮食护理和生活护理也可以预防并发症,预防并发症的发生对疾病的转归有非常大的帮助。

参考文献

[1] 杜春萍,梁红锁. 康复护理技术[M]. 北京:人民卫生出版社,2014:211.

[2] 于铁强,冯世庆. 216 例外伤性脊髓损伤住院患者流行病学分析[J]. 中国骨与关节损伤杂志,2010,25(7):583-585.

[3] 陈玉梅,刘凡,张改. 不同延续性护理方式对脊髓损伤患者生存质量及康复的影响[J]. 中国脊柱脊髓杂志,2016,26(8):741-744.

[4] 方青,何清义,吴新军. 脊柱骨折伴脊髓损伤患者的康复护理[J]. 中国伤残医学,2012,20(1):26-27.

[5] 陈莉莉,蔡洁,王红. 医务社会工作者参与康复护理对脊髓损伤患者功能独立性和生命质量的影响[J]. 护理学报,2012,19(6A):35-38.

[6] 李建军,王方永. 脊髓损伤神经学分类国际标准[J]. 中国康复理论与实践,2011,17(10):963-972.

[7] EHDE D M, JENSEN M P, ENGEL J M, et al.Chronic pondary to disability: a review[J]. Clin J Pain, 2003,19(1):3-17.

阅读笔记

[8] FEHLINGS M G，WILCOX J T.Spinal cord injury and pain[J]. J Neurosurg Spine，2011，15（6）：579-580.

[9] SIDDALL P J，MCCLELLAND J M，RUTKOWSKI S B，et al.A　longitudinal study of the prevalence and characteristics of pain in the first 5 years following spinal cord injury[J]. Pain，2003，103（3）：249-257.

[10] YONENOBU K，ABUMI K，NAGATA K，et al.Interobserver and intraobserver reliability of the Japanese Orthopaedic Association scoring system for Evaluation of cervical compression myelopathy[J]. Spine，2001，26（17）：1890-1894.

[11] 汪向东. 心理卫生评定量表手册[M]. 北京：中国心理卫生杂志，1999.

[12] 李建军，杨明亮，杨德刚，等. "创伤性脊柱脊髓损伤评估、治疗与康复"专家共识[J]. 中国康复理论与实践，2016，23（3）：274-287.

[13] JAERVE A，SCHIWY N，SCHMITZ C，et al. Differential effect of aging on axon sprouting and regenerative growth in spinal cord injury[J]. Exp Neurol，2011，231（2）：284-294.

[14] PLEMEL J R，KEOUGH M B，DUNCAN G J，et al. Remyelination after spinalcord injury：is it a target for repair[J]. Prog Neurobiol，2014，117：54-72.

[15] GRESLE M M，ALEXANDROU E，WU Q，et al. Leukemia inhibitory factor protects axons in experimental autoimmune encephalomyelitis via an oligodendrocyte-independent mechanism[J]. PLOS one，2012，7（10）：e47379.

[16] 徐青，高飞，王磊，等. 脊髓损伤后肠道功能障碍：美国临床实践指南解读[J]. 中国康复理论与实践，2010.16（1）：83-86.

[17] 胡志伟，陈亚平. 脊髓损伤患者营养代谢状况的研究进展[J]. 中国康复理论与实践，2016，22（12）：1408-1411.

[18] 王鑫钰，陶蕾，崔镇海，等. 骨科康复护理在脊柱脊髓损伤术后的应用[J]. 长春中医药大学学报，2017，33（1）：130-132.

[19] 谭护群，宋苏闽，欧杏枝，等. 不完全性脊髓损伤患者的个体化分阶段护理[J]. 中国脊柱脊髓杂志，2017，27（3）：254-257.

[20] 唐星明，唐刘蕴泉，黎介寿. 加速康复外科理念提升医院管理能力[J]. 中华医院管理杂志，2017，33（1）：72-74.

（邹叶芳）

第五节　人工全髋关节置换术后病人的高级护理实践

随着年龄的增长，结缔组织的老化，髋关节骨性关节炎已成为骨科常见疾患之一。人工全髋关节置换术目前已成为治疗严重髋关节病变和老年股骨颈骨折的主要治疗手段，在缓解病人疼痛、改善关节功能、减少卧床并发症等方面发挥了积极的作用。但术后髋关节脱位、下肢深静脉血栓形成、感染、假体周围骨折等并发症的发生，不但增加了病人的治疗费用，同时也给病人、医护人员及社会带来负担[1]。因此，加强围手术期相关危险因素评估及干预是手术成功及顺利康复的保证。本案例总结 1 例髋关节骨性关节炎行人工全髋关节置换术后病人的高级护理实践。

一、案例背景

髋关节骨性关节炎是一种慢性进行性骨关节病，也是骨科常见疾患，多见于老年人，发病率随年龄增长而增高，是以慢性进行性软骨变性和软骨下及关节周围新骨形成为主要特点的退行性疾病[2]。人工全髋关节置换术具有解除疼痛，维持关节稳定，改善和恢复关节功能的重要作用。相关研究证明，对病人进行风险评估及护理干预是全髋关节置换术极为关键的

阅读笔记

环节[3]。及早进行护理干预不仅能够有效巩固手术效果，加速关节功能恢复，而且对防止发生术后并发症意义重大[4,5]。

二、病例介绍

病人吴某，女，65岁，汉族，已婚，因"右髋部疼痛伴活动受限7年加重1年"来院就诊，拟诊为"右髋骨性关节炎"于2017年5月9日收住我科。病人既往有高血压病史10年，规律服药，无外伤手术史，无输血史，否认药物、食物过敏史。入院评估：T 36.7℃，P 76次/min，R 17次/min，BP 135/85mmHg，Braden评分21分，Morse评分15分，VAS评分2分，Caprini评分7分，ADL评分75分，BMI为18kg/m²，营养NRS2002评分3分，Harris评分55分。术前血红蛋白98g/L，白蛋白34g/L，给予促红细胞生成素注射、口服铁剂及肠内营养粉，穿着梯度压力弹力袜，低分子肝素抗凝。

完善相关检查于2017-05-12在全麻下行"右人工全髋关节置换术"，手术时间80min，术中出血450ml。术毕返病房。神志清，经鼻导管3L/min吸氧，T 36.1℃，P 86次/min，R 19次/min，BP 112/63mmHg，放置伤口引流管1根，通畅。Braden评分17分，Morse评分35分，VAS评分4分，Caprini评分12分，营养NRS2002评分3分。予以镇痛、补液抗感染、保护胃黏膜、补充水及电解质治疗。术后1h后复评VAS评分为1分。术后2h协助饮开胃汤200ml。术后第1d给予低分子肝素皮下注射抗凝，床边功能锻炼指导。双下肢彩色超声提示血流通畅，持续使用间歇式充气压力泵。术后第2d血常规示：HGB 73g/L，生化检查结果示：ALB 30g/L，补充悬浮少白细胞红细胞400ml，血浆200ml扩容，维持脏器血液灌注，保证充足的氧供。补充人血白蛋白，联系营养科制订营养餐。术后第3d床边坐起训练，术后第5d复查HGB 88g/L，ALB 35g/L，指导病人使用助步器在病室内行走，进行步态训练。

三、评估分析

术后保持正确的体位，依据手术时间、术中出血量等情况，快速、准确地对病人进行全面的评估，根据评估结果及时采取相应的干预策略，保持生命体征平稳，并结合病情变化进行动态评估。根据该病人的特点，严格按照护理诊断的紧迫性和重要性提出了以下护理诊断：

1. 疼痛　与手术创伤有关。
2. 组织灌注量不足　与手术导致体液丢失、隐性失血引起有效循环血量减少有关。
3. 营养失调：低于机体需要量　与术后机体消耗增加等有关。
4. 知识缺乏：缺乏术后康复锻炼相关知识。
5. 潜在并发症：假体脱位、下肢深静脉血栓形成等。

根据以上护理诊断，可针对性地应用以下几个评估工具对病人进行评估：

1. 视觉模拟评分法（visual analogue scale，VAS）　即VAS疼痛评分，该法比较灵敏。VAS疼痛评分标准（0~10分）0分：无痛；3分以下：有轻微的疼痛，能忍受；4~6分：病人疼痛并影响睡眠，尚能忍受；7~10分：病人有渐强烈的疼痛，疼痛难忍，影响食欲，影响睡眠。

2. Harris评分系统　Harris评分是一个广泛应用的评价髋关节功能的方法，常常用来评价保髋和关节置换的效果。此评定包括疼痛、功能性活动、髋关节畸形、髋关节活动范围4项内容，在评分中的权重依次为44%、47%、4%、5%。满分100分，90分以上为优良，80~89分为较好，70~79分为尚可，小于70分为差。

3. 隐性失血　由于全髋关节置换手术创伤引起血液大量进入组织间隙，积留在关节腔，还有一部分为假体和肌肉周围形成的血肿，以及由于溶血作用所导致的血红蛋白丢失，这种现象称为隐性失血。

阅读笔记

知识链接

隐性失血量的计算

　　研究结果表明，隐性失血量与病人的年龄、病种、手术部位和手术方案、止血带造成的再灌注损伤、围手术期渗血、溶血、术后抗凝剂的使用和康复功能锻炼等多个因素有关[6-8]。计算公式：

　　术前血容量=k1×身高（m）+k2×体重（kg）+ k3。

　　男性：k1=0.3669，k2=0.0322，k3=0.6041；女性：k1=0.3561，k2=0.0331，k3=0.1833。

　　总失血量=术前血容量×（术前血细胞比容值－术后血细胞比容值）。

　　隐性失血量=总失血量－显性失血量+异体输血量（输血量以输入红细胞1U相当于200ml全血计算）。

　　营养评价的指标较多，血清营养学指标检测是最常用的指标。营养不良评价标准：总蛋白 < 65g/L，白蛋白 < 35g/L，前白蛋白 < 200mg/L，转铁蛋白 < 2 000mg/L，淋巴细胞计数 < 20×10^8/L，淋巴细胞百分比 < 20%，男性血红蛋白 < 120g/L，女性血红蛋白 < 110g/L。

知识链接

评估病人营养状况的方法

　　除血清营养学指标检测评估外，还有许多评估方法，如：

　　微型营养评价法（MNA）：由经过培训的专人在病人入院48h内应用Guigoz等提出的微型营养评价法评分量表进行营养风险评估。评分标准：微型营养评价法评分≥24.0为营养良好，23.5～17.0为潜在营养不良，微型营养评价法评分 < 17.0分为营养不良。传统营养学指标检测：

　　1.体重指数　体重指数=体重（kg）/[身高（m）]^2，正常值为18.5～24.9kg/m^2。

　　2.小腿腓肠肌围　周径 < 31cm提示营养不良。

　　3.肱三头肌皮褶厚度　男性肱三头肌皮褶厚度正常参考值≥8.4mm，女性为≥15.3mm。

　　4.上臂肌围　≥6岁男性上臂肌围正常参考值≥25.3cm，女性≥23.2cm。

　　没有任何一种单一的指标或评价方法能够明确病人的营养状况，营养评价应包括主观与客观两方面的综合性评价[9-16]。

　　4. Caprini评分　根据《中国骨科大手术静脉血栓栓塞症预防指南》及美国胸科医师协会《抗栓与血栓预防指南》推荐，使用Caprini血栓风险评估评分量表，对人工髋关节置换术后病人发生下肢深静脉血栓的风险进行评估，风险分级：低危、中危、高危、极高危。

四、干预策略

　　1.改善循环灌注　该病人术后6h生命体征改变，出现血压下降，脉压小，心率加快，实验室检查血红蛋白下降，提示血容量不足，与病人体液丢失、隐性出血有关。目前有较多关于隐性失血的报道，但隐性失血的具体机制还不明确。主要有以下几点：①溶血反应引起的血红蛋白丢失[17]。②血液残留到组织间隙及积留在关节腔中。③红细胞在手术创伤中的损伤。④手术方面：包括软组织分离显露、术中截骨、髓腔开放和扩髓、术中止血不彻底等。⑤药物

阅读笔记

影响：主要是抗凝药物的使用，增加了术中和术后的出血量。⑥其他途径的失血：最常见的为应激性溃疡导致消化道出血。由于病人血液、体液的丢失，引起血管内有效循环血容量急剧减少，最终导致血压下降和微循环障碍，致使组织灌注不良、细胞供氧不足和氧利用异常、细胞功能及代谢异常，严重时可造成重要脏器功能丧失甚至病人死亡[18]。因此，应迅速进行液体治疗，补充血容量，恢复有效循环血量，增加组织灌注，严密观察病人生命体征变化并做好记录。

2. 疼痛管理　人工髋关节置换术的目的是缓解疼痛和改善功能。引起疼痛的主要原因常分为三大类：关节外源性因素、关节内源性因素和其他因素。术后早期的疼痛主要与手术创伤有关，病人术毕返病房，VAS量表评分4分，立即给予静脉推注镇痛药物。1h后复评，VAS量表评分1分。按骨科疼痛管理规范，每日定时对病人进行疼痛评估，根据VAS量表评分给予相应的处理。丹麦的一项最新研究调查发现，人工全髋关节置换术后慢性疼痛发生率高达28.1%，有12.1%的病人由于慢性疼痛影响到了日常生活，导致初次人工全髋关节置换手术疼痛的原因包括无菌性松动、骨溶解、脱位、感染、假体周围骨折、假体断裂等[19]。对于术后疼痛的原因，应仔细辨别分析，给予针对性处理。

3. 康复锻炼指导　人工全髋关节置换术后患肢功能的恢复程度，不仅取决于假体的选择和关节置换手术的技术水平，术前及术后的康复训练更是在其中起着重要作用[20]。刘震[21]等指出，病人的性别、年龄、肥胖度、术前活动能力、基础疾病决定病人对康复训练的耐受性、依从度及对功能恢复的期望值不同。所以规范化执行康复训练程序的同时，也要注意因人而异，尽可能针对每位病人制订个体化的康复训练计划。同时，在执行计划时还应根据个体情况变化随时进行调整。术后康复训练中，应坚持活动量由小到大、时间由短到长，频率由少到多、由被动运动到主动运动逐渐过渡的原则。训练强度以病人能接受为宜，避免在康复治疗中发生损伤。

髋关节的功能训练固然重要，全身的功能训练也是必不可少的。因为人体的每个动作需要许多肌肉的协调作用来共同完成。另外，全面的训练可以促进机体的新陈代谢，对其他重要脏器的康复也有重要作用，所以在康复训练中应有全面的观念。针对该病人制订了锻炼计划：麻醉清醒后主动进行踝泵运动、股四头肌及臀肌等长缩运动，保持10s，20次/组，3～5组/d。术后1～3d，继续上述锻炼，增加屈膝屈髋及髋外展训练，保持5～10s，10次/组，3～5组/d。术后4～7d，增加直腿抬高训练，脚跟抬离床面40～50cm，坚持5～10s，10～20次/组，3～5组/d。术后第3d练习床边坐起，根据术后恢复情况，于术后第5d使用助行器行走锻炼，指导步态锻炼。病人术后肢体恢复需要较长时间，康复锻炼是一个由多学科共同参与的系统化的团队治疗过程，贯穿整个治疗的始终。

4. 营养支持　由于手术创伤、组织修复等造成机体分解代谢增强，使机体消耗大量蛋白质，同时，病人阶段性卧床影响消化和吸收功能，正常生活规律发生改变。活动量减少以及肠胃蠕动缓慢使营养摄入减少，机体处于负氮平衡状态，最终造成术后营养不良，组织修复愈合的能力低下，延缓伤口愈合[22]，增加住院天数。人工髋关节置换术后补充所需的各种营养物质，可起到直接或间接治疗疾病的作用，提高机体组织修复能力，促进伤口愈合，加快康复[23]。根据该病人营养指标，术前给予口服肠内营养粉和饮食指导。术后静脉补充人血白蛋白，并根据所需热量，联系营养科制订营养餐，以满足机体需要。

5. 预防并发症　髋关节脱位是人工全髋关节置换术后最常见的并发症之一，好发于术后早期，危险因素主要包括病人因素、手术因素、假体设计、软组织张力等。对病人在日常生活及活动上有一定的限制。在搬运、卧床翻身、功能锻炼过程中，髋关节要维持外展中立位，避免髋关节过度屈曲、内收。

下肢深静脉血栓形成原因主要是因为下肢静脉血流较为缓慢、静脉壁受损以及血液高凝

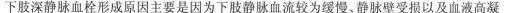

状态等[24]。实施人工全髋关节置换术时，病人肢体固定时间较长，关节处于屈曲状态过久，导致静脉血流速度缓慢[25]，手术中牵拉变性，创伤压迫导致静脉内膜损伤共同造成下肢深静脉血栓形成。手术对血栓形成的影响是不可避免的，根据病人血栓危险因素评估结果，术后在主动活动的基础上还应进行物理预防，并应用相应药物实施预防性治疗[26]。

国内骨科手术后预防静脉血栓栓塞综合征的指南中指出，人工髋关节置换后预防下肢深静脉血栓形成有 3 种方法：①基本预防；②物理预防；③药物预防。三种方法要联合使用。物理性预防常使用梯度压力袜、间歇式充气压力装置，药物性预防常使用低分子肝素药剂，国内外大量的研究表明，人工全髋关节置换术后必须常规给予抗凝药物预防下肢深静脉血栓的形成[27-29]。

五、效果评价

病人入院后，经过充分的术前准备，顺利完成手术。术后密切观察病情变化，实施预见性护理，住院期间未发生髋关节脱位、深静脉血栓形成等并发症。术后髋关节疼痛明显减轻，静息时 VAS 评分在 0～1 分，功能锻炼时 VAS 评分在 1～2 分。病人掌握功能锻炼方法，能使用助行器病室走廊内行走。出院前营养指标接近术前水平。ADL 评分由术前的 75 分提高至出院前的 90 分，病人生活质量明显改善。

六、案例总结

此案例为髋关节炎行人工全髋关节置换术后的高级护理实践，病人髋关节疼痛、功能受限明显，严重影响生活质量。

随着病人年龄的增加，其主要器官功能减退，机体对外界的抵御能力和屏障作用下降，对创伤的耐受能力降低，病人的营养状况与术后康复息息相关。对于骨科老年病人，入院后要进行营养风险评估，针对存在的问题及早补充调整。

隐性失血是全髋关节置换手术普遍存在的现象。年龄是隐性失血风险增加的主要变量，因此，老年病人是发生隐性失血的易感人群[30]。术后要密切观察生命体征、实验室检查结果、患肢肿胀及引流情况，及早进行干预并加强动态观察。

关节置换手术为深静脉血栓发生的高危人群，对于高出血风险的病人，药物预防会使围手术期的出血量和产生并发症的风险增加，不推荐使用。当高出血风险下降时再采用[31-32]，主要措施以综合预防为主。人工髋关节置换术后，康复锻炼在患肢功能恢复过程中起着重要的作用，个体化康复训练应贯穿术前—术中—术后—居家全过程。

参考文献

[1] 蒲川成，冉学军，覃勇志，等. 人工髋关节置换术后慢性感染的危险因素分析[J]. 实用骨科杂志，2017，23（7）：640-642.

[2] 车彪. 髋关节骨性关节炎的诊断和治疗进展[J]. 中国骨与关节损伤杂志，2011，24（7）：635-636.

[3] 杨新平. 全髋关节置换患者护理风险事件原因分析及对策[J]. 中外医学研究，2012，10（20）：71-72.

[4] 王迎春，杜少兰，齐维萍，等. 全髋关节置换患者护理风险事件发生原因及对策[J]. 临床医学研究与实践，2016，1（11）：161-162，174.

[5] 武天舒，李雪，郭新荣，等. 人工全髋关节置换术患者功能康复及护理干预研究进展[J]. 国际护理学杂志，2014，33（4）：734-736.

[6] SMORGICK Y，BAKER K G，FISCHGRUND J S.Hidden blood loss during posterior　Spine fusion surgery in response to the letter by ZhiNan et al[J]. Spine J，2015，15（9）：2114-2115.

[7] REN Z，LI S，HUI S，et al.Letter concerning "hidden blood loss during posterior spine fusion surgery"[J].

阅读笔记

Spine J,2015,15(9):2113-2114.

[8] ZHAO J,LI S,ZHENG W,et al.low body mass index and blood loss in primary total hip arthoplasty: results from 236 consective ankylosing spondylitis patients[J]. Biomed Res Int,2014:742393.

[9] CELIKTAS M,KOSE O,TURAN A,et al.Conversion of hip fusion to total hip arthroplasty:clinical, radiological outcomes and complications in 40 hips[J]. Arch Orthop Trauma Surg,2017,137(1):119-127.

[10] NIKKEL LE,FOX EJ,BLACK KP,et al.Impact of comorbidities on hospitalization costs following hip fracture[J]. J Bone Joint Surg Am,2012,94(1):9-17.

[11] SULLIVAN K J,HUSAK L E,ALTEBARMAKIAN M,et al.Demographic factors in hip fracture incidence and mortality rates in California,2000—2011[J]. J Orthop Surg Res,2016,11(1):4.

[12] MAHARLOUEI N,ATEFI S,NAMAZI H,et al.The incidence of hip fracture in Shiraz,Iran:a promising rate comparing to previous studies[J]. Osteoporos Int,2017,28(9):1-5.

[13] BODDAERT J,RAUX M,KHIAMI F,et al.Perioperative management of elderly patients with hip fracture[J]. Anesthesiology,2014,121(6):1336-1341.

[14] BODDAERT J,COHEN-BITTAN J,KHIAMI F,et al.Postoperative admission to a dedicated geriatric unit decreases mortality in elderly patients with hip fracture[J]. PLoS One,2014,9(1):e83795.

[15] SARGENTO L,LONGO S,LOUSADA N,et al.The importance of assessing nutritional status in elderly patients with heart failure[J]. Curr Heart Fail Rep,2014,11(2):220-226.

[16] PEREZ DURILLO FT,RUIZ LOPEZ MD,BOUZAS PR,et al.Nutritional status in elderly patients with a hip fracture[J]. Nutr Hosp,2010,25(4):676-681.

[17] YANG Y,LV Y M,DING P J,et al.The reduction in blood loss with intra-articular injection of tranexamic acid in unilateral total knee arthroplasty without operative drains:a randomized controlled trial[J]. Eur J Orthop Surg Traumatol,2015,25(1):135-139.

[18] 程越,思永玉. 低血容量性休克容量复苏的研究进展[J]. 中国老年学杂志,2016,36(11):2817-2819.

[19] CLASSEN T,ZAPS D,LANDGRAEBER S,et al.Assessment and management of chronic pain in patients with stable total hip arthroplasty[J]. Inter Orthopaedics,2013,37(1):1-7.

[20] 王宇,张攀,韩文锋,等. 快速康复理念在髋关节置换围手术期中的应用[J]. 实用骨科杂志,2017, 23(2):110-113.

[21] 孙荣瑾,张玲,张艳,等. 老年人髋关节置换术后的护理及康复指导[J]. 吉林医学,2014,35(27): 6107-6108.

[22] 王莉,张文青,孟捷. 肠内营养支持老年股骨颈骨折患者的效果观察[J]. 中国当代医药,2012,19 (11):191-192.

[23] 常岚. 系统营养支持治疗对老年髋关节置换术后患者营养状况的影响[J]. 医学信息,2015,28(37): 219-219.

[24] 李彩红,胥泽红. 髋关节置换术预防血栓形成的护理干预[J]. 中国伤残医学,2015,(19):177-178.

[25] MANLY DA,BOLES J,MACKMAN N.Role of tissue factor in venous thrombosis[J]. Ann Rev Phys, 2011,(73):515-525.

[26] 戴金花,陆静波,张孝云,等. 分层搭扣式脚垫预防全髋关节置换术后下肢深静脉血栓的效果评价 [J]. 中国实用护理杂志,2013,29(7):29-30.

[27] 杨军,王毅. 创伤病人深静脉血栓预防的监测与个体化治疗[J]. 中华创伤杂志,2012,28(11):1054-1056.

[28] 阿尖措,王喜民,张建宁,等. 低分子肝素钠预防高海拔地区骨科手术后下肢深静脉血栓的研究[J].

阅读笔记

高原医学杂志,2013,23(1):40-43.

[29] 杨卫国.利伐沙班预防骨科大手术后下肢深静脉血栓形成的效果[J].临床医学研究与实践,2017,2(11):12-13.

[30] MYINT M W, WU J, WONG E, et al.Clinical benefits of oral nutritional supplementation for elderly hip fracture patients: a single blind randomised controlled trial[J]. Age Ageing, 2013, 42(1): 39-45.

[31] 赵辉,吴海山,吴宇黎,等.延长疗程利伐沙班预防初次髋关节置换术后静脉血栓栓塞症的临床观察[J].中华骨与关节外科杂志,2016,9(1):31-34.

[32] 马致远,邵晓玲.全髋关节置换术后下肢深静脉血栓形成的预防及护理[J].当代临床医刊,2016,29(6):2719.

（朱红霞）

第六节　快速康复外科理念应用于胃癌根治术病人的高级护理实践

近十年来,快速康复外科的理念在国内外被极力推广,在其指导下,临床外科的治疗模式发生了很大的变化。快速康复外科的概念是指在术前、术中及术后应用各种有效的方法以减少手术应激及并发症,加速病人术后的康复,一般包括以下几个重要内容:病人术前教育;更好的麻醉、止痛及外科技术以减少手术应激反应、疼痛及不适反应;强化术后康复治疗,包括早期下床活动及早期肠内营养。本案例总结1例胃癌根治术病人应用快速康复外科理论治疗的高级护理实践。

一、案例背景

胃癌是来源于胃黏膜上皮的恶性肿瘤,在世界各国均较为常见,预后相对较差,严重威胁人类健康。据统计,2012年全球胃癌新发病例约95.1万例,因胃癌死亡病例约72.3万例,分别位于恶性肿瘤发病率第5位、死亡率第3位。超过70%的胃癌新发病例发生在发展中国家,约50%的病例发生在亚洲东部,主要集中在中国[1]。我国是胃癌高发区,每年新发病例约40万例,占世界总发病例数的42%[2,3]。手术是胃癌治疗的主要方式,包括开腹常规手术和微创手术,随着手术器械的创新和技术的进步,微创手术越来越多地在临床上得到了应用,包括内视镜切除术、腹腔镜手术、机器人手术系统等,而何种类型的病人可以施行微创手术,取决于病人的一般状态、肿瘤术前分期、并发疾病年龄及肥胖消瘦程度等方面的评估。但根治性手术是唯一可能治愈胃癌的方法[4]。对于施行根治性手术的胃癌病人,可以应用快速康复外科（fast track surgery, FTS）理念,手术医生、麻醉医生、护士等专业人员组成快速康复单元,共同协作,将围手术期病人的应激反应降至最低,促进病人的早期术后康复。

二、病例介绍

张某,女,52岁,因上腹部疼痛合并厌食1个多月,到门诊就诊,电子胃镜检查示胃角溃疡伴腺体肠化及轻度不典型增生,活检组织切片病理学检查示黏膜低分化腺癌。11月8日入院查体病人主诉上腹部胀痛不适,疼痛评分4分,疼痛与进餐无明显关系,纳差,厌食,近期体重进行性下降,无反酸、嗳气、恶心、呕吐,无肩背部放射,大便量减少,性状正常,小便正常,睡眠因腹痛受到影响。口味较重,喜食偏咸、偏辣及腌制食物;无烟酒嗜好;否认药物、食物过敏史;否认高血压、糖尿病病史;否认手术、输血史;配偶体健,育有一子,体健;有医疗保险。心电图示窦性心律;血常规、血凝、肝肾功能均正常。积极完善各项检查及手术准备,于11月14日8:30在硬膜外麻醉下行胃癌根治术,术毕12:00返回病房。给予快速康复外科理论指导其手术治疗及术后护理,11月25日出院。

阅读笔记

三、评估分析

恶性肿瘤对病人的生理、心理造成的影响不容忽视，其中生理影响主要是胃肠道的不适和功能的异常，以及因此带来的营养不足；病人心理上对于恶性肿瘤和手术的恐惧，对预后的担心也不容忽视。护士应根据病人入院、手术、康复的进程特点，及时给予相应的健康教育、护理措施、康复指导，帮助其尽快好转。根据该病人的病理特点，按照护理诊断的重要性提出了以下护理诊断：

1. 疼痛　与胃内溃疡有关。

2. 焦虑、恐惧　与恶性肿瘤诊断有关。

3. 睡眠型态紊乱　与腹痛有关。

4. 营养失调：低于机体需要量　与腹痛、厌食有关。

5. 知识缺乏：缺乏健康饮食的相关知识。

根据以上护理诊断，可针对性地应用以下几个评估工具对病人进行评估[5,6]：

1. 视觉模拟评分法（visual analogue scale，VAS）　该法比较灵敏，有可比性。具体做法是：在纸上面划一条10cm的横线，横线的一端为0，表示无痛；另一端为10，表示剧痛；中间部分表示不同程度的疼痛。让病人根据自我感觉在横线上划一记号，表示疼痛的程度。其中1～3cm表示轻度疼痛，不影响工作，生活；4～6cm表示中度疼痛，影响工作，不影响生活；7～10cm表示重度疼痛，疼痛剧烈，影响工作及生活。

2. 营养风险筛查2002（nutrition risk screening 2002，NRS 2002）[7]　营养风险筛查2002是欧洲肠内肠外营养学会专家组在128个随机对照临床研究的基础上发展的营养风险筛查工具，信度和效度在欧洲已得到验证，包括4个方面的评估内容，即人体测量、近期体重变化、膳食摄入情况和疾病的严重程度。NRS2002评分由三部分构成：营养状况评分、疾病严重程度评分和年龄调整评分（若病人≥70岁，加1分），三部分评分之和为总评分。总评分为0～7分，若评分≥3分，可确定病人存在营养不良风险。NRS2002突出的优点在于能预测营养不良的风险，并能前瞻性地动态判断病人营养状态变化，便于及时反馈病人的营养状况，并为调整营养支持方案提供证据，这正是其他方法所缺乏的[8,9]。

3. Barlthel指数　1965年由美国人Dorothea Barthel及Florence Mahoney设计并制订，是美国康复治疗机构常用的一种日常生活活动（activities of daily living，ADL）评定方法，我国自20世纪80年代后期在日常生活活动能力评定时，也普遍采用这种评定方法。Barthel指数评定简单，可信度高，灵敏度也高，使用广泛，并可预测治疗效果、住院时间和预后。其评价方法包括直接观察或访问病人及照料者，包括了10项日常生活活动动作，8项为自我照顾活动（进食、修饰、如厕、洗澡、穿脱衣、转移、大便控制、小便控制），2项为行动相关活动（在平地行走或以轮椅行进50m、上下楼梯）。10个项目中，每个项目均有不同分值，其中6个项目有3个程度分级，得分（0～10分），2个项目有2个程度分级，得分（0～5分），2个项目有4个程度分级，得分（0～15分）。量表总分100分，得分越高，独立性越好，依赖性越小，大于60分代表良好，生活基本自理，41～60分代表中度残疾，日常生活需要帮助，21～40分代表重度残疾，日常生活明显依赖他人，小于等于20分代表完全残疾，日常生活完全依赖他人。此量表的主要目标为记录病人独立程度，所以只给必要且少量的协助，若需要监督则为不独立，但允许使用辅助用具。评分的时间间隔主要为记录过去24～48h的表现[10,11]。评分标准：最高分100分。

4. 癌症病人生命质量测定量表EORTC QLQ-C30[12-14]（以下简称QLQ-C30）　QLQ-C30是欧洲癌症研究治疗组织开发的癌症病人生命质量测定量表体系中的核心量表，用于所有癌症病人的生命质量测定（测定其共性部分），在此基础上增加不同癌症的特异条目（模块）即构成不同癌症的特异量表。目前，QLQ-C30已经被翻译为数十种语言，被广泛应用于美国、加

阅读笔记

拿大、英国、法国、德国、瑞典、比利时等国家。在中国和日本也有应用,中文版 QLQ-C30 已于 1995 年推出,并已通过了对中国肿瘤病人的测评。该量表包含 30 个条目,包括 5 个功能量表,即躯体功能(physical function, PF)、角色功能(role function, RF)、认知功能(cognitive function, CF)、情绪功能(emotional function, EF)及社会功能(social function, SF)。另外,还有 3 个症状量表,即疲劳(fatigue, FA)、疼痛(pain, PA)和恶心呕吐(nausea/vomiting, NV),6 个单项测量项目和一个整体生活质量量表[15, 16]。

四、干预策略[17]

根治性手术为首选治疗方案,原则为整块切除包括癌灶和可能受浸润胃壁在内的胃的部分或全部,按临床分期标准整块清除胃周围的淋巴结,重建消化道。应用快速康复外科理念进行胃癌根治术,与传统手术治疗方案不同,如术前禁食禁饮的时限缩短,不进行肠道准备,术中使用连续高位硬膜外麻醉联合全身麻醉的方式,对病人进行保温措施,控制输液量,术后早期进食、早期活动、早期拔管等[21]。

1. 术前准备　向病人解释快速康复外科理念及相关流程,取得病人的合作,缓解病人的焦虑。根据病人的疼痛程度可遵医嘱给予有效止痛措施,如口服或肌注镇痛药物。术前不进行常规的肠道准备,术前 6h 禁食,术前 2h 饮温热的 10% 葡萄糖水 250ml 后禁饮。

2. 术中护理　术中应用保温措施,维持手术间室温 24～26℃,使用 37℃ 左右的生理盐水冲洗体腔,对静脉输液进行加温至 37℃ 左右。

3. 术后护理

(1)饮食护理:病人不放置胃肠减压管[18],麻醉清醒后若生命体征平稳,即给予 3～5ml 温开水湿润口腔,24h 后给予清流质饮食,1000～1 500ml/d,3d 内若病人无不适反应则按照清流质→流质→半流质→普通饮食的顺序循序渐进,逐渐过渡至正常饮食。

(2)康复活动:病人麻醉清醒后使用梯度压力仪预防双侧下肢深静脉血栓,同时护士帮助病人活动四肢。24h 后在护士的搀扶下下地行走,并记录活动后体力恢复情况。

(3)促进舒适:24h 内拔出导尿管,以减轻对病人的刺激,增加病人的舒适度,同时方便病人下地活动。术后要及时评估病人的疼痛状况,必要时汇报医生,遵医嘱口服或肌注使用镇痛药物。

4. 常规护理　包括以下两方面[19]:

(1)心理护理:当病人及家属得知疾病诊断后,往往无法坦然面对。病人情绪上常表现出否认、悲伤、退缩和愤怒,甚至拒绝接受治疗,而家属也常出现焦虑、无助,有的甚至挑剔医护活动。护理人员应理解病人的这些反应,并给病人及家属心理上的支持,耐心做好解释工作,了解病人各方面的要求并予以满足,调动病人的主观能动性,使之能积极配合治疗。对晚期病人,应予以临终关怀,使病人能愉快地度过最后时光。

(2)健康教育:指导病人注意饮食卫生,多食含有维生素的新鲜蔬菜、水果。食物加工要得当,粮食和食物贮存适当,避免霉变。少食腌制品、熏制食物、油煎和含盐高的食物,不食霉变食物。避免刺激性食物,防止暴饮暴食。嘱病人及时复诊体检,开始进一步治疗并定期随访进行胃镜或 X 线检查,及时发现病情变化。

五、效果评价

经过快速康复外科理念指导下的治疗护理措施,病人术后状况逐渐好转,第 11d 各项指标符合出院标准,遵医嘱准予出院。

阅读笔记

六、案例总结

此案例是快速康复外科理念应用于胃癌病人的高级护理实践,胃癌根治术是普外科的大型手术之一,快速康复外科的核心是减轻手术应激反应,综合采取有效措施,减少手术并发症、加速病人康复[20, 21]。

(一)术前准备

1.病人的解释和教育　为了发挥快速康复外科的优势,在术前应该向病人详细介绍相关的知识和围手术期的治疗、护理方案,主要内容包括术前准备的内容、术中使用的麻醉方案和保温方案、术后鼓励早期经口进食和下床活动,以及康复各阶段可能的时间等,取得病人的理解和配合。

2.缩短术前禁食禁饮时间　术前禁食禁饮时间的改变是快速康复外科的一项重要内容。传统观念认为,为防止 Mendelson 综合征的发生,而将术前禁食 10~12h、禁饮 4h 作为围手术期术前准备的常规内容[22, 23],然而长时间的禁食禁饮会使病人出现口渴、饥饿、烦躁、低血糖等症状,对病人即将出现的手术应激状态产生不良影响,从而影响组织修复和伤口愈合,削弱了抗感染的能力。快速康复外科理念认为,术前 2h 进水或碳水化合物有利于增加病人的舒适度,减轻术后呕吐,减少胰岛素抵抗的发生率,减少低血糖等不良反应的发生等。因此,在实施快速康复外科护理时,将术前禁食的时间缩短至 6h,术前 2h 饮 250ml 葡萄糖水[24],既可以缓解病人脱水、口渴及饥饿感[25],减少病人的不适,又能够减轻病人的应激反应,从而避免了过度应激反应导致的一些不良后果,如机体高代谢,胰岛素抵抗、血压升高等。

3.不主张常规行消化道准备　常规的肠道准备中,病人往往需要口服大量液体或泻药进行导泻,从而可能导致病人脱水,引起生理环境的改变,对病人是一种损伤,增加病人对手术的应激反应[26, 27]。有研究显示,无肠道准备的结肠切除一期吻合病人吻合口瘘发生率、腹腔内外并发症发生率均低于常规肠道准备的病人[28]。不常规放置鼻胃管能够避免对咽喉的不良刺激,也可以减少病人恶心、呕吐和腹胀的发生率[29]。

(二)术中措施

1.保温　由于低温可以导致机体在复温过程中产生应激反应,损害凝血机制和白细胞功能,增加心血管的负担,而维持术中及术后正常体温可以减少术中出血、降低术后感染率和心脏并发症发生率,还可以降低分解代谢,因此在术中保持适宜的室温,使用保暖床垫,将腹腔冲洗液、静脉输液加热都是术中维持体温的有效方法。

2.其他　如局麻、微创手术及药物治疗也是减少手术应激的重要技术,因为这些内容超出了护理的范畴,因此本文不作讨论。

(三)术后早期康复护理方案

1.早期恢复经口进食　快速康复外科理念提倡术后早期进食,有研究发现,早期进食既能减少静脉补液量,减少肌肉萎缩,又能够促进肠道蠕动,还能够保护肠黏膜屏障功能,降低肠道细菌移位、肠源性感染等风险[30-31],并降低高分解代谢,而不会增加吻合口瘘、呕吐、腹胀等并发症[32, 33]。因此,本案例的病人术后第 1d 就开始进流质饮食,如果病人在进食过程中无不适反应,则应循序渐进,逐渐过渡到半流质、普食。

2.早期拔管　早期拔出导尿管是早期下床活动的必要前提,因此,术后 24h 内应拔除导尿管,以便于早期下床活动。同时,有研究发现,术中不需要常规使用胃肠减压管引流,因为是否放置腹腔引流管,术后腹腔脓肿、吻合口瘘、切口感染等并发症发生率的差异无统计学意义,但放置引流管会延长术后住院时间,并可导致引流管相关的并发症[34]。

3.疼痛控制　充分止痛是快速康复外科中的一个重要环节,也是早期下床活动的重要前提保证,本案例病人术后使用自控止痛泵,要教会病人使用方法,同时及时评估病人的疼痛控制的情况。

4.早期下床活动　病人术后长期卧床休息,会使肌肉强度降低,损害肺功能及组织氧化能力、加重静脉淤滞并引起血栓形成,因此术后要帮助病人早期活动[35, 36]。术后麻醉清醒后

阅读笔记

即可协助病人床上活动肢体，并使用梯度压力仪预防发生双下肢深静脉血栓。手术第 1d 拔出尿管后可以在他人的扶助下练习下床活动。

5. 限制手术当天及术后的液体输入　限制手术当天及术后的液体输入也是快速康复外科理念的一个重要问题，传统手术在手术当天一般要输入 3 500～5 000ml 液体，而外科快速康复主张术后早期进食，从而经肠内补充了一定的热量和营养，因此可以减少液体的输入，同时有证据表明，减少液体输入有利于减少术后并发症的发生并缩短术后住院时间[37]。

该案例打破了传统的护理常规，给我们带来了很多启示，随着科技进步和医学发展，不仅需要我们了解医学前沿的知识，更需要多学科合作，在循证医学基础上为病人提供精准护理服务。

参考文献

[1] FERLAY J, SOERJOMATARAM I, DIKSHIT R, et al.Cancer incidence and mortality worldwide：sources, methods and major patterns in GLOBOCAN2012[J]. Int J Cancer, 2015, 136(5)：E359-386.

[2] VAN CUTSEM E, SAGAERT X, TOPAL B, et al.Gastric cancer[J]. Lancet, 2016, 388(10060)：2654-2664.

[3] 邹文斌, 李兆申. 中国胃癌发病率及死亡率研究进展[J]. 中国实用内科杂志, 2014, 34(4)：408-415.

[4] 季福建, 房学东, 姜俊男, 等. 胃癌多学科综合治疗进展[J]. 中华消化外科杂志, 2016, 15(3)：299-302.

[5] 姜安丽. 新编护理学基础[M]. 2 版. 北京；人民卫生出版社, 2012, 335-337.

[6] 李小寒, 尚少梅. 基础护理学[M]. 5 版. 北京：人民卫生出版社, 2012, 438-440.

[7] 杜小亮. 常用的营养风险筛查方法[J]. 肠外与肠内营养, 2010, 17(5)：309-312.

[8] KONDRUP J.ESPEN guidelines for nutrition screening 2002[J]. Clin Nutr, 2003, 22(4)：415-421.

[9] 陈丽飞, 朱云霞, 谢淑萍. NUR2002 在食管癌放疗病人营养风险筛查应用中的问题分析与探讨[J]. 护士进修杂志, 2016, 31(10)：900-901.

[10] WADE D T.Activities of daily living(ADL)and extended ADL tests//Wade DT.Measurement in neurological rehabilitation[M]. Oxford: Oxford University Press, 1992, 175-178.

[11] 张雅静, 张小兰, 马延爱, 等. Barthel 指数量表应用于急性脑卒中病人生活能力测量的信度研究[J]. 中国护理管理, 2007, 7(5)：30-32.

[12] 乔洁. 癌症病人生活质量的研究进展[J]. 上海护理, 2007, 7(3)：59-61.

[13] 邹建军. 癌症病人生活质量评价的研究现状及进展[J]. 癌症进展杂志, 2004, 2(5)：352-255.

[14] CELLA D F, TULSKY D S, GRAY G, et a1. The functional assessment of cancer therapy scale：Development and validation of the general measure[J]. J Clin Oncol, 1993, 11(3)：570-579.

[15] 孟琼. 癌症病人生命质量测定量表 EORTC QLQ-C30 的应用[J]. 中国行为医学科学, 2005, 14(3)：273.

[16] 邱彩锋, 赵继军. QLQ-C30 的应用及计分方法[J]. 国外医学•护理学分册, 2005, 24(11)：701-702.

[17] 陈孝平, 汪建平. 外科学[M]. 8 版. 北京：人民卫生出版社, 2014.

[18] 彭南海, 叶向红, 李巍. FTS 胃肠道手术不置胃肠减压管并早期进食的护理研究[J]. 中华护理杂志, 2009, 44(10)：911-913.

[19] 李乐之, 路潜. 外科护理学[M]. 5 版. 北京：人民卫生出版社, 423-425.

[20] SAHOO M R, GOWDA M S, KUMAR A T.Early rehabilitation after surgery program versus conventional care during perioperative period in patients undergoing a paroscopic assisted total gastrectomy[J]. J Minim Access Surg, 2014, 10(3)：132-138.

[21] TAN S J, ZHOU F, YUI W K, et al.Fast track programmes vs. traditional care in laparoscopic colorectal surgery: a meta-analysis of randomized controlled trial[J]. Hepatogastroenterology, 2014, 61(129)：79-84.

[22] 陈孝平，汪建平. 外科学[M]. 8版. 北京：人民卫生出版社，2013：141.

[23] 陈孝平. 外科学[M]. 北京：人民卫生出版社，2002：183.

[24] JODLOWSKI T，DOBOSZ M.Preoperative fasting-is it really necessary?[J]. Polski przeglad Chirurgiczny，2014，86（2）：100-105.

[25] 杨东杰，蔡世荣，何裕隆，等. 快速康复外科在结直肠癌择期手术中的应用效果[J]. 中华普通外科杂志，2009，24（6）：477-479.

[26] MORAN LOPEZ J M，PIEDRA LEON M，GARCIA UNZUETA MT，et al.Perioperative nutritional support[J]. Cirugia Espanola，2014，92（6）：379-386.

[27] SLIM K，VICAUT E，PANIS Y，et al.Meta-analysis of randomized clinical trials of colorectal surgery with or without mechanical bowel preparation[J]. Br J Surg，2004，91（9）：1125-1130.

[28] BUCHER P，GERVAZ P，SORAVIA C，et al.Randomized clinical trial of mechanical bowel preparation versus no preparation before elective left-sided colorectal surgery[J]. Br J of Surg，2005，92：409-414.

[29] 江志伟，黎介寿，汪志明，等. 胃癌患者应用加速康复外科治疗的安全性及有效性研究[J]. 中华外科杂志，2007，45（19）：1314-1317.

[30] HOU H，PING X，ZHU Y，et al.Dietary fiber alleviates intestinal barrier dysfunction in post trauma rats[J]. Cli Invest Med，2010，33（2）：117.

[31] HENRIKSEN M G，JENSEN M B，HANSEN H V，et al.Enforced mobilization，early oral feeding，and balanced analgesia improve convalescence after colorectal surgery[J]. Nutrition，2002，18（2）：147-152.

[32] MAHMOODZADEH H，SHOAR S，SIRATI F，et al.Early initiation of oral feeding following upper gastrointestinal tumor surgery：a randomized controlled trial[J]. Surgery today，2014，45（2）：203-208.

[33] PRAGATHEESWARANE M，MUTHUKUMARASSAMY R，KADAMBARI D，et al.Early oral feeding vs. traditional feeding in patients undergoing elective open bowel surgery-a randomized controlled trial[J]. J Gastrointest Surg，2014，18（5）：1017-1023.

[34] 王君，刘兵，汪惠才. 胃癌术后腹腔引流有效性和安全性的系统评价[J]. 中华胃肠外科杂志，2009，12（5）：456-461.

[35] 江志伟，李宁，黎介寿. 快速康复外科的概念及临床意义[J]. 中国实用外科杂志，2007，27（2）：131-133.

[36] 朱桂玲，孙丽波，王江滨，等. 快速康复外科理念与围手术期护理[J]. 中华护理杂志，2008，43（3）：264-265.

[37] BRANDSTRUP B.Fluid therapy for the surgical patient[J]. Best Pract Res Clin Anaesthesiol，2006，20（2）：265-283.

（赵　鑫）

阅读笔记

第三章　临床妇产科病人高级护理实践个案

第一节　HELLP 综合征病人的高级护理实践

HELLP 综合征是妊娠期高血压疾病的严重并发症，由英国的 Weinstein 命名，为溶血（hemolysis）、肝酶升高（elevated liver enzymes）及血小板减少（low platelets）的英文字头组合而成[1]。在重度子痫前期，HELLP 综合征的发病率约为 10%。HELLP 综合征最早可在孕 17 周出现，多数发生于妊娠晚期，约 70% 发生在分娩前，少数发生在产后 24~72h。由于其临床表现缺乏特异性，常被原发疾病的症状所掩盖，因而临床上容易误诊误治。为此，本案例总结 1 例 HELLP 综合征病人的高级护理实践经验，为产科高级实践护士拓展临床思路及决策能力。

一、案例背景

HELLP 综合征的发病率为 0.2%~0.6%。国外报道，HELLP 综合征在妊娠期高血压疾病中的发生率为 1%~1.5%，占重度子痫前期的 4%~12%，其中 69% 发生于产前，31% 发生在产后[2]。国内报道 HELLP 综合征占妊娠期高血压疾病的 2.7%。

HELLP 综合征病人多数有重度子痫前期的基本特征，其他表现有：全身不适、恶心、呕吐、上腹闷胀、疼痛和出血倾向等。由于 HELLP 综合征的临床表现缺乏特异性，因此确诊主要根据相关的化验室检查。美国田纳西大学（UTK）将 HELLP 综合征分为完全性和部分性[3]。完全性：血小板计数 <100×10⁹/L，丙氨酸转氨酶（ALT）≥40U/L 或天冬氨酸转氨酶（AST）≥70U/L，乳酸脱氢酶（LDH）≥600U/L；部分性：上述 3 项指标其中 1 项或 2 项异常。谢幸主编第 8 版《妇产科学》根据血小板减少的程度[4]，将 HELLP 综合征分为 3 级，Ⅰ级：血小板计数 <50×10⁹/L；Ⅱ级：血小板计数（50~100）×10⁹/L；Ⅲ级：血小板计数（100~150）×10⁹/L。

HELLP 综合征病情凶险，合并重要脏器的严重损害可能会导致孕产妇出现生命危险[5-7]，孕产妇死亡率达 3.4%~24.2%[8]。孕产妇常见的并发症有 DIC、胎盘早剥、急性肾衰、肺水肿、肝被膜下出血及视网膜脱离等，产前及产后子痫的发生率也明显增加。由于胎盘供血、供氧不足，胎盘功能减退，HELLP 综合征亦增加了围生儿的风险，围产儿死亡率高达 5.6%~36.7%[9-10]。常见围产儿的并发症有早产（发生率可高达 70% 以上）、胎儿窘迫、新生儿窒息、胎儿宫内生长

阅读笔记

受限、死胎、死产、呼吸窘迫综合征、感染、动脉导管未闭、坏死性肠炎等。

高级实践护士（APN）应积累专科理论知识，精进临床判断及决策能力，在 HELLP 综合征的预防及救治上应循证而为，积极改善母儿结局。

二、病例介绍

病人，女，20 岁，因"停经 34^{+4} 周，腹痛 1d"于 2016 年 1 月 14 日 09：00 轮椅入院。病人孕期未进行正规产检，既往无高血压、肝炎等慢性病史，无手术史及食物、药物过敏史。入院后查体：血压 180/120mmHg，宫高 28cm，腹围 89cm，胎位 LOA，胎心 140 次 /min，全身水肿明显，四肢重度凹陷性水肿，尿蛋白（+++）。当日 12：15，病人出现持续性右上腹胀痛、视物模糊伴恶心、呕吐，诊断为重度子痫前期，给予解痉、降压、镇静等治疗，并于 18：50 在全麻下行子宫下段剖宫产术，顺利娩出 1 名女婴，因早产转儿童医院，病人术中出血 500ml，给予米索前列醇 2 片阴塞。

术后 2h，病人面色苍白，出汗较多，阴道出血量（不包括术中出血）达 520ml，心率 112 次 /min，血压 110/64mmHg；腹部查体：子宫软且轮廓不清，摸不到宫底；急查血常规示：血红蛋白 87g/L，血细胞比容 28%，给予缩宫素静脉滴注，卡前列素氨丁三醇肌内注射，并给予输血、扩容等治疗，产后出血逐渐控制。

术后第 1d，病人神志清，精神萎靡，面色黄染，口唇苍白，体温 38.0℃，心率 116 次 /min，血压最高 178/112mmHg，术后 10h 阴道出血量 580ml，尿量 850ml，尿液呈酱油色。实验室检查：红细胞 2.45×10^{12}/L，血红蛋白 72g/L，白细胞 14.98×10^9/L，血小板 45×10^9/L，总胆红素 79.54μmol/L，间接胆红素 50.58μmol/L，丙氨酸转氨酶 135U/L，天冬氨酸转氨酶 350U/L，乳酸脱氢酶 1338U/L，尿素氮 10.1mmol/L，肌酐 68.5μmol/L，尿酸 478.6μmol/L，考虑为 HELLP 综合征。

三、评估分析

根据病人的临床表现及以上护理评估，本案例的护理问题总结如下：

1. 组织灌注量的改变　与产后子宫继发性出血有关。

2. 有受伤的危险　与可能发生产后子痫有关。

3. 有感染的危险　与产后出血、肝肾功能异常、抵抗力低下有关。

4. 疼痛　与产后宫缩痛及下腹部伤口疼痛有关。

5. 自理缺陷　与病情危重、活动受限有关。

6. 焦虑　与母婴分离、担心预后有关。

7. 乳胀的可能　与乳汁不能及时排空有关。

8. 潜在并发症：弥散性血管内凝血（DIC）、多器官功能障碍综合征（MODS）、下肢深静脉血栓（DVT）、压疮。

根据以上护理诊断，本案例需要以下几类评估方法及量表：

1. 产后出血量评估

（1）根据临床表现评估[11]

失血量 /ml	脉搏 / 次	呼吸 / 次	收缩压 /mmHg	脉压 /mmHg	毛细血管再充盈速度	尿量 /（ml·h^{-1}）	中枢神经系统症状
<1 000	正常	14～20	正常	正常	正常	>30	正常
1 000～2 000	>100	≤30	稍下降	偏低	延迟	20～30	不安
2 000～3 000	>120	≤40	下降	低	延迟	<20	烦躁
>3 000	>140	>40	显著下降	低	缺少	0	嗜睡或昏迷

阅读笔记

（2）根据休克指数评估[11]

休克指数	估计失血量/ml	估计失血量占血容量的比例/%
<0.9	<500	<20
1.0	1 000	20
1.5	1 500	30
≥2.0	≥2 500	≥50

注：休克指数＝心率/收缩压（mmHg）。

2. 疼痛评估　见第二章第四节"数字评分法"。

3. 日常生活活动能力评估　Barthel指数（Barthel index，BI）评定量表由美国Florence Mahoney和Dorothea Barthel设计并应用于临床，是国际康复医学界常用的量表，见附录17。Barthel指数评定量表简单，可信度高，灵敏度也高，使用广泛，而且可用于预测治疗效果、住院时间和预后[12]。

4. 下肢深静脉血栓形成（deep venous thrombosis，DVT）风险评估表　Autar血栓风险评估量表由英格兰德蒙特福特大学学者Autar[13]于1996年设计。量表包括7个子模块，分别是：年龄、体型、活动度、特殊风险类、创伤、手术、高风险疾病。每个危险因素的评分1~7分。将病人分为低危、中危、高危3组：低危7~10分、中危11~14分、高危≥15分。该量表评估病人得到的阳性预测值为37%，阴性预测值为83%，评定者之间的信度为0.98，组内相关系数为0.98，见附录19。

四、干预策略

（一）产后出血的治疗

1. 准确的评估出血量　测量产后出血量常用称重法、容积法、面积法、休克指数法等，每种方法各有利弊。该病人采用称重型纸尿裤及称重型垫布，估算出血量简单准确，同时又减轻护理工作量。

2. 针对出血原因治疗　产后出血最常见的原因为子宫收缩乏力，可予以子宫按摩，同时应用缩宫药。该病人剖宫产术中出血500ml，给予米索前列醇阴塞促进子宫收缩。术后2h继发阴道出血520ml，腹部查体子宫软且轮廓不清，摸不到宫底，结合临床表现及实验室检查结果，确定为宫缩乏力，遵医嘱给予缩宫素静脉滴注，卡前列素氨丁三醇肌内注射，辅以持续有节律的子宫按摩，病人产后出血得到有效控制。

3. 抗休克治疗　术后返回病房，病人带回两条静脉通路，一路输注缩宫素、止血药、抗生素等，一路输注硫酸镁。术后2h，病人处于休克代偿期，为病人建立第三条静脉通路，准备输注血制品。

4. 及时补充血容量　红细胞与血浆比例至少为3∶1，一般输血比例如下：红细胞∶血浆∶血小板为10∶10∶1或6∶4∶1。该病人术后10h内共输注红细胞悬液400ml，血浆400ml。

知识链接

——　产后出血的处理步骤　——

1. 产后2h内出血>400ml（预警线），启动一级急救处理：开放静脉通路（两条），吸氧，监测生命体征、尿量，查血常规、血凝常规，交叉配血，查找原因并处理。

2. 产后出血量500~1 500ml（处理线），启动二级急救处理：抗休克，针对病因处理。

3. 产后出血量>1 500ml（危险线），启动三级紧急处理：继续抗休克及病因治疗，管理呼吸、血容量，治疗DIC，纠正酸中毒，应用抗生素，行子宫动脉栓塞或子宫切除术，保护重要脏器功能，宫腔填塞，手术止血，盆腔血管结扎术，子宫切除。

阅读笔记

（二）HELLP 综合征的治疗

1. 解痉治疗　首选硫酸镁，为中枢性抗抽搐药，抑制大脑中 N- 甲基 -D- 天冬氨酸，即致癫痫受体。新的研究提示硫酸镁对减少早产儿脑瘫有一定作用。硫酸镁的应用目的：预防子痫前期发展成子痫；控制子痫抽搐及防止再抽搐；产程中防止抽搐。硫酸镁的用法：5% 葡萄糖 250ml+25% 硫酸镁 20ml 静滴每天 4 次，每组滴 2～3h，一般 24h 总量不超过 22.5g，镁离子应达到治疗浓度 2.0～3.5mmol/L。硫酸镁应尽早使用，并持续到产后 24h[14]。该病人入院即用硫酸镁静滴，术后 24h 内共静滴 25% 硫酸镁 20g，速度以 1g/h 维持。

2. 降压治疗　保持收缩压低于 160mmHg 或舒张压低于 105mmHg。病人术后 3d 内血压不稳定，最高达 178/112mmHg，予以盐酸尼卡地平静滴，治疗期间每 15～30min 测量血压 1 次，血压稳定于 140/90mmHg 左右停药，改拉贝洛尔及硝苯地平口服。口服降压药期间每 4h 监测血压 1 次。须注意患 HELLP 综合征并非均有严重高血压（收缩压≥160mmH，舒张压≥110mmHg），因此不是均需要降压治疗[15-16]。降压过程力求平稳，不可波动过大。为保证重要脏器的血流灌注，血压不可低于 130/80mmHg。

3. 激素治疗　皮质激素治疗 HELLP 综合征的机制尚未明了。HELLP 综合征被认为是肝内微血管内皮细胞损害所引起的，推测糖皮质激素可减轻体内血管内皮细胞损害程度，改善肝脏等器官的血供，阻止肝细胞坏死和血小板消耗。临床研究表明，对 HELLP 综合征病人应用大剂量的地塞米松治疗，能有效改善实验室指标（如 PLT、LDH、ALT、AST 等），增加尿量，减少降压药物用量和输血，降低母体发病率，产后恢复加快[17]。该病人皮质激素治疗方案为：地塞米松 10mg 静脉注射，6h 后重复 1 次，再给予地塞米松 6mg 静脉注射，6h 后重复 1 次。对于高风险病人，血小板严重减少（<20×10^9/L）或中枢神经系统功能障碍（如失明、瘫痪），可给予地塞米松 20mg 静脉注射，每 6h1 次，共 4 次[18]。

4. 控制出血　对 HELLP 综合征病人出血的治疗原则是输血。输新鲜血液：补充血容量及凝血因子；成分输血：血小板 <20×10^9/L 时，输血小板悬液；抗血小板聚集：输注新鲜冻干血浆，含有丰富的凝血因子，尤其是抗凝血酶静脉滴注[18]。该病人术后第 1d 血小板计数为 45×10^9/L，给予输注新鲜红细胞悬液 400ml 及新鲜冷冻血浆 400ml，第 2、3d 分别输注新鲜冷冻血浆 200ml。

5. 产科处理　HELLP 综合征不是立即剖宫产的指征。病人无产科禁忌证，宫缩规律，可经阴道分娩；或不管宫颈扩张或消退程度，超过妊娠 30 周的病人可给予缩宫素滴注诱发宫缩引产；不足妊娠 30 周若宫颈条件好，适合引产，也可给予缩宫素引产；若病人不足妊娠 30 周且宫颈条件不成熟，可直接选择剖宫产。本病人产前保守治疗效果欠佳，暂无任何分娩迹象，继续妊娠可能危及母儿生命，需尽快终止妊娠，故选择急诊剖宫产手术。HELLP 综合征病人采用剖宫产时需注意：血小板计数 <75×10^9/L 应全身麻醉；当血小板 <40×10^9/L 时，术前可输注 6～10U 血小板；术后手术部位出血、渗血十分常见，需密切监测，及时处理。

6. 血浆置换　出现明显肝脏功能衰竭时可行血浆置换治疗；但需要积极救治感染等合并症，加强器官支持，避免全身症状（如严重脓毒症等）加重。

知识链接

血浆置换疗法

　　血浆置换疗法能够去除毒素、免疫复合物，降低血液黏稠度，补充缺乏的血浆因子等，对改善 HELLP 综合征临床症状及降低围生期病死率极有效。部分学者将产后胆红素或肌酐持续性升高，同时伴有持续性溶血和血小板减少作为进行血浆置换疗法的

阅读笔记

指征[19]。有研究报道 29 例产后 HELLP 综合征病情持续到产后 72h 以上，用新鲜冷冻血浆进行置换疗法。结果血浆置换组血小板升高，LDH 下降，无死亡病例，而未接受血浆置换者死亡率为 23.1%。因此推荐 HELLP 综合征病情持续到产后 72h 以上者用新鲜冷冻血浆进行置换疗法[20]。

（三）护理措施

1. 产后出血的护理　术后给予吸氧及多功能心电监护；每半小时观察病人神志、生命体征及子宫收缩情况，计算休克指数及出入液量；宫缩乏力辅以子宫按摩；用称重法准确评估病人阴道出血量；建立三路静脉通路，遵医嘱输注血制品、硫酸镁及使用宫缩剂、止血药物等；定时监测血常规及血凝常规等指标，异常结果及时汇报医生；注意保暖。

2. 预防产后子痫　安置病人于单间，保持安静，避光，床旁设置床栏，防止抽搐而导致受伤；遵医嘱静脉滴注硫酸镁，严格控制药物剂量、浓度及滴速，并密切观察膝跳反射、尿量以及呼吸，以早期发现镁离子中毒的症状；备好开口器、压舌板、舌钳、吸引器、吸痰管、氧气等急救物品；密切观察病情变化，早期发现心力衰竭、肺水肿、脑出血、DIC 等严重并发症。

3. 预防感染　严格执行无菌操作及手卫生规范；监测体温，Q6h；每班查体，观察口腔、皮肤、会阴及肛周等处有无感染征兆；每天用呋喃西林会阴部擦洗 2 次，并勤换会阴垫，保持会阴清洁；室内空气消毒每日 2 次，开窗通风每日 2 次，每次 30min；保持床单位整洁，及时更换衣被；给予优质蛋白、高热量、高维生素、易消化的食物，以增强抵抗力；遵医嘱预防性使用抗生素；限制探视人员，予以保护性隔离。

4. 疼痛护理　评估病人对疼痛的耐受能力，动态进行 NRS 评分；观察疼痛的性质、程度、部位及持续时间等，遵医嘱预防性使用镇痛药物，向其讲解相关注意事项，并注意观察药物的作用及副作用；协助病人半卧位以减轻下腹部切口的张力；给予精神安慰，配合心理疏导，分散注意力，降低病人对疼痛的敏感性。

5. 生活护理　病人回病室后护士立即协助其穿上弹力袜，软枕垫于双小腿下，按摩下肢腓肠肌；麻醉恢复后，指导病人进行踝泵运动，每小时至少练习 10 次，以促进血液循环，预防下肢深静脉血栓；加强基础护理，保持皮肤清洁，定时更换体位，防止局部皮肤受压过久而发生压疮；病情稳定协助病人早期下床活动。

6. 心理护理　负性情绪可以使人体下丘脑 - 垂体 - 肾上腺发生变化，改变体内儿茶酚胺等激素水平，影响心、脑、肝、肾的功能，甚至引起上述器官的器质性损害。该病人病情危重，术后即母婴分离，一直担心自身与孩子的安危。故应与病人多交流，向病人介绍 HELLP 综合征及早产儿治愈成功的案例，增强其信念；加强与儿童医院的联系，了解其新生儿的近况，及时反馈给病人，缓解对孩子安危的担忧；构建良好的社会支持系统，鼓励家属正向关心支持病人。

7. 乳房护理　评估乳房胀痛的危险因素；术后定时进行乳房按摩；教会病人正确使用吸奶器，定时吸奶；指导病人少食汤类食物以防止乳房胀痛的发生。

8. 症状护理　该病人血小板减少，有出血倾向，应尽量减少活动，剪短指甲，避免搔抓；嘱咐病人平时不剔牙，采用软毛牙刷刷牙，口唇干裂可涂润唇膏；尽量避免肌内注射，静脉穿刺时可先消毒后扎止血带；拔针时应适当延长按压时间，以免引起皮下出血或血肿；术后密切观察子宫收缩情况、子宫底高度、切口有无渗血以及阴道出血量等；卧床休息，减少氧耗，减轻肝脏负荷，增加肝脏血流量，有利于肝细胞恢复。

9. 并发症的监测　监测牙龈、皮肤、黏膜、伤口、眼底、注射部位有无出血、渗血情况，高度警惕 DIC 早期表现，如阴道出血不止，血液不凝固，无凝血块、血小板进行性下降，D- 二聚体上升等情况；遵医嘱监测重要脏器功能，若有异常应及时报告医生，以防发生多器官功能衰竭。

10. 健康教育 病人病情稳定后，应对其实施必要的健康教育。告知病人目前的病情及诊疗方案，最大限度取得病人配合。指导其保持良好的情绪及足够的睡眠，及时提供早产儿的正面消息，鼓励家属陪伴以预防产后抑郁。予以正确的饮食指导，肠蠕动恢复前选择流质食物，肠蠕动恢复后选择富含蛋白质、维生素、微量元素的食物，从半流质、软食逐渐过渡至普食，增加纤维素的摄入以预防发生便秘。卧床期间，教会病人进行四肢的被动活动及主动活动，每 2h 床上翻身一次以预防下肢深静脉血栓及压疮；下床后循序渐进增加活动量，但不宜进行深蹲负重等活动以预防子宫脱垂。母婴分离期间，进行母乳喂养知识宣教和乳腺疏通技术指导，定时使用吸乳器排尽乳汁以防止乳房胀痛的发生。

五、效果评价

经过解痉、降压、激素、保肝、输血、改善微循环等治疗，同时给予生理、心理、社会等全方位的护理，术后第 10d 病人生命体征平稳，血压 138/95mmHg，实验室检查：血小板 $105×10^9$/L，总胆红素 18.43μmol/L，间接胆红素 5.18μmol/L，丙氨酸转氨酶 45U/L，天冬氨酸转氨酶 32U/L，乳酸脱氢酶 355U/L，尿素氮 6.5mmol/L，肌酐 51.5μmol/L，尿酸 285.3μmol/L，全身水肿消退，于 2016 年 1 月 24 日康复出院。

六、案例总结

影响妊娠期高血压疾病及 HELLP 综合征发病率的因素很多，包括文化程度、保健意识、经济收入、营养和医疗水平等。经济发达城市，其医疗服务能力强，居民受教育程度高，围产保健意识强，系统产前检查完善和住院分娩率高。而经济落后地区及发达城市周边县的农民及外地务工人员、部分少数民族地区群众教育程度较低，经济能力低下，缺乏围产保健意识，大多数孕妇整个孕期无一次产前检查或偶尔行几次产前检查，不能及时发现和治疗，往往在初诊时病情已经很严重[21]。有研究发现，妊娠期高血压疾病（子痫前期轻度、子痫前期重度、子痫、HELLP 综合征）在少数民族、有家族史者、未定期产检人群、外地孕妇（来源于周边县农民及外地务工人员）中发生率较高[22]。

本案例为发生在产后的完全性Ⅰ级 HELLP 综合征。因术后早发现、早诊断、早干预，病人结局良好，没有发生并发症，康复出院。然而，回顾该病人的病史，假设该病人进行正规产检，重视自我症状监测，严格控制血压，其妊娠期高血压疾病可能得到较好的控制，可能不会并发HELLP 综合征，母儿结局可能更好。为此，笔者认为可以从以下几个方面预防及控制 HELLP综合征的发生及发展：

1. 做好三级保健网建设，加强流动人口的孕产妇管理，尽早发现妊娠高血压综合征，早期治疗，防止病情恶化。

2. 同时进行产前宣教和产前检查，尤其对农村等边远地区人群的宣教工作，告知孕妇妊娠期高血压疾病的本质及对母婴的危害，促使孕妇定期进行产前检查，提高其遵医行为。

3. 对妊娠期高血压疾病孕妇，要引起足够的重视，门诊治疗无效时，应及时住院治疗，发生防止子痫、HELLP 综合征等严重并发症。

4. 医务人员应提高对 HELLP 综合征的认识。有 HELLP 综合征病史的妇女再次妊娠时发生子痫前期的风险加大，一般为 20%。若 HELLP 综合征发生在妊娠中期，再次妊娠发生子痫前期的风险明显升高，约为 55%，再次妊娠出现 HELLP 综合征的风险为 2%～19%[15]，其中Ⅰ型 HELLP 综合征的再次发病率最高。因此，对高危孕产妇建立预警档案，动态监测血常规、肝肾功能、凝血功能，对早期发现 HELLP 综合征，降低母婴死亡率有重要意义。

5. 对于子痫前期的病人产后仍需警惕 HELLP 综合征的发生。产后 HELLP 综合征与产

阅读笔记

前 HELLP 综合征对人体各脏器所造成的损害同样严重，由于产后 HELLP 综合征常在出现了明显且严重的临床症状时才被发现，因此相比产前 HELLP 综合征更加凶险，故密切监测病人的病情变化、早期发现、早期处理是控制产后 HELLP 综合征发生发展的重中之重。

参考文献

[1] 郑修霞. 妇产科护理学[M]. 5 版. 北京：人民卫生出版社，2012：138-145.

[2] 曹泽毅. 中华妇产科学[M]. 3 版. 北京：人民卫生出版社，2015：398-402.

[3] MARTIN D.HELLP syndrome A-Z: facing an obstetric emergency[J]. Air Medical Journal，2009，28（5）：229-231.

[4] 谢幸，苟文丽. 妇产科学[M]. 8 版. 北京：人民卫生出版社，2013：71-73.

[5] MIGUELOTE R F，COSTA V，VIVAS J，et al.Postpartum spontaneous rupture of a liver hematoma associated with preeclampsia and HELLP syndrome[J]. Arch Gynecol Obstet，2009，279（6）：923-926.

[6] VIGIL DE，GRACIA P.Maternal deaths due to eclampsia and HELLP syndrome[J]. Int J Gynaecol Obstet，2009，104（2）：90-94.

[7] ALTAMURA C，VASAPOLLO B，TIBUZZI F，et al.Postpartum cerebellar infarction and haemolysis，elevated liver enzymes，low platelet（HELLP）syndrone[J]. Neurol Sci，2005，26（1）：40-42.

[8] GILBERT J S，RYAN M J，LAMARCA B B，et al.Pathophysiology of hypertension during preeclampsia linking placental ischemia with endothelial dysfunction[J]. Am J Physiol Heart Circ Physiol，2008，294（2）：H541-550.

[9] GUL A，CEBECI A，ASLAN H，et al.Perinatal outcomes in severe preeclampsia-eclampsia with and without HELLP syndrome[J]. Gynecol Obstet Invest，2005，59（2）：113-118.

[10] KIM H Y，SOHN Y S，LIM J H，et al.Neonatal outcomes after preterm delivery in HELLP syndrome[J]. Yonsei Med J，2006，47（3）：393-398.

[11] 董悦，刘朝晖，时春燕，等. 产科掌中宝[M]. 3 版. 北京：北京大学医学出版社，2011：128-129.

[12] 陈萍，吴锡芬，张小英. 应用 ADL 量表实施分级护理对护理质量及服务满意度的影响[J]. 现代诊断与治疗，2016，27（19）：3757-3758.

[13] AUTAR R. Nuring assessment of clients at risk of deep vein thrombosis（DVT）: the Autar DVT scale[J]. J AdvNurs，1996，23（4）：763-770.

[14] 王敏霞，王静，沈艳艳. 妊娠期高血压合并 HELLP 综合征患者临床治疗分析[J]. 中国妇幼保健，2013，27（28）：4464-4466.

[15] BARTON J R，SIBAI B M. Diagnosis and management of hemolysis elevated liver enzymes，and low platelets syndrome[J]. Clin Perinatol，2004，31（4）807-833.

[16] SIBAI B M. Diagnosis and management of gestational hypertension and preeclampsia[J]. Obstet Gynecol，2003，102（1）：181-192.

[17] MARTIN J N，THIGPEN B D，ROSE C H，et al. Maternal benefit of high dose intravenous corticosteroid therapy for HELLP syndrome[J]. Am J Obstet Gynecol，2003，189（3）：830-834.

[18] ROSE C H，THIGPEN B D，BOFILL J A，et al. Obstetric implications of antepartum corticosteroid therapy for HELLP syndrome[J]. Obstet Gynecol，2004，104（5pt）：1011-1014.

[19] DEL FANTE C，PEROTTI C，VIARENGO G，et al. Daily plasma-exchange for life -threatening class I HELLP syndrome with prevalent pulmonary involvement[J]. Transfus Apher Sci，2006，34（1）：7-9.

[20] ESER B，GUVEN M，UNAL A，et al. The role of plasma exchange for HELLP syndrome[J]. Clin Appl Thromb/Hemost，2005，11（2）：211-217.

[21] HADDAD B，BARTON J R，LIVINGSTON J C，et al. Risk factors for adverse maternal outcomes among women with HELLP syndrome[J]. Am J Obstet Gynecol，2000，183：444-448.

阅读笔记

[22] 张琚芳. 子痫前期及子痫并发 HELLP 综合征相关因素及妊娠结局的分析[D]. 乌鲁木齐：新疆医科大学，2010.

（万慎娴）

第二节　剖宫产术后子宫瘢痕妊娠病人的高级护理实践

　　妇产科是一个高风险因素多，病情变化快的临床科室，有资料显示妇产科的医疗事故和纠纷，在全国各地、各医院、各科室中均居首位。在临床工作中，怎样及时发现潜在危机，把风险减至最低，是高级专科护士安全管理能力的体现。本文回顾性分析了一例剖宫产术后子宫瘢痕妊娠病人的高级护理实践，基于危机管理意识实施路径化护理，及时发现潜在危机，减少不良事件的发生，不断提高护理质量和病人满意度，获得满意效果。现报告如下。

一、案例背景

　　异位妊娠是指受精卵在子宫腔以外的地方着床，常见的植入部位包括输卵管、宫颈、卵巢、腹腔、阔韧带等。剖宫产术后子宫瘢痕妊娠（caesarean scar pregnancy，CSP）是一种较为少见的异位妊娠，其特点是受精卵着床于剖宫产的子宫瘢痕处，被纤维结缔组织包绕而与宫腔不相通。文献报道[1]，妊娠妇女中 CSP 的发生率为 0.045%，占所有异位妊娠的 6.1%。1978 年，Larsen 和 Solomon 首次描述了 CSP，并认为其是导致流产后大出血的一种罕见疾病。近 20 年来，随着剖宫产率的升高，CSP 的发生率也不断攀升，相关的文献报道也随之增多。诸多研究证实 CSP 的发生与剖宫产有关。尽管如此，当前国内大部分城市医院的剖宫产率仍然维持在 40%～60%，个别医院甚至已超过 80%，随着近几年计划生育鼓励二胎生育政策的实施，二胎生育开始呈上升趋势，随之而来的是剖宫产术后子宫瘢痕妊娠发病率的不断上升，由于剖宫产术后子宫瘢痕妊娠较少见，文献鲜有报道，治疗经验也主要来源于临床病例资料分析，因此目前尚未形成统一规范的治疗标准。该病若处理不当易导致难以控制的阴道大出血和子宫破裂，危及病人生命，甚至需要切除子宫来挽救生命，所以一旦确诊须立即终止妊娠。因此，对这类病人的护理应引起高度重视。

二、病例介绍

　　1. 一般情况　本例病人是一位年轻的女性，29 岁。该病人有再生育的需求，对治疗的期望值较高。

　　2. 孕产史　G_4P_1，一次剖宫产分娩史，手术至本次发病 2 年。该病人有 3 次人工流产史，剖宫产后 2 年，这些病史是剖宫产术后子宫瘢痕妊娠（CSP）的高危因素。CSP 的发病机制尚未明确，有学者认为，其发生与剖宫产术后瘢痕处组织缺陷有关[2]，且细胞滋养层在低氧环境下有更好的增殖和侵入能力，子宫瘢痕处恰好能提供这一环境，可能是 CSP 的发病原因之一[3]。

　　3. 化验检查

　　（1）B 超结果示：子宫前壁下段瘢痕处见一个孕囊，大小 25mm×13mm×16mm，孕囊距前壁下段浆膜层 4.9mm，周边见星点状 CDFI 信号，孕囊内见卵黄囊，大小约 3.4cm×3.0mm，形态呈圆形。未见胚胎组织，未见心管搏动。子宫增大，双附件未见占位病变。

　　超声诊断具有无创、经济、可重复等优点，是 CSP 诊断的一线诊断方法。1997 年 Godin[4] 等人提出 B 型超声声像图诊断标准：①宫腔内无妊娠依据；②宫颈管内无妊娠依据；③子宫峡部前壁见孕囊生长发育；④孕囊与膀胱壁间的子宫肌层组织有缺陷。对高度怀疑 CSP 的病人，经阴道彩色超声是一项有力的辅助检查，不仅能准确判断孕囊位置，而且能够提示孕囊周围的血供情况，为治疗提供参考[5]。

阅读笔记

（2）血 β-HCG 16 753.09mIU/ml，孕酮 20.4ng/ml。血 β-HCG 测定可作为 CSP 的主要辅助诊断手段并为治疗过程中监测治疗效果的重要方法之一。正常宫内孕时血 β-HCG 值一般较 CSP 为高，CSP 较输卵管妊娠高。CSP 时血 β-HCG 值多在 100～10 000IU/L[6]。宫内妊娠时，正常发育的绒毛分泌 HCG 量很大，48h 其滴度上升超过 60%，CSP 时，由于瘢痕局部血运较差，其 48h 的血 β-HCG 滴度上升低于 50%[7]。本例病人其血 β-HCG 测定值较高，考虑可能是绒毛植入子宫肌层，且绒毛活性较强所致。本病例缺乏血 β-HCG 的连续监测，故无法对其滴度进行对比，但结合临床表现以及腹部 B 超诊断明确。

4. 治疗经过　入院后第 2d 完善相关化验检查后拟行子宫动脉栓塞术。局麻后行右侧股动脉穿刺，穿刺成功后置入 5F 管鞘，插入 5F 猪尾巴管，送入 5F Simmon 管，以微导管超选择至左子宫动脉远端注入明胶海绵微粒，并在左子宫动脉注入碘油 0.25ml。栓塞后造影：左子宫动脉血流中断，未见分支血管显影。栓塞后见子宫动脉血流中断，未见螺旋动脉显影。遂撤出鞘及导管，止血后加压包扎，子宫动脉栓塞术（uterine arterial embolization, UAE）术后立即行清宫术，刮出物送病理检查。术后给予抗感染、止血、收缩子宫治疗。术后第 3d，血清 β-HCG 1 040.77mIU/ml，孕酮 0.3ng/ml，保留了生育功能，术后第 4d 出院。术后第 16d 复查 β-HCG 4.56mIU/ml，孕酮 20.4ng/ml，B 超示宫腔及子宫下段未见包块。

子宫动脉栓塞术是一种介入治疗手段，可迅速有效地控制血管损伤所致的阴道大量出血，具有微创、不良反应少和术后并发症少等优点，更重要的是能够保留生育功能。已有很多学者将子宫动脉栓塞术联合刮宫术成功地运用于瘢痕妊娠治疗中。Zhuang 等研究发现[8]相对于药物治疗，子宫动脉栓塞术具有降低大出血风险、保留妇女生育功能且住院时间短和不良反应症状轻等优点，是一种安全、有效的治疗子宫瘢痕妊娠的方法。明胶海绵颗粒为国内常用的栓塞剂[9]，是由多种氨基酸组成的动物蛋白，可制成海绵状薄片或明胶粉剂使用，具有很大的吸水性和可塑性，对人体无毒，来源广泛，使用方便，7～12d 后即被人体吸收，属于暂时性颗粒栓塞剂，优点是对人体几乎无抗原性，无毒性，摩擦系数小，易于释放，可在体内降解，取材方便、价廉。

三、评估与分析

根据病史及实验室检查结果，该病人虽然现阶段病情平稳，但剖宫产术后子宫瘢痕妊娠（CSP）诊断明确，可能随时出现阴道大量出血，甚至导致子宫破裂而危及生命。因此，护理的重点是如何防范失血性休克的出现，以及发生失血性休克后的有效抢救。另外，根据病史特点，该病人在入院时情绪状态表现为焦虑、恐惧，因此对她的心理护理以及人文关怀也是护理的重点部分。主要护理诊断如下：

1. 有皮肤完整性受损的危险　与术后下肢制动有关。
2. 有感染的危险　与出血造成局部抵抗力低下有关。
3. 躯体移动障碍　与手术后要求制动有关。
4. 恐惧　与担心手术失败有关。
5. 知识缺乏：缺乏相关孕产知识。
6. 潜在并发症：出血性休克、右下肢深静脉血栓。

根据以上护理诊断，可针对性地应用以下几个深静脉血栓评估工具对病人进行评估：

1. Caprini 风险评估工具　Caprini 风险评估工具是由美国西北大学学者 Caprini 等人于 1991 年[15]通过研究文献、实验室数据以及大量临床危险因素研制的用于评估静脉血栓栓塞症风险的工具。应用对象为包括内、外科在内的所有住院病人。该评估工具作为临床评估的工具，纳入病人相关危险因素、临床基本危险因素、病人固有危险因素等 39 个危险因素，每个危险因素赋值不同。每个危险因素的评分为 1～5 分。按总得分情况分为 4 组，低危 1 分，中危 2 分，高危 3～4 分，超高危≥5 分。

阅读笔记

2. PUDUA 风险评估工具 意大利帕多瓦大学血栓栓塞中心专家 Barbar[16] 于 2010 年在整合 Kucher 模型的基础上设计开发了此量表。该工具主要用于评估内科住院病人的静脉血栓栓塞症（VTE）危险度，包含 11 个危险因素。运用该工具评估病人时，累积病人存在的不同危险因素的得分，得到病人危险因素总评分，在入院 1h 内完成评估。每个危险因素的评分为 1～3 分，根据总评分将病人分为高危、中危、低危。该量表可反映发病率和疾病严重程度对内科住院病人 VTE 风险进行有效分层。

3. Autar 量表 Autar 量表[17] 是英格兰门特福特大学学者 Autar 设计的静脉血栓栓塞症风险评估工具，并被广泛应用于预测深静脉血栓形成的风险。Autar 量表包括年龄、体重指数（BMI）、活动、创伤风险、特殊风险、高危疾病和外科手术 7 个子模块，每个模块均有相应的评分标准，根据累计评分将病人分为低、中、高危 3 组：低危≤10 分；中危 11～14 分；高危≥15 分；该量表能够有效预警骨创伤病人围手术期发生静脉血栓栓塞症的风险，有利于对中、高风险病人采取预见措施，降低病人围手术期及创伤病人 VTE 的发生率。

知识链接

急性循环衰竭

急性循环衰竭是指由于失血、细菌感染等多种原因引起的急性循环系统功能障碍，导致氧输送不能保证机体代谢的需要，从而引起细胞缺氧。

1. 诊断 急性循环衰竭（休克）典型的组织灌注不足表现包括意识改变，充分补液后尿量仍然 <0～5ml/(kg·h)，皮肤湿冷，毛细血管充盈时间 >2s。

2. 监测指标 ①精神状态；肢体温度、色泽；②体温：体温 <35℃ 是出血和病死率增加的独立危险因素[10]；③血压：通常认为收缩压 <90mmHg，脉压 <20mmHg，或血压较基础血压下降 30%，表示存在休克的可能[11]；④尿量：尿量 <0.5ml/(kg·h)，尿比重增加。

3. 静脉补液 迅速建立静脉通路，选择表浅静脉。晶体液可作为首选，必要时加用胶体液，如白蛋白。补液顺序为先晶体后胶体，一般采用 300～500ml 液体，在 20～30min 内输入，先快后慢，心源性休克病人除外。

4. 限制性液体复苏 国内外研究发现快速、大量补液可能会严重扰乱机体对失血的代偿机制，造成严重的循环、呼吸功能障碍和多脏器功能衰竭，增加病死率。限制性液体复苏是指机体处于有活动性出血的创伤性失血性休克时，通过控制液体输入的速度，使机体血压维持在较低低水平，直至彻底止血[12]。

知识链接

静脉血栓栓塞症

静脉血栓栓塞症（venous thromboembolism，VTE）是一种由于静脉内血栓形成而引起静脉阻塞性回流障碍及一系列相关病理生理改变的临床常见病。包括深静脉血栓形成（deep venous thrombosis，DVT）和肺血栓栓塞症（pulmonary thromboembolism，PTE），二者均是常见的手术后并发症[13]。

相关研究报道妇科良性手术 DVT 的发病率为 10%～15%[14]。发生过围手术期 VTE 的病人，有发生慢性血栓综合征的风险，该综合征的特点是静脉溃疡、水肿、疼痛、静脉曲张，严重影响病人的生活质量。

阅读笔记

四、干预策略

1. 生命体征监测   严密观察生命体征、腹痛及阴道流血情况并备齐抢救物品。每30min测1次血压、脉搏、呼吸。观察腹痛及阴道流血情况,注意有无突发腹痛、流血增多、烦躁、血压下降、心率加快等,若有应及时处理。

2. 阴道出血量的观察   出血量常用称重法、容积法、面积法、休克指数法等,每种方法各有利弊。该病人采用称重型纸尿裤及称重型垫布,估算出血量简单准确,同时又减轻护理工作量。

3. 皮肤护理   术前皮肤准备包括:

(1)范围:备皮范围以脐下至大腿上1/3,两侧至肋中线,包括外阴部,特别注意双侧腹股沟穿刺点处。备皮完毕后用记号笔在足背动脉明显处做记号,便于术中、术后对照。

(2)清洁方式:以肥皂水清洁手术部位皮肤后以无菌蒸馏水冲洗干净。

(3)方式:采用脱毛剂,避免采用剃毛等方式。

(4)时间[18]:术前2h进行皮肤准备。

4. 饮食护理   术前1d进易消化少渣食物,以防术后便秘,因用力排便可能会导致穿刺部位出血。术前4h[19]给予少量葡萄糖口服,以使病人在经受手术创伤前储备一定的能量,促进内源性胰岛素的释放,减轻术后胰岛素抵抗。

5. 体位及穿刺侧肢体的护理   术后24h应绝对卧床休息,穿刺侧肢体取伸直位,严格制动12h,有利于血管穿刺点收缩、闭合,保持血管通畅,防止血栓形成。静脉血栓护理,术后应每班定时测量患肢不同平面的周径与健侧肢体相比较,大腿测量位置在髌骨上20cm,小腿测量位置在髌骨上10cm,如果两肢体测量结果相差>0.5cm则报告医生,警惕DVT的发生。体位患肢外展,手术回房后即可鼓励病人进行下肢及踝关节的主动运动,每次持续5~6min,同时护士每班给予按摩下肢腓肠肌和比目鱼肌,促进下肢血液循环。

6. 疼痛护理   评估病人对疼痛的耐受能力,进行动态评分;观察疼痛的性质、程度、部位及持续时间等,遵医嘱预防性使用镇痛药物,向其讲解相关的注意事项,并注意观察药物的作用及副作用;给予精神安慰,配合心理疏导,分散注意力,降低病人对疼痛的敏感性。

7. 抗感染治疗   遵医嘱常规给予抗生素静脉点滴3d,术后用0.3%聚维酮碘消毒会阴部,每日2次。本例病人术后体温正常。留置尿管的护理保持尿管引流通畅,鼓励多喝水,防止感染,以及加快造影剂的排出,减轻对肾脏的损害。24h拔管后,协助病人自排小便,避免尿潴留发生。

8. 手术中护理   术前备垂体后叶素、米索前列醇、缩宫素、水囊等止血用品。床边备B超机。清宫术时建立静脉通道,给予氧气吸入,术中、术后密切观察右侧腹股沟穿刺点的出血情况,监测生命体征及意识,观察腹痛及阴道流血情况,注意右下肢制动。子宫动脉栓塞术后立即清宫,体位为左脚屈曲,右脚伸直制动,手术床取水平位,左脚置于脚架上,取曲屈、外展位,右脚取水平位,臀部置于手术床凹陷处边缘,有利于手术操作。

9. 心理护理   评估主要症状:

(1)生理功能状态:失眠、食欲差。

(2)精神状态:紧张、焦虑、情绪低落。

(3)社会功能状态:注意力不能集中。

措施:第一阶段,收集临床资料,耐性倾听,领会病人内心的焦虑,倾听过程中表达对她的理解、共情与接纳。第二阶段,根据病人的主诉,该病人缺乏对子宫瘢痕妊娠的相关知识,对治疗方案以及预后不了解,同时,对陌生的环境产生的不安全感使她产生紧张,恐惧情绪,从而影响到其生理功能。第三阶段,针对第二阶段发现的问题,采取有效的护理措施。首先,向

阅读笔记

病人介绍病区环境，协助其解决日常生活问题，如生活用品准备、订餐、打水等。其次，对诊断及治疗的过程进行讲解和指导，使病人参与其中，增强其应对压力的能力。另外，病人对于创伤性操作，如采血、手术、对疼痛的恐惧等，都要及时给予讲解，消除其疑虑。实施护理干预后病人睡眠及饮食恢复正常，干预有效。第四阶段，手术后，通过与病人的交流向其传递手术顺利的信息，同时，了解病人手术后的舒适度，评估疼痛等级，采取护理干预。第五阶段，出院前，病人能主动与责任护士交流，并表达了对医护人员的感激之情，病人的心理状态恢复正常。

10. 健康教育 病人病情稳定后，应对其实施必要的健康教育。告知病人目前的病情及诊疗方案，最大限度取得病人配合。指导其保持良好的情绪及足够的睡眠，及时提供早产儿的正性消息，鼓励家属的亲情陪伴以预防产后抑郁。给予正确的饮食指导，手术后12h给予半流质食物，选择富含蛋白质、维生素、微量元素的食物，从半流质软食逐渐过渡至普食，增加纤维素的摄入预防发生便秘。卧床期间，教会病人进行四肢的被动活动及主动活动，指导病人采取适当的避孕措施，两年内不可受孕；保持会阴清洁，注意阴道出血情况，出血期间避免性生活；避免长时间站立、行走或负重行走；保持作息时间规律，定期复查血 β-HCG。

五、效果评价

子宫动脉栓塞术后第 2d 行清宫术，术中出血约 60ml，术后给予抗感染、收缩子宫治疗，手术后病人出血少，于术后第 3d，查血清 β-HCG 1 040.77mIU/ml，孕酮 0.3ng/ml，B 超示宫腔及子宫下段未见包块；术后第 4d 出院。术后第 16d 复查 β-HCG 4.56mIU/ml，孕酮 20.4ng/ml，病人保留了生育功能。

六、案例总结

剖宫产术后子宫瘢痕妊娠（CSP）是一种较为少见的异位妊娠，其特点是受精卵着床于剖宫产的子宫瘢痕处，临床倾向于认为剖宫产术中损伤子宫内膜基底层，形成与宫腔相通的裂隙或窦道，受精卵通过此裂隙或窦道侵入瘢痕肌层内种植；该病若处理不当易导致难以控制的阴道大出血和子宫破裂，危及病人生命。本案例中病人有多次妊娠及流产史、剖宫产史，具有 CPS 的高危因素，因而询问病史，获得有效的信息，是护理该类病人的首要步骤，该病人由于诊断及时，同时采取了积极有效的治疗手段，因而避免了可能出现的阴道大出血和由此引发的失血性休克，甚至死亡。

在本案例中，对于子宫动脉栓塞治疗的护理也尤为关键，子宫动脉源于髂内动脉，为终末支血管，而瘢痕妊娠的血供来源于子宫动脉，为动脉栓塞治疗提供良好的解剖基础，选择性栓塞双侧子宫动脉，可将出血动脉从末梢处开始栓塞，闭锁整个动脉管腔，有效地减小血管腔压力及血流量，有利于血栓形成，同时由于子宫动脉供血减少，胚胎着床部位血供减少，促使胚胎坏死、脱落。同时子宫平滑肌纤维因缺血缺氧导致收缩加强，可进一步有效控制出血[20]。其并发症临床以疼痛、发热多见，少数可出现尿频、尿急等膀胱刺激征。在本案例中，对病人疼痛的护理也很到位，首先对疼痛的评估要及时准确，这样才能根据病人的疼痛评分采取适宜的护理措施，同时也增进了护患关系，建立了病人对医护人员的信任感，因而能够对后期的健康宣教打好基础；另外，如何对病人进行健康宣教，避免再次出现意外妊娠，也是本案例成功的重要环节。

术前与病人进行沟通，了解病人的心理状态，明确病人产生负面情绪的原因，做好隐私保护；术中病人进入手术室之后通过攀谈的方式转移其注意力，安慰出现的不适感并尽量采取一定的措施予以处理。术后向病人详细介绍可能出现的情况以及需要注意的问题。告知病人手术结果以消除其疑虑，重点宣教人工流产对女性所造成的伤害，引起病人对有效避孕的重

阅读笔记

视，同时告知病人一些发生意外后的紧急补救措施。术后的健康宣教采取多种形式，比如通过口头讲解与图片结合的方式，带病人参观无痛人工流产手术的宣传栏，等等，让病人了解 CSP 的相关知识，普及基本常识，比如避孕节育、生殖保健知识以及手术后需要注意的问题。耐心听取病人的疑问并积极回应，回答要讲究一定的策略性，做到抓住重点，通俗易懂；本案例中护理人员依据扎实的专业知识，针对病例特点采取针对性的护理措施，为病人提供了高质量的护理服务，同时提高了病人的满意度，将可能发生的风险降到最低。

参考文献

[1] EINENKEL J，STUMPP P，KOSLING S，et a1. A misdiagnosed case of caesarean scar pregnancy[J]. Arch Gynecol Obstet，2005，271（2）：178-181.

[2] ROTAS M A，HABERMAM s，LEVGUR M. Cesarcen scar ectopic pregnancies：etiology，diagnosis，and management[J]. Obstet Gynecol，2006，10（7）：1373-1381.

[3] 王晓. 子宫切口妊娠 126 例临床分析[D]. 石家庄：河北医科大学，2013.

[4] GODIN P A，BASSIL S，DONNEZ J. An ectopic pregnancy developing in a previous caesarian section scar[J]. Fertil Steril，1997，67（2）：398-400.

[5] 王俊兰. 赫飞. 经阴道彩色多普勒超声诊断子宫瘢痕处早期妊娠的临床价值[J]. 中国计划生育学杂志，2009，8（166）：487-489.

[6] 张宇杨，越波，李小毛. 异位妊娠与妇科急诊[M]. 北京：人民军医出版社，2011：87.

[7] 刘凯杰，李翠兰，莫薛唐，等. 剖宫产术后瘢痕妊娠临床诊治进展[J]. 生殖医学杂志，2016，25（7）：660-663.

[8] ZHUANG Y，HUANG L.Uterine artery embolization compared with methotrexate for the management of pregnancy implanted within a cesarean scar[J]. Am J Obstet Gynecol，2009，201（2）：1521-1523.

[9] HICHAM T，JAFAR G.Gelatine sponge particles：Handling characteristics for endovasicular use[J]. Tech Vasc Interv Radiol，2007，10（4）：257-260.

[10] 胥伶杰，徐军，王仲. 休克指数在急诊病情判断中的作用[J]. 临床急诊杂志，2011，12（1）：69-71.

[11] 谢小铭，吕宝军，姚蓝，等. 不同的血压控制在早期失血性休克限制性液体复苏中的治疗效果[J]. 中国急救医学，2010，30（2）：142-143.

[12] 倪贤涛，杜丽鹏. 失血性休克限制性液体复苏血压的观察[J]. 中国民族民间医药，2012，21（2）：83-84.

[13] STEIN P D，HULL R D，PATEL K G，et al.D-dimer for the exclusion of acute venous thrombosis and pulmonary embolism：asystemtic review[J]. Ann Intern Med，2004，140（8）：589-602.

[14] CAPRINI J A，ARCELUS J I，Hasty J H，et al.Clinical Assessment of Venous Thromboembolic Risk in Surgical Patients[J]. Semin Thromb Hemost，1991，17（3）：313-318.

[15] BARBAR S，NOVENTA F，ROSSETTO V，et al.A risk assessment model for the identification of hospitalized medical patients at risk for venous thromboembolism：the Padua Predicdion Score[J]. J Thromb Haemost，2010，8（11）：2450-2457.

[16] AUTAR R.Nursing assessment of clients at risk of deep venous thrombosis（DVT）：the Auttar DVT scale[J]. J Adv Nurs，1996，23（4）：763-770.

[17] 刘长文，朱英. 低血容量性休克复苏指南的理解与执行[J]. 现代实用医学，2010，22（3）：248-251.

[18] 刘德秀，王正芸，李家瑜. 不同皮肤准备方法术后切口感染的研究及预防[J]. 中国感染与化疗杂志，2014，14（2）：121-126

[19] 秦薇. 择期手术病人术前禁食禁饮时间的研究进展[J]. 中华护理杂志，2014，49（1）：76-79

[20] 童英，杨琳，任琳，等. 介入疗法在妇产科疾病治疗中的应用[J]. 中国医刊，2003，38（7）：44-46.

（麻红梅）

第三节 妊娠期急性脂肪肝产妇的高级护理实践

根据世界卫生组织的权威数据，全球每天约有 830 名妇女死于与妊娠或分娩有关的并发症，这意味着全世界每年有 30 多万名妇女在妊娠和分娩期间及分娩后死亡。研究表明，一个强有力的医疗保健系统，能降低妊娠和分娩的风险，至少有 2/3 的孕产妇可以通过有效的干预获得挽救[1]。护理人员作为整个系统中不可或缺的成员，同样发挥着重要的作用。

妊娠期急性脂肪肝（acute fatty liver of pregnancy，AFLP）是一种妊娠晚期罕见的特发性、致死性产科急危重症。随着对本病认识的不断提高、肝衰竭救治技术的进步以及多学科、多专业的密切合作，本病导致的孕产妇和围产儿死亡率已经从以前的 75% 和 90% 下降至 1.8%～18% 和 7%～23%[2-4]。本案例总结 1 例双胎妊娠、试管婴儿、早发型重度子痫前期并发妊娠期急性脂肪肝产妇的高级护理实践。

一、案例背景

妊娠期急性脂肪肝占妊娠合并肝脏疾病的 16%～43%，发病原因及机制未明，起病急骤，病情凶险，其主要特点是肝细胞在短时间内大量、快速脂肪变性，以黄疸、凝血功能障碍和肝功能急剧衰竭为主要临床特征，同时伴有脑、心、肺、肾、胰腺等多脏器功能不全[5]。因此，妊娠期急性脂肪肝病人特别是重症病人的病死率极高。大部分孕产妇死于肝肾功能损害、多器官功能衰竭，严重危及孕产妇及围产儿的生命，一旦确诊应尽早终止妊娠。多科协作、综合治疗和有效防治多脏器功能衰竭是治疗成功的保障[6]。

二、病例介绍

孕妇荀某，女性，28 岁，已婚，2016 年 1 月 28 日 12：50 因"停经 33⁺¹ 周，上腹部不适 1 周"，以"G_1P_0 孕 33⁺¹ 周、LOA/ROA、妊娠期急性脂肪肝、早发型重度子痫前期、双胎妊娠、试管婴儿"收住院。平素月经规律，12 岁 5～6/30d，量中等，无痛经。末次月经（LMP）：2015-06-10，预产期（EDC）：2016-03-17。孕妇于 2015 年 6 月 26 日在本院生殖中心植入 2 枚胚胎，围生期建卡按期产前检查，基础血压为 119/73mmHg。1 周前孕妇无明显诱因出现纳差伴呕吐，无明显好转，近期出现咳嗽后来院就诊，目前血压为 150/110mmHg。

入院体检：T 36.9℃，P 110 次 /min，R 20 次 /min，BP 168/100mmHg。产科检查：宫高 37cm，腹围 108cm，LOA/ROA，胎心音 133～151 次 /min，未扪及宫缩，胎膜未破，宫口未扩张。B 超显示：双顶径 80/78mm，头围 375/264mm，腹围 260/247mm，股骨径 57/54mm；胎盘位置：前壁 / 后壁，成熟度：Ⅰ级 +/Ⅱ级，羊水最大深度：46/37mm，胎盘下缘距宫颈口均>70mm。

入院后完善实验室检查，各项指标提示肝肾功能损伤、凝血功能异常、胆红素升高、低蛋白血症、尿蛋白阳性，B 超提示脂肪肝倾向，考虑妊娠期急性脂肪肝可能。入院 4h 即行子宫下段剖宫产术 + 双侧子宫动脉上行支结扎术，术中分娩大男 / 小女：2 050/1 500g，Apgar 评分均为 10 分，因早产入新生儿病房。术中出血 300ml，术毕返回病房按压宫底阴道流血 570ml，立即配合医生给予抢救：卡前列素氨丁三醇注射液 250μg 肌内注射，按摩子宫，输注悬浮红细胞 1.5U、血浆 300ml、纤维蛋白原 4g。

经抢救后产妇病情趋向稳定，同时给予护肝、纠正低蛋白血症、促宫缩抗感染等治疗，术后第 1d 晨统计 9h 入量 2 290ml，出量 166ml，考虑为妊娠期急性脂肪肝并发症、急性肾功能衰竭。立即行多科会诊，于 1 月 29 日行血浆置换，1 月 30 日、1 月 31 日行连续肾脏替代疗法（continuous renal replacement therapy，CRRT）。2 月 1 日产妇出现血小板及血红蛋白进行性下降、凝血功能异常、盆腔引流量增多，转入 ICU 治疗，后出现呼吸急促、胸闷、脉氧下降，最低

阅读笔记

至 85%，听诊两肺呼吸音低，可闻及细湿啰音，考虑急性肺损伤，给予无创呼吸机辅助通气，同时予以利尿药减轻间质水肿。

住院经过见表 3-1。

表 3-1　住院经过

入院时间	体征与症状	治疗护理	导管护理	体液管理
第 1d	纳差伴呕吐 1 周，血压 168/100mmHg	急诊行子宫下段剖宫产术 + 双侧子宫动脉上行支结扎术	术后带回：两路静脉通路、盆腔引流管、导尿管	术后监测 24h 出入量、控制补液速度 100ml/h
第 2d	宫缩好，宫底脐下 1 指，恶露不多，腹部切口无红肿渗液。血压 140/86mmHg	肾内科、重症医学科会诊，护肝，输注血浆。15：30 床边血浆置换	同上 + 股静脉置管（血液透析管）	血浆置换前：9h 入量 2 290ml，出量 166ml。改监测每小时尿量；补液速度同上
第 3d	宫底脐下两指，偶有咳嗽，双肺呼吸音粗，闻及少许啰音。血压 133/72mmHg	护肝、输入白蛋白、纤维蛋白、新鲜冷冻血浆，床边血浆置换 +CRRT	同第 2d	尿量 12～27ml/h
第 5d	血红蛋白和血小板进行性下降，凝血功能异常。血压 123/67mmHg	转入 ICU，无创呼吸机辅助通气，继续血浆置换 +CRRT	同上 + 右锁骨下深静脉置管	24h 盆腔引流液 756ml
第 9d	病情稳定	转回普通病房	同上 停血液透析管	尿量 60～80ml/h，补液速度 100ml/h
第 11d	病情稳定	护肝、监测各项化验指标	停右锁骨下深静脉置管 停盆腔引流管	同第 9d
第 12d	病情稳定	同第 11d	停保留导尿	同第 9d
第 17d		出院		

实验室检查变化见表 3-2。

表 3-2　实验室检查变化

		单位	术日	术后 2d	术后 4d	术后 10d	术后 15d
血糖		mmol/L	3.91	5.15	5.27	—	—
总胆红素		μmol/L	65.8	60.8	61.7	40.5	15.2
结合胆红素		μmol/L	53.7	44.5	44.5	12.8	1.00
肝酶	天冬氨酸转氨酶	U/L	386	42	32	35	18
	丙氨酸转氨酶	U/L	427	73	44	36	29
肾功能	尿素	mmol/L	6.49	9.65	10.7	12.88	4.27
	肌酐	μmol/L	187.8	172.5	90.2	63.5	49.7
	尿酸	μmol/L	512.2	284.8	285.6	—	200.1
凝血系列	凝血酶原时间	s	19.4	18.3	16.5	12.1	12.3
	活化部分凝血活酶时间	s	59.3	58	54	55.3	35.4
	凝血酶时间	s	34.1	30.4	25.1	25.6	18.3
	纤维蛋白原	g/L	1.65	1.01	1.91	1.87	2.67
	D- 二聚体	mg/L	20.8	7.56	4.38	4.44	7.18
血常规	白细胞计数	×10⁹/L	13.20	33.22	23.85	7.94	5.13
	血红蛋白	g/L	129	60	59	84	84
	血小板	×10⁹/L	141	65	38	109	230

阅读笔记

三、评估分析

产妇病情进展迅速、凶险而复杂多变,术前实验室检查提示肝肾功能损伤;手术后发生了产后出血;经抢救出血控制后又出现急性肾功能不全;给予床边血浆置换、CRRT 治疗 3d 后,产妇继而又发生凝血功能障碍和急性肺损伤。根据产妇病情发展过程中存在的护理问题,提出以下主要护理诊断:

1. 有体液不足的危险　与产后出血有关。
2. 体液过多　与急性肾功能衰竭有关。
3. 引流管有效能降低的可能　与留置盆腔引流管有关。
4. 疼痛　与手术创伤及子宫收缩痛有关。
5. 气体交换受损　与急性肺损伤有关[7]。

根据以上护理诊断,可针对性地应用以下几个评估工具对病人进行评估:

1. 管道滑脱危险因素评估,见表3-3。

表3-3　管道滑脱危险因素评估

	项目	危险因素	分值	评分	总分
危险因素评估	I类导管	胸管、T管、口鼻插管、动脉置管、气管切开管、脑室引流管、关节腔引流	3分		
	II类导管	双套管、深静脉置管、三腔管、造瘘管、一次性负压引流管	2分		
	III类导管	导尿管、胃管、输液管、吸氧管	2分		
	意识	轻度烦躁 2分;意识模糊 2分;中度烦躁 3分;重度烦躁 5分	2～5分		
	其他	幼儿	5分		
		呃逆、呛咳	2分		
		肥胖(颈部短)	2分		

注:评分总分≥13 分,为管道滑脱高危人群,得分越高风险越大,需执行相关的防护措施[8]。

2. 疼痛的评估,见第二章第四节"数字评分法"。

四、干预策略

(一)完善术前准备尽快终止妊娠

由于妊娠期急性脂肪肝起病急骤,病情进展迅速,一旦出现凝血功能障碍,多脏器功能衰竭已无法挽回[9]。迄今为止,尚无产前恢复的报道,若诊断不及时可危及母胎生命。因此一旦确立诊断,应在尚未进入严重肝功能障碍为主的多器官功能衰竭期前及早终止妊娠,并给予最大限度的支持治疗与对症处理,提高母儿生存率,是最主要的治疗措施。数小时内不能经阴道分娩者宜采用剖宫产术结束妊娠,剖宫产虽不能完全预防产后出血,但较阴道分娩更为积极主动[10]。可以减少肝功能进一步损伤。缩短肝功能恢复时间,提高病人存活率。当孕妇确诊为妊娠期急性脂肪肝后,应快速完善各项术前准备。

知识链接

妊娠期急性脂肪肝的研究进展

妊娠期急性脂肪肝(acute fatty liver of pregnancy,AFLP)是妊娠晚期特发的严重肝脏损害,又称妊娠期特发性脂肪肝或妊娠期急性肝衰竭,其发生率为1/7 270～1/13 000[11]。

阅读笔记

早期文献报道，孕产妇死亡率为 75%，围产儿死亡率为 90%[12]。近年来对该病的认识增多，临床上采用及时终止妊娠结合多科合作积极治疗、精心护理，目前母胎死亡率约为 1%～20%[13]。

AFLP 的发病机制尚未阐明，研究表明：AFLP 与胎儿线粒体脂肪酸氧化过程的酶缺陷（LCHAD）有关[14]，胎儿胎盘单位与母体相互作用是最终导致发生母体肝损害的原因。Innes[15]等报道胎儿肝脏 CPT1 缺陷与母亲 AFLP 相关；Kurosak[16]报道一例 AFLP 的肝脏中发现细菌和真菌感染，提示感染因素可能参与 AFLP 的发病；近年来还有研究认为 AFLP 可能与 Fas 系统的免疫调节密切相关[17]。

AFLP 可在孕晚期任何时间发病，多发生于孕期 31～42 周，也有在妊娠 23 周发病的报道[18]，多见于初产妇、男胎及多胎妊娠。发病前驱期为 1～21d，因缺乏特异性临床表现，最初阶段易误诊为消化系统疾病，如疲乏不适、恶心、呕吐、流感等症状。其他症状包括头痛、咽痛、上腹部或腹部疼痛、发热、黄疸、瘙痒。约 70% 的 AFLP 病人有高血压，无或伴有蛋白尿。如果处理不及时，病情多在 1 周内迅速恶化，出现皮肤与巩膜进行性黄染、出血倾向、少尿、肝功能衰竭等症状。

早期诊断和及时终止妊娠，加强支持疗法是治疗 AFLP 的关键[19]。产后支持疗法尤为重要，肾功能衰竭和利尿无效时应及时行血液透析或血浆置换。肝功能衰竭时可以进行辅助性肝移植或人工肝治疗[20]。

（二）血浆置换及续贯 CRRT 治疗

1. 产妇发生肝功能损害时体内会蓄积大量的毒性物质，包括各种神经毒素、促炎性细胞因子等，同时凝血因子不足。血浆置换及序贯血液净化治疗能暂时快速替代肝脏的解毒功能，部分解除或缓解上述毒性物质对全身的毒害作用，迅速改善机体的内环境，减轻肝脏负担，缓解毒素对肝脏的损害，又可补充因肝功能不全缺乏的凝血因子、白蛋白，促进肝细胞的再生，迅速改善临床症状及肝肾功能的恢复[21]。正是由于血浆置换具有"解毒"与"补充"的双重作用，因此成为目前临床人工肝支持系统中应用最为广泛、疗效最佳的方法之一[22]。产妇输注了大量的新鲜血浆、红细胞、血小板、冷沉淀、人血白蛋白，在输注血制品时严格执行查对制度，输血过程中密切观察有无输血反应。

知识链接

人工肝支持治疗的临床应用进展

人工肝是借助体外机械、化学或生物性装置，暂时替代或部分替代肝脏功能，从而协助治疗肝功能不全、肝衰竭或相关疾病[21]。其作用机制基于肝损伤具有可逆性和肝细胞有强大的再生能力，通过人工肝辅助治疗在内外环境改善的情况下，肝功能能够自发恢复。

人工肝技术包括国际、国内应用较成熟的非生物型人工肝以及正在研究或者进入临床前期的生物型和混合型生物人工肝。目前已应用于临床的人工肝系统有几十种，使用比较广泛的有：①单纯血浆置换；②高通量血浆置换，是血浆置换的一种特殊类型，每天置换 10L 以上的血浆；③分子吸附再循环系统（molecular adsorbent recycling system, MARS）是 20 世纪 90 年代由德国罗斯托克大学肝病研究中心发展起来的一种人工肝系统[23]；④普罗米修斯系统是费森尤斯公司和多瑙河大学研制的非生物人工肝系统[24]；⑤血液滤过透析是将选择性血浆置换和连续滤过透析结合起来的方法。

阅读笔记

2．输血护理　血浆置换过程中需要应用大量新鲜冷冻血浆，因此血制品的输注时间、取血时间与输血前核对必须严格按照输血流程操作，做好各项血制品登记。

3．体液管理

（1）密切观察尿量和性质，精确记录并汇报每小时尿量[25]。

（2）合并多脏器功能损害时，需严格控制补液速度。该产妇术后补液速度控制在100ml/h，防止发生心力衰竭[1]。

（3）每班统计本班出入量，夜班总结24h出入量并汇报，保持出入量平衡以免增加脏器负担。

（4）行床边血浆置换时，监测实验室检查结果，观察有无电解质紊乱、酸碱失衡征象。

（三）导管护理

1．产妇有外周静脉置管、股静脉置管（血液透析管）和右锁骨下深静脉置管、盆腔引流管、导尿管。给予正确的导管标识，妥善固定，翻身时注意各类导管的位置。

2．指导并告知产妇静脉穿刺肢体如何进行小范围活动，避免导管扭曲、折叠、受压、贴壁甚至脱落，确保管路通畅是保证治疗效果的关键。

3．邀请血液净化专科护士进行护理会诊，加强产科护士对血液透析管护理的集体培训学习并进行现场考核。

4．每小时观察盆腔引流液的色、质、量以及引流是否通畅，若发现短时间内引流液突然增多等异常立即汇报医师并配合处理。

（四）并发症的观察与护理

1．每30min按压一次宫底，观察子宫收缩情况，正确计量阴道流血量，观察阴道流血性状是否为不凝血、伤口敷料有无渗血、全身皮肤黏膜有无出血点、瘀斑。

2．持续心电监护，密切观察生命体征变化，尤其是血压的波动。建立2条以上静脉通路，做好输血准备，维持有效血容量，防止发生失血性休克。

3．观察呕吐时是否伴有剧烈头痛，以及意识、呼吸的变化，注意产妇有无性格的改变、情绪反常或行为错乱等表现，警惕发生肝性脑病[1]。

4．注意保护血管，采血或注射部位按压时间相对延长，以免出血不止或发生血肿。

5．动态评估产妇恶心、呕吐、黄疸、乏力、水肿症状有无进行性加重。

（五）预防感染的护理

1．产妇机体抵抗力下降容易并发各种感染，因此，注意各项治疗护理操作相对集中，以保证产妇充分的休息与睡眠，减少探视，每日开窗通风2次，每次30min。

2．做好口腔护理及各项基础护理，每2h协助翻身并给予拍背，指导产妇有效咳嗽。

3．保持导尿管通畅，每日会阴护理2次，每周更换集尿袋，及时更换会阴垫；遵医嘱合理使用抗生素，严格遵照医嘱时间执行。

4．血液净化治疗时，由专职护士进行管理，严格无菌操作，肾功能恢复正常治疗结束后尽早拔除股静脉置管。

（六）饮食与营养

1．产妇的营养状态是改善其生命质量及预后的关键因素之一。禁食期间，给予足够营养及热量，动态监测血糖变化，防范低血糖。

2．开始进食后合理饮食，产妇禁食高脂肪及高蛋白饮食，以进食碳水化合物为主。主要是因为葡萄糖除能供给热量、减少蛋白质分解外，还能促进氨合成谷氨酰胺，以降低血氨。多食蔬菜、水果，保持大便通畅，减少肠内有毒物质；给予富含植物蛋白的高维生素饮食，有利于氨的排出。

3．向产妇及家属解释营养治疗的重要性，根据肝肾功能恢复情况制订合理而详细的饮食

阅读笔记

计划。以肉汤、蔬菜、水果、米面等为主，根据产妇恢复情况，从流质、半流质逐步向普食过渡。

（七）心理护理

由于此次怀孕为试管婴儿，产妇及家属对本次妊娠均高度重视。突如其来的病情变化，以及两个新生儿由于早产入新生儿科治疗，造成母婴分离，使产妇与家属均极度担心产妇和新生儿的预后。护理人员主动与其沟通交流，告知病情进展及本院的医疗技术水平，以往此类疾病治疗成功的案例。与新生儿科医护人员联系，了解两名宝宝在新生儿科的情况并及时告知产妇。让家属去探视时拍一些宝宝的照片和小视频放给产妇看。在护理人员的努力下，产妇情绪逐渐稳定，能积极主动地配合各项治疗护理。在转入 ICU 治疗的 4d 中，尽管病情加重，但产妇依然能保持乐观的心态。

五、效果评价

经过连续的血浆置换及序贯 CRRT 治疗，产妇内环境稳定、主要脏器功能逐渐恢复，2 月 5 日转回普通病房，2 月 13 日痊愈出院，2 月 16 日回院复查血红蛋白 105g/L，血小板 $291×10^9$/L，肝肾功能、凝血功能皆正常。产后 42d 随访：产妇恢复良好。两名婴儿：大男住院 8d 后于 2 月 5 日出院，出院时体重 2 100g；小女住院 26d 后于 2 月 23 日出院，出院时体重 2 040g。出生后 42d 高危儿门诊随访：两名婴儿生长发育、神经行为测定皆在正常范围。

六、案例总结

妊娠期急性脂肪肝（AFLP）属于产科急危重症，起病急骤，病情凶险。该案例产妇孕 33^{+1} 周发病，双胎、试管婴儿合并重度子痫前期，病程中先后发生产后出血、急性肝肾功能损伤、凝血功能障碍、急性肺损伤。护理过程中，正确识别病情，快速完善术前准备、术后床边血浆置换及序贯 CRRT 治疗是本案例的重点，并发症的观察与护理是难点。

1. 近年认为，AFLP 与妊娠期高血压疾病的发病机制密切相关[1]。产妇入院 1 周前无明显诱因出现纳差伴呕吐的消化道症状，护理人员已高度怀疑为 AFLP，立即向值班主任汇报病情，快速完成各项实验室检查和辅助检查，汇总各项指标，均符合 AFLP 的诊断标准，科内讨论后决定立即手术，入院 4h 即行剖宫产术终止妊娠。

2. 产妇是双胎，并发重度子痫前期、AFLP 与凝血功能异常，产前评估即发现其存在产后出血的多种高危因素[26]。发生产后出血的可能性非常高，因此充分做好了抢救准备。产妇术中出血 300ml，术毕返回病房，按压宫底，阴道流血 570ml，立即配合医生开展有条不紊的抢救，后病情稳定。

3. 该产妇术前实验室指标即提示存在肝肾功能损伤。术后在观察尿量时，精确记录每小时尿量。第 1d 晨统计 9h 入量 2 290ml，出量 166ml，考虑急性肾功能损伤，立即进行床边血浆置换、CRRT 治疗。由于该项技术在产科应用较少，邀请血液净化专科护士开展床边护理会诊，指导血液透析管护理，以保证术后支持治疗的有效进行。

4. 护理过程中，多科合作，针对产妇出现的临床症状和体征，结合实验室指标进行综合性评判，分析可能出现的并发症从而采取有效的预见性护理，是此案例护理成功的关键。

参考文献

[1] 刘长文，龚仕金，朱建华. 高危孕产妇重症监测与治疗［M］. 北京：人民卫生出版社，2012.

[2] KO H，YOSHIDA E M.Acute fatty liver of pregnancy［J］. Can J Gastroenterol，2006，20（1）：25-30.

[3] WEI Q，ZHANG L，LIU X.Clinical diagnosis and treatment of acute fatty liver of pregnancy：a literature review and 11 new cases［J］. J Obstet Gynaecol Res，2010，36（4）：751-756.

阅读笔记   [4] KNIGHT M，NELSON P C，KURINCZUK J J，et al.A prospective national study of acute fatty liver of pregnancy in the UK[J]. Gut, 2008, 57(7): 951-956.

[5] 曹泽毅. 中华妇产科学(临床版)[M]. 北京: 人民卫生出版社, 2010: 290-291.

[6] 鲁建央, 漆洪波, 妊娠期急性脂肪肝的诊断与治疗[J]. 中华产科急救电子杂志, 2012, 1(1): 10-13.

[7] 袁剑云, 李庆功. 护理诊断与护理实务分类系统最新进展和趋势[J]. 中华护理杂志, 2000, 7(35): 220.

[8] 王惠琴, 金静芬. 日常护理评估工具[M]. 杭州: 浙江大学出版社, 2012: 45.

[9] 王敬, 辛虹, 妊娠期急性脂肪肝研究进展[J]. 实用妇产科杂志, 2010, 26(3): 192-195.

[10] PERIRA S P, O DONOHUE J, WENDON J, et al. Maternal and perinatal outcome in severe pregnancy-related liver disease[J]. Hepatology, 1997, 26(5): 1258-1262.

[11] ALMASHHRAWI A A, AHMED K T, RAHMAN R N, et al.Liver diseases in pregnancy: diseases not unique to pregnancy[J]. World J Gastroenterol, 2013, 19(43): 7630-7638.

[12] 闫婕, 杨慧霞, 妊娠期急性脂肪肝研究进展[J]. 中华围产医学杂志, 2007, 10(5): 350-353.

[13] JOSHI D, JAMES A, QUAGLI A, et al. Liver disease in pregnancy[J]. Lancet, 2010, 375(9714): 594-605.

[14] OELY N A, BOER M E, WIJBURG F A. Long-chain fatty acid ox-idation during early human development[J]. Pediatr Res, 2005, 57(6): 755-759.

[15] INNES A M, SEARGEANT L E, BALACHANDRA K, et al. Hepatic carnitine palmitoyltransferase I deficiency presenting as maternal illness in pregnancy[J]Pediatr Res, 2000, 47(1): 43-45.

[16] KUROSAKI M, TAKAGI H, HOSOMURA Y, et al. Acute fatty liver of pregnancy showing microbial infection in the liver[J]. Intern Med, 2000, 39(12): 1064-1067.

[17] 李德芬, 郎振为, 白金花等. 急性妊娠期脂肪肝细胞凋亡与增殖状况的研究[J]. 实用妇产科杂志, 1998, 14(3): 146-147.

[18] SUZUKI S, ARAKI T. Acute fatty liver of pregnancy at 23 weeks of gestation[J]. BJOG, 2001, 108(2): 223-224.

[19] 陈宇, 黄亚绢, 顾京红, 等. 早期诊断和综合治疗妊娠期急性脂肪肝 11 例临床分析[J]. 实用妇产科杂志, 2014, 30(7): 544-547.

[20] 喻成波, 李兰娟, 人工肝支持系统在围产期肝衰竭中的应用[J]. 中华临床感染病杂志, 2010, 4(5): 314-316.

[21] 段钟萍, 陈煜, 人工肝的临床应用[J]. 中华肝病杂志, 2010, 18(11): 808-810.

[22] BRENDOLAN A, DLINTINI V, RICCI Z, et al.Pulse high volume hemofiltration[J]. Int J Artif Organs, 2004, 27(5): 398-403.

[23] MITZNER S R, STANGE J, KLAMMT S, et al.Albumin dialysis MARS: knowledge form 10 years of clinical investigation[J]. ASAIO J, 2009, 55(5): 498-502.

[24] EVENEPOEL P, LALEMAN W, WILMER A, et al.Prometheus versus molecular adsorbents recirculating system: comparison of efficiency in two different liver detoxification devices[J]. Artif Organs, 2006, 30(4): 276-284.

[25] 阮满真, 黄海燕, 危重症护理监护技术[M]. 北京: 人民军医出版社, 2013, 6-17.

[26] 谢幸, 苟文丽. 妇产科学[M]. 8 版. 北京: 人民卫生出版社, 2013: 211-215.

(朱乃芬 冯世萍 周月琴)

第四节 卵巢癌晚期病人的高级护理实践

肿瘤病人术后化疗是一把双刃剑, 特别是晚期癌症病人的姑息化疗, 在治疗的同时, 往往会引起严重的生理、心理反应, 对病人和家属造成巨大的心理压力, 往往会导致病人生活质量下降[1]。如何在病人治疗过程中提供连续性的照护, 预防和减轻化疗所致的不良反应, 调动可

阅读笔记

利用的社会资源，激发病人的心理潜能，提高肿瘤病人的生活质量，为病人和家属提供有效的支持是肿瘤专科护士应该着重思考的问题。本节以卵巢癌术后行姑息化疗病人的护理为例介绍其高级护理实践的内容。

一、案例背景

卵巢癌是所有妇科肿瘤中死亡率最高的，就我国上海地区而言，最新统计卵巢癌的发病率为 7.6/10 万[2]，明显高于宫颈癌和宫体癌，究其原因：一是因为卵巢肿瘤深藏于盆腔，初期不易被发现；二是卵巢癌的生长相对迅速，确诊时往往已属晚期，卵巢癌预后极差，5 年生存率仅 30% 左右[3]，高级实践护士（APN）作为肿瘤护理团队的核心成员，需根据病人在治疗的各个阶段出现的各种护理问题，及时对病人进行护理评估，制订、实施针对性的防护策略，最终提高肿瘤病人的护理质量。

二、病例介绍

王女士，57 岁，2014-09-30 因"腹痛、腹胀"查胸腹盆部 CT：腹盆腔积液，大网膜饼状改变，后腹膜淋巴结肿大，考虑腹腔广泛转移性病变。腹水细胞学：见癌细胞，倾向腺癌，考虑卵巢来源可能。否认"高血压、糖尿病"等慢性病史，否认"肝炎、结核"等传染病史，无食物药物过敏史。2014-10-17 行子宫切除＋双附件切除＋大网膜切除＋阑尾切除＋肿瘤细胞减灭术。术后病理为：卵巢高级别浆液性腺癌，肿瘤累及内膜及深肌层，大网膜、阑尾、直肠前壁、腹壁见肿瘤累及。2014-11-12 起给予紫杉醇加卡铂化疗 5 次，2016-06-20 疾病进展后给予贝伐珠单抗靶向治疗加白蛋白紫杉醇化疗 5 次。2016-10-28 入院再次化疗，入院时下腹部酸胀、疼痛，NRS 疼痛评分为 5 分，芬太尼透皮贴剂 16.8mg 外贴止痛中，疼痛控制不佳，带入右上臂 PICC 置管一根，置入导管长度 40cm，外露 3cm，固定良好，通畅。入院后予以贝伐珠单抗 300mg 靶向治疗加白蛋白紫杉醇 0.2g 化疗，化疗后第 5d 病人出现Ⅳ度骨髓抑制，白细胞降至 $0.5×10^9$/L，血小板降至 $11×10^9$/L，血红蛋白 56g/L，予以输血小板、红细胞，升血小板、白细胞、血红蛋白治疗，治疗后白细胞逐步上升至 $3.5×10^9$/L，血小板升至 $102×10^9$/L，血红蛋白升至 76g/L。2016-11-18 病人出现记忆力下降，头晕，测血压 168/105mmHg，查头颅 CT 示头颅多发转移，左侧枕叶最大病灶 4.0cm×2.9cm，周围大片水肿。病人病情较重，颅内压高，随时有发生脑疝的可能，向病人家属详细交代病情，家属表示以姑息对症治疗为主，予以甘露醇脱水、营养支持、止吐保胃等治疗。2016-12-11 11：55 病人突发呼吸急促、血压下降、脉氧下降，病人家属表示放弃胸外按压、气管插管等创伤性治疗措施，于 12：30 死亡。

三、评估分析

该病人卵巢癌术后脑、腹盆腔广泛转移，化疗后合并Ⅳ度骨髓抑制，下腹部癌痛控制不佳，脑转移颅内压高，临终病人。入院时压疮 Braden 评分：15 分，日常生活活动（ADL）能力评分：30 分，数字疼痛评分（NRS）：5 分，Morse 跌倒评分：45 分，住院病人营养风险筛查 NRS2002 评分：2 分。入院后第 22d 病人神志时清时模糊，尿失禁，压疮 Braden 评分：10 分，日常生活活动能力（ADL）评分：0 分，肌力：2 级。格拉斯哥昏迷（GCS）评分：8 分。针对病人入院时的情况和住院后突发情况给予全面、准确、及时的评估，根据评估给予及时、有效的护理，缓解病人的症状，最大限度地减轻病人痛苦，提高病人的生活质量，最后能平静、安静、整洁、有尊严地离去。该病人的护理诊断如下：

1. 腹部酸胀痛　与肿瘤浸润有关。
2. 生命体征变化　与脑转移颅内压高有关。
3. 有出血的危险　与血小板下降有关。

阅读笔记

4. 有感染的危险　与白细胞严重下降有关。

5. 自理能力下降　与虚弱、长期卧床有关。

6. 便秘　与使用镇痛药有关。

7. 悲哀　与自我感知死亡临近有关。

8. 营养失调：低于机体需要量　与病人营养摄入不足有关。

9. 潜在的皮肤完整性受损　与长期卧床有关。

根据以上护理诊断，可针对性地应用以下几个评估工具和方法，评估病人入院时和住院后的情况：

1. 疼痛评估　癌痛（cancer pain）是造成晚期癌症病人痛苦的主要原因，也是导致癌症病人自杀的首要原因[4]。癌痛加重了癌症本身带给病人的精神心理负担，癌痛还影响机体的各个系统功能，使病情恶化。因此，评估癌痛病人疼痛水平及其变化情况，有助于良好的癌痛护理管理，对增强病人的治疗信心，提高病人的生活质量发挥着重要作用。数字评分法是临床工作中常用的评估癌痛病人疼痛的方法。

2. 营养风险筛查 NRS2002 评分[5]　营养风险筛查（nutrition risk screening 2002，NRS2002）是欧洲肠外肠内营养学会（ESPEN）推荐使用的住院病人营养风险筛查方法。NRS2002 总评分是 3 个部分评分的总和，即疾病严重程度评分 + 营养状态低减评分 + 年龄评分（若 70 岁以上加 1 分）。

评分结果与营养风险的关系：

（1）总评分≥3 分（存在胸水、腹水、水肿且血清白蛋白<35g/L 者）表明病人有营养不良或有营养风险，即应该使用营养支持。

（2）总评分<3 分：每周复查营养评定。以后复查的结果如果≥3 分，即进入营养支持程序。

（3）若病人计划进行腹部大手术，就在首次评定时按照新的分值（2 分）评分，并最终按新的总评分决定是否需要营养支持（≥3 分）。

3. 日常生活活动（ADL）能力评分　采用 Barthel 指数（Barthel index, BI）评定量表评定病人的日常生活活动能力。Barthel 指数是在 1965 年由美国人 Dorothea Barthel 及 Florence Mahoney 设计并制订的，是美国康复治疗机构常用的一种 ADL 评定方法，我国自 20 世纪 80 年代后期在日常生活活动能力评定时，也普遍采用这种评定方法。Barthel 指数评定很简单，可信度、灵敏度较高，是应用较广、研究最多的一种 ADL 评定方法，见附录 17。

4. 格拉斯哥昏迷量表（GCS）[6]　格拉斯哥昏迷量表（Glasgow coma scale, GCS）是医学上评估病人昏迷程度的方法，临床上可以使用 GCS，对病人的意识障碍及严重程度进行观察和测定。GCS 包括睁眼反应（eyes open）、语言反应（verbal response）和运动反应（motor response）三个子项目，使用时分别测量三个子项目并计分，见附录 8。

昏迷程度以三者分数相加来评估，得分越高，提示意识状态越好，格拉斯哥昏迷量表（GCS）来判断病人的意识情况，比较客观。格拉斯哥昏迷量表最高分为 15 分，表示意识清楚；12～14 分为轻度意识障碍；9～11 分为中度意识障碍；8 分以下为昏迷；分数越低则意识障碍越重。选评判时的最好反应计分。注意运动评分左侧与右侧，得分可能不同，应使用较高的分数进行评分。改良的 GCS 评分应记录最好反应 / 最差反应和左侧 / 右侧运动评分。

四、干预策略

（一）持续有效地管理癌痛提高病人生活质量[7]

合理使用镇痛药，病人入院时下腹部酸胀、疼痛，NRS 疼痛评分为 5 分，芬太尼透皮贴剂 16.8mg 外贴止痛，每日有 1～3 次暴发痛，暴发痛时 NRS 疼痛评分为 5～8 分，夜间睡眠约 3～4h，时有痛醒。根据病人情况我们配合医生调整镇痛药的剂量，先增加 4.2mg 芬太

阅读笔记

尼透皮贴剂外贴,总剂量21mg外贴。暴发痛时口服盐酸吗啡即释片25mg,根据暴发痛时使用的盐酸吗啡片总剂量75mg,第2d晚上芬太尼透皮贴剂调整至25.2mg外贴止痛,第3d开始疼痛NRS评分控制在0～2分,夜间睡眠6～8h,基本没有发生暴发痛。镇痛药为芬太尼透皮贴剂25.2mg外贴,以后每天进行疼痛评分,观察有无发生暴发痛,如有则根据暴发痛次数和暴发痛使用的镇痛药剂量调整总剂量。我们的目标是病人白天时不痛,晚上能舒适睡眠。

观察止痛效果和不良反应,做好镇痛药相关知识和不良反应预防的宣教,每天进行疼痛评分,观察有无发生暴发痛,观察镇痛药的不良反应,病人入院后第5d开始出现便秘,可使用缓泻剂乳果糖口服液15ml口服,1日3次,予以顺时针按摩腹部,1日2次,每次10min。根据病情适当增加食物中的膳食纤维,多食蔬菜、水果如猕猴桃、香蕉、梨、木瓜等,多饮水,每日晨起空腹饮用温开水或蜂蜜水,增加病人活动,帮助病人进行床上四肢活动,鼓励病人多翻身。经过针对性的护理,病人便秘缓解,每天排黄色软便1～2次。

入院后第22d病人颅内多发转移,神志时清时模糊,反应迟钝,根据病人情况逐步减少镇痛药的剂量,病人昏迷时疼痛感觉丧失,可停用镇痛药。

(二)严防Ⅳ度骨髓抑制危及病人生命[8]

1. 白细胞下降的护理 病人白细胞降至$0.5×10^9$/L,首先要进行保护性隔离,睡层流洁净床,按医嘱注射重组人粒细胞集落刺激因子升白细胞,使用头孢哌酮舒巴坦钠预防感染,观察药物不良反应。保持环境的清洁、空气流通,限制陪护人员和探视人员。保持皮肤清洁,勤换内衣。保持口腔卫生,饭后温水漱口,牙龈炎冲洗器晨、晚两次含漱,预防口腔感染。保持会阴、肛门清洁,每日早、晚温水清洗,做好毛巾的清洗消毒。多饮水,每日2 000ml左右,预防感冒。注意观察有无发热,严密监测体温,严密监测血常规,必要时每天查血常规。保证饮食清洁卫生,进食营养丰富的饮食,如红枣、花生、泥鳅、鱼、香菇、瘦肉等。

2. 血小板下降的护理 病人血小板降至$11×10^9$/L,随时都有并发出血的可能,一旦重要脏器出血,就会危及生命,因此,此阶段的护理非常重要。首先病人必须绝对卧床休息,减少活动,避免碰撞,防止受伤。按医嘱注射重组人白介素-11和重组人促血小板生成素,升血小板,观察药物不良反应。输注血小板,输注单采血小板能迅速提升血小板数量,从而防止在血小板最低阶段发生出血。如果病人有三度血小板减少而且有出血倾向,则应输注单采血小板;如果病人为四度血小板减少,无论有无出血倾向,均应输注单采血小板。一般而言,1U单采血小板可提高血小板计数1万～2万。然而外源性血小板的寿命通常仅能维持72h左右,故需要反复输注。修剪指甲,避免用力抓挠皮肤,避免掏鼻挖耳等行为。暂时先不刷牙,可用漱口水漱口,待血小板高于$40×10^9$/L时,可用软毛牙刷刷牙,动作轻柔,避免牙龈出血。避免增加腹压的动作,注意通便和镇咳,出现便秘时可口服缓泻剂,不可用力排大便。进营养丰富、易消化的软食,避免进食粗、硬、带骨刺的食物。能口服的药物尽量不要注射,若必须进行注射,注射后延长按压针眼的时间,按压时间为5～10min。注意查看皮肤有无瘀点、瘀斑;注意有无消化道及呼吸道出血的情况;注意观察有无颅内出血,注意神志、感觉和运动的变化及呼吸节律的改变。

3. 血红蛋白下降的护理 病人血红蛋白56g/L,按医嘱注射重组人促红细胞生成素(促红素),口服利血生,一次20mg,每天3次。予以输注浓缩红细胞,血红蛋白低于60g/L时可输入浓缩红细胞:输入浓缩红细胞的优点是能迅速提高贫血病人的携氧能力。对于化疗病人,如果有明显乏力、气短、心动过速等输血指征的病人,可输入浓缩红细胞。注意多休息,预防跌倒。若感到头晕、乏力等不适,起床速度要慢,防止直立性低血压。饮食要富含营养和维生素,多进食补血的食物,如猪肝、瘦肉、红枣、菠菜、蛋类、黑木耳等。出现明显乏力、气短、心动过速时应及时吸氧。

阅读笔记

（三）严密观察生命体征、维护脏器功能

病人后期头颅多发转移，颅内压高，随时有发生脑疝的可能。血压高，波动在140～180/90～118mmHg，遵医嘱使用20%甘露醇脱水，尼卡地平降压治疗，保证甘露醇快速滴注，根据血压用输液泵调节尼卡地平的速度。严密观察病人的生命体征，心电监测，每小时1次，观察尿量、神志、瞳孔，及时发现病情变化，及时处理。

（四）做好生活和皮肤护理的同时预防并发症

做好病人生活护理，入院时日常生活活动（ADL）能力评分为30分，积极地鼓励她适当活动，完成日常生活活动，如洗脸、刷牙、梳头、尽量自己进餐、床边站立、室内行走、下床排便等。保持基本的生活状态，维护病人的尊严及自我价值。鼓励其与亲友通过电话、微信等保持联系，也可以让病人按照自己的意愿进行适当的活动，如听音乐、看电视等。骨髓抑制期间血小板低于$50×10^9$/L时，需卧床休息，可以进行无磕碰的床上活动，动作应缓慢、柔和。病人后期神志逐渐模糊，失去意识，丧失自我活动能力，日常生活活动（ADL）能力评分：0分，护士和家属帮助她进行适当的活动，保持肢体于功能位，预防并发症。

做好皮肤护理，入院时压疮Braden评分：15分，向病人和家属讲解预防压疮的重要性，每2h翻身1次，发现皮肤变红，则应每小时翻身1次，左、右侧卧、平卧位交替进行，并用软枕垫在骨突出部位，可起到局部悬空、减轻压力作用。保持皮肤清洁干燥完整，每天用温水擦洗清洁皮肤。发现皮肤发红处，予以赛肤润局部喷涂，必要时应用减压敷料，如选择泡沫类敷料或水胶体类敷料，固定于骨隆突处。加强营养，病情允许的情况下鼓励病人进食，保证充足的营养。饮食要有足够的蛋白质、维生素和热量，并选择容易消化的食物。后期病人逐渐失去意识，压疮Braden评分：10分，令病人睡气垫床，做好翻身拍背，及时评估，及时控制危险因素。

（五）安宁照护细致、有效

病人是一位晚期肿瘤病人，所以从入院开始我们就把安宁照护融入日常的护理中，满足病人的生活需求，尽量满足病人的心愿，逐步引导病人和家属安排一些后事，建议病人将财产等早做安排，指导家属对病人临终后的穿着和后事早做安排。以下是安宁照护日记：

2016-11-30 我来到王姐的房间，看到有牧师和几个基督教的姐妹在为王姐祷告，我默默地退出了房间。等他们走后，我进去看到王姐的脸上是那么平静，那么温和，虽然病情折磨着她，她依然干净，整洁，有尊严。我和她女儿一起帮她翻身、拍背，然后坐在她身边帮她轻轻按摩双腿。我轻轻地问也许那一天要来了，你有什么要和女儿说吗？沉默了一会儿，她轻轻地说如果我走了，我要穿苏绣的中式旗袍，紫色的。又沉默了一会儿，她轻轻地说如果我快不行了，要通知牧师，我要在兄弟姐妹的祷告中离开。

2016-12-08 王姐的意识时而清醒时而模糊，我轻轻地呼唤她，一遍又一遍，她慢慢睁开眼睛，看看我，想说什么又说不出，我拉着她的手轻轻地说我们知道，我们不会让你痛苦的，放心吧。我和她女儿一起帮她梳头，翻身，拍背，更换衣服。王姐的嘴唇有点干，我们用勺子给她喂了几口水，擦干嘴唇后帮她涂了润唇膏。与她爱人和女儿一起商量了王姐的情况，家人希望王姐能平静无痛苦地离开人世，不要抢救，不要任何有痛苦的治疗。

3天后王姐血压下降，呼吸急促，女儿及时通知了牧师，在牧师、基督教姐妹和亲人的祷告中安静地离开了人世，走的时候穿上了她钟爱的苏绣中式旗袍。

五、效果评价

经过一系列治疗和精心护理，病人入院后第2d腹部酸胀、疼痛，数字疼痛评分（NRS）：2～3分，仍有暴发痛，第3d开始疼痛，NRS评分为0～2分，夜间睡眠6～8h，基本没有暴发痛发生。出现Ⅳ度骨髓抑制后第5～7d白细胞逐步上升至$3.5×10^9$/L，第10～15d血小板逐步升至$102×10^9$/L，血红蛋白逐步升至76g/L。未出现感染症状，胸腹部皮肤有轻微散在出血点，

阅读笔记

约 5d 后逐步消失。严密监测生命体征,血压控制在 130～160/85～110mmHg。病人生活所需得到满足,无并发症,无皮肤破损。安宁照护细致、有效,家属了解病人病情,配合医护治疗,给予病人最大的生活和心理支持,满足病人的需求,陪伴病人,病人安静、无痛苦、有尊严地离世。

六、案例总结

1. 该病人是 1 例卵巢癌晚期的病人,大学文化,了解自己的疾病,家庭支持到位,情绪平稳。在病情进展过程中出现癌痛,根据疼痛的程度和暴发痛发生的情况,镇痛药逐步调整至最合适的剂量,在镇痛药的治疗下,疼痛控制良好,基本无暴发痛,疼痛治疗过程中出现便秘,加用乳果糖口服液 15ml,1 日 2 次,口服,饮食上增加粗纤维食物,每日顺时针按摩腹部,便秘逐步缓解。

2. 病人晚期反复化疗,化疗后出现严重的Ⅳ度骨髓抑制,白细胞、血小板、血红蛋白严重下降,一旦并发严重感染和重要脏器出血,就会危及生命。所以做好Ⅳ度骨髓抑制的护理至关重要,预防出血是关键,出血是血小板减少的最主要症状,出血常表现为皮肤黏膜紫癜、鼻出血或牙龈自发性出血,严重者可见内脏出血、颅内出血,危及生命。做好保护性隔离,睡层流洁净床,严密监测体温,减少陪护,预防感染。

3. 病人处于卵巢癌晚期,属于临终病人,如何舒缓病人的身心痛苦,维护病人的尊严,帮助病人安宁地度过生命的最后阶段,是我们工作的重点。从病人入院开始就将安宁照护融于日常护理工作中,对病人和家属常常去帮助,总是去安慰。

参考文献

[1] 黄本卿,王娟. 晚期肺癌患者化疗的心理护理[J]. 临床医药实践,2010,1: 20.

[2] 胡雁,陆箴琪. 实用肿瘤护理[M]. 上海:上海科学技术出版社;2007.

[3] SIEGEL R L,MILLER K D,JEMAL A.Cancer statistics,2015[J/OL]. CA Cancer J Clin,2015,65(1): 5-29.DOI: 10.3322/caac.21254.

[4] 陈克琼,侯松燕. 癌痛患者的护理[J]. 医药前沿,2017,7(14): 26.

[5] 周亚光,杨光田. 营养风险筛查方法简介(NRS 2002)[J]. 内科急危重症杂志,2010,16(2): 33.

[6] 王惠琴,金静芬. 日常护理评估工具[M]. 杭州:浙江大学出版社,2012.

[7] 陈明坤,范敏,黄颖. 静脉自控镇痛在晚期癌痛病人中的应用[J]. 兵团医学,2017,51(1): 42.

[8] 李萍. 肿瘤患者化疗后Ⅳ度骨髓抑制的护理体会[J]. 中国保健营养,2017,15(5): 138-139.

(曹娟妹)

第五节　宫颈癌同步放化疗病人的高级护理实践

宫颈癌是最常见的妇科恶性肿瘤之一,在世界范围内,发展中国家宫颈癌发病率占发达国家的 6 倍。全球每年约有 50 万新发病例,中国宫颈癌病人达到 13.15 万,约占全世界宫颈癌新发病例的 28.8%,中国宫颈癌病人死亡率为 4.32/10 万[1],呈年轻化趋势[2],严重威胁着妇女的生命健康。宫颈癌的治疗通常包括外科手术、放疗和化疗,根据肿瘤的分期和复发的危险程度,往往需要实施上述一种或多种治疗方法,而任何一种治疗方法都伴有不同程度的早期或晚期副作用,本案例总结 1 例宫颈癌同步放化疗病人的高级护理实践。

阅读笔记

一、案例背景

宫颈癌(cervical cancer,CC)是指发生在子宫阴道部及子宫颈管的恶性肿瘤,好发于 40 岁到 50 岁的人群中,是妇女最常见的恶性肿瘤之一[1]。研究发现[3],同步放化疗可以降低宫颈癌局部复发及远处转移率,明显改善病人生存率,使死亡危险下降 30%～50%,由此奠定了同步放化疗在宫颈癌综合治疗中的地位。同步放化疗之间具有协同作用,化疗和放疗分别作用于癌细胞不同的细胞周期,化疗可通过直接杀伤肿瘤细胞,缩小肿瘤体积,改善乏氧状态,从而提高放射的敏感性;放疗能抑制化射损伤的肿瘤细胞再修复,使肿瘤细胞周期同步化,使非增殖性细胞进入细胞周期,从而增强疗效。宫颈癌术后具有危险因素的病人,给予辅助同步放化疗,可改善病人的生活质量,提高生存率。但是同步放化疗的毒副作用不容忽视,作为高级实践护士,应具有扎实的理论基础和一双发现问题的眼睛,理论联系实际,解决临床问题,缓解病人不适。

二、病例介绍

病人卢某,女性,42 岁,绝经 1 年,2014 年 12 月无明显诱因出现阴道出血,量少,淡红色。2014-12-29 CT 示:宫颈处密度欠均匀,双侧骶髂关节骨质稍致密。2015-01-05 行阴道壁活检,病理检查提示:(阴道壁)鳞癌。妇科检查:阴道右侧端见 1.5cm×1.5cm 菜花样赘生物。2015-01-07 进一步查盆腔 CT 提示:宫颈增大,密度欠均匀,增强呈不均匀强化,周围间隙欠清晰。辅助检查:CA72-4:16.04U/ml,其余无异常。病人否认肝炎、结核等传染病史,否认输血史,否认家族遗传病史及传染病史。初步拟定治疗方案为:接受三维适形放疗照射原发宫颈肿瘤灶和盆腔淋巴引流区,45Gy/25F(30Gy 在后装治疗过程中外照射,继续宫旁和淋巴结引流区加量照射 20Gy/10F),宫旁及盆腔淋巴结转移灶局部加量 10Gy/5F;联合 6 次 CT 引导下放疗,单次 HR-CTV 给予 500cGy 处方剂量。放疗期间每周给予紫杉醇 55mg/m^2 静脉化疗 1 次,预行 6 次同步化疗。

三、评估分析

病人得知自己患病后,认为宫颈癌是不治之症,害怕疾病的预后,对治疗没有信心,神情淡漠,情绪低落,又担心家中年老父母为自己操心,孩子无人照顾,彻夜难眠;面对所制订的治疗方案,病人对放化疗的疗效及治疗可能产生的毒副作用表示极大的担忧。根据该病人的特点,提出了以下护理诊断:

1. 恐惧　与害怕放化疗、担心预后有关。
2. 睡眠型态紊乱　与环境变化(住院)有关。
3. 知识缺乏:缺乏放化疗护理相关知识。
4. 营养失调:低于机体需要量　与抗肿瘤治疗引起的胃肠道反应有关。

四、干预策略

(一)针对性的心理护理

1. 入院时的心理护理　由于该病人经受病痛的折磨,导致情绪低落、焦虑不安,担心治疗过程出现意外。因此在病人住院时,应主动与病人沟通,介绍住院环境,治疗前要对病人进行必要的心理指导。这时的心理指导要体现出尊重和关心病人,同时要具备较强的交流技巧,善于察言观色,学会换位思考,有效地分析病人的心理特点,准确掌握病人的性格特征,这些都有助于消除病人的恐惧和抵触心理,获得病人的信任。此外,要向病人详细、耐心地讲解宫颈癌的相关知识。另外,可以向病人介绍宫颈癌治疗成功的范例,让病人对未来充满信心。此外,事先做好家属的思想工作,让家属认识到宫颈癌病变的特点,让他们给予病人极大的鼓励,使病人重新燃起对生活的希望[4]。近年来的研究表明,正念训练[5]能够降低皮质醇的水平,改善情绪,全面提高幸福感,现越来越多地被应用于癌症病人相关症状的研究。

阅读笔记

知识链接

正念

正念（mindfulness）最初源于禅学，与现代心理学理论融合后，逐渐去宗教化。正念训练的方式主要包括：躯体扫描、静坐观呼吸、行禅、瑜伽练习等。近年来，随着神经科学研究方法的不断发展，正念训练已经成为医学治疗中的辅助手段。

2. 化疗期间的心理护理 化疗药物的毒副反应、血管的损伤、肿瘤转移及复发是妇科癌症病人化学治疗期间最主要的压力源。临床护理中，我们采取了以下措施：化疗前，配合医生向病人讲解治疗目的、方法、可能出现的毒副作用及需要注意的事项，使病人有一定的心理准备，对比较严重的毒副反应可适当淡化，以免造成恐慌；化疗中，护士应常巡视、多观察、善沟通、勤安抚，给予及时的对症、支持治疗，尽可能减轻药物的不良反应，向病人介绍一些有效控制不良反应的方法，提高自护能力；化疗后，护士应帮助病人合理制订饮食、活动、休息及康复计划，增强免疫力，减少并发症的发生[6]。

3. 放疗期间的心理护理 在对病人进行放射治疗之前，应该先向病人及家属介绍放射治疗的有关知识和注意事项。向病人讲解放射治疗是利用射线照射肿瘤，达到破坏或杀死肿瘤细胞的一种方法。妇科放射性治疗的方法有两类，分为腔外治疗和腔内治疗，使病人对放疗的作用和方法有一定的理解；让病人及家属了解放疗方案、用药以及放疗之后可能会出现的症状，预先做好心理准备[7]。

（二）腔外照射护理

放射治疗前应监测该病人的生命体征，测定白细胞、血小板，完善各项检查。

1. 照射野皮肤护理 放疗前告知病人在放射治疗过程中，可能会出现萎缩、变薄或软组织纤维化，可导致其皮肤出现充血、毛细血管扩张或发红等不良临床反应，继而出现皮肤干燥、脱皮、瘙痒难忍或烧灼感。应穿宽松棉质衣服，局部皮肤可用毛巾蘸水轻擦。瘙痒时勿搔抓，可轻拍或使用医用射线防护喷剂，脱屑时不可用手撕，不可私自用药涂抹放射野皮肤，保持放射野标记清晰，不能私自涂改。

2. 放疗全身反应护理 放疗后 2 周，该病人出现食欲不振、乏力、疲劳、呕吐，应及时给予对症治疗和护理，指导病人合理饮食，适度活动。

3. 不良反应的护理

（1）放射性直肠炎[8]：放疗期间，病人出现腹痛、腹泻等消化道反应首先要评估反应的严重程度。观察有无黏液及脓血便，并进行常规检查。向病人做好解释工作，消除恐惧心理。鼓励进食低渣易消化的食物，监测电解质，维持水、电解质平衡，给予抗感染药与止泻剂。

（2）放射性膀胱炎护理[9]：放疗期间，该病人伴有尿频、尿急等膀胱刺激征，遵医嘱给予口服止血和抗感染药。为了减轻膀胱放射反应和损伤，在放疗时嘱病人排空膀胱，可以减少治疗时辐射受量。放疗后嘱病人多饮水，降低尿液的酸碱度，缓解膀胱刺激症状。

（三）腔内照射护理[10]

1. 治疗前的护理

（1）阴道冲洗护理：告知病人阴道冲洗是放疗的重要辅助手段，以促使肿瘤坏死细胞脱落和阴道分泌物的排泄，尽可能清除附着于肿瘤上的异物，保持阴道洁净，提高放疗敏感度，预防盆腔炎。腔内治疗当日应先行阴道冲洗。

（2）加强评估：腔内治疗当日早晨测量病人的体温、脉搏和呼吸，若有异常，应通知医师停止照射。治疗前要测血象，若白细胞低于 $3.0×10^9$/L，应禁止放疗。

阅读笔记

2.治疗中的护理　治疗中,护理人员协助病人取截石位,协助医生放置并固定好放射施源器,避免病人膀胱壁以及直肠前壁靠近放射源,接好放射源导管,使放射源能顺利进出,嘱咐病人不要紧张和移动体位,若有不适情况可及时招手示意,关好铅门,启动操作系统,整个放疗过程在闭路电视监控下完成,医生应严密监控病人放疗情况,若放疗过程有异常应立即停止放疗。

3.治疗后的护理　治疗后,分离放射源导管与病人体内的施源器,护送病人回准备室取出施源器和敷料,同时检查病人有无出血和纱布遗留。保证病人充足的休息以及提供病人足够的营养,多饮水,禁食辛辣等刺激性食物,不能热敷或采用碱性的肥皂清洗照射野,关注病人有无腹部疼痛等。

（四）化疗药物毒副反应的预防与护理

化疗时应遵医嘱严格遵守"三查七对"原则,联合运用多种化疗药物时,应做到严格遵守配伍禁忌,合理安排用药顺序,药物现配现用。

1.骨髓抑制　骨髓抑制是化疗最常见、最严重的不良反应。主要表现为白细胞及血小板减少。化疗药物有免疫抑制作用,用药后可抑制机体的免疫功能,影响机体的免疫反应,引起感染。白细胞计数$<3.0×10^9$/L,血小板计数$<80×10^9$/L 时暂停化疗。白细胞计数$<1.0×10^9$/L,进行保护性隔离,做好病人个人卫生和皮肤护理,严格执行消毒隔离制度和无菌操作规程,遵医嘱给予升白细胞药物,静脉输注抗生素;如果出现血小板计数下降(血小板计数$<5×10^9$/L),应避免锐器、硬物等磕碰划伤,注射后按压时间适当延长;病人高热时可行物理降温,同时注意加强营养以提高机体免疫功能,减少并发症的发生[11]。

2.恶心、呕吐　为病人提供轻松、愉快、清新的进餐环境,鼓励亲属陪伴进餐;指导病人少量多餐,一般每天安排4～6餐,饮食清淡易清化,以高蛋白、高热能、高维生素食物为主;依据个人口味选择食物,避免油炸、过甜、高脂肪或辛辣食品;指导病人细嚼慢咽,并鼓励其多饮水;告知分散注意力可减轻恶心感,如听音乐、看书、聊天等;指导病人深呼吸和主动吞咽,以抑制呕吐反射。每日通风2次,每次30min,保持病室空气新鲜,及时倾倒排泄物及呕吐物。鼓励适当的户外活动,以增加食欲。遵医嘱规范使用止吐药物。中医学认为[12],呕吐的原因是胆胃失和,气逆于上;有声无物谓之呕,有物无声谓之吐,吐乃胃经之逆,呕乃胆经之逆。可采用耳穴贴压法减轻病人的恶心、呕吐。

知识链接

耳穴贴压法

耳穴贴压法又称耳穴埋籽法,是用代替针的药丸、药籽、谷类等置于胶布上,贴于穴位,用手按压以刺激耳穴而治疗疾病的一种方法;其根据人体经络腧穴的功能及耳与脏腑经络的密切关系,通过刺激耳郭的相应穴位,达到平衡阴阳、调理脏腑、疏通经络、镇静止呕的功效;其不仅能收到毫针、埋针同样的疗效,而且治法独特,方法简便,施行安全,疗效可靠。

3.注意用药安全　输注化疗药物时,采用深静脉导管,使用化疗泵控制补液速度时,不可随意调节滴速。注意保持导管通畅,输注过程中要勤巡视,观察局部皮肤颜色、温度,倾听病人主诉,以便及时发现和处理药液外渗。如果发现渗出,应立即停止输液,保留针头,接注射器抽出渗出液,通过原输液针给予相应解毒剂。局部封闭:封闭范围超过渗漏部位3cm,采用激素联合利多卡因[13],并做好记录。

（五）饮食护理

放疗前禁食半小时,化疗前2h 不建议大量进食,以避免食物滞留胃部引起不适,化疗2h

内消化道反应较重应避免进食。该病人化疗时，一般为中午，建议治疗时少进或不进食，晚饭推迟 1h 或在胃肠道反应较轻时进食。避免进食富含 5- 羟色胺的食物，如香蕉、核桃、奶酪等，若感觉恶心可口含薄荷糖。

五、效果评价

该病人刚刚入院时，排斥陌生的环境，不愿跟医护人员沟通，总是不停地询问医生："我是不是快死了？如果不治疗能活多久？治疗后又能活多久？"。作为床位护士，耐心地倾听病人的想法，请患同样疾病且治疗结束的病人与她沟通，先缓解病人焦虑的情绪，而后护士再跟进，介绍病室环境，询问病史，了解病人的生活习惯，为她营造安静舒适的环境，睡前放舒缓的音乐，促进病人入睡。入院后第 2d 病人的焦虑情绪明显好转后，向病人讲解宫颈癌的相关疾病知识以及接下来的治疗方案。

最初病人不知道什么是放疗、化疗，护士采用通俗易懂的语言介绍，让病人知道自己接下来会接受哪些治疗，需要怎样配合。进行治疗前都会告诉病人，可能会出现何种反应，如果出现不要紧张，请及时告知我们，一起面对。在治疗的过程中，病人从排斥治疗到主动与我们沟通，经历了半个月左右，虽然在治疗的过程中，病人出现了相应的并发症，比如放射性直肠炎、膀胱炎、恶心、呕吐等，但是由于之前已经有了详细了解，所以发生不良反应时，病人能积极有效地配合治疗，相关的并发症随着治疗的结束都慢慢有所缓解。

六、案例总结

此案例为宫颈癌病人同步放化疗的高级护理实践，病人得知宫颈癌诊断后，身心受到了巨大的创伤，将癌症与死亡直接联系，害怕一系列的治疗，担忧自己无法承受放化疗带来的不良反应。在整个护理过程中，不同阶段针对性的心理护理是关键，在病人负性情绪缓解的基础上，再结合相应疾病专业知识的健康宣教。在病人接受放化疗前，已经对相关的治疗过程及可能出现的不良反应、预防方法等有详细的了解，在整个治疗过程中才能做好自我观察和护理，有效地配合治疗和护理。

该病人在不同阶段存在不同的心理困扰，刚入院时病人恐惧、焦虑，排斥医务人员接近，在和同伴的交流后慢慢改变。此时医务人员恰当地与病人进行沟通，逐渐获得了病人的信任。为病人创造良好的休息环境，使病人身心得到放松，对疾病的治疗是有益的。随着治疗的进行，在病人心理发生改变的时候，适时地进行引导，增加了病人战胜病魔的信心。

1. 健康宣教　该病人采用的是同步放化疗的治疗方案，放疗包括内照射和外照射，宣教内容有很多是重合的，但是相比外照射而言，内照射病人在治疗过程中的不适更加明显，所需的治疗前准备工作也有所不同，护士必须详细了解病人的治疗方案和时间，例如：在进行内照射前 2d 就可以告知病人照射的过程及注意事项，次日让病人复述，评估病人是否掌握。在治疗当天，协助病人做好准备工作，安慰病人；治疗结束后，再次进行相关的健康宣教，指导病人学会自我观察和护理。

2. 对症护理　在接受抗肿瘤治疗的过程中，会伴有不同程度的早期或晚期副作用。该病人出现恶心、呕吐、食欲不振等症状，调整饮食，注意食物的色、香、味，指导病人摄入高蛋白、高维生素、低脂肪、易消化的饮食。病人出现恶心呕吐症状时，可静脉给予止吐药物，如盐酸格拉司琼等；该病人开始放射治疗后 2 周，出现轻度放射性直肠炎，表现为腹部不适，大便次数增多，每日 3 次左右，稀薄不成形，无肉眼血便。嘱病人多吃有营养易消化的少渣食物及少纤维的蔬菜、水果，以减少肠黏膜摩擦性损伤，并给予对症治疗，服用一些解痉、消炎类药物。此外，病人治疗期间，每周化验血常规，根据不同症状给予对症处理。

阅读笔记

参考文献

[1] SCHMIDT A M，LMESCLI P，FINK D，et al.Indications and long term clinical outcomes in 282 patients with pelvic exoneration for advanced or recurrent cervical cancer[J]. Gynecol Oncol，2012，125（3）：604-609.

[2] MENESES K，BENZ R.Quality of life in cancer survivorship：20 years later[J]. Semin Oncol Nurs，2010，26（1）：36-46.

[3] SITTIDILOKRATNA K，CHEEWAKRIANGKRAI C，KHUNAMORNPONG S，et al.Recurrence patterns after radical hysterectomy in stage ⅠB1-ⅡA cervical[J]. Asian Pac J Cancer Prev，2010，11（2）：499-502.

[4] 顾红梅. 宫颈癌前病变病人的心理特点分析及护理措施[J]. 中国卫生产业，2013，10（16）：45-46.

[5] STAFFORD L，THOMAS N，FOLEY E，et al. Comparison of the acceptability and benefits of two mindfulness—based interventions in women with breast or gynecologic cancer：a pi lot study[J]. Support Care Cancer，2015，23（4）：1063-1071.

[6] 陈静，宋旭红，李大雨，等. 积极心理干预对妇科癌症病人负性情绪和生活质量的影响[J]. 护理研究，2014 38（12）：4559-4560.

[7] 复旦大学附属肿瘤医院妇瘤科. 复旦大学附属肿瘤医院常见妇科恶性肿瘤诊治规范（2009 版）[M]. 上海：上海科学技术出版社，2009.

[8] 赵慧玲. 宫颈癌放疗后并发放射性直肠炎的护理进展[J]. 护理研究，2013，27（5B）：1291-1293.

[9] 温翠侠，刘凌，管峦. 子宫颈癌根治术后同步放化疗与放疗序贯化疗及单纯放疗临床对比研究[J]. 中华肿瘤防治杂志，2010，17（11）：854-856.

[10] 夏平. 宫颈癌腔内后装放疗的护理[J]. 哈尔滨医药，2012，05（04）：417-419.

[11] 李莉，陈世梅，易珑，等. 恶性肿瘤病人放化疗后发生重度骨髓抑制的临床护理对策[J]. 肿瘤预防与治疗，2010，23（5）：424-426.

[12] 刘包欣，邹玺，周锦勇. 中医药在肿瘤化疗呕吐中的优势之刍议[J]. 时珍国医国药，2012，23（11）：2835-2836.

[13] 徐惠丽. 化疗药物外渗的临床护理进展[J]. 护理实践与研究，2011，8（3）：105-108.

（杨益群　季　娟）

阅读笔记

第四章 临床儿科病人高级护理实践个案

第一节 新生儿坏死性小肠结肠炎合并肠穿孔患儿术后的高级护理实践

新生儿外科疾病中大多数为先天畸形,若有威胁生命的疾病或损伤,如存在新生儿肠梗阻、消化道穿孔、急性大出血、腹膜炎时需要进行急诊手术治疗[1]。其中新生儿造口术是抢救先天性肛肠畸形、腹腔广泛感染所致肠穿孔、肠坏死合并休克患儿进行临时性粪便改道,挽救患儿生命,为最终的疾病根治提供良好基础的治疗方法[1]。然而新生儿因腹肌发育及神经控制能力尚未成熟,腹部大手术后,患儿因饥饿、疼痛哭闹不合作会使腹压升高,加上禁食或营养不良等不利因素,影响切口愈合,导致切口可能感染或裂开,增加了造口护理的难度。作为儿科高级实践护士(APN)应在熟练掌握专科护理技能的基础上,能够以循证的方法去思考和解决临床实际问题。本案例总结 1 例新生儿坏死性小肠结肠炎并发肠穿孔进行空肠造瘘术后发生造口黏膜部分分离、切口感染裂开的高级护理实践。

一、案例背景

坏死性小肠结肠炎(necrotizing enterocolitis,NEC)是新生儿监护病房常见的消化道疾病,在早产儿中的发病率为 1%～5%,主要发生于极低出生体重儿。50% 诊断为 NEC 的患儿需要手术治疗,术后死亡率为 20%～50%,累及全小肠的患儿死亡率可高达 100%。其发病与早产、缺氧、开始肠道喂养时间、先天性心脏病及细菌感染有关。NEC 的病理特征为肠道炎症伴黏膜坏死导致肠屏障破坏,严重时会发生肠壁全层坏死并发肠穿孔、腹膜炎、脓毒败血症甚至死亡。一般 NEC 发生肠全层坏死及肠穿孔时需要外科手术治疗,对于节段性坏死病例首选切除病变肠段同时造瘘,随后进行二期手术吻合。术后早期并发症主要是感染,另外,新生儿造口并发症的发生率亦高于成人[1]。作为高级实践护士,运用专业的评估,制订护理计划,科学管理患儿造口与伤口,配合有效的疼痛干预及营养支持,帮助患儿渡过难关,提高生命质量。

二、病例介绍

阅读笔记

患儿,男,出生后第 8d,因"腹泻伴血便 5d"入院。系 G_2P_1,胎龄 35^{+3} 周,出生体重 3 800g,

现体重3 090g,出生时羊水混浊,量多,污染程度不详,否认复苏抢救,否认羊水吸入、胎粪吸入,否认胎盘及脐带异常,Apgar评分8分。即刻查腹部立位平片可见数个小液气平面,考虑诊断"新生儿坏死性小肠结肠炎、肠坏死、早产儿、败血症"。入院后行腹腔穿刺术,引流出暗褐色混浊液体,肠坏死可能性大,遂于急诊全麻下行"回肠末端单腔造瘘术、肠壁切开加压术、腹腔引流术"。术后予以禁食、补液扩容、抗感染、纠正电解质紊乱等综合治疗,气管插管呼吸机辅助呼吸(FiO₂ 39%,PEEP 3.0cmH₂O)。术后3d,患儿造瘘口外露肠管出现色泽发黑,考虑外露部分肠管坏死,再次行"坏死肠管切除+回肠造口修整术"。术后继续禁食、胃肠减压、抗感染、纠正电解质紊乱及营养、支持治疗,气管插管呼吸机辅助呼吸,32℃暖箱保暖,保留导尿,心电监护。二次术后第2d开放造口,术后第4d患儿撤离呼吸机,改鼻导管吸氧,术后第5d出现造口黏膜部分分离、相邻切口感染、裂开。血常规示:白细胞23.46×10⁹/L,C反应蛋白8.53mg/L,红细胞2.84×10¹²/L,淋巴细胞25.9%,血红蛋白101g/L,血小板总数440×10⁹/L,中性粒细胞45.4%,白蛋白29.2g/L,前白蛋白136mg/L。体重:3 280g。

三、评估分析

循证护理实践是高级护理实践的核心内容[2],作为高级实践护士(APN),针对临床问题,我们要善于评估分析造成问题的根本原因,通过查阅文献与资料寻找问题的答案,再结合病情制订个性化干预措施,并通过实施后的评价验证、修正前期的研究。

该患儿目前面临的主要问题是造口旁切口感染、裂开,皮肤、造口黏膜部分分离。APN面对该临床问题时,除了思索合适的造口护理方法,更要进一步评估分析造成患儿出现该问题的原因,寻找有效措施,避免症状进一步发展及促进患儿康复。

小儿肠造口与成人不同,无法进行术前定位,且造口多与腹部切口相邻或相近。而造口旁伤口感染裂开多因伤口与造口过近易受污染所致。坏死性小肠结肠炎(NEC)、肠闭锁、肠穿孔等疾病一般造口于病变肠管的近端,以小肠造口居多。造口部位越高,并发症越多,其中NEC、肠穿孔患儿并发症的发生率显著高于先天性无肛或先天性巨结肠[3]。造口皮肤黏膜分离是指在肠造口处黏膜与腹壁缝合处皮肤分离,是肠造口术后早期的并发症之一[4]。其发生原因包括以下几个方面:营养不良,造口位置不佳,造口周围组织血液灌流不足,腹压过高,年龄及基础疾病如糖尿病,长期使用类固醇药物等[5]。评估患儿目前情况,二次术后第5d,体重3 280g,较出生时下降13.68%,但比入院时增长了190g(入院9d)。白蛋白29.2g/L,前白蛋白136mg/L,腹胀,双下肢水肿,具有明显的低蛋白血症。白细胞23.46×10⁹/L,但比入院时(白细胞48.64×10⁹/L,二次手术时白细胞26.16×10⁹/L)已有明显下降。红细胞2.84×10¹²/L、血红蛋白101g/L,较5d前(红细胞4.05×10¹²/L、血红蛋白145g/L)下降明显,患儿面色苍白,贫血貌。血电解质正常。现患儿仍禁食,全胃肠外营养支持,时有哭闹、烦躁。护士负责造口护理,医生负责切口定时换药。根据该病人的特点,严格按照护理诊断的紧迫性和重要性提出了以下护理诊断:

1. 全身营养状况差:低蛋白血症、贫血等。
2. 舒适改变:疼痛、腹胀、水肿等造成腹压增大。
3. 邻近感染裂开切口的造口皮肤黏膜分离。

根据以上护理诊断,可针对性地应用以下几个评估工具对病人进行评估:

1. 新生儿营养风险筛查量表[6]　目前在儿科运用的营养风险筛查及评估工具大多只适用于1月龄以上的住院患儿,缺乏针对新生儿的营养风险筛查工具。此筛查量表在2017年4月发表于《中华临床营养杂志》。专家权威系数均值为0.9,肯德尔系数为0.4~0.5,内容包括出生情况、体重变化、营养摄入方式、疾病诊断4个维度,共31个指标。

(1)维度Ⅰ为出生情况,将胎龄和出生体重作为风险维度,这两个指标反映了新生儿出

阅读笔记

生时的情况且不会再发生变化，为静态指标。判定小于胎龄儿和大于胎龄儿需要参照不同胎龄新生儿出生体重曲线图，构建该新生儿营养风险筛查量表的作者使用的是2013年修订的Fenton生长曲线图，选择的理由是Fenton生长曲线图网格线清楚，描绘更方便，但是国内朱丽[7]等在2015年2月《中华儿科杂志》上发表了不同胎龄出生体重曲线，我们认为此研究结果比较准确，体现了目前我国新生儿出生体重的实际情况，作为参考标准更加适合。

（2）维度Ⅱ为体重变化，动态反映新生儿的营养情况：

1）体重减少>15%及>10%：指出生至第1周末的体重下降幅度，正常新生儿出生后第1周会有生理性体重下降，但不超过10%，而早产儿可达10%～15%。

2）第2周后体重增长速度<10g/（kg•d）：早产儿出生后要达到纠正胎龄40周之前的体重，一般理想的增长速度为10～15g/（kg•d），低于10g/（kg•d）视为营养不足。

3）第1周末至第2周末体重无增长或下降：若至第2周末，新生儿体重仍未恢复至出生时的数值则考虑喂养不足或存在病理原因。

（3）维度Ⅲ为营养摄入方式，分为全肠外、部分肠外、管饲。

（4）维度Ⅳ为疾病诊断，其中坏死性小肠结肠炎权重系数最高。

护士在评分时，同一维度内的指标不重复计分，符合多个指标者取最高分值计分；维度Ⅰ～Ⅲ中没有的指标计0分；维度Ⅳ的疾病根据医生诊断，若与表中罗列疾病不同则咨询医生，向相应风险等级疾病靠拢计分。

判断标准：高风险≥8分；中风险≥4分且<8分；低风险<4分。本案例患儿早产35[+3]周，出生体重3 800g，出生后8d入院，入院时体重3 090g，下降了18.68%，入院后禁食、全胃肠外营养支持，结合坏死性小肠结肠炎诊断，综合营养风险评分为13分，至现在入院第9d，体重3 280g，尚未恢复至出生体重，患儿仍禁食，给予全胃肠外营养，营养风险评分为11分，仍处于高风险范围。

知识链接

儿科营养风险筛查工具简介

欧洲肠内肠外营养学会建议营养风险筛查应包括两方面评价内容：①疾病及其所引起的应激性代谢变化；②近期食物摄入及营养状况[8]。目前，儿童营养风险筛查工具很多，较早推出的有Sermet-Gaudelus[9]的儿科营养风险评分（pediatric nutritional risk score），其后几年又有Secker和Jeejeebhoy[10]的主观全面营养评价（subjective global nutritional assessment）、McCarthy H[11]的儿科营养不良评估筛查工具（screening tool for the assessment of malnutrition in pediatrics，STAMP）、GerasimidisK[12]的儿科Yorkhill营养不良评分（paediatric Yorkhill malnutrition score）和Hulst JM[13]的营养风险及发育不良筛查工具（screening tool for risk of nutritional status and growth）。

2. 新生儿疼痛量表（neonatal infant pain scale，NIPS） 此表于1993年由加拿大东安大略儿童医院Lawrence等制订[14]，用于生后6周内的早产儿和足月儿的操作性疼痛及手术后疼痛评估，评估项目包括面部表情、哭闹、呼吸方式、上肢动作、下肢动作和觉醒状态，除"哭闹"评分为0～2分外，其余条目评分均为0～1分，总分为0～7分，分值越高表示疼痛越严重，>3分时应采取镇痛措施。该量表为多维度疼痛评估工具，除哭闹外结合生理指标，能更好地反映新生儿疼痛，是目前临床上较为常用的评估方法[15]。并且不需要额外的评估技能或工具，便于临床操作，护士容易掌握。

阅读笔记

3. 伤口评估[16] 伤口评估内容包括部位、大小、渗液、疼痛、伤口床基底组织的颜色和类型、伤口边缘和周围组织。

伤口部位应用解剖术语表达记录，记录中应包含伤口在身体上的部位描记，若存在两个及两个以上的伤口，应加以编号。

伤口大小的测量能为判断伤口进展情况及评价临床干预效果提供有价值的信息。测量方法有线性测量法（以 cm 或 mm 为单位）、二维测量法（伤口面积，用伤口长度乘以宽度，单位是 m²）或三维测量法（伤口体积，长度×宽度×深度，单位是 m³）。需要注意的是，无论何种测量方法都是假设伤口是规则的，而实际临床工作中大多为不规则伤口，因此可能会高估伤口大小，但只要测量者采用统一的一种测量方法和标准，其前后亦有可比性，能反映伤口的发展趋势。另外，评估伤口大小时还要鉴别伤口是否存在窦道、瘘管或潜行，记录潜行时位置和数量、深度的描述很重要，位置采用时钟法记录，指向患儿头部的为 12 点方向。评估伤口大小也可采用百分比进行记录。

渗液是伤口中积累的液体，出现渗液时常提示：①引起损伤的原因未解决；②存在充血性心力衰竭；③低白蛋白水平；④存在感染。评估渗液包括量、颜色、黏稠度（黏稠、乳状或脓性）和气味。评估渗液量分四个等级：无、少量（敷料浸湿面积少于 33%）、中量（渗液覆盖敷料面积 67% 以下）和大量（渗液覆盖敷料面积的 67% 以上）。在评估气味前应先有效清洁伤口，以避免伤口渗出液和一些敷料相互作用的气味混淆判断（如藻酸盐敷料），出现异味提示需要提高更换敷料的频率。

伤口疼痛是存在感染的一个征兆。需要区别疼痛是持续性还是间断性的，可以采用相应疼痛量表评估。

伤口床组织的评估包括颜色、湿润程度和新生上皮组织、肉芽组织、坏死组织的数量，能够揭示伤口愈合的阶段和进展。颜色中红色一般为肉芽组织，黄色为失活组织，棕色、黑色通常为坏死组织或焦痂覆盖。湿度评估可作为敷料选择的依据。

伤口周围皮肤发红、发热提示可能存在感染；发白浸渍说明渗液量多，敷料潮湿，敷料与渗液量不匹配，此时需要更换能吸收更大量渗液的敷料而不是增加更换频次；皮肤完整性受损（丘疹、侵蚀、剥落或脓疱）提示对胶布或黏性敷料过敏。另外，评估伤口周围皮肤还包括手指触诊，有硬块或波动感说明有潜在组织损伤或脓肿形成。

四、干预策略

（一）制订个性化的伤口、造口护理方案

造口皮肤黏膜分离可导致造口袋粘贴困难，增加护理难度，同时加重了邻近切口的感染，后期愈合时可能因瘢痕收缩而导致造口狭窄，甚至再次手术的危险。该患儿已经在 1 周之内经历了 2 次手术，消耗巨大，需要高级实践护士制订积极有效的伤口护理方案控制切口感染。患儿造口位于上腹部、横行手术切口右侧。将造口看作时钟表面，2:30 位置切口感染，大部分裂开，连带造口 10:00 至 7:00 区域全层皮肤黏膜分离，创面大小为 4cm×3.5cm×1.5cm，表面潮湿有少量黄色脓性渗液，有异味，渗出量较少（<5ml/24h），基底部为黄白色腐烂组织，未与腹腔相通，切口边缘皮肤发白浸渍。造口外露肠管颜色红润，直径约 2.5cm，高于皮肤约 2cm，无支架，与周围皮肤分离，无潜行。肠造口排泄物为黄色稀水样便，量中等。与床位医生沟通，制订换药方案如下：

第一步，首先使用无菌温生理盐水棉球（温度 37～39℃，减少冷刺激，促进患儿舒适）依次清洗伤口、周围皮肤、造口，动作轻柔，避免损伤肉芽组织引起出血。

第二步，清洗后见创面基底部有黄色腐烂组织，为了减少患儿哭闹及缓解家属焦虑，未行清创修剪，而在创面基底部使用清创胶对黄色腐烂组织进行自溶性清创（清创胶可以吞噬无生命力的组织和酶，使清创无痛且创伤小）；对造口周围皮肤黏膜分离处创面，清洗后基底可见

阅读笔记

红黄相间的肉芽组织，在其表面均匀喷撒具有吸收渗液和促进肉芽组织生长作用的造口护肤粉2遍。

第三步，在整个创面空隙处填塞具有高吸收性及抗感染的藻酸盐银离子敷料吸收渗液，注意敷料填塞须达创面，但不可过紧，以防压迫肉芽组织影响其正常生长。

第四步，使用不含酒精的防漏膏覆盖敷料及整个创面，填补皮肤凹陷部分，使创面与周围皮肤保持相平，并且形成一个密闭湿润的愈合环境，有效隔绝大便对创面的刺激[17]。

第五步，选择大于伤口四周2～3cm的水胶体敷料在造口处剪1个圆孔（直径比造口大0.5cm）无张力粘贴覆盖整个创面[18, 19]。

第六步，在造口基底部放置防漏条或涂一圈防漏膏后粘贴一件式小儿造口袋。根据敷料被浸湿污染的情况，酌情2～3d换药1次并重新粘贴造口袋。

在换药期间，高级实践护士发现该患儿因小肠造瘘，造瘘口不时有黄色稀水便流出，导致换药时创面反复被污染（这也是造成患儿切口感染裂开的部分原因），通过查阅文献发现叶秋玉等[20]在清洗护理造口时使用卫生棉条暂时堵塞造口可以解决此类问题，遂在实践中尝试证明有效，但对于新生儿即使选择最小号棉条也需要根据造口大小进行适当修剪，宜小不宜大，否则浸湿膨胀后会导致取出困难，棉线拉直留在造口外，方便棉条取出，并且取出时要顺着造口方向，动作要慢，避免浸湿棉条扯断。

（二）积极、合理的营养支持

一旦怀疑患儿所患疾病是坏死性小肠结肠炎（NEC）即应禁食、胃肠减压，让肠道得以休息，以阻止疾病的进一步发展[1]。该患儿空肠造瘘，经造口水电解质丢失较多，术后组织修复等消耗营养物质，使得营养需求大于正常；而小肠造口术后形成暂时的功能性短肠，导致消化吸收能力下降，加重了患儿的营养失调[3]。该患儿入院时的营养风险评分为13分，虽然入院后经肠外营养支持，体重增长了170g，但营养风险评分仍为11分，存在营养高风险，实验室检查显示贫血、低白蛋白血症，这些均是切口愈合的不利因素。高级实践护士首先与床位医生沟通，积极纠正贫血及低蛋白血症，定时复查血常规及血清白蛋白、前白蛋白，及时评价，其中高级实践护士应特别关注前白蛋白值的变化。血清前白蛋白即甲状腺转运蛋白，为肝合成的内脏蛋白，半衰期1.9d，比白蛋白（半衰期约20d）短，因此能更好地评估机体短期蛋白质水平[21]。该患儿在第二次手术后C反应蛋白等炎症指标下降的情况下血清前白蛋白值仍明显下降，已经发出了预警信息，此时高级实践护士应及时提醒主诊医生给予补充支持。其次配合营养科医师，每天根据对患儿的营养评定，制订个体化全合一营养液；正确维护经外周插管的中心静脉导管（PICC），确保营养液的输注；做好肠外营养监测，包括：每日液体出入量，每日能量、蛋白质摄入量、皮肤弹性、色泽变化，每周测量2次体重，每周测量1次身长，每周做1次血常规检查及血生化检查[22]。

早产儿肠道功能尚未发育成熟，而NEC的发生及禁食、手术等治疗干预又进一步损害了肠功能，这为术后肠内营养的建立带来较大的困难。关于NEC患儿何时开始再喂养，相关研究文献较少，临床禁食1～3周不等[23]。母乳始终是新生儿喂养的首选，而对于无法进行母乳喂养的患儿，可以给予深度水解蛋白婴儿配方粉，深度水解蛋白婴儿配方粉中的蛋白质被水解成氨基酸、二肽、三肽及短链多肽，降低了牛奶蛋白的抗原性，提高了肠道耐受性，容易被消化吸收[24]；另外，其含有大量中链脂肪酸并且不含乳糖，适用于胃肠道疾病所致的消化不良婴儿[21]。NEC患儿存在显著的肠道吸收功能障碍，并且持续时间长，在开始肠内喂养时可能其肠道尚未完全恢复，因此需从微量开始，缓慢加量，谨防NEC复发[25]。本例患儿在经床位医生确认后在术后第15d开始进行母乳喂养，从3～5ml/3h开始，根据病情以1ml/（kg·d）的速度递增。在逐渐加大奶量的过程中，每日收集造口排出液并记录，以鉴别是否存在喂养不耐受，每周2次监测患儿体重变化，良好的体重增长是保证二期手术成功的关键。

阅读笔记

（三）有效管理疼痛，促进患儿舒适

新生儿感受疼痛刺激的神经末梢广泛分布于身体的各个部位，他们大量集中于皮肤的浅层，主要通过无髓鞘纤维传递，缺少抑制性神经递质，故他们的痛觉阈值和敏化阈值较低，感知疼痛比成人更敏感。疼痛可导致新生儿出现即时激惹、耗氧量增加、营养摄入减少，近期效应可造成分解代谢增强，改变免疫功能，伤口愈合延期[26]。

该患儿经历了两次手术，至今仍禁食，身上带有多个管道，病房监护、呼吸机等急救设备的噪声以及24h明亮的环境、母子交流缺乏均是不良刺激因素，与疼痛密切相关[15]。高级实践护士运用新生儿疼痛量表（NIPS）评估患儿疼痛评分为5分，通过查阅文献，结合临床已有设施、条件以及该患儿的情况，制订了如下疼痛干预措施：

1. 改变环境 减少病房噪声，调低监护仪器及电话声音至不影响护士监听；及时处理仪器报警；夜间关闭非主要操作区域灯光；患儿暖箱内操作尽量集中进行，避免碰撞、敲击暖箱。

2. 改变体位 在暖箱内安置鸟巢，使患儿犹如在母亲子宫一般，四肢中线屈曲位且呈放松状态，可提高患儿的自我调节能力。在进行操作时采用包被屈曲固定患儿，便利蜷曲是一种有效的疼痛干预方法，研究证实，在新生儿接受足跟采血时能缩短啼哭时间[15]。

3. 非营养性吸吮（安抚奶嘴） 非营养性吸吮通过刺激口腔触觉受体提高痛阈，以及促进人体内5-羟色胺的释放而产生镇痛作用[15]。患儿因疾病原因需禁食较长时间，导致其时有哭闹，联系家属给予安抚奶嘴后有效减少了非操作性哭闹。

4. 新生儿抚触 新生儿抚触带来的温和刺激可通过释放β-内啡肽和5-羟色胺以及改变迷走神经张力而产生镇痛作用，抚触可以满足新生儿情感上的需求，消除焦虑、恐惧等不良情绪，减少对有创操作的应激反应[15]。高级实践护士每次给患儿操作前均先进行抚触，配合使用安抚奶嘴稳定患儿情绪，特别是在更换敷料及造口袋时，一边抚触一边使用少刺激的温生理盐水清洗切口，期间注意保暖，促进了患儿的舒适，避免因剧烈哭闹而增加切口的张力，不利于切口愈合。

（四）家庭支持

坏死性小肠结肠炎（NEC）患儿的病情往往十分危重，术后早期康复过程变化快、难度大，且整个治疗费用高，其家庭需要更多支持和帮助[27]。该患儿经历了两次手术，加上并发切口感染裂开、造口皮肤黏膜分离，患儿整个家庭原有生活次序被打乱，母亲担心患儿预后，没有定时挤奶，加上缺乏患儿吸吮刺激导致泌乳减少。新生儿病房为无陪病房，为了缓解母亲的焦虑，给患儿争取更多的家庭支持力量，高级实践护士结合病房条件，通过视频让患儿父亲了解患儿切口好转的情况，并将更换好造口袋后患儿的照片转给母亲，并录制语音告诉母亲保持充足乳汁分泌的重要性，使其安心调养，等待患儿康复回家。评估患儿家庭照顾力量，将祖母（高中学历，会手机上网）列为患儿居家造口照护的主要责任人，加入高级实践护士建立的造口群开始系统培训，为家长在患儿出院前熟练掌握造口护理做好准备[28]。

五、效果评价

经系统治疗和护理，患儿切口裂开处创面黄色腐烂组织在5d后已清除干净，创面基底由黄色转为红色，渗液量减少，已纠正贫血。15d后患儿创面内有大量红色健康肉芽组织生长。换药后40d达到完全愈合，无明显瘢痕组织增生，造瘘口无狭窄，予以出院。出院时患儿体重3 830g，血清白蛋白41.4g/L，母乳喂养充足，其祖母能独立进行造口护理，并知晓在线咨询途径。

六、案例总结

本案例患儿患坏死性小肠结肠炎（NEC）并发肠穿孔予以回肠末端单腔造瘘手术，术后并

阅读笔记

发造瘘肠管坏死、造口皮肤黏膜部分分离、相邻切口感染、裂开,经历两次手术,加上禁食时间长,存在营养高风险,因此围手术期密切关注营养指标的变化,给予积极营养支持是改善临床结局的重点。该患儿在第二次手术后 C 反应蛋白等炎症指标下降的情况下血清前白蛋白值仍明显下降,已经预示会增加感染等并发症的风险,提醒医护人员应积极采取防范措施。

　　NEC 肠造口手术大部分是在紧急情况下进行的,患儿基本情况差,造瘘后相关并发症多。文献报道各类并发症护理较多,但缺少预防方面的研究,有待关注[28]。关于诊断为 NEC 的患儿何时再喂养,临床做法大相径庭,目前认为长时间禁食可能是有害的,但对于早期开始肠内喂养是否对 NEC 有影响的文献报道非常有限,需要进一步的前瞻性、随机对照研究[23]。

参考文献

[1] 郑珊. 实用新生儿外科学[M]. 北京:人民卫生出版社,2013.

[2] 黄金月. 高级护理实践导论[M]. 北京:人民卫生出版社,2008.

[3] 陈劼,马丽丽,陈琳,等. 149 例小儿肠造口并发症分析及其护理[J]. 护理研究,2011,25(1):49-52.

[4] 万艳华,胡庆霞,章小庆,等. 探讨伤口造口皮肤黏膜分离联合伤口处理对患者愈合的影响[J]. 当代医学,2016,22(14):116-117.

[5] 雍秀伟. 肠造口皮肤黏膜分离原因分析及对策[J]. 辽宁中医药大学学报,2015,17(6):249-250.

[6] 李语薇,尹华英,张先红. 尚待临床有效性验证的新生儿营养风险筛查工具[J]. 中华临床营养杂志,2017,25(2):111-117.

[7] 朱丽,张蓉,张淑莲,等. 中国不同胎龄新生儿出生体重曲线研制[J]. 中华儿科杂志,2015,53(2):97-103.

[8] KONDRUP J, RASMUSSEN H H, HAMBERG O, et a1.Nutritional risk screening(NRS 2002):a new method based on an analysis of controlled clinical trials[J]. Clin Nutr, 2003, 22(3):321-336.

[9] SERMET-GAUDELUS I, POISSON-SALOMON A S, COLOMB V, et a1.Simple pediatric nutritional risk score to identify children at risk of malnutrition[J]. Am J Clin Nutr, 2000, 72(1):64-70.

[10] SECKER D J, JEEJEEBHOY K N.Subjective Global Nutritional Assessment for children[J]. Am J Clin Nutr, 2007, 85(4):1083-1089.

[11] MCCARTHY H, DIXON M, CRABTREE I, et a1.The development and evaluation of the Screening Tool for the Assessment of Malnutrition in Paediatrics(STAMP)for use by healthcare staff[J]. J Hum Nutr Diet, 2012, 25(4):311-3l8.

[12] GERASIMIDIS K, KEANE O, MACLEOD I, et a1.A four—stage evaluation of the Paediatric Yorkhill Malnutrition Score in a tertiary paediatric hospital and a district general hospital[J]. Br J Nutr, 2010, 104(5):751-756.

[13] HULST J M, ZWART H, HOP W C, et a1.Dutch national survey to test the STRONGkids nutritional risk screening tool in hospitalized children[J]. Clin Nutr, 2010, 29(1):106-111.

[14] LAWRENCE J, ALCOCK D, MCGRATH P, et al.The Development of a Tool to Assess Neonatal Pain[J]. Neonatal Netw, 1993, 12(6):59-66.

[15] 戚少丹,陈劼. 新生儿疼痛管理的研究进展[J]. 中国护理管理,2015,15(10):1200-1205.

[16] 蒋琪霞. 伤口护理实践原则[M]. 3 版. 北京:人民卫生出版社,2017:118-132.

[17] 甘红霞,刘晓文,郑静,等. 1 例回肠造口术后切口裂开合并重度皮肤黏膜分离患儿的护理[J]. 中华护理杂志,2015,50(09):1137-1139.

[18] 吴子谕,何秋苑,王晓琴,等. 改良造口袋粘贴法在肠造瘘术后患儿造口护理中的应用[J]. 护理学报,2015,22(01):43-45.

[19] 雍秀伟. 肠造口皮肤黏膜分离原因分析及对策[J]. 辽宁中医药大学学报,2015,17(06):249-250.

阅读笔记

[20] 叶秋玉,蒋伟亚,吴益芬,等.内置式卫生棉条在回肠造口更换技术中的应用[J].护士进修杂志,2016,16:1531-1532.

[21] 申昆玲.儿童营养学[M].7版.北京:人民军医出版社,2015.

[22] 蔡威,汤庆娅,王莹,等.中国新生儿营养支持临床应用指南[J].临床儿科杂志,2013,12:1177-1182.

[23] 吴圣楣,蔡威.新生儿营养学[M].2版.北京:人民卫生出版社,2016:395.

[24] 许靖,潘新年,韦秋芬,等.深度水解蛋白配方奶对早产儿坏死性小肠结肠炎术后肠内营养建立的临床研究[J].中国妇幼保健,2016,31(9):1877-1880.

[25] 张玉侠.实用新生儿护理学[M].北京:人民卫生出版社,2015:374.

[26] 王小永,魏艳.新生儿疼痛的评价和管理[J].中国疼痛医学杂志,2012,18(8):502-504.

[27] 丁昕玥,丁福,陈洁,等.伤口造口治疗师主导的伤口护理微信平台的建设[J].护理学杂志,2016,9:13-14.

[28] 李旭.术后小儿肠造瘘护理的研究进展[J].护士进修杂志,2015,30(10):884-886.

（张　芳）

第二节　儿童甲型 H1N1 流感危重患儿的高级护理实践

儿童感染甲型 H1N1 流感病毒后,轻型流感易导致儿童出现高热惊厥、咽痛、干咳、鼻塞、全身酸痛[1],危重症病例可发展迅速,出现重症肺炎、急性呼吸窘迫综合征(ARDS)、呼吸衰竭或多器官功能障碍综合征(multiple organ dysfunction syndrome,MODS),导致死亡[2-4]。危重患儿以学龄儿童为多,病情复杂,发展迅速,需要积极的抢救和控制,保证病人的生命安全。在维持基本生命体征的同时要做好病人的各项护理工作,从生理到心理全面了解病人情况,积极有效的护理配合是抢救及治疗的关键,高级实践护士应具备扎实的理论基础,并且能够通过循证的方法去思考和解决临床实际问题,帮助病人尽可能地恢复。本案例总结 1 例儿童甲型 H1N1 流感危重患儿的高级护理实践。

一、案例背景

2009 年 3 月,墨西哥暴发"人感染猪流感"疫情,并迅速在全球范围内蔓延。在墨西哥的一个养猪场,先是人感染猪,在猪群中暴发流行,再由猪感染人,最后转为人传人的流感大流行。因此,最初被称为猪流感(swine flu),后根据病毒的分析,改称为猪源性流感病毒感染(swine origin influenza virus infection),最后为了与人的季节性流感 A(H1N1)区别,改称新流感 A(H1N1),在我国则称为甲型流感(H1N1)[5]。2009 年 6 月 11 日,WHO 宣布将甲型 H1N1流感大流行警告级别提升为 6 级,全球进入流感大流行阶段。此次流感为一种新型呼吸道传染病,其病原为新甲型 H1N1 流感病毒株,病毒基因中包含猪流感、禽流感和人流感三种流感病毒的基因片段。

甲型 H1N1 流感病毒属于正黏病毒科(Orthomyxoviridae),甲型流感病毒属(influenza virus A)。典型病毒颗粒呈球状,直径为 80～120nm,有囊膜。囊膜上有许多放射状排列的突起糖蛋白,分别是红细胞血凝素(HA)、神经氨酸酶(NA)和基质蛋白 M2。病毒颗粒内为核衣壳,呈螺旋状对称,直径为 10nm。为单股负链 RNA 病毒,基因组约为 13.6kb,由大小不等的8 个独立片段组成。病毒对乙醇、碘伏、碘酊等常用消毒剂敏感,对热敏感,56℃条件下 30min可灭活。

病毒主要通过呼吸道传播,有气溶胶和飞沫两种形式[6]。潜伏期一般为 1～7d,多为 1～3d,症状出现前到症状出现后 7d 为该病的传染期。人感染后,通常表现为流感样症状,包括

阅读笔记

发热、咽痛、流涕、鼻塞、咳嗽、咳痰、头痛、全身酸痛、乏力。部分病例出现呕吐和 / 或腹泻。少数病例仅有轻微的上呼吸道症状，无发热。体征主要包括咽部充血和扁桃体肿大。可发生肺炎等并发症。部分病人病情可迅速进展，来势凶猛，突起高热、体温超过 39℃、寒战、乏力、厌食、咳嗽、头痛、咽喉痛和肌肉疼痛等[7]，甚至继发严重肺炎、急性呼吸窘迫综合征、肺出血、胸腔积液、全血细胞减少、肾功能衰竭、败血症、休克及 Reye 综合征、呼吸衰竭及多器官损伤，最终导致死亡。2010 年 8 月，世卫组织宣布甲型 H1N1 流感大流行期已经结束。

知识链接

甲型 H1N1 疾病介绍

（一）易感人群

妊娠期妇女、肥胖者、年龄 <5 岁的儿童、年龄 ≥65 岁的老年人。

（二）诊断标准

主要结合流行病学、临床表现和病原学检查，早发现、早诊断是防控与有效治疗的关键。确诊病例出现流感样临床表现，同时有以下一种或几种实验室检测结果：

1. 甲型 H1N1 流感病毒核酸检测阳性（可采用 real-time RT-PCR 和 RT-PCR 方法）。

2. 分离到甲型 H1N1 流感病毒。

3. 双份血清甲型 H1N1 流感病毒的特异性抗体水平呈 4 倍或 4 倍以上升高。

（三）治疗要点

早期应用奥司他韦和扎那米韦进行抗病毒治疗[8]。奥司他韦应尽可能在发热 48h 内使用（36h 内最佳），疗程为 5d。1 岁及以上年龄的儿童病人应根据体重给药。对于吞咽胶囊有困难的儿童，可选用奥司他韦混悬液。

二、病例介绍

患儿黄某，女，汉族，5 岁，体重 22kg，既往无青霉素、头孢类药物过敏史，否认肝炎、结核等传染病史，否认输血史，否认家族遗传病史及传染病史。以"发热 6d，咳嗽伴精神差 3d"收入院。热峰 40℃，给予退热药物效果不佳，常于发热时头晕呕吐，入院当天未进食，仅饮水 5 次，总量约 200ml，小便正常，大便较稀，近两日排黑色黏液样大便。入科时体温 38.5℃，心率 104 次 /min，呼吸 31 次 /min，血压 96/62mmHg，指脉氧 96%，咽红，扁桃体稍肿大，呼吸稍促，有轻度吸气性三凹征，双肺呼吸音粗，可闻及少许湿啰音。入院当天查血常规：白细胞 1.72×10^9/L，中性粒细胞绝对计数 1.26×10^9/L。胸部 CT：两肺炎症，两天后查肺炎支原体 IgG（+）170.05RU/ml、肺炎支原体 IgM（+）1.16S/CO，并接到疾病控制中心报告，提示患儿咽拭子检出"H1N1 病毒"，确诊为甲型流感。

复查床边胸片示肺部大片致密影，PaO_2<60mmHg，血氧饱和度为 90%。考虑患儿病情危重，呼吸功能差，呼吸衰竭，予以气管插管，并给予深静脉置管、动脉置管接有创血压监测，置胃管鼻饲牛奶，置导尿管，气管内吸出较多白色 Ⅱ 度痰。给予盐酸氨溴索化痰，头孢哌酮舒巴坦钠联合阿奇霉素抗感染，奥司他韦抗病毒，甲泼尼龙琥珀酸钠抗炎，法莫替丁护胃，磷酸肌酸营养支持，芬太尼、咪达唑仑镇痛镇静，丙种球蛋白支持治疗，粒细胞集落刺激因子升白细胞对症治疗。使用镇痛镇静药物前患儿疼痛 Wong-Baker 评分 6 分，镇静 SBS 评分 -1 分，导管评分 12 分。

三、评估分析

阅读笔记

由于患儿年龄小，病情危重且变化快，因此，在病人收住儿科重症监护病房（PICU）后，

PICU 的高级实践护士要快速、准确、有效地对其进行全面的评估，根据评估结果及时采取相应的干预策略，改善病人的病情，帮助其尽快好转。根据该病人的特点，严格按照护理诊断的紧迫性和重要性提出了以下护理诊断：

1. 气体交换受损　与呼吸肌疲劳、肺泡呼吸面积减少有关。

2. 体温过高　与肺部感染有关。

3. 呼吸模式的改变　与气管插管、机械通气有关。

4. 清理呼吸道无效　与支气管分泌物增多有关。

5. 导管效能降低的危险　与镇静、约束不到位有关。

6. 恐惧、焦虑　与患儿年龄小、与父母分离有关。

根据以上护理诊断，可针对性地应用以下几个评估工具对病人进行评估：

1. 呼吸系统评估　主要评估痰液性质，合理湿化。针对痰液性状的评估，目前临床上常用且推荐的为三度：

Ⅰ度（稀痰）：痰如米汤或白色泡沫样，吸痰后，玻璃接头内壁上无痰液滞留。

Ⅱ度（中度黏痰）：痰的外观较Ⅰ度黏稠，吸痰后有少量痰液在玻璃接头内壁滞留，但易被水冲洗干净。

Ⅲ度（重度黏痰）：痰的外观明显黏稠，常呈黄色，吸痰管常因负压过大而塌陷，玻璃接头内壁上滞有大量痰液，且不易用水冲净[9]。

该病人有明显的低氧血症，床边胸片示肺部感染极重，予以气管插管机械通气，加之病人卧床中，因此气道的评估与管理显得尤其重要。

2. Wong-Baker 面部表情评估法　见第二章第四节。

知识链接

儿童疼痛评分工具

儿童疼痛评分工具除 Wong-Baker 面部表情评估法之外，主要还有以下几个评分工具。

1. 东安大略儿童医院评分量表（children's hospital of eastern Ontario pain scale, CHEOPS）[10]　该评分表在临床应用时受到 6 种类型 28 种行为种类的限制。大多数用于研究。

2. FLACC 疼痛评估量表[11]　该量表评估的内容包括面部表情（face）、腿的动作（leg）、活动度（activity）、哭闹（cry）和可安慰性（consolability），用于评估认知功能受损儿童（2 个月～7 岁）的术后疼痛时显示出很好的可靠性和有效性。

3. CRIES（crying, requires increased oxygen administration, increased vital signs, expression, sleeplessness）疼痛评估量表[12]　对于评估术后 72h 内的疼痛有效（新生儿和 6 个月婴儿）。

3. 镇静行为量表（state behavior scale, SBS）[13]　由美国波士顿儿童医院镇静量表研究组多位专家研制，由镇静 - 焦虑量表（sedation-agitation scale, SAS）和运动行为评估量表（motor activity assessment scale, MAAS）发展而来，适用于处于机械通气的婴幼儿及儿童，并经临床证明其表面效度和测评者间信度良好。美国辛辛那提和费城儿童医院也在使用，医生每日查房设定镇静目标，一般肺出血设置为 3 分，血滤为 2 分，呼吸机为 1 到 0 分；一般有创治疗越多，评分越低。相较于 Ramsay 评分和运动行为评估量表（MAAS），镇静行为量表（SBS）在表述上更贴近儿科患儿的特点，对于各个镇静层次直接给予分数，且目标人群涉及了多种儿科监护室，适用病种广泛，更适合儿童，使用起来更加简单便捷。因此本案例使用 SBS 来评分。

阅读笔记

知识链接

儿童镇静评分工具

　　儿童镇静评分工具除镇静行为量表（SBS）评估法之外，主要还有以下几个评分工具。

　　1. Ramsay 评分法　该评分法由 Ramsay 在 1974 年提出，是临床上使用最为广泛的镇静评分表，有良好的信度与效度[14]。分为 6 级，分别反映三个层次的清醒状态和三个层次的睡眠状态，被认为是可靠的镇静评分标准，但缺乏特征性的指标来区分不同的镇静水平。

　　2. 运动行为评估量表（motor activity assessment scale, MAAS）[15]　本量表自 Riker 镇静、躁动评分（sedation-agitation scale, SAS）演化而来，通过 7 项指标来描述病人对刺激的行为反应，包括危险躁动、躁动、躁动但能配合、安静配合、触摸或呼唤姓名有反应、仅对恶性刺激有反应、无反应。对危重病病人也有很好的可靠性和安全性。

　　4. 导管评分　运用住院病人导管滑脱风险评估表进行评分，不同的导管分值不同，气管插管、动脉插管、胸腔引流管为 3 分，深静脉导管、导尿管、胃管为 2 分，吸氧管、输液管为 1 分，患儿烦躁时比安静时分值高，由床位护士每班评估，评分≥12 分为高危[16]。床位护士在护理记录单上记录导管评分分值，并做好管道标识，正确固定，使用镇静药和约束带，做好管道滑脱的应急预案。临床应用住院病人导管滑脱风险评估表，可以使导管护理更加规范化，提高了护士对留置导管的危险评估和预测能力，加强了护士安全防范意识，最大限度地降低了导管脱落的发生率[17]。

四、干预策略

（一）气道管理

　　1. 机械通气参数调节　疾病控制中心报告咽拭子检出"H1N1 病毒"，确诊甲型流感后，复查床边胸片示肺部大片致密影，$PaO_2 < 60mmHg$，此时考虑患儿病情危重，呼吸功能差，呼吸衰竭，予以气管插管接呼吸机辅助通气。为减少患儿做功，给予病人更多支持，采用压力控制（PC）模式。机械通气 PIP（潮气量）一般为 6～8ml/kg，PEEP（呼气末正压）2～4cmH$_2$O，缺氧状况无改善者可将 PEEP 升至 4～10cmH$_2$O，合并急性呼吸窘迫综合征（ARDS）时，PEEP 可从 6～8cmH$_2$O 开始，根据氧合状态最高可达 15cmH$_2$O。呼吸频率（RR）根据不同的年龄大致接近生理呼吸频率；I∶E（吸呼比）婴幼儿为 1∶1.5、年长儿 1∶2，出现 ARDS 时接近 1；FiO$_2$ 以达到患儿氧合需要的最低氧浓度为准。出现过度通气或过高氧分压时，调整呼吸机参数应优先降低 FiO$_2$，再调整 PEEP。

　　本案例患儿 5 岁，体重 22kg，氧浓度 50%，潮气量 150ml，PEEP 3cmH$_2$O，RR 30 次/min，I∶E 为 1∶1.5。4d 后，随着病人肺部情况好转，患儿有自主呼吸，呼吸机模式采用同步间歇指令通气加压力支持（SIMV+PSV），以保证患儿的通气量和氧合。此时允许患儿在指令通气当中保留自主呼吸，减少人机对抗，减少镇静药的使用，利于患儿呼吸肌的锻炼，为撤机做准备。根据患儿的通气状况和血气分析结果调整参数，氧浓度调至 30%，患儿的血氧饱和度能维持在 99%。

　　2. 妥善固定气管插管　儿童与成人不同，机械通气很少采用气管切开，大多采用经口气管插管。该患儿为经口气管插管，经口插管口腔分泌物较多，容易潮湿松动。因此，每班要检查患儿气管插管的深度，记录刻度，胶带潮湿应及时更换，并做到班班交接。首次插管后，通

阅读笔记

过听诊呼吸音,观察胸廓起伏判断是否对称来判断气管插管深度是否合适,并通过床边摄片确定插管位置,以后每天可摄片判定气管插管位置,同时观察肺部炎症情况。

3. 保持呼吸道通畅　患儿机械通气中,气管内吸出较多白色Ⅱ度痰,因此如何清除呼吸道分泌物、保持呼吸道的通畅显得尤为重要。做到这一点主要通过翻身、拍背、气道湿化和吸痰护理。气道湿化时除了运用呼吸机上自带的湿化器将湿化温度维持在35~37℃进行主动气道湿化之外,还可运用布地奈德进行超声雾化稀释痰液,随后使用振动排痰机协助患儿排痰。陈君晓[18]研究表明振动排痰机效果优于人工叩击。吸痰时采用密闭式吸痰管吸痰,在清除气道分泌物的同时能保证氧供且预防感染。为改善通气情况,给予该患儿机械通气联合纤支镜肺泡灌洗治疗。支气管肺泡灌洗术(bronchoalveolar lavage,BAL)是将纤维支气管镜楔入病变肺叶段、亚段、亚亚段,直视下对病变部位进行痰液吸引、生理盐水灌洗再吸出的治疗方法[19]。

人工气道病人通常是急危重症的病人,而此类病人往往痰多且黏稠,咳痰无力,难以排痰,易导致分泌物引流不畅,气道阻塞,感染不易控制,甚至加重病情[20]。危重症甲型流感患儿易并发塑型性支气管炎,徐文淼[21]对小儿重症甲型 H1N1 流感合并塑型性支气管炎4例进行支气管肺泡灌洗术,患儿病情明显好转。因此,通过气道湿化、超声雾化、振动排痰机及支气管肺泡灌洗术等多种手段可以有效地保持患儿气道通畅。

(二)保持体温正常

患儿体温升高,热峰40℃,予退热药物效果不佳。体温过高,可使机体代谢率增快,耗氧量增加,心率加快,加重心脏负担,因患儿使用药物降温效果不佳,于是使用物理降温,将降温贴贴于病人的额头、双侧腋下、双侧腹股沟等大动脉走行的部位进行物理降温[22],并且使用亚低温治疗仪冰帽或冰毯降温,设置水温在4~10℃,体温设置在36~37℃[23],启动亚低温治疗仪,当体温显示超过设置温度最高值时,水循环启动,物理降温同时降低脑组织代谢,保护脑细胞。

(三)密切观察病情变化

患儿气管插管前 $PaO_2<60mmHg$,血氧饱和度仅90%,此时应密切观察血氧饱和度、心率、心律、呼吸、脉搏的变化,并汇报医生,准备好呼吸机,做好上机前检测,随时准备机械通气改善通气情况。在机械通气后,血氧饱和度为99%,关注病人的循环状况和机械通气情况,此时应密切观察有创动脉血压(ABP)、中心静脉压(CVP)、体温、意识、瞳孔、尿量、呼吸机报警情况等,同时观察有无用药不良反应、痰液的量、颜色、性质、脉氧、血气分析结果、管道固定情况等,实时动态监测病人各项指标情况。实行一对一护理,若病情有变化,应及时采取抢救措施并汇报医生,赢得宝贵时间。

(四)隔离措施

疾病控制中心报告显示在患儿的咽拭子中检出"H1N1 病毒",确诊为甲型流感,而甲型 H1N1 流感病毒传染性强,主要通过飞沫经呼吸道传播,因此需第一时间将患儿安置在 PICU 隔离病房内,凡进入隔离病房的医护人员均要做好隔离措施,穿隔离衣、戴筒帽、N95 口罩、护目镜、手套,穿鞋套等。床边所有物品如听诊器、监护仪、治疗盘等专人专用,床边备免洗快速消毒液,每次接触病人前后洗手消毒。患儿的护理操作集中进行,机械通气吸痰者使用密闭式吸痰管吸痰,减少气溶胶进入空气中,实施纤维支气管镜肺泡灌洗术时更要做好个人防护,同时做好纤维支气管镜的终末处理。尽量使用一次性医疗物品,一次性物品放入双层黄色垃圾袋内由专人收集后焚烧处理。

严格做好消毒隔离措施后,接触该患儿的所有医护人员未发生感染。

(五)减轻疼痛

由于患儿接受了很多有创的治疗措施,因此镇静镇痛显得尤为重要。患儿使用呼吸机后,

阅读笔记

为减轻痛苦,避免患儿烦躁导致非计划性拔管,使用芬太尼镇痛、咪达唑仑镇静治疗。咪达唑仑的优点是起效快(1～2min 起效),代谢快,毒性低,同时有短暂的顺应性遗忘,可以用于 ICU 病人的持续静脉滴注,因此每班评估疼痛和镇静评分显得尤为重要。根据评分结果,遵医嘱调节镇静药和镇痛药的速度和剂量,避免发生谵妄。患儿撤机后,遵循 eCASH 理念[24],即以患儿为中心,给予患儿最小剂量镇静药和最大限度的人文关怀。这对改善患儿的舒适性、安全性及临床预后具有重要意义。

(六)心理支持

1. 给予患儿家属心理支持　由于 PICU 是一个无陪病房,为预防感染,同时也为了避免传播疾病,患儿家长无法陪伴在患儿身边,家长担心患儿病情,表现出焦虑情绪。为此,利用视频设备让家长看到孩子,护理人员亦可通过视频与家属交流,解答患儿家长的疑问,缓解患儿家属的焦虑。

2. 给予患儿心理支持　由于患儿在气管插管前和解除镇静镇痛后,看到医务人员身着防护服,对环境感到陌生,无家长陪护,有恐惧的表现。为此,护理人员做到轻声细语,耐心安慰患儿,并鼓励患儿,与她握手,抚摸她,让她明白,现在的治疗是为了早日恢复健康,视频时,让患儿家长也给予鼓励,使患儿更好地配合治疗和护理。

五、效果评价

经过积极的救治和护理,应用机械通气和亚低温治疗仪,患儿生命体征稳定。体温能控制在 36～37℃之间,血氧饱和度 99%,吸痰时可见痰液呈现白色 II 度痰,无痰栓,气道湿化效果满意。患儿在镇静药物的作用下,吸痰或体位变化后咳嗽,对于轻柔的触摸和声音有反应,SBS 评分 −1 分,镇静镇痛药物运用效果满意。导管评分 12 分,住院期间无非计划性拔管的发生,导管效能满意。在 ICU 住院期间,增加了家属视频探视时间,让患儿有信心战胜病魔,让患儿家属有信心治疗疾病。7d 后,患儿自主呼吸存在,神志清,气管插管内有少量分泌物,咳嗽反射存在,复查胸片示:较之前好转,血气分析 PaO_2 为 95mmHg,血氧饱和度 99%,予以人工鼻吸氧,可耐受,12:30 拔出气管插管,给予布地奈德氧喷减轻喉头水肿,观察患儿自主呼吸良好,约 30 次/min,咳嗽有力,心率 90 次/min,脉氧 99%。撤机成功。撤机 2d 后,患儿神志清楚,精神佳,体温在 36.5℃左右,体温正常超过 3d,呼吸平稳,面色好,肺部听诊未闻及湿啰音,且复查血液异常指标已恢复正常,其他流感样症状基本消失,根据疾病控制中心指示,患儿病情好转,可办理出院。

六、案例总结

此案例为儿童甲型 H1N1 流感危重患儿的高级护理实践,患儿病情发展迅速,呼吸困难并发呼吸衰竭,给予留置导尿、有创呼吸机、有创血压监测治疗,因此一方面要积极争取时间,纠正呼吸衰竭,提醒医生是否需要准备呼吸机保障呼吸通畅,另一方面要做好隔离措施预防发生医院内感染,抢救患儿生命,保证重要脏器的血供和氧供。在整个护理的过程中,纠正呼吸衰竭、气道护理、镇痛镇静、控制体温、医院内感染防控、心理护理等都是护理的重点。由于患儿有气管插管、深静脉置管和导尿管,对这三根导管,要严格执行预防感染的标准作业程序。镇痛与镇静要每班评估,避免镇静不足或镇静过度的发生,患儿年龄小,存在分离性焦虑,对患儿和患儿家长的心理护理同样重要,充分做到人文关怀。

作为一名儿科危重症护理专业的高级实践护士,要快速评估患儿状况,在疾病的各个阶段,根据实际病情,提取护理重点,密切观察,及时发现病情变化,采取最快最有效的护理措施,给予优质、规范的护理,为抢救赢得时间。

阅读笔记

参考文献

[1] 董宗祈. 儿童甲型 H1N1 流感临床特点[J]. 中国实用儿科杂志, 2010, 25(2): 81-82.

[2] UYEKI T M.2009 H1N1 virus transmission and outbreaks[J]. N Engl J Med, 2010, 362(23): 2221-2223.

[3] 梁德雄, 蒙光国. 甲型 H1N1 流感重症与危重症患者临床特征分析[J]. 中国临床医学, 2011, 18(1): 58-61.

[4] 林群英, 郭丽景, 李军. 重症甲型 H1N1 流感合并两肺弥漫性肺炎的抢救体会[J]. 中国临床医学, 2010, 17(6): 805-806.

[5] 娄海容. 甲流(H1N1)的病原、诊断、治疗和预防[J]. 现代医院, 2009, 9(9): 6-9.

[6] ZAMBON MC. The pathogenesis of influenza in humans[J]. Med Virol, 2001, 11(4): 227-241.

[7] BIN C, XING W L, YUE L S, et al. Clinical and epidemiologic characteristics of 3 early cases of influenza A pandemic(H1N1)2009 virus infection, People's Republic of China, 2009[J]. Emerg Infect Dis, 2009, 15(9): 1418-1422.

[8] Centers for Disease Control and Prevention(CDC). Update: drug susceptibility of swine-origin influenza A(H1N1)viruses, April 2009[J]. MMWR Morb Mortal Wkly Rep, 2009, 58(16): 433-435.

[9] 姜超美, 白淑玲, 王辰. 人工气道后痰液黏稠度的判别方法及临床意义[J]. 中华护理杂志, 1994, 29(7): 434.

[10] SURASERANI v S, SANTAWAT U, KRAIPRASIT R, et al.Cross-validation of a composite pain scale for preschool children within 24 hours of surgery[J]. Br J Anaesth, 2001, 87(3): 400-405.

[11] 陈梅芳. 婴儿和儿童疼痛评估的 FLACC 量表法[J]. 国外医学·护理学分册, 2003, 22(6): 289-290.

[12] KRECHEL S W, BILDNER J.CRIES: a new neonatal postoperative pain measurement score.Initial testing of validity and reliability[J]. Pediatric Anaesth, 1995, 5(1): 53-61.

[13] CURLEY M A, HARRIS S K, FRASER K A, et al. State Behavioral Scale: a sedation assessment instrument for infants and young children supported on mechanical ventilation[J]. Pediatr Crit Care Med, 2006, 7(2): 107-114.

[14] RAMSAY M A, SAVAGE T M, SIMPSON B R, et al.Controlled sedation with alphaxalone-alphadolone[J]. Br Med J, 1974, 2(5920): 656-659.

[15] DEVLIN J W, BOLESKI G, MLYNAREK M, et al.Motor Activity Assessment Scale: a valid and reliable sedation scale for use with mechanically ventilated patients in an adult surgical intensive care unit[J]. Crit Care Med, 1999, 27: 1271-1275.

[16] 刘芳英, 王东. 导管滑脱风险评估表在泌尿外科高危患者的应用[J]. 四川医学, 2014, 35(1): 132-134.

[17] 李谆, 朱江. 住院患者应用导管滑脱评估表的效果评价[J]. 护士进修杂志, 2013, 28(15): 1422-1423.

[18] 陈君晓. 振动排痰机与人工叩击排痰效果的比较研究[J]. 中国实用护理杂志, 2011, 27(16): 63-64.

[19] 黄胜盈, 庄丹雯, 郑秀云, 等. 人工气道病人行纤维支气管镜肺泡灌洗术的护理配合[J]. 护士进修杂志, 2013, 28(9): 809-810.

[20] 刘艳, 许志荣, 郭春莲. 纤维支气管镜肺泡灌洗治疗重症肺部感染的护理体会[J]. 中国临床研究, 2012, 25(5): 508.

[21] 徐文淼, 纪健, 方伯梁, 等. 小儿重症甲型 H1N1 流感合并塑型性支气管炎四例分析并文献复习[J]. 中国小儿急救医学, 2017, 24(2): 158-161.

[22] 陈峰. 物理降温在轮状病毒肠炎高热患儿中的应用效果[J]. 护理研究, 2014, 28(4C): 1494.

[23] 梁振芬. 亚低温治疗仪在危重症手足口病患儿中的应用及护理[J]. 齐鲁护理杂志, 2012, 18(25): 69-70.

[24] VINCENT J L, SHEHABI Y, WALSH T S, et al.Comfort and patient-centred care without excessive sedation: the eCASH concept[J]. Intensive Care Med, 2016, 42: 962-971.

（张春旭）

阅读笔记

第五章　临床急危重症病人高级护理实践

第一节　急性肠梗阻术后并发感染性休克病人的高级护理实践

急性肠梗阻（acute intestinal obstruction，AIO）为常见的外科急腹症之一，往往病因复杂，病情多变，发展迅速，严重时可导致多种并发症，目前我国 AIO 病死率高达 5%～10%[1]。肠梗阻后会导致体液丧失、水电解质紊乱、酸碱平衡失调以及细菌的大量繁殖、毒素的释放等，病人会很快发生感染性休克，最后可因多器官功能障碍甚至衰竭而死亡。

感染性休克（septic shock）指脓毒症病人尽管经过了充分的液体复苏仍存在持续的低血压，需要用血管活性药物才能维持平均动脉压（MAP）在 65mmHg 以上，血乳酸在 2mmol/L 以上，符合这一标准临床病死率超过 40%[2]。因此，对感染性休克病人进行严密病情观察，积极干预治疗与护理显得尤为重要，本案例总结 1 例急性肠梗阻术后并发感染性休克病人的高级护理实践。

一、案例背景

急性肠梗阻是由机械因素、肠管内脏神经紊乱等多种原因引发的以内容物无法正常通过肠道为主要特点的肠道功能障碍[3]，以腹痛、呕吐、腹胀与停止排便、排气为主要临床表现。根据不同的病因及临床症状，可采取手术或非手术治疗，但无论采取何种治疗方法，积极纠正因肠梗阻引起的水、电解质和酸碱平衡紊乱具有非常重要的意义。而对于感染性休克病人的救治则是通过有效的液体复苏纠正血管内容量不足、保证组织灌注，进而降低病死率。我科在 2017 年 2 月成功救治了一名急性肠梗阻伴消化道穿孔合并感染性休克的病人。该病人因肠梗阻时间较长同时伴有肠穿孔，入院时病人神志淡漠，休克症状明显，立即行手术治疗。术后入住 ICU，11d 内给予积极抗休克、抗感染等对症治疗，病人病情明显好转后转至普通病房进一步治疗。

二、病例介绍

阅读笔记

病人张某，男性，65 岁，诊断：急性肠梗阻伴消化道穿孔、感染性休克。病人因腹痛腹胀一周，阵发性加重伴发热 1d，腹部增强 CT 示：腹盆腔积气，肠梗阻。于 2017-02-10 急诊收入院，入院后给予常规检查及术前准备，立即在全麻下行"降结肠部分切除＋横结肠造瘘术",术毕转入 ICU 进一步治疗。病人入科时全麻未醒,经口气管插管接呼吸机辅助呼吸,采用 CPAP 模式(FiO$_2$: 60%,PEEP: 8cmH$_2$O,PS: 11cmH$_2$O),心电监护示:有创动脉血压(ABP)85/53mmHg,HR 117 次 /min,SpO$_2$ 99%,中心静脉压 3cmH$_2$O。双侧瞳孔等大等圆,直径约 2mm,对光反射迟钝;双肺呼吸音稍粗,未闻及明显干湿啰音;腹部膨隆明显,稍硬。腹腔双套管及盆腔引流液均为淡血性。病人阴囊肿胀明显。血液与生化检查示:WBC 15.22×10^9/L,Hb 12.1g/dl,Hct 37.2%,Lac 5.3mmol/L,BE −6.2mmol/L,白蛋白 22.9g/L。术中尿量为 200ml。入病室后给予扩容抗休克、抗感染、化痰、抑酸、保肝降酶等综合治疗。病人入科后给予快速补液复苏,同时给予去甲肾上腺素以 0.1μg/(kg•min)泵入维持平均动脉压在 75mmHg 左右。入科第 2d 病人会阴部出现窦道破溃,流出黄色脓液,平均每日约 150ml。第 3d 病人左侧臀部出现簇集丘疹、水疱。第 2d 及第 4d 病人发生快速房颤,心率最快至 200 次 /min,给予积极处理后均恢复至窦性。第 5d 脱离呼吸机治疗,经气管插管吸氧,第 7d 拔除气管插管后给予鼻导管吸氧。腹腔及会阴部引流液细菌培养结果:大肠埃希氏菌。入科第 11d 病人病情好转,生命体征平稳转至普外科进一步治疗。

三、评估分析

该病人诊断明确,为急性肠梗阻伴消化道穿孔并发感染性休克,在全麻下行"降结肠切除 + 横结肠造瘘术"。由于病人发病时间较长,感染严重,术后血流动力学不稳定,尿量偏少,白细胞、乳酸高,在积极液体复苏后仍需要血管活性药物维持,给予呼吸机辅助呼吸,带有腹腔双套管、盆腔引流管、胃肠减压管。病人术后暂时禁食并胃肠减压,横结肠造瘘开放。会阴部脓肿及臀部疱疹的出现也为皮肤护理提出更高的要求。因此通过全面评估分析该病人的临床症状及潜在并发症,提出以下护理问题:

1. 体液不足　与感染性休克导致的有效循环血量减少有关。
2. 低效性呼吸型态　与微循环障碍有关。
3. 排便模式的改变　与横结肠造瘘有关。
4. 皮肤受损　与臀部出现疱疹及会阴部破溃有关。
5. 有引流管效能降低的可能　与留置腹腔双套管及盆腔引流管有关。
6. 有营养失调的可能　与禁食有关。
7. 有受伤害的可能　与烦躁不安、气管插管置入有关。

四、干预策略

(一)抗休克治疗与护理

1. 积极进行液体复苏,维持有效循环血量,保证器官灌注。感染性休克最突出的病理生理改变是有效循环容量不足引起的组织灌注不良,因此液体复苏是首要的治疗措施。感染性休克治疗强调早期及时有效的液体复苏,后期则采用限制性液体复苏策略。早期复苏液首选晶体液,《2016 国际脓毒症和感染性休克管理指南》中推荐晶体量为 30ml/kg,大量输注晶体液复苏的病人可适当补充白蛋白。可将组织灌注指标与血流动力学参数相结合来判断何时开始限制性液体复苏[4]。临床中可结合脉搏指示连续心排血量(PiCCO)监测及超声测量等技术动态实时监测相关容量性指标指导液体复苏。也有研究显示被动抬腿实验(PLR)与补液试验这两种评估容量反应性的方法因实用、易于操作且相对准确被广泛应用[5]。因此在早期复苏过程中,无论使用何种监测手段,都应该准确有效地监测容量反应,使病人的液体平衡达到最佳状态[6]。

该病人入科后遵医嘱经中心静脉给予复方氯化钠溶液 500ml,30min 快速输注后,病人生命体征示心率(HR)90 次 /min,有创动脉血压(ABP)105/73mmHg,但输液结束后病人心率再次上升,血压下降。继续遵医嘱给予复方氯化钠溶液 500ml 快速输注,同时给予去甲肾上腺素以 0.1μg/（kg·min）泵入维持平均动脉压在 75mmHg 左右。复方氯化钠输注结束后，心指数（CI）为 2.5L/（min·m²），胸腔内血容量指数（ITBVI）为 700ml/m²，血管外肺水指数（ELWI）为 3ml/kg，中心静脉压为 4cmH₂O。被动抬腿实验阳性。继续输注平衡液 500ml 后，各项指标正常后采取限制性补液治疗。由于病人白蛋白低，给予白蛋白 20g Q12h 输注。

2. 准确应用血管活性药物，改善血管功能，维持血流动力学稳定。在积极补液不能维持正常血压和脏器灌注时，应使用血管活性药物以提高和保持组织器官的灌注压，《2016 国际脓毒症和感染性休克管理指南》推荐首选去甲肾上腺素，而且推荐在去甲肾上腺素维持血压效果不理想时追加血管升压素或肾上腺素，考虑合并心肌功能低下的情况下加用多巴酚丁胺；不推荐以预防、治疗脓毒症急性肾损伤为目的应用多巴胺[7]。使用血管活性药物时应选择中心静脉持续匀速给药，并根据血压进行逐步增减剂量，防止血压大幅度波动。为确保给药的稳定性、准确性和连续性，避免经过该通道进行静脉推药或者测量中心静脉压。随着科技的进步，目前推荐使用智能微量泵"自动更换法"作为更换微量注射泵的方法，并显示出较好的效果[8]，可以减少注射泵更换引起的血压波动。该病人遵医嘱经右锁骨下静脉给予去甲肾上腺素泵入，随着病人血流动力学的稳定逐渐下调速度，于入科后第 3d 停止使用。

3. 早期使用足量、高效抗生素，积极控制感染。脓毒症病人诊断 1h 内即可开始静脉使用足量、广谱、高效抗生素治疗[7]。在使用抗生素时护理人员应了解各种药物的作用、副作用、使用方法，同时应严格控制用药间隔时间，维持有效的血药浓度[9]。为尽快明确感染病原体，应在使用抗生素前对所有可疑感染源均留取培养，包括血培养、尿培养、伤口渗液、呼吸道分泌物等。该病人因伴有消化道穿孔，术后对腹腔引流液留取细菌培养。同时遵医嘱给予亚胺培南西司他丁钠 500mg Q6h、奥硝唑 500mg Qd 静脉输液。

4. 维持血流动力学稳定，维护其他重要脏器功能。在感染性休克的治疗过程中，因组织细胞出现缺血再灌注损伤，容易发生心、肺、脑、肾等重要器官功能衰竭及凝血功能损害[10]。因此密切监测其他重要脏器的功能，及早采取相应措施进行治疗与保护，对改善病人的预后有重要意义。该病人治疗期间出现两次快速房颤，最高心率达 200 次/min，伴有血压下降，在立即给予营养心肌、补钾补镁治疗和胺碘酮复律后均逐渐恢复至窦性心律。

知识链接

被动抬腿实验

被动抬腿实验（passive leg raising，PLR）是一种功能性血流动力学监测方法，是指通过监测 PLR 前后每搏输出量或其替代指标（如主动脉血流峰值、脉压等）的变化来预测机体的容量反应性。

实施的最好方法是先维持基础体位（半卧位：抬高床头 45°）至少 3min，记录相关血流动力学参数，然后采取 PLR 体位（通过床自动抬高下肢 45°，躯干放置水平，维持躯干和下肢成 135°），再次记录相关血流动力学。它操作简单、安全性高，预测容量反应性精确度高，可用于指导液体复苏[11]。

（二）维持呼吸道的通畅

感染性休克继发的肺损伤与持续性组织低灌注有关，临床可表现为低氧血症、呼吸窘迫。因此要观察病人的呼吸频率、节律、深浅度等，必要时可建立人工气道行呼吸机辅助治疗。定期行动脉血气分析，根据结果调整呼吸机的相关参数。及时清除呼吸道分泌物，可通过雾化吸入、振动排痰治疗、体位引流等方式促进排出呼吸道分泌物。

阅读笔记　　该病人经口气管插管接呼吸机辅助呼吸，模式为 CPAP，参数设置为 FiO₂ 60%，PEEP

$8cmH_2O$，PS $11cmH_2O$，使用后潮气量为 $450ml$ 左右，每分通气量为 $9\sim10L$，气道压为 $20cmH_2O$，入科后第 $5d$ 给予脱离呼吸机治疗，经气管插管吸氧，第 $7d$ 拔除气管插管，给予鼻导管吸氧。该病人气道分泌物为少量白色黏痰，经加强湿化后均能顺利排出。

（三）结肠造瘘的护理

肠造瘘是普外科常用的手术方法，常见于结肠肿瘤梗阻、急腹症、直肠外伤、直肠肿瘤等疾病，精心的造瘘护理可减少并发症的发生，从而减轻病人的痛苦。造口开放后需要密切观察造瘘黏膜及排便情况，尽早发现可能出现的各种并发症如肠黏膜发黑缺血坏死、水肿、出血等，同时注意观察病人有无出现腹痛、腹胀、恶心、呕吐、停止排气排便等肠梗阻的表现。根据病人造口情况选择合适的造口袋并做好常规护理。肠造口周围皮炎是肠造瘘术后最常见的并发症之一，其发生率高达 16.3%～53.8%[12]。早期造口护肤粉与皮肤保护膜的联合使用可预防造口周围皮炎的发生[13]。指导病人体位尽量朝造瘘口方向，及时倾倒粪便或更换造口袋，避免流出的稀便污染腹部手术切口，导致腹部切口感染。该病人横结肠造瘘开放后可见结肠黏膜红润，当天排出的液体为黄褐色稀水样，约 200ml。用皮肤保护膜喷涂周围皮肤后粘贴一件式造口袋，在 ICU 期间病人未出现任何造口并发症。

（四）危重病人皮肤的护理

对于危重病人的皮肤护理，永远是预防胜于治疗。该病人的皮肤存在两个高危因素，一是会阴部脓肿破溃，大量脓液持续流出；二是结肠造瘘开放，产生稀水样便。这些因素极易导致发生潮湿环境相关性皮炎（moisture associated skin damage，MASD），MASD 是指皮肤长期暴露于各种体液（如尿液、粪便、汗液、伤口渗出液、黏液或唾液等）而导致的皮肤炎症反应，伴或不伴有皮肤溃烂及继发性皮肤感染[14]。按照潮湿的来源可将 MASD 分为 4 大类：失禁相关性皮炎、皮肤皱褶处皮炎、伤口周边处皮炎、造口周边处皮炎[15]。因此无论是预防还是治疗 MASD，关键是清洁、润肤、保护，必要时采用一些辅助工具。该病人术后第 2d 会阴部出现窦道破溃，流出黄色脓液，平均每日约 150ml。给予伤口护理，每日 3 次，破溃处用生理盐水清洗后再用安尔碘溶液消毒，对于伤口周边皮肤先用弱酸性皮肤清洗液清洁皮肤，再用红霉素眼膏保护，最后覆盖敷料及时吸收脓液。随着感染的控制，引流液逐渐减少，会阴破溃处周围皮肤完好。病人由于抵抗力减弱，入科第 3d 左臀部出现了簇集丘疹、水疱，疱液清亮，经皮肤科会诊后采用酚炉洗剂涂抹患处保持干燥，同时结合抗病毒药物静脉输液，该病人的疱疹未进一步扩散，第 8d 完全收敛结痂。

（五）腹腔双套管负压引流护理

腹腔双套管已被广泛应用于腹腔区域冲洗和引流，通过有效的冲洗和持续低负压吸引，可以将腹腔内的积血、积液、积脓、坏死组织等物质引出体外，减少毒素的吸收，防止或减轻感染[16]。

1. 妥善固定管道，准确区分冲洗与引流套管，并做好明显标示，避免混淆。将外套管接生理盐水冲洗，内套管外端接中心低负压持续吸引方式引流效果更好，堵管发生率、更换内管和意外拔管的概率更低[17]。

2. 选择合适的冲洗方法、冲洗液的量、速度及负压。通常有间断冲洗法与持续冲洗法，冲洗液通常为 0.9% 的氯化钠溶液。在持续吸引过程中，根据引流液的量、性状、黏稠度进行调整冲洗液的量、速度及负压。一般每天总量为 2 500～5 000ml，滴速为 30～50 滴 /min，负压为 10～20kPa，以能顺利吸出引流物为准[18]。可通过听双套管的吸引声判断双套管的功能与状态，正常的吸引声为流水声与负压吸引声交织在一起形成"呼呼"声，而当发出细而尖的"鸣笛声"时则可能是吸入了纤维组织或导管周围的肉芽组织，可适当调整内吸管；当听不到吸引声时，说明双套管已阻塞或不通畅[19]。

3. 严密观察引流液的颜色、性状及量。应定期检查管道，及时清除双套管内的堵塞物，以保持引流管的通畅。每班总结出入量，关注冲洗液与引流液之间的差额。

阅读笔记

该病人每天生理盐水 3 000ml 持续滴入并低压持续负压吸引,每天引流液量为 250ml 左右,颜色为淡黄色,无混浊。

(六) 镇痛镇静护理

镇痛、镇静已成为危重症病人重要的治疗手段,它可改善病人的舒适度并通过降低机体严重的应急反应实现器官功能的保护[20]。美国 2013 年发布的《ICU 成年病人疼痛、躁动和谵妄处理指南》[21]强力推荐(1B)对病人实施浅镇静。研究也表明临床上采用持续浅镇静目标导向调控镇静方案可降低机械通气时间,改善机械通气病人预后[22]。但由于不同疾病具有不同的特点,同一疾病在不同阶段具有不同的病理生理改变,因此在实现器官功能保护的前提下,镇痛、镇静的策略应以疾病为导向,根据不同疾病的特点、突出的问题和疾病的不同阶段实施不同的镇痛、镇静策略,而不是千篇一律只有一个目标[23]。在 ICU 镇静中支持使用非苯二氮䓬类药物,但苯二氮䓬类药物在治疗病人躁动、癫痫发作、深度镇静、遗忘、联合治疗等方面仍有优越性[24]。有报道:右美托咪定作为高选择性 α_2 受体激动剂,具有镇痛镇静双重作用,对呼吸抑制作用弱,安全性较高,可缩短机械通气及 ICU 住院时间,降低谵妄发生率[25],对危重症病人镇静效果满意,因此在 ICU 中应用越来越广泛。病人入病室当天开始采用瑞芬太尼镇痛,右美托咪定镇静,但病人镇静效果不佳,改用咪达唑仑镇静。随着病人血流动力学稳定,人机配合良好的情况下,术后第 3d 继续改用右美托咪定镇静,同时每天上午停止使用镇静药物。在停止使用镇静药期间护理人员要做好健康宣教,同时采取有效性约束保护措施,防止引流管脱出或者拔管等意外发生。

(七) 营养支持护理

外科危重病人由于严重感染、创伤、手术等因素使机体处于高分解状态,常导致营养不良和免疫功能降低[26]。因此在外科危重病人的抢救治疗中及时、合理、充分的营养评估与支持治疗是救治病人的重要环节。早期肠内营养(early enteral nutrition, EEN)不仅可为病人提供能量和蛋白质等营养物质维持正氮平衡,而且还可维护组织器官功能,近年研究还发现,EEN 有滋养性营养作用[27],因此 EEN 早已得到大家共识。但如果肠内营养不能满足目标营养时,仍需结合肠外营养补充相应热量。所以急性结肠穿孔术后早期应用肠内营养 + 肠外营养结合支持方式较全肠外营养支持更符合机体生理过程,可改善病人术后的营养状态,加速病人康复,减少术后并发症[28]。在肠内营养期间应当注意营养液浓度从低到高,量由少到多逐渐增加,可采用营养泵控制速度,速度逐渐增加,营养液的温度宜控制在 37℃为宜。同时观察病人是否有腹胀、腹泻及腹痛等不良反应。

该病人 NRS 2002 评分为 6 分,术后每天评估血流动力学与胃肠功能情况选择营养支持治疗方案,当天单纯补充液体、电解质和葡萄糖等对症治疗。术后第 3d 病人呼吸功能、血流动力学平稳后经中心静脉输注肠外营养支持治疗。第 6d 给予 5%GS100ml 以 10ml/h 鼻饲泵入,病人未出现腹痛、腹胀等不良反应,于第 9d 给予肠内营养混悬液 300ml 以 20ml/h 鼻饲泵入。第 9d 给予肠内营养混悬液 500ml 以 30ml/h 鼻饲泵入,同时逐渐减少肠外营养液。

知识链接

滋养型喂养

滋养型喂养(trophic feeding),即以 41.84~83.68kJ(10~20kcal)/h,或 10~30ml/h 的输注速度给予肠内营养支持治疗。滋养型喂养作为一种营养支持治疗的策略,给予病人低剂量的肠内营养支持,虽不能显著改善病人的临床预后,但却具有良好的胃肠耐受性,能防止胃肠道黏膜萎缩,为胃肠耐受性差的病人带来福音。但目前对滋养型喂养的评价和定义仍存在争议,仍需在该领域进行深入研究,如探讨不同滋养型喂养的组成、喂养的时机、喂养中蛋白质和微量元素的供给对不同人群的影响。

阅读笔记

（八）健康宣教

向病人及家属讲解与疾病相关的知识，各项治疗操作的目的及意义，以取得病人及家属的理解和配合。讲解保护性约束的必要性及重要性，在病情允许的条件下协助病人早期床上运动，既可以促进胃肠道功能的恢复，又可预防深静脉血栓的发生。

五、效果评价

通过 ICU 医护人员的积极抗休克治疗与护理，该病人的休克症状得到明显改善。随着病人血流动力学的稳定逐渐下调去甲肾上腺素的用量，直至完全停止使用。病人肺损伤通过呼吸机辅助支持 5d 后，给予脱离呼吸机，经气管插管吸氧。两天后无不适反应可拔除气管插管，经鼻吸氧时病人呼吸平稳，血气分析结果显示正常。在治疗期间心脏发生两次快速心律失常，及时发现并积极干预均恢复正常。病人出科前实验室检查：Lac 2.3mmol/L、BE −3mmol/L、白蛋白 37.1g/L。尽管该病人存在多种管道，压疮风险评估 Braden 评分为 9 分，但在护理人员的精心护理下，病人能够积极配合各项治疗与操作，未出现任何护理不良并发症。

六、案例总结

该病人为急性肠梗阻伴消化道穿孔合并感染性休克，抗休克治疗中液体管理的实施是关键，包括液体复苏时机和液体种类选择，需要应用多种监测手段，反复评估与反馈容量反应性，从而使病人的液体平衡达到一个最佳状态。必要时可结合血管活性药物，维持血流动力学稳定。因此，护理人员要严密监测病人的血流动力学、尿量、CVP、乳酸等指标，严格遵照医嘱及时、准确、安全地使用各种药物。腹腔双套管属于高风险引流管，只有加强腹腔双套管引流期间安全管理，才能预防双套管的阻塞、打折、出血、导管移位、脱落等不良事件的发生。在充分评估危重病人病情的基础上，结合各类镇痛镇静药物的药理学特点，为病人实施安全有效的个体化镇痛镇静方案，并及时评价其效果。同样对于危重病人的营养支持，也应该在充分评估其胃肠功能损伤程度的基础上，尽早给予肠内营养，如果肠内营养不能满足需求，则结合肠外营养。危重病人由于早期血流动力学不平稳，不能够进行常规翻身，因此在受压部位可采用泡沫敷料等皮肤保护用具来缓解局部压力，定期评估病人的病情，尽早改变体位。在对危重病人进行护理时，护理人员不但要积极抢救生命，还要关注病人的心理状态，做好健康宣教，使病人能够积极配合各项治疗与护理。

随着重症医学的不断发展，对医护人员提出了更高的要求，尤其是护理人员，不但要具有扎实的理论知识、熟练的抢救技术，还要有准确的预见判断力、良好的沟通能力，才能及时、准确地为病人实施护理，从而提高感染性休克病人的抢救成功率。

参考文献

[1] 马秀坤. 术后粘连性肠梗阻手术指征的多因素分析[D]. 天津：天津医科大学, 2013.

[2] 刘春峰. 第三次脓毒症和脓毒性休克定义国际共识解读[J]. 中国小儿急救医学, 2016, 23（3），168-171.

[3] VAN DEN BERG M W, SLOOTHAAK D A, DIJKGRAAF M G, et al. Bridge-to-surgery stent placement versus emergency surgery for acute malignant colonic obstruction[J]. Br J Surg, 2014, 101（7）: 867-873.

[4] 王永进, 何刚. 感染性休克液体复苏进展[J]. 中华急诊医学杂志, 2017, 26（1）: 123-128.

[5] MONNET X, TEBOUL J L. Passive leg raising: five rules, not a drop of fluid[J]. Crit Care, 2015, 19（1）: 18.

[6] 安欣, 章志丹, 马晓春. 2016 国际脓毒症和感染性休克管理指南与日本脓毒症诊疗指南之异同[J].

阅读笔记

中华危重病急救医学, 2017, 29(4): 289-293.

[7] RHODES A, EVANS L E, ALHAZZANI W, et al.Surviving Sepsis Campaign: International Guidelines for Management of Sepsis and Septic Shock: 2016[J]. International Care Med, 2017, 43(3): 304-377.

[8] 刘金榜, 周润奭, 孙建华, 等. 去甲肾上腺素两种换泵方式对感染性休克患者血压的影响[J]. 护理学杂志, 2016, 31(11): 54-56.

[9] 陆柳营, 闫秋伕. 感染性休克的研究现状及护理进展[J]. 全科护理, 2012, 1(10): 77-78.

[10] 王永华, 张林, 刘文清. 腹腔感染致休克患者行损伤控制性治疗的护理[J]. 解放军护理杂志, 2012, 8(8A): 38-40.

[11] 付江泉, 王迪芬. 被动抬腿实验在容量复苏管理中的价值[J]. 中华重症医学电子杂志, 2016, 2(1): 63-67.

[12] 张琴燕, 钱惠玉. 不同类型肠造口周围皮炎的原因分析及护理对策[J]. 护理实践与研究, 2014, 11(3): 36-37.

[13] 杨井红, 赵素青, 钱云利, 等. 康乐保造口护理粉及皮肤保护膜在肠造口周围皮炎中的应用[J]. 护理实践与研究, 2016, 13(5): 58-59.

[14] GRAY M, BOHACEK L, WEIR D, et al.Moisture vs pressure[J]. Wound Ostomy Continence Nurs, 2007, 34(2): 134-142.

[15] GRAY M, BLACK J, BAHARESTANI M, et al.Moisture-associated skin damage: overview and pathophysiology[J]. Wound Ostomy Continence Nurs, 2011, 38(3): 233-241.

[16] 李立娟. 腹腔双套管的制作与应用[J]. 护理学杂志(外科版), 2008, 23(7): 74.

[17] 许红霞, 孙闻英, 王菲, 等. 腹腔双套管两种连接方式对腹部手术后引流的效果观察[J]. 实用临床医药杂志, 2013, 17(18): 147-148.

[18] 江方正, 孙加奎, 叶向红, 等. 腹腔双套管引流中护理风险的防范对策[J]. 解放军护理杂志, 2012, 29(8B): 36-38.

[19] 叶向红, 嵇武, 虞文魁, 等. 重症急性胰腺炎腹腔镜下置双套管引流的观察与护理[J]. 中国实用护理杂志(上旬版), 2005, 21(8A): 4-6.

[20] 杨毅, 邱海波. 镇痛和镇静治疗的进步: 从改善患者舒适度到器官功能保护[J]. 中华内科杂志, 2011, 50(10): 809-811.

[21] DELL'ORFANO H, HIRNING B A, MATTA L, et al.Evaluation of a clinical pathway for sedation and analgesia of mechanically ventilated patients in a cardiac intensive care unit(CICU): The Brigham and Women's Hospital Levine CICU sedation pathways[J]. EHJACC, 2013, 2(4): 299-305.

[22] 吴永红, 贡浩凌, 高燕. 持续浅镇静目标导向调控方案在机械通气患者中的应用研究[J]. 中华护理杂志, 2017, 52(4): 400-404.

[23] 邱海波. 重症患者的镇痛和镇静: 以疾病为导向[J]. 中华内科杂志, 2013, 52(4): 279-280.

[24] 于湘友, 王毅. 几种 ICU 镇静药物的应用比较[J]. 临床外科杂志, 2014, 22(6): 392-393

[25] 宋瑞霞, 李俊艳, 董晨明, 等. 右美托咪定在 ICU 机械通气集束化治疗中的临床应用研究[J]. 中华危重病急救医学, 2015, 27(10): 836-840.

[26] CAPPELLO G, FRANCESCHELLI A, CAPPELLO A, et al.Weight loss and body composition changes following three sequential cycles of ketogenic enteral nutrition.J Res Med Sci, 2012, 17(12): 1114-1118.

[27] RICE T W, MOGAN S, HAYS M A, et al.Randomized trial of initial trophic versus full-energy enteral nutrition in mechanically ventilated patients with acute respiratory failure.Crit Care Med, 2011, 39(5): 967-974.

[28] 马驰, 史炼钢, 曲杨, 等. 结肠穿孔致急性腹膜炎病人术后营养支持的临床研究[J]. 肠外与肠内营养, 2017, 24(3): 168-170.

阅读笔记

（曹　芬）

第二节　重症急性胰腺炎并发急性呼吸窘迫综合征病人的高级护理实践

急性胰腺炎（acute pancreatitis，AP）是胰腺消化酶对胰腺自身消化而引起的水肿、出血甚至坏死的急性化学性炎症，是常见的急腹症。其中有 15%～20% 的病人会发展为重症急性胰腺炎（severe acute pancreatitis，SAP）。SAP 病情复杂凶险、变化快，常迅速进展至多器官功能衰竭、预后较差，病死率达 10%～30%[1]。急性呼吸窘迫综合征（ARDS）是 SAP 常见而严重的并发症之一，是 SAP 引起的过度全身炎症反应综合征在肺部的表现，见于 15%～20%SAP 病人[2]，通常发生于病程的 2～7d，但也可在早期出现，构成临床第一死亡高峰。重症 ARDS 病人在重症监护病房（ICU）的病死率为 40%～50%。

一、案例背景

对于 SAP 病人，早期积极、充分的液体复苏，维持水电解质平衡和加强监护治疗是早期治疗的重点[3]，同时也是合并 ARDS 病人进行呼吸机支持治疗的基础。如果液体复苏不及时会导致循环衰竭时间过长，加重脏器损伤，而补液过量或晶体、胶体比例失当则易导致急性肺水肿和腹腔高压，造成新的脏器功能衰竭导致病人病情进一步恶化[4]。ARDS 主要表现为顽固性低氧血症。早期积极的原发病治疗及呼吸机支持是抢救成功与否的关键。因此，在 SAP 合并 ARDS 中合理的液体治疗方案应在保证血流动力学稳定的基础上，遵循限制性液体管理策略，限制液体的入量，个体化调整补液方案及补液量，尽早达到液体负平衡，合理使用血管活性药物，持续采用连续肾脏替代疗法（continuous renal replacement therapy，CRRT）调控机体内血容量，使病人平稳度过急性期。

机械通气是治疗 ARDS 的必要手段，机械通气时需采用肺保护性通气策略（lung-protective ventilation）预防呼吸机相关性损伤[5]。因此，遵循限制性液体复苏的理念，明确早期复苏要求，掌握 ARDS 机械通气肺保护策略，认真实施各项措施，尽量减少对病人造成再次伤害，尽快达到救治目标是护理的重中之重。本案例总结 1 例重症急性胰腺炎并发 ARDS 病人的高级护理实践。

二、病例介绍

李某，男，39 岁，2d 前晚餐后 2h 出现剧烈腹痛，为全腹痛，放射至背部，并伴有恶心、呕吐，呕吐物为胃内容物，在当地医院以"急性胰腺炎（胆源性）"给予禁食、胃肠减压、抑酸、抑酶、扩容、抗感染等治疗，病人症状较之前无明显好转。为进一步诊治转入我院 ICU 继续治疗，诊断为：重症急性胰腺炎合并 ARDS。

入科时病人神志清，稍烦躁，呼吸急促，T 38.4℃，P 146 次 /min，R 34 次 /min，BP 102/55mmHg，SpO_2 93%（鼻导管给氧 8L/min）。心律齐，双肺呼吸音粗，未闻及明显湿啰音。腹部膨隆，主诉腹胀、腹痛，压痛明显，无反跳痛，腹肌稍紧张，NRS 6 分。肠鸣音弱。留置尿管通畅，引流出深黄色尿液 5ml。全身皮肤黏膜及巩膜无黄染，四肢末梢循环差。病人带入右侧锁骨下静脉中心静脉导管通畅，林格液静滴维持。

入科后改高流量吸氧，监测中心静脉压（CVP），抽血测血气分析、电解质及乳酸、血常规、血钙等。配合医师在左侧股动脉置入脉搏指示连续心排血量（PiCCO）导管监测有创动脉压及心输出量，予以扩容、抗休克、镇痛、抗感染、护胃、预防下肢静脉血栓（DVT）等治疗。入院后 2.5h 病人血压为 95/52mmHg，皮肤黏膜苍白，肢端凉，启用去甲肾上腺素静脉微泵维持。予以右侧股静脉置入血液透析管行 CRRT 治疗。入院 3h 后病人呼吸困难加重，烦躁不安，SpO_2 下降至 88% 左右。血气分析结果提示 pH 7.24，PaO_2 53mmHg，$PaCO_2$ 21.1mmHg，Lac 2.5mmol/L。

立即协助医师气管插管，置入 8 号气管插管至门齿 23cm，确定位置后固定。接呼吸机辅助通气，采用压力控制模式，参数：PC 15cmH$_2$O、PEEP 10cmH$_2$O、RR 15 次 /min、FiO$_2$ 100%。加用右美托咪定镇静。插管后 30min 血气分析，pH 7.34，PaO$_2$ 74mmHg，PaCO$_2$ 32mmHg，Lac 1.9mmol/L，BE −2mmol/L，血钾 3.3mmol/L，血钠 123mmol/L，血氯 101mmol/L；血常规白细胞计数 19.74×10^9/L，中性粒细胞 84.72%，血红蛋白 111g/L，血细胞比容 31%，血小板 123×10^9/L，血糖 11.9mmol/L，血钙 1.85mmol/L。

三、评估分析

病人 2d 前发作上腹痛，查淀粉酶升高且大于正常值 3 倍，腹部 CT 提示急性胰腺炎、胆囊多发结石，胆总管下端结石。在当地医院就诊时即出现呼吸窘迫、肾功能不全等多器官功能障碍，持续已大于 48h，根据急性胰腺炎分类亚特兰大修订版，明确为重症急性胰腺炎，病因考虑为胆源性。目前为急性反应期，全身炎症反应综合征（systemic inflammatory response syndrome，SIRS）引发全身毛细血管渗漏综合征（capillary leak syndrome，CLS），导致血液成分大量渗出，造成血容量丢失与血液浓缩，已出现休克、ARDS、急性肾功能衰竭，急性胃肠功能衰竭及腹腔高压。近年来早期液体复苏、维持水电解质平衡和器官功能支持治疗已成为共识，一经诊断应立即开始限制性液体复苏治疗。合并 ARDS 者，适时实施机械通气，以提高功能残气量、改善肺顺应性、预防肺泡萎陷，并减少肺内分流。在保证组织器官灌注的前提下，应实施限制性液体管理，有助于改善病人的氧合和肺损伤。病人现在采用气管插管呼吸机辅助通气、CRRT 支持治疗；入院后完善有创血流动力学监测评估液体容量状态，指导液体复苏；循环不稳定使用血管活性药物维持血压，使用抗生素给予抗感染。病人腹胀明显，上腹部压痛，无反跳痛，腹肌紧张，给予瑞芬太尼、右美托咪定镇痛镇静治疗，CPOT 评分 2 分。测膀胱压为 18cmH$_2$O。入院后尿量 5ml，CRRT 支持治疗，超滤量每小时 100ml。Braden 评分 15 分，Autar 评分 10 分，NRS 2002 评分 3 分。

根据病人病情特点并综合以上评估结果，依照首优、中优原则提出病人亟待处理的以下护理诊断：

1. 气体交换受损   与并发 ARDS 致肺萎缩、通气 / 血流比例失调等有关。
2. 组织灌注不足   与休克微循环障碍有关。
3. 并发症：腹腔间隔室综合征。
4. 疼痛：腹痛   与胰腺及其周围组织炎症、水肿或出血坏死有关。
5. 营养失调：低于机体需要量   与禁食、感染后分解代谢增强有关。

通过评估分析，涉及以下几个评估工具。

1. 疾病危重程度评分工具

（1）急性生理与慢性健康状况评分系统（APACHE）：APACHE 评分系统是目前临床上重症监护病房应用最广泛、最具权威的危重病病情评价系统[6]。目前临床应用最为广泛的是 1985 年 Knaus 等提出的修改本版本——APACHE Ⅱ[7]，由急性生理评分（APS）、格拉斯哥昏迷量表（GCS）、年龄评分、慢性健康状况评分 4 部分组成，最后得分为四者之和，总分在 0～71 分之间，分值越高病情越重，与病人病情严重程度密切相关，见附录20。

（2）SOFA 评分（全身性感染相关性器官功能衰竭评分）及 qSOFA 评分：1994 年欧洲重症医学会提出此评分系统（附录21），强调早期、动态监测，包括 6 个器官，每项 0～4 分，每日记录最差值。目前研究显示最高评分和评分差值对评价病情更有意义。此评分方法后来也被称之为序贯器官功能衰竭评分（sequential organ failure assessment，SOFA）。

快速 SOFA 评分（qSOFA）：2016 年由来自美、欧、澳顶尖学者组成的特别专家组将脓毒症（sepsis）2.0 中的 21 条诊断指标进行数据分析，从而筛选出预测脓毒症病人不良预后最有效的

阅读笔记

指标,结果有 3 个指标脱颖而出:呼吸频率(RR)、格拉斯哥昏迷量表(GCS)、收缩压(SBP)。这 3 个指标被专家组命名为 quick SOFA(qSOFA)[8]。qSOFA 诊断标准为:3 项指标 RR≥22 次 /min,意识状态改变,SBP≤100mmHg 各得 1 分。将 qSOFA、全身炎症反应综合征(SIRS)、SOFA 进行大数据分析,分析哪种指标能更精确地预测脓毒症病人的预后,结果 qSOFA 优于其他两者,而且 qSOFA 是重症监护中非常容易获取的数据。

2. 胰腺炎专用评估工具

(1)Ranson 评分系统:20 世纪 70 年代初,Ranson 在研究了 100 名急性胰腺炎病人入院 48h 的情况后,提出了 Ranson 评分系统[9]。该评分系统包括入院时的 5 项临床指标和 48h 的 6 项指标各项 1 分,合计 11 分,评分在 3 分以上时即为重症胰腺炎。3 个以下指标阳性为轻症;≥3 个为病重;≥5 个为预后较差。3 分以下病死率 0.9%,3~4 分为 16%,5~6 分为 40%,6 分以上为 100%。

(2)急性胰腺炎的 CT 评分:其中 Balthazar 的评分系统[10]应用较为广泛,其评分系统包括了胰腺和胰腺外的病变,定量较为准确。根据胰腺炎症分级和胰腺坏死范围的两方面所得积分评定三级严重程度(Ⅰ级:0~3 分;Ⅱ级:4~6 分;Ⅲ级:7~10 分),Ⅱ级以上为重症,见附录 22。

知识链接

判断急性胰腺炎严重程度的评分标准

判断急性胰腺炎(AP)严重程度的评分标准较多,可根据临床需要选用。《中国急性胰腺炎多学科诊治(MDT)共识意见》提出选用 APACHEⅡ、急性胰腺炎床旁指数(BISAP)评分、改良 CT 严重指数(MCTSI)对 AP 严重程度对预后进行评估与预测[5]。若 APACHE Ⅱ评分≥8 分、BISAP 评分≥3 分或 MCTSI 评分≥4 分可考虑为中度重症以上急性胰腺炎,具体评分可参考相关指南。

急性胰腺炎床旁指数(BISAP)评分[11]:包括 5 项指标:血尿素氮(BUN)、精神神经状态异常(impaired mental status)、全身炎症反应综合征(SIRS)、年龄(age)、胸腔积液(pleural effusion),由这 5 个变量首字母的缩写命名为 BISAP 评分,并规定 BISAP 评分≥3 分为重症急性胰腺炎。以上 5 项 24h 内出现 1 项计 1 分,总分为 5 项参数得分之和。

改良 CT 严重指数(MCTSI)评分[4]:是在 CT 严重指数(CTSI)评分基础上修订的影像学评价方法,克服了 CTSI 缺乏对胰腺外并发症评估的不足,更全面地反映胰腺炎的病理特点,更易于计分,与预后相关性更佳。MCTSI 包括了胰腺炎症反应程度、胰腺坏死范围及胰腺外器官受累情况。胰腺炎症:正常计 0 分,胰腺及胰周炎症计 2 分,≥1 处积液或胰周脂肪坏死计 4 分;胰腺坏死:无计 0 分,≤30% 计 2 分,>30% 计 4 分;胰腺外并发症(胸腔积液、腹水、血管、胃肠道等)计 2 分。

3. 急性呼吸窘迫综合征(ARDS)的诊断及评估 使用 2012 年欧洲危重病医学会(ESICM)与美国胸科学会(ATS)组成的委员会发表的 ARDS 柏林定义及诊断标准,ARDS 的临床特征为低氧血症、双肺透光度降低、肺内分流和生理无效腔增加、肺顺应性降低,见附录 23。根据低氧血症的程度分为轻度:PEEP/CPAP≥5cmH$_2$O 时 200mmHg<PaO$_2$/FiO$_2$≤300mmHg,中度:PEEP/CPAP≥5cmH$_2$O 时 100mmHg<PaO$_2$/FiO$_2$≤200mmHg,重度:PEEP/CPAP≥5cmH$_2$O 时 PaO$_2$/FiO$_2$≤100mmHg[12]。

4. 感染性休克液体复苏的评估 确诊为脓毒症和脓毒性休克时指南建议立即开始复苏治疗,有效的早期液体复苏对稳定脓毒性休克组织灌注不足和纠正休克至关重要。在第一

阅读笔记

个 3h 至少静脉输入 30ml/kg 晶体液。在初始液体复苏开始后，应使用非侵入性或侵入性监测方法进行全面的临床检查和动态监测血流动力学状态（包括心率、血压、动脉氧饱和度、呼吸频率、温度、尿量、动脉血气等），预测液体反应性和评估复苏效果使液体复苏更合理[13]。复苏初始目标为 6h 内平均动脉压（MAP）达到 65mmHg，乳酸正常化。以往中心静脉压（CVP）8～12mmHg，尿量 >0.5ml/（kg·h），中心静脉血氧饱和度（ScvO$_2$）或静脉血氧饱和度（SvO$_2$）>70%[14]等指标可作为参考。

5. 腹部体征及腹内压监测 膀胱内压是目前公认的间接测定腹腔内压力的"金标准"[15]，最常用。具体方法如下：病人平卧，在无菌下进行操作，经尿道插入 Forley 尿管，排空膀胱后，连接尿管与尿袋，在尿管与引流袋之间连接 T 形管或三通接头，连接好测压装置后通过 50ml 无菌注射器向膀胱内注入 37～40℃生理盐水 25ml，待 30～60s 后膀胱肌肉松弛；以髂嵴和腋中线的交点为参照点，病人呼气末测得水柱高度即为压力值，也可使用换能器连接监护仪监测。持续腹内压升高≥12mmHg 称为腹腔高压（intra-abdominal hypertension，IAH）[16]。采用膀胱内压测定时单位为 cmH$_2$O（1mmHg=1.33cmH$_2$O）。

知识链接

腹腔高压的分级

腹腔高压（IAH）分为 4 级：

腹内压 12～15mmHg 为 I 级，16～20mmHg 为 II 级，21～25mmHg 为 III 级，大于 25mmHg 为 IV 级。I 级 IAH 无需处理，II 级要严密监护，若已出现少尿、无尿、缺氧、气道压升高，则根据具体情况采用不同方式减压，III 级采用一般手术减压，IV 级需立即施行减压术[16]。持续 IAP>20mmHg，伴或不伴腹腔灌注压（APP）<60mmHg，同时合并单个或多个器官衰竭称为腹腔间隔室综合征（abdominal compartment syndrome，ACS），通常危及病人生命[17]。腹部灌注压力（APP）=MAP–IAP，通常被认为是复苏的一个终点。

6. 重症病人疼痛评估工具 疼痛是 ICU 病人的常见症状，33%～77% 的病人在 ICU 期间经历过不同程度的疼痛[18, 19]CPOT 是加拿大学者 Gelinas 等[20]在 2006 年专为机械通气病人研究设计的疼痛评估量表，该量表包括 4 个条目：面部表情、肢体活动、肌张力、通气依从性（气管插管病人）或发声（非气管插管病人）。每个条目根据病人的反应情况分别赋予 0～2 分，评估病人的疼痛程度时，将 4 个条目的得分相加，总分为 0～8 分，总分越高说明病人的疼痛程度越高，见附录24。

知识链接

ICU 病人的疼痛评估工具

ICU 病人应选择合适的疼痛评估工具。对于不能自行描述疼痛但运动功能正常且行为可以观察的内科 ICU、术后或创伤的成年 ICU 病人（不包括颅脑外伤），指南除了推荐使用重症监护疼痛观察工具（critical-care pain observation tool，CPOT）评估疼痛外，同样推荐使用疼痛行为量表（behavioral pain scale，BPS）用于监测疼痛[21]。BPS 包括 3 个疼痛领域的评估，分别是面部表情、肢体活动和机械通气耐受性，每个条目 1～4 分，总分 12 分。总分越高说明病人的疼痛程度越高。

阅读笔记

对 ICU 清醒病人进行疼痛评估时，首先应尽可能获得病人的主诉，Chanques 等[22-24]对 5 种主观疼痛评估工具包括疼痛程度数字评分法（numeric rating scale，NRS）、视觉模拟评分法（visual analogue scale，VAS）、主诉疼痛程度分级法（verbal rating scale，VRS）等进行比较，发现 NRS 是 ICU 病人疼痛评估研究中使用最为广泛的，预测效能也是最好的，是最适合 ICU 病人的主观疼痛评估工具。

7. 镇静评估　2013 年美国发布的《ICU 成年病人疼痛、躁动和谵妄处理指南》推荐采用 Richmond 镇静躁动评分表（Richmond agitation-sedation scale，RASS）[21, 22]。RASS 从 −5～+4 共分为 10 级，分数越大说明病人越烦躁，理想的镇静目标为 −2～+1 分，病人处于浅镇静状态。由于病情具有个体性及特殊性的特点，因此使用时应根据病人实际情况制订镇静目标及方案。

8. 营养风险筛查 2002（nutritional risk screening 2002，NRS 2002）　营养风险筛查 2002 是临床上常用的营养评定工具，如预后营养指数（PNI）、简易营养评估（MNA）、营养风险指数（NRI）、主观全面评定法（SGA）、营养不良通用筛查工具（MUST）、营养风险筛查（NRS 2002）和危重症病人营养风险评分（NUTRIC）等，各有其优缺点及应用范围。欧洲肠外肠内营养学会（ESPEN）、美国肠外肠内营养学会（ASPEN）、中华医学会肠内肠外营养学分会推荐使用 NRS 2002 和 NUTRIC 作为营养风险筛查工具[23-25]。NRS 2002 总评分是疾病严重程度评分、营养状态低减评分与年龄评分 3 个部分的总和。总评分≥3 分（胸水、腹水、水肿且血清白蛋白 <35g/L 者）：表明病人有营养不良或有营养风险，即应该使用营养支持。总评分 <3 分：每周复查营养评定。以后复查的结果如果≥3 分，即可进入营养支持程序，见附录 11。

四、干预策略

（一）合理氧疗维持氧合

做好气道管理，加强呼吸机使用过程的评估与监测。

1. 准确判断插管时机　机械通气是治疗急性呼吸窘迫综合征（ARDS）极为重要的措施之一，护士若预见到病人病情可能需要插管、机械通气，应及时将有创呼吸机及气管插管用物准备至病人床边。以便病人经高流量吸氧仍不能改善低氧血症时及时气管插管进行有创机械通气（MV）治疗。病人入科时神志清，呼吸急促，烦躁，鼻导管吸氧，流量为 8L/min，SpO_2 为 93%，氧合指数为 210mmHg，双肺闻及湿啰音，存在轻度 ARDS 症状，先尝试改用高流量吸氧[26]$FiO_2$60%，流量 50L/min，监测病人血氧饱和度及血气分析，使 SpO_2 维持在 95% 以上[27]。当病人氧合下降出现插管指征时，护士应立即通知医生，并协助插管上机。指南推荐 ARDS 病人机械通气时应采用肺保护性通气策略（限制潮气量≤7ml/kg 和平台压≤30cmH₂O）[28]。因此除了常规监测呼吸机模式、PEEP、气道压力、每分通气量等参数外，重点监测潮气量和平台压。本例病人实施镇静治疗后自主呼吸加快，氧合改善不理想，PaO_2/FiO_2<150mmHg，考虑病人为重度 ARDS，联合肌松治疗[29]，加用维库溴铵肌松，改呼吸机模式为压力控制。经镇静、肌松等措施后呼吸频率为 25 次/min，潮气量为 302～446ml，平台压为 24～35cmH₂O，在出现潮气量过大或气道压力持续过高时及时通知医生，予以吸痰治疗，调整镇静药、肌松药剂量等措施尽量控制平台压≤30cmH₂O，避免发生气压伤。本例病人因给予肌松治疗，因此在此期间为病人实施深度镇静，调整盐酸右美托咪定剂量维持 RASS−5～−4 分。肌松治疗在 24h 后停用，3d 后改为浅镇静，维持 RASS−2～+1 分。病人上机后第 5d 肺部情况得到稳定，逐渐下调呼吸机参数。

2. 做好气道管理减少并发症　病人气道内吸出中等量Ⅱ度白黏痰，使用双导丝加温管路主动湿化（ARDS 避免使用热湿交换器以免增加气道阻力），温度调至 37℃，及时清除呼吸道分泌物,使用密闭式吸痰装置,以保证吸痰时维持 PEEP 模式防止呼气末肺泡萎陷[30]。每6h 监测 1 次气囊压,保持套囊压力在 25～30cmH$_2$O,每 6h 进行 1 次氯己定口腔护理,持续声门下吸引,保持床头抬高 30° 卧位,每 2h 翻身拍背 1 次,以防止误吸和减少呼吸机相关性肺炎(VAP)的发生[31]。机械通气期间,护士每日进行评估,当发现病人达到脱机指征:可唤醒、有自主呼吸能力,血流动力学稳定(不用升压药),氧合指数达到 150～300mmHg、PEEP≤5～8cmH$_2$O、FiO$_2$≤0.40、pH≥7.25,可协助医生进行自主呼吸试验,如病人具备脱离机械通气的能力应尽早脱机[32]。本例病人在机械通气 13d 后开始间断脱机,高流量吸氧 FiO$_2$60%,流量为 50L/min,脱机后重点观察病人呼吸情况,监测血氧饱和度、心率和血压,检测血气分析,判断病人氧合情况,发现异常应及时通知医生协助处理。病人于第 14d 完全脱机,第 15d 拔管改经鼻高流量吸氧(FiO$_2$60%,氧流量为 50L/min)。

(二)加强循环功能评估与监测

早期实施以病理生理为导向的液体治疗。液体复苏、维持水电解质平衡和加强监护治疗是重症急性胰腺炎(SAP)早期治疗的重点,一经诊断应立即开始限制性液体复苏治疗,同时在最初 24～72h 要维持循环稳定,保持足够的尿量,根据动态指标调整输液量,对防治重症急性胰腺炎病人的腹内高压和多脏器功能不全有良好效果。治疗应注意胶体液与晶体液的比例,避免液体复苏不足或过度[33]。病人入院后烦躁不安、四肢湿冷、脉搏细速、血压偏低、已经 2h 无尿,护士准确判断病人存在低血容量状态,立即快速补液,启用两路静脉,遵医嘱输注复方林格液、钠钾镁钙葡萄糖注射液,及时调整速度,同时根据需要补充白蛋白与血浆,并防止液体外渗。密切监测病人的生命体征、意识状态、皮肤黏膜色泽、皮肤温度、尿量、中心静脉压、脉搏指示连续心排血量(PiCCO)指标等。同时准备好去甲肾上腺素泵备用。病人经扩容治疗后血压为 95/52mmHg,仍偏低,并且有下降趋势,尿量无改善,休克仍存在,并监测到中心静脉压为 5mmHg、心指数为 3.0L/(min·m^2)、全心舒张末期容积指数(GEDI)为 670、全心射血分数(GEF)为 20%、血管外肺水指数(ELWI)为 12ml/kg、每搏量变异(SVV)为 10%,提示病人应控制补液量及速度,立即启用去甲肾上腺素泵维持血压,并配合置管准备用物行连续肾脏替代疗法(CRRT)治疗。在复苏 6h 后,病人血压为 118～141/60～87mmHg,中心静脉压为 11～12mmHg,平均动脉压(MAP)为 79～91mmHg,尿量为 5～8ml/h(CRRT 治疗),血流动力学逐渐稳定。

本例病人因并发了急性呼吸窘迫综合征(ARDS),在复苏过程中应注意在保证组织器官灌注的前提下,实施限制性液体管理,待病人血流动力学稳定后,适当限制液体入量,尽早达到液体负平衡,有助于改善病人的氧合与肺损伤[33]。我们通过动态监测心率(HR)、血压(BP)、中心静脉压(CVP)、心指数(CI)、全心舒张末期容积指数(GEDI)、全心射血分数(GEF)、血管外肺水指数(ELWI)、每搏量变异(SVV)、尿量等指标[34],及时调整输液速度和剂量,避免加重 ARDS 病情。本例病人入院第 3d 起,CRRT 超滤每日达 900～2 400ml,尿量为 210～1 543ml/d,出超 300～520ml,血流动力学稳定。第 8d 起去甲肾上腺素逐渐减量,至第 11d 停用。

(三)动态监测腹内压

腹内压(intra-abdominal pressure,IAP)持续升高大于 12mmHg 时称为腹腔高压(intra-abdominal hypertension,IAH)[16],重症急性胰腺炎(severe acute pancreatitis,SAP)常并发 IAH,当 IAP 大于 20mmHg 时常伴有新发器官功能衰竭,成为中重症急性胰腺炎(MSAP)或重症急性胰腺炎(SAP)死亡的重要原因之一[5]。每一名临床医生和护士都应该掌握 IAP 升高的风险因素,通过监测膀胱压,快速而准确地评估 IAP 是否升高,根据具体情况采取紧急有效的措施,并保持警惕以避免腹腔间隔室综合征(ACS)的进展[35]。IAH 处理方法包括足够的镇痛和镇静,减低床的高度,导泻,灌肠,穿刺引流等。

阅读笔记　　本例病人入院时腹胀、腹痛明显,建议立即监测腹内压,采用经导尿管膀胱测压法,病人腹内压属于Ⅱ级腹腔高压。针对这一情况，护士及时采用有效的措施缓解腹内压，检查胃管使之保持有效的减压压力，胃肠减压引流出胃液310ml。遵医嘱给予生大黄灌肠（每日3次），促进肠功能恢复和减轻胃肠道压力。

灌肠过程中注意观察病人的面色、呼吸，有无胸闷、气促以及腹痛等情况。予以芒硝腹部外敷促进肠腔渗出液吸收[36]，以减轻腹痛、腹胀，注意重量适宜，敷在胰腺部位，芒硝硬结时应及时更换，及时清洗腹部皮肤。第2d病人腹胀明显，腹内压为32cmH$_2$O，未闻及肠鸣音，胃肠减压通畅，予以盲插置入鼻空肠管鼻饲大黄（每日3次），甘露醇石蜡油灌肠（每日2次）等措施减轻肠道水肿，促进胃肠动力恢复；经以上处理，病人每日解黄稀便200～300ml，膀胱压逐渐降至24cmH$_2$O。至第9d降至12cmH$_2$O。

本例病人常规监测腹内压，每8h监测1次，测腹内压时必须保持病人平卧，抬高床头或半卧位等体位对腹内压有影响。测量时尽量减少影响腹内压的因素，如烦躁不安、频繁咳嗽咳痰、呼吸困难、屏气等治疗和护理操作。应用机械通气的病人测压时最好暂时脱机，以排除正压通气及呼气末正压对腹腔压力的影响，但本病人因病情不稳定无法脱机，所以以测得的数值减去呼气末正压（PEEP）值读数。为保证测量的准确性，在第一次测量后3min复测，取两次平均值。动态监测IAP的变化尤为重要，并根据病情变化增加监测的次数。在测量膀胱压的过程中应严格遵守无菌操作原则，预防尿路感染。

每班监测肠鸣音变化，出现"安静腹"时护士应警惕病人是否出现了肠麻痹，监测到异常情况应及时通知医生协助处理。入院当天在B超引导下放置腹腔引流管1根，引出暗红色液体250ml。留置导管期间，加强导管护理，妥善固定导管避免意外脱出，做好穿刺部位护理防止感染，每班观察引流液性状和引流量并记录，发现异常及时汇报。引流管于入院第16d拔除。

（四）运用评估工具准确评估疼痛

疼痛是急性胰腺炎的主要临床表现[37]，腹痛的特点为急性发作的持续性上腹部剧烈疼痛，常向背部放射，常伴有腹胀、恶心、呕吐，疼痛强度与病变程度多一致。临床体征轻者仅表现为轻压痛，临床体征重者可出现腹膜刺激征、腹水，偶见腰肋部皮下瘀斑（Grey-Turner征）和脐周皮下瘀斑（Cullen征）。缓解疼痛是一项重要的治疗措施[38]，护士应掌握评估疼痛的方法。对于清醒病人来说病人的主诉是评估疼痛的"金标准"[39]。可以使用疼痛程度数字评分法（numeric rating scale，NRS）进行评估。当病人实施机械通气、镇静治疗不能自我陈述及自主交流时，可使用客观疼痛评估工具进行评估[40]。病人已经插管上机并镇痛镇静，我们选用CPOT评估病人，评分大于3分时评为有疼痛，应进行干预[41]。

本例病人常规禁饮食和胃肠减压，减少胃酸分泌，减少胰液分泌，通过胃肠减压抽吸，减少胃肠内积气、积液，减少消化液漏入腹膜腔，以减轻腹痛和腹胀。向病人及家属解释禁饮食的意义，病人口渴时可含漱或湿润口唇，并做好口腔护理。遵医嘱微量泵持续泵入生长抑素、乌司他丁[5]抑酸抑酶治疗，使用生长抑素时注意首剂推注，每小时观察微量泵工作情况，保证药物正确输注。

给予瑞芬太尼、右美托咪定镇痛、镇静，每小时评估镇痛镇静效果和不良反应，监测用药前、后病人疼痛有无减轻，疼痛的性质和特点有无改变。若疼痛持续存在伴高热，应考虑可能并发胰腺坏死；若疼痛剧烈，腹肌紧张、压痛和反跳痛明显，提示并发腹膜炎，应报告医生及时处理。密切观察疼痛部位、性质、程度和伴随症状有无变化及与生命体征的关系。安置病人于舒适体位，减轻腹壁张力，以减轻疼痛。病人经上述措施后，CPOT维持在0～1分，RASS为0～-2分，呼之能睁眼，配合治疗，镇痛镇静治疗效果满意。

（五）合理营养支持

急性胰腺炎病人实施肠外营养（PN）、肠内营养（EN），直到进食，是一个循序渐进的过程。

阅读笔记

指南建议需要营养治疗的重症急性胰腺炎病人优先选择 EN 而非 PN，中重症急性胰腺炎病人入住 ICU24～48h 内即开始滋养型喂养，可经胃或空肠给予营养[42]。高级实践护士应与医生并共同评估并制订适合病人的营养策略，保证病人营养摄入。入院时病人 NRS 2002 评分为 3 分，血流动力学和心肺功能尚不稳定，并且腹内压高，暂时予以禁食、胃肠减压[43]，不宜肠外及肠内营养，应在生命体征与内环境稳定后，尽早进行营养支持[44]。

早期肠内营养（EN）治疗是目前国内外急性胰腺炎诊治指南中推荐的方法[45]。合理的肠内营养在防止病情发展、预防感染等方面有优势，一旦病情允许就应予以肠内营养治疗。重症急性胰腺炎时施行肠内营养治疗的最佳途径是鼻空肠管[46]，经空肠输入营养物质，置管后应拍片证实导管尖端位置[47]。肠内营养时需根据病情进程，考虑病人耐受性，可以从短肽制剂逐渐过渡到整蛋白制剂，根据病人的血脂、血糖情况合理选择肠内营养液[28]，减少不良反应及并发症。营养液输注时应严格无菌操作，保证营养液新鲜，遵循"浓度由低到高、容量由少到多、速度由慢到快"的原则，用肠内营养蠕动泵控制，每 4h 测定残留量，听诊肠鸣音，床头抬高预防反流和误吸。

本例病人于入院第 2d 血流动力学稳定后置入鼻空肠管，经床边摄片证实营养管已进入空肠，置入刻度为 100cm，妥善固定。入院第 5d 病人腹胀较之前缓解，腹内压降至 20cmH$_2$O 左右，开放肠内营养，给予 5%GS 250ml 经空肠管以 20ml/h 缓慢泵入，观察病人无腹胀、腹痛等表现。次日给予肠内营养混悬液 500ml 空肠泵入，先从 20ml/h 缓慢泵入，观察病人无腹痛、腹部压痛等胰腺炎症状和体征加重的表现，未出现腹胀、腹泻、呕吐、反流等肠动力紊乱的表现及喂养不耐受的表现[48]，4h 后调整泵速至 50ml/h，病人无不适主诉。

肠内营养支持期间每 6h 监测 1 次血糖，使用胰岛素泵，随病人血糖值调整，控制血糖在 8～10mmol/L，定期检查电解质、血脂、肝肾功能及血常规等，合理调整营养方案。自肠内营养第 3d 起营养液量逐渐加量，至第 7d 每日通过空肠给予营养液 1 500ml，无腹胀、腹泻等不良反应，可满足病人 70% 左右营养需要。

空肠营养期间应加强导管护理，为防止堵管，每 4h 及输注结束时用温开水 50ml 脉冲式冲管，需鼻饲的药片先充分研磨成粉末，再用温开水冲调后注入，并在鼻饲后充分冲管。维持病人床头抬高 30°～40° 或半卧位，输注完毕后维持半卧位 30～40min，可减少误吸的发生[49]。吸痰时注意手法轻柔，避免刺激过深导致病人呛咳。翻身拍背及放平床头时应暂停管饲，可减少发生反流与误吸[47]。肠内营养输注系统包括容器、输注器、营养管，使用紫色标识，方便与静脉输注系统和其他冲洗或引流系统区分，避免连接错误。病人肠内营养支持期间未出现误吸等并发症。

五、效果评价

经过气管插管机械通气、液体复苏、CRRT 等积极救治，严密监测各项指标和严格落实相关护理，病人病情得到控制。入院第 9d 血流动力学趋稳定，至入院第 12d 停用血管活性药物。入院第 14d 起间断脱机并于第 16d 成功拔管，改为经鼻高流量吸氧，第 25d 过渡到鼻塞吸氧。入院第 28d 血气分析：pH 7.34，PaO$_2$ 98mmHg，PaCO$_2$ 35mmHg，乳酸 1.1mmol/L，血钾 3.9mmol/L，血钠 123mmol/L。病人血流动力学稳定，HR 80 次 /min，BP 126/68mmHg，SpO$_2$ 99%～100%，CVP 8～15cmH$_2$O，腹内压 12mmHg。胸腹部 CT 及胸部 X 线显示双肺弥漫性渗出性改变明显吸收好转。病人神志清，精神不振，拟于当日转消化内科继续进行专科治疗。

六、案例总结

阅读笔记

此案例为重症急性胰腺炎并发急性呼吸窘迫综合征（ARDS）及感染性休克病人的高级护理实践，病人病情发展迅速，病情危重，护理中需要全面评估、预见性思维、准确判断和积极抢救，加强器官功能支持、镇痛镇静治疗、呼吸循环监测等，为病人提供全面的整体护理。护士需要掌握疾病治疗新进展，加强与医生沟通交流，准确掌握医疗目的，才能更有效地实施各项治疗与护理措施，使病人转危为安。本例病人因重症急性胰腺炎入院，存在重度 ARDS 及感染性休克。高级实践护士在护理过程中抓住了机械通气、液体复苏、疼痛治疗、腹内高压、营养支持几个关键问题，最终获得满意的效果。但是该案例存在一些值得注意和思考的问题。

1．急性呼吸窘迫综合征是重症急性胰腺炎（SAP）最严重的呼吸系统并发症[50]，一旦病人发生 ARDS，应立即处理，改善病人的缺氧状态。进行氧疗的基本目的是改善低氧血症，使动脉氧分压达到 60～80mmHg，满足机体代谢需要。应根据低氧血症的情况及治疗反应调整吸氧方式和氧浓度，当病人有自主呼吸时，可采用文丘里面罩或带储氧袋的面罩[51]，使用高流量氧疗仪治疗。高流量氧疗是近年来较为提倡的给氧方式，它可以调节 FiO_2 的范围（21%～100%），氧流速达 60L/min，起到稳定浓度、高流量的效果[52]。多项研究表明提前进行有创机械通气（MV）可以降低 ARDS 的发生率[29]。

2．指南提出急性胰腺炎早期（入院第一个 24h 内）液体复苏能降低全身炎症反应综合征（SIRS）和器官衰竭的发生率[38,53]。建议每小时输入 250～500ml 等渗晶体液，以防止低血容量和保证器官灌注。近年来为减少并发症，在以往早期目标导向液体复苏（EGDT）的基础上提出了以病理生理为导向的液体复苏理念，提倡限制性液体复苏[54]。复苏开始 6h 和接下来的 48h 内应依据血流动力学监测和频繁的临床检查经常评估容量情况，避免输液过多、过快导致肺水肿和腹腔间隔室综合征等严重并发症[5]。限制性液体复苏的原则是不影响血流动力学，满足重要脏器灌注，早期充分复苏，血流动力学稳定后及时达到液体负平衡。本例病人由于存在腹内高压，因此在制订复苏目标时应将平均动脉压相应提高以满足腹腔内重要脏器血供。高级实践护士应该知道复苏的目标及终点，及时监测相关指标，通知医生作出判断。

3．在镇静治疗方面，2013 年美国发布的《ICU 成年病人疼痛、躁动和谵妄处理指南（PAD）》中明确提出以镇痛为基础的浅镇静，这是镇静治疗理念上的飞跃。2016 年又有专家提出了全新的 eCASH 的概念[55]，提倡"以病人为中心的舒适化浅镇静策略"，被称为 PAD 的升级版。核心内容是早期舒适化（镇痛），最小化镇静，最大化人文关怀，使病人达到 3C 原则：安静、舒适、合作。为 ARDS 病人实施浅镇静或者深镇静仍然存在争议，大多数学者认为若同时使用肌松治疗则应采取深镇静，一旦停用肌松剂，即应改为浅镇静，根据病人情况实施浅镇静或每天唤醒。越来越多的证据表明这样可减少机械通气时间和住 ICU 天数[56,57]。我们在实际工作中，应该更加注重如何将指南、循证依据与个体化的病人情况相结合，使镇静评估与实施更加科学规范。

参考文献

[1] 任洪波，杨静．重视早期液体复苏在重症急性胰腺炎治疗中的重要地位和作用[J]．中华消化病与影像杂志（电子版），2015，5（1）：1-3．

[2] YU QH，ZHANG PX，LIU Y，et al.Hyperbaric oxygen preconditioning protects the lung against acute pancreatitis induced injury via attenuating inflammation and oxidative stress in a nitric oxide dependent manner[J]．Biochemical and Biophysical Research Communications，2016，（478）：93-100．

[3] DOOLEY N，HEW S，NICHOL A.Acute pancreatitis: an intensive care perspective[J]．Anaesthesia And Intensive Care Medicine，2015，16（4）：191-196．

[4] 杜奕奇，李兆申．2015 版中国急性胰腺炎 MDT 共识意见解读[J]．中华胰腺病杂志，2015，15（5）：289-291．

[5] 邱海波，杨毅．ICU 速查手册中文翻译版[M]．北京：科学出版社，2015．

[6] KNAUS W A，ZIMMERMAN J E，WAGNER D P，et al.APACHE-acute physiology and chronic health

阅读笔记

evaluation: a physiologically classification system[J]. Crit Care Med, 1981, 9(8): 591-597.

[7] KNAUS W A, ZIMMERMAN J E, WAGNER D P, et al, APACHEⅡ: a severity of disease classification system[J]. Crit Care Med, 1985, 13(10): 818-821.

[8] SINGER M.The Third International Consensus Definitions for Sepsis and Septic Shock(Sepsis-3)[J]. JAMA, 2016, 315(8): 801-810.

[9] RANSON J H.The role of surgery in the management of acute pancreatitis[J]. Ann Surg, 1990, 211(4): 382-393.

[10] BALTHAZAR E j, ROBINSON D L, MEGIBOW A J, et al.Acute pancreatitis: value of CT in establishing prognosis[J]. Radiology, 1990, 174(2): 331-336.

[11] WU B U, JOHANNES R S, SUN X, et al.The early prediction of mortality in acute pancreatitis: a large population-based study[J]. Gut, 2008, 57(12): 1698-1703.

[12] The ARDS Definition Task Force.Acute Respiratory Distress Syndrome The Berlin Definition[J]. JAMA, 2012, 307(23): 2526-2533.

[13] RHODES A, EVANS L E, ALHAZZANI W, et al.Surviving Sepsis Campaign: International Guidelines for Management of Sepsis and Septic Shock: 2016[J]. Intensive Care Med, 2017, 45(3): 486-552.

[14] 中华医学会重症医学分会. 中国严重脓毒症/脓毒性休克治疗指南(2014)[J]. 中华内科杂志, 2015, 54(6): 557-581.

[15] ASENCIO C M, FLEISZIG Z B. Intra-abdominal Hypertension and Abdominal Compartment Syndrome in Acute Pancreatitis[J]. Acute and Chronic Pancreatitis, 2015, 5: 71-81.

[16] MALBRAIN M L, CHEATHAM M L, KIRKPATRICK A, et al.Results from the international conference of experts on intra-abdominal hypertension and abdominal compartment syndrome.I.Definitions[J]. Intensive Care Med, 2006, 32(11): 1722-1732.

[17] 赵丹丹, 何池义. 急性重症胰腺炎并发腹腔间隔室综合征的研究进展[J]. 国际消化病杂志, 2014, 34(6): 383-385.

[18] AZOULAY E, CITERIO G, BAKKER J, et al.Year in review in Intensive Care Medicine 2013: Ⅱ.Sedation, invasive and noninvasive ventilation, airways, ARDS, ECMO, family satisfaction, end-of-life care, organ donation, informed consent, safety, hematological issues in critically ill patients[J]. Intensive Care Med, 2014, 40(3): 305-319.

[19] MERILAINEN M, KYNGAS H, ALA-KOKKO T.Patients' interactions in an intensive care unit and their memories of intensive care: a mixed method study[J]. Intensive Crit Care Nurs, 2013, 29(2): 78-87.

[20] GELINAS C, FILLION L, PUNTILLO K A, et al.Validation of the critical-care pain observation tool in adult patients[J]. Am J Crit Care, 2006, 15(4): 420-427.

[21] BARR J, FRASER G L, PUNTILLO k, et al.Clinical practice guidelines for the management of pain, agitation, and delirium in adult patients in the intensive care unit[J]. Crit Care Med, 2013, 41(1): 263-306.

[22] CHANQUES G, VIEL E, CONSTANTIN J M, et al.The measurement of pain in intensive care unit: comparison of 5 self-report intensity scales[J]. Pain, 2010, 151(3): 711-721.

[23] HJERMSTAD M J, FAYERS P M, HAUGEN D F, et al.Studies comparing Numerical Rating Scales, Verbal Rating Scales, and Visual Analogue Scales for assessment of pain intensity in adults: a systematic literature review[J]. J Pain Symptom Manage, 2011, 41(6): 1073-1093.

[24] FERREIRA-VALENTE M A, PAIS-RIBEIRO J L, JENSEN M P.Validity of four pain intensity rating scales[J]. Pain, 2011, 152(10): 2399-2404.

[25] MCCLAVE S A, TAYLOR B E.Guidelines for the Provision and Assessment of Nutrition Support Therapy in the Adult Critically Ill Patient: Society of Critical Care Medicine(SCCM)and American Society for Parenteral and Enteral Nutrition(A.S.P.E.N.)[J]. Journal of Parenteral and Enteral Nutrition,

阅读笔记

2016，40（2）：159-211.

[26] LEVY S D，ALLADINA J W.High-flow oxygen therapy and other inhaled therapies in intensive care units. Lancet，2016，387（10030）：1867-1878.

[27] 中华医学会消化病学分会胰腺疾病学组，中华胰腺病杂志编辑委员会，中华消化杂志编辑委员会. 中国急性胰腺炎诊治指南（2013，上海）[J]. 中华消化杂志，2013，33（4）：217-222.

[28] 中华医学会呼吸病学分会呼吸危重症医学学组. 急性呼吸窘迫综合征病人机械通气指南（试行）[J]. 中华医学杂志，2016，96（6）：404-424.

[29] NIEMAN G F，.GATTO L A，.BATES J H T，et al.Mechanical ventilation as a therapeutic tool to reduce ARDS incidence[J]. CHEST，2015，148（6）：1396-1404.

[30] DELLINGER R P，LEVY M M，ANDREW R，et al.Surviving Sepsis Campaign：International guidelines for management of severe sepsis and septic shock，2012[J]. Intensive Care Med，2013，39（2）：165-228.

[31] 中华医学会重症医学分会. 呼吸机相关性肺炎预防、诊断和治疗指南[J]. 中华内科杂志，2013，52（6）：1-20.

[32] GIRARD T D，ALHAZZANI W.An Official American Thoracic Society/American College of Chest Physicians Clinical Practice Guideline：Liberation from Mechanical Ventilation in Critically Ill Adults[J]. AJRCCM，2016，10：1-45.

[33] 龚晓莹，李国福，臧彬，等. 重症急性胰腺炎早期液体复苏对氧合指数及预后的影响[J]. 中华危重病急救医学，2014，26（8）：576-580.

[34] 孙备，苏维宏. 2013年国际胰腺病学会与美国胰腺病学会《急性胰腺炎治疗的循证性指南》解读[J]. 中国消化外科杂志，2013，12（12）：937-943.

[35] RAHIM A S，MOHAMMAD H.Intra-Abdominal Pressure Monitoring By Nurses For Early Detection Of Abdominal Compartment Syndrome And Early Decompressed Laparotomy In Comparison With Need To Laparotomy By Physical Exam[J]. NJIRM，2016，7（2）：18-23.

[36] 中国中西医结合学会消化系统疾病专业委员会. 急性胰腺炎中西医结合诊疗共识意见（2017年）[J]. 中国中西医结合消化杂志，2017，25（12）：901-909.

[37] STIGLIANO S，STERNBY H，MADARIA E，et al.Early management of acute pancreatitis: A review of the best evidence[J]. Digestive and Liver Disease，2017，49（6）：585-594.

[38] DUPUIS C S，BAPTISTA V，WHALEN G，et al.Diagnosis and management of acute pancreatitis and its complications[J]. Gastrointest Interv，2013，2（1）：36-46.

[39] AZZAM P N，ALAM A.Pain in the ICU：A Psychiatric Perspective[J]. J Intensive Care Med，2012，28（3）：140-150.

[40] GELINAS C，CHANQUES G，PUNTILLO K.In pursuit of pain：recent advances and future directions in pain assessment in the ICU[J]. Intensive Care Med，2014，40（7）：1009-1014.

[41] 陈杰，路潜，张海燕. ICU病人疼痛评估工具研究进展[J]. 中国护理管理，2014，14（11）：1131-1134.

[42] MCCLAVE S A，TAYLOR B E，MARTINDALE R G，et a1.Guidelines for the Provision and Assessment of Nutrition Support Therapy in the Adult Critically Ill Patient：Society of Critical Care Medicine（SCCM）and American Society for Parenteral and Enteral Nutrition（ASPEN）[J]. Critical Care Medicine，2016，44（2）：390-438.

[43] BLASER A R，STARKOPF J.Early enteral nutrition in critically ill patients：ESICM clinical practice guidelines[J]. Intensive Care Med，2017，43（3）：380-398.

[44] Baron T H.Managing Severe acute pancreatitis[J]. Cleveland Clinic Journal of Medicine，2013，80（6）：354-359.

[45] NAMRATA S，SUSHIL K M，VIKAS S，et al.Effect of oral glutamine supplementation on gut permeability

阅读笔记

and endotoxemia in patients with severe acute pancreatitis: a randomized controlled trial[J]. Pancreas, 2014, 43(6): 867-873.

[46] 门婷婷, 李明娥. 急性胰腺炎肠内营养现状及研究进展[J]. 滨州医学院学报, 2016, 39(2): 130-132.

[47] 倪元红, 司婷, 彭南海. 危重症病人肠内营养支持治疗并发症的护理[J]. 肠外与肠内营养, 2013, 20(5): 316-320.

[48] MCCLAVE S A, DIBAISE J K. ACG Clinical Guideline: Nutrition Therapy in the Adult Hospitalized Patient[J]. The American Journal of Gastroenterology, 2016, 111(3): 315-334.

[49] 徐雪莲, 景峰, 吴蓓雯. 实施肠内营养病人发生误吸的危险因素分析及护理对策[C]. 中华医学会肠外肠内营养学分会第八届全国肠外肠内营养学术大会资料汇编, 2014: 466-469.

[50] 邹晓平, 贺奇彬. 急性胰腺炎并发症的诊治[J]. 中华消化杂志, 2013, 33(11): 737-739.

[51] 邱海波, 管向东. 重症医学高级教程. 北京: 中华医学电子音像出版社, 2016.

[52] SOUVIK M. Comparison of high-flow nasal oxygen therapy with conventional oxygen therapy and noninvasive ventilation in adult patients with acute hypoxemic respiratory failure: A meta-analysis and systematic review[J]. Journal of Critical Care, 2016, 35(15): 138-144.

[53] Working Group IAP/APA Acute Pancreatitis Guidelines. IAP/APA evidence-based guidelines for the management of acute pancreatitis[J]. Pancreatology, 2013, 13: 1-15.

[54] 刘念, 罗晓明, 耿小平. 限制性液体复苏对重症急性胰腺炎病人预后的影响[J]. 肝胆外科杂志, 2016, 24(2): 118-121.

[55] VINCENT J L. Comfort and patient-centred care without excessive sedation: the eCASH concept[J]. Intensive Care Med, 2016, 42(6): 962-971.

[56] SHEHABI Y, CHAN L, KADIMAN S, et al. Sedation depth and long-term mortality in mechanically ventilated critically ill adults: A prospective longitudinal multicentre cohort study[J]. Intensive Care Med, 2013, 39(5): 910-918.

[57] BALZER F. Early deep sedation is associated with decreased in-hospital and 2-years follow-up survival[J]. Critical Care, 2015, 19(1): 197.

（王玉宇）

第三节　急性缺血性脑卒中病人的急救护理

近年来, 在全球范围内, 脑卒中发病率、致残率、病死率均较高, 是目前严重影响人类健康、导致人类死亡的重要杀手。有调查显示缺血性脑卒中约占急性脑血管病的 80%, 再灌注时间每延误 30min, 90d 良好预后的可能性下降 12%[1]。急性缺血性脑卒中的治疗关键在于尽早开通栓塞的血管, 目前世界公认应尽早进行静脉溶栓治疗, 一般是在出现症状后 3h 内开始治疗, 对于特殊病人, 则可在出现症状后 4.5h 内开始治疗。而研究显示, 只有 21.5% 的病人在发病 3h 内到达急诊室, 12.6% 的病人适合静脉溶栓治疗, 最终只有 2.4% 的病人进行了溶栓治疗, 且从病人进入急诊室到接受静脉溶栓药物治疗的时间明显比发达国家长, 平均为 116min[2, 3]。所以对于第一站接触卒中病人的急诊室工作人员来说, 时间就是大脑, 如何快速识别卒中, 开通积极有效、有序的绿色通道, 紧密无间的科室合作是卒中抢救的关键, 是病人未来生活质量的保障。

一、案例背景

阅读笔记

脑卒中是个总称, 是指脑部特定区域的血供中断, 继而引起的急性神经功能损伤。其中缺血性卒中占 87%，最常见的原因是大脑某一区域动脉阻塞。出血性脑卒中占 13%，其发生在颅内血管突然破裂时，多为颅内出血。男性 / 女性发病率比在 55～64 岁的人群中为 1.25，在 65～74 岁人群中为 1.5，在 75～84 岁人群中为 1.07，在 85 岁以上的老年人中为 0.76。黑人发生首次卒中的风险几乎是白人的两倍[4]。

卒中生存链是由美国心脏学会和美国卒中协会提出的，包括快速识别卒中警示体征，派遣快速紧急医疗服务，快速紧急医疗服务向接诊医院转运病人并进行院前通知，院内快速诊断和治疗。本案例总结 1 例急性缺血性脑卒中病人的高级护理实践。

知识链接

─── **卒中治疗的 8 个 D** ───

1. 发现（detection）　迅速识别卒中症状。
2. 派遣（dispatch）　拨打急救电话早期启动紧急医疗服务系统并派遣相关人员。
3. 运送（delivery）　紧急医疗服务快速识别、治疗和运送（病人）。
4. 入院（door）　将病人正确预检分诊至卒中中心。
5. 数据（data）　在急诊科对病人进行快速预检分诊、评估和治疗。
6. 决策（decision）　卒中专业知识和治疗选择。
7. 药物（drug）　溶栓治疗、动脉内治疗方案。
8. 安排（disposition）　迅速将病人收治于卒中单元、重症监护病房。

二、病例介绍

病人男性，67 岁，因"左侧肢体乏力伴言语不利 2h"于 15：15 入院，既往有高血压病史，糖尿病病史。左侧肢体肌力 3 级，右侧肢体肌力正常。急诊 CT：未见明显出血。CT 血管造影（CTA）+CT 灌注成像（CTP）：双侧颈动脉 C_1、C_4～C_6 段多发混合斑块伴管腔狭窄，左侧胼胝体体部感兴趣区缺血性灌注异常。入院后立即开通绿色通道，通过各科室的全力配合，该病人在入院 25min 内进行了溶栓治疗。

三、评估分析

该病人突发左侧肢体活动不利，给病人造成巨大的打击，急诊室卒中绿色通道可进行快速、准确有效的评估，根据评估结果采取正确的干预措施，对改善病人病情尤为重要。为了帮助病人尽快恢复，根据病例特点，提出以下护理诊断：

1. 肢体活动障碍　与左侧肢体肌力下降有关。
2. 自理能力下降　与左侧肢体肌力下降有关。
3. 焦虑　与担心预后有关。
4. 有受伤的危险　与肢体活动无力有关。
5. 知识缺乏：缺乏关于脑卒中相关知识。
6. 潜在并发症：出血　与使用溶栓药物有关。

根据以上护理诊断，可针对性地应用以下几个评估工具对病人进行评估：

1. 六级肌力评估法　1976 年英国医学研究委员会（MRC）提出了用数字等级 0～Ⅴ来表示肌力。

0：肌肉无任何收缩。

Ⅰ：肌肉有轻微收缩，但不能活动，仅在触摸肌肉时能感觉到轻微收缩。

阅读笔记

Ⅱ：肌肉收缩可引起关节活动，但不能对抗重力，不能抬离床面。

Ⅲ：肢体能抬离床面，但不能对抗阻力。

Ⅳ：能对抗阻力，但较正常差。

Ⅴ：正常肌力。

该评估方法简单易操作，神经内科常用，但是也有局限，在对抗阻力方面轻中重的概念是模糊的，抗阻水平完全依赖检查者，比较主观，如果遇到不能配合的病人将无法进行评估。该病人神志清楚能配合，对于溶栓药物使用前后的效果比较，所以采取该评估方法是相对可行的。

2. 跌倒评分表　该病人有肢体活动不利，活动时会有跌倒及坠床的危险，在病程中肢体活动恢复情况与跌倒评分也有密切的关系。跌倒评分以年龄、跌倒史、活动情况、精神神经情况、感觉功能、疾病因素和药物因素为评估项目，1～7分为低风险，8～14分为中等风险，15～21分为高风险。随着病程的发展评估分值不同，侧面反映病人恢复情况。

四、干预策略

1. 快速识别、精确分诊　病人由家属搀扶入院，预检护士关注到病人的一侧肢体活动不利伴口角歪斜，通过询问病史和生命体征的测量，借助FAST量表初步判断病人为疑似急性缺血性脑卒中，立即启动急诊绿色通道，并在挂号指引单上粘贴绿色通道标签，通知神经内科医生，护送病人进入抢救室，医生随即到达抢救室。

2. 绿色通道、急救配合　病人进入抢救室，分诊护士与抢救室护士进行简单的交接后，评估ABC（气道、呼吸、循环）并监测生命体征。一名抢救护士进行指尖血糖监测以排除低血糖，建立20G留置针并抽取血标本。另一名护士在病人右侧肘部建立18G留置针通路，为进行CT血管造影（CTA）+CT灌注成像（CTP）检查做准备，并完善12导联心电图。床头悬挂绿色通道标志。医生完善查体询问病史，使用美国国立卫生研究院卒中量表（NIHSS）评分进行神经系统评估。接诊医生将相关数据上传卒中团队。护送病人进行CT检查，医生随行保证第一时间判断CT检查结果。

知识链接

美国国立卫生研究院卒中量表

美国国立卫生研究院卒中量表（NIHSS），包含每个主要脑动脉病变可能出现的神经系统检查项目，根据意识水平、凝视、视野、面瘫、上肢运动、下肢运动、共济失调、感觉、语言、构音障碍、忽视症等进行评分（附录25）。

3. 争分夺秒、时间控制　溶栓疗法是目前恢复急性缺血性脑卒中病人血流最重要的措施之一。重组组织型纤溶酶原激活剂（recombinant tissue plasminogen activator, rt-PA）是主要的也是最有效的溶栓药物，其治疗获益有明显的时间依赖性，越早进行治疗，治疗效果越好[5]，所以对急诊需要溶栓的病人要争取时间。2015版心肺复苏指南提出静脉溶栓的几个关键时间段，包括医生到达全面评估（10min）、神经系统评估（25min）、CT扫描（25min）、CT解读（45min）、自进入急诊室至开始溶栓（door to needle time, DNT）（60min）、自症状开始至溶栓（3～4.5h）。该病人入院的时间是15：15，入抢救室时间为15：18，完成护理操作和系统评估时间为15：28，护送CT时间为15：30，回病房时间为15：40，回病房后立即进行溶栓。该病人自进入急诊室至开始溶栓时间（DNT）为25min，自症状开始至溶栓时间为2h25min。严格的时间控制，得益于建立成熟的卒中团队，得益于各相关科室的密切合作。严格的时间控制为该病

阅读笔记

人的溶栓治疗提供了保障，为成功救治该病人打下了基础。

4.精准溶栓、保证效果　有文献[6]表示尽早开通闭塞血管、恢复血流以挽救坏死脑组织周边的缺血半暗带是缺血性脑卒中治疗的关键。脑梗死早期，病变的中心部位已经发生了不可逆性的损害，但只要及时恢复血流和改善组织代谢就可以抢救梗死周围的仅有功能改变的半暗带组织，避免坏死加剧。溶栓的主要治疗目的是帮助梗死区快速恢复微循环，通过脑血流早期再灌注来减轻脑组织缺血的程度，减少神经细胞和大脑功能的损害。重组组织型纤溶酶原激活剂（rt-PA）和尿激酶是目前我国主要使用的溶栓药物。《中国急性缺血性脑卒中诊治指南》提出静脉溶栓推荐意见：对于缺血性脑卒中发病 3h 内和 3～4.5h 的病人，按照适应证和禁忌证严格筛选病人，尽快静脉给予 rt-PA。给药剂量和给药方法：rt-PA0.9mg/kg（总量≤90mg）静脉滴注，其中 10% 在最初 1min 内静脉推注，其余 90% 持续静脉滴注 1h[7]。所以精准地使用溶栓药物是脑卒中治疗至关重要的一步，我们在 CT 排除了脑出血之后，结合化验结果和床边心电图，由卒中团队作出决策，rt-PA 以标准剂量 0.9mg/kg 进行溶栓，称重床显示其体重为70kg，得出溶栓总量为 63mg，其中 10% 为静脉推注剂量，即 6.3mg 静脉推注，剩余量静脉输注1h。溶栓开始时每 15min 监测并记录病人生命体征、意识、瞳孔及血压变化。

5.溶栓后监测　溶栓治疗过程中及溶栓后可能会发生一些不良反应：出血、血管闭塞、血管源性水肿、过敏等[7]。溶栓之后的病情观察至关重要，在溶栓后的 2h 内每 15min 监测 1 次生命体征，特别是血压的变化和神经系统的评估（NIHSS），用药后 2～8h 每 30min 监测 1 次，用药后 8～24h 每 60min 监测 1 次。用药后 24h 内禁止使用阿司匹林或者肝素等抗凝药物。24h 内避免或者谨慎进行有创操作。该病人用药期间未有出血现象，生命体征平稳。

五、效果评价

经过急诊科、神经内科、CT 室等多科协作和准确的决策，该病人在溶栓治疗后左侧肢体肌力恢复至Ⅳ级，神志清楚，生命体征平稳，未出现任何出血症状。于当日收住卒中病房。急性脑卒中病人的急救护理流程见附录 26。

六、案例总结

此案例通过卒中团队的通力合作，从预检分诊到溶栓药物的使用，在严格的时间控制内为病人做出了正确的决策，挽救了病人的大脑，避免了病人生理功能的丧失。

（一）建立卒中中心的院前联动系统势在必行

有文献显示，国外很多医院的脑卒中病人院前急救小组成员接到急救电话后 4min 内出车，维持病人呼吸循环，安全转运，将信息及时传递到医院内，从而缩短了急救反应时间，缩短急诊科救治时间，提高治愈率[8]。

（二）建立卒中急救护理小组

目前国内有些医院已经成立了专门抢救小组，设定相应的岗位，实施急救岗位责任制，同时设定临床急救护理小组。采用脑卒中急救护理小组模式对脑卒中危重病人实施抢救干预，可以使小组成员分工明确，职责清晰，定点定位，配合协调，可以缩短实施各项救治措施的时间，提高脑卒中救护的时效性，保证脑卒中急诊绿色通道的畅通，改善脑卒中病人的预后[9]。

（三）超早期康复在卒中病人急诊室救治中的运用

有文献显示，脑卒中发病后 24h 内进行超早期康复是安全可行的，进一步的研究结果显示，静脉溶栓的病人在脑卒中后 24h 内进行超早期康复同样安全可行。其可能的作用机制是：

1.早期康复训练可促进脑缺血半暗带区抗凋亡家族成员存活素的表达。增强可塑性相关基因 15 的表达进而抑制 Caspase3 的活性。抑制臂板蛋白 3A 和受体神经纤毛蛋白 -1 及凋亡阳性细胞的表达。促进脑缺血后神经功能恢复以及神经细胞的生长发育和存活。

阅读笔记

2．早期康复训练可通过抑制核转录因子 B 的表达，降低炎症介质水平，改善神经功能。

3．早期康复训练可促进间质金属蛋白酶增加，从而减轻血 - 脑屏障的破坏，缩小脑梗死的体积，进而减轻神经功能损害。

4．早期康复训练可促进突触在数量、结构以及功能上发生适应性改变并建立新的突触联系，促使蛋白激酶 A 及其 mRNA 表达上调，激活环磷酸腺苷 - 蛋白激酶 A 通路，调节轴突的生长和延伸过程，促进神经修复和再生，恢复受损的中枢神经系统功能[10-13]。

参考文献

[1] KHATRI P，YEATTS S D，MAZIGHI M，et al.Time to angiographic reperfusion and clinical outcome sfter acute ischaemic stroke：an analysis of data from the Interventional Management of Stroke（IMS Ⅲ）phase 3 trial[J]. Lancet Neurol，2014，13（6）：567-574.

[2] 王文，朱曼璐，王拥军，等. 2012 中国心血管病报告[J]. 中国循环杂志，2013，28（6）：408-412.

[3] JAUCH E C，SAVER J L，ADAMS H P，et al.Guidelines for the early management of patients with acute ischemic stroke：a guideline for healthcare professionals from the American heart association/American stroke association[J]. Stroke，2013，44（3）：870-947.

[4] 吴燕妮，赵秋利. 急性脑卒中患者院前延迟影响因素的研究进展[J]. 中华现代护理杂志，2012，18（2）：227-229.

[5] 急性脑梗死溶栓治疗急诊绿色通道构建专家共识[J]. 中华急诊医学杂志，2017，26（9）：995-998.

[6] 中华预防医学会卒中预防与控制专业委员会介入学组. 急性缺血性脑卒中血管内治疗中国专家共识[J]. 中华医学杂志，2014，94（27）：2097-2101.

[7] 中国卒中学会. 急性缺血性卒中静脉溶栓中国卒中学会科学声明[J]. 中国卒中杂志，2017，12（3）：267-284.

[8] 刘娟. 一体化急救护理方案对脑卒中患者急救效果的影响[J]. 中华现代护理杂志，2015，21（2）：173-175.

[9] 陈兰，黄亚娟. 脑卒中急救护理小组模式在脑卒中患者抢救中的应用效果[C]. 2014 第十届全国中西医结合灾害医学学术大会论文集，2014：527-529.

[10] 毕然然，孙强三，孙丽. 胞二磷胆碱结合康复训练对脑缺血大鼠半暗带区存活素表达的影响[J]. 中华物理医学与康复杂志，2013，35（2）：86-90.

[11] 孙敏，王道清，王晓红，等. 不同时间点介入运动再学习对大脑中动脉闭塞大鼠神经功能恢复的影响[J]. 中华物理医学与康复杂志，2014，36（4）；241-245.

[12] 王强，王佩佩，孟萍萍，等. 强化训练对脑缺血再灌注大鼠臂板蛋白 3A 及其受体神经纤毛蛋白 -1 表达的影响[J]. 中华物理医学与康复杂志，2012，34（1）；2-7.

[13] 王玉阳，王佩佩，张振燕，等. 不同强度的游泳训练对脑缺血再灌注大鼠蛋白激酶 A 表达的影响[J]. 中华物理医学与康复杂志，2013，35（7）：513-518.

（李小勤）

阅读笔记

第六章　其他专科及科研、管理高级护理实践

第一节　车祸多发伤学龄儿童全人全程生命关怀之典范

车祸多发伤对学龄儿童乃至家庭都是一次身心重大的创伤，除了关注伤者躯体伤痛更需要关注伤者及家庭的心理乃至学业。全人护理（total patient care）又被称为整体护理，是以病人的需求为护理工作的中心，以解决病人的健康问题为护理工作目标，提倡人道伦理意识，强调以人为本的护理模式，更加关注病人的心理需求。

一、案例背景

对车祸多发伤的学龄儿童而言，每一次手术或特殊治疗期间以及可能出现的并发症都需要有高级实践护士的及时护理和支持，例如可能辍学导致的心理问题乃至恐惧性失语以及康复期感染、再次手术时间的选择等。在完成其生理方面的常规护理后，全面评估儿童个体及家庭的心理状态，掌握其家庭和社会支持系统的信息，从生理到心理、社会全面了解病人情况，帮助患儿全面恢复身心健康，直至跟踪其升学、就业的生存质量，最终患儿立志成为一名白衣天使，用她曾经获得的专业照护和人文关怀反哺给病人，达到人生完满状态。本案例通过作者对11岁患儿全人、全程生命关怀的护理真实案例，回顾总结，分析归纳提炼，从而倡导健康中国背景下的生命关怀人文精神和有"人性温度"的高级护理实践。

二、病例介绍

患儿女性，11岁，上学途中坐在其父亲骑行的自行车后座上，自行车被卡车撞翻发生车祸，患儿左枕叶硬膜外血肿、肠破裂、右股骨干骨折、手、肩背、下肢及骶尾部多处擦伤，先后经历4次住院，5次手术。其父亲脾破裂急诊手术后回家。患儿急诊入院时昏迷，当晚行左枕叶血肿清除术，乙状结肠部分切除、近端造瘘、远端封闭术，术后住神经外科8d，清醒后转普外科进行人造肛门及伤处皮肤护理。半个月后转骨科行右股骨干骨折内固定手术，期间患儿出现创伤后综合征，表现为拒绝与人交流，经过心理评估及移情性抚慰、学业支持等干预，患儿能够与护理人员有效交流，1周后出院回家休养。

阅读笔记

出院后发生头皮感染再次入院,感染处每日清洗换药,12d 后出院。1 个月后第 3 次入院在普外科行结肠造瘘关闭术,手术经过医护共同合作及术后精心护理,44d 后进半流质饮食,患儿无腹痛,肛门排便正常,准予出院。半年后第 4 次入院在骨科行右股骨干骨折术后内固定取出术,1 周后出院。期间高级护理管理及实践团队对患儿进行全人、全程追踪护理,建立每日护理重点方案,并形成医、护、患护理团队,与患儿建立良好的沟通和信任关系,告知终极目标:春节后背上书包上学,最终达到目标,患儿身心如期康复,住院期间学业均由同学帮助补习,顺利完成期末考试,语文、数学成绩优秀,当年还评上了"三好学生"。

患儿经历了 4 次住院,5 次手术,分别辗转于急诊、脑外科、普外科及骨科多个病区,护理部组织多次全院护理会诊,最终达成"春节后背上书包上学"的目标。

知识链接

创伤后应激障碍

创伤后应激障碍(PTSD)是指个体经历、目睹或遭遇到一个或多个涉及自身或他人的实际死亡,或受到死亡的威胁,或严重的创伤,或躯体完整性受到威胁后,所导致的个体延迟出现和持续存在的精神障碍。PTSD 的发病率报道不一,女性比男性更易发展为 PTSD。

病因:

PTSD 的发生与很多因素相关联,这些因素主要分为家庭、社会心理因素(如性别、年龄、种族、婚姻状况、经济状况、社会地位、工作状况、受教育水平、应激性生活事件、个性特征、防御方式、童年期创伤、家庭暴力、战争、社会支持等)和生物学因素(如遗传因素、神经内分泌因素、神经生化因素等)。其中重大创伤性事件是 PTSD 发病的基本条件,具有极大的不可预期性。

临床表现:

PTSD 的核心症状有三组,即创伤性再体验症状、回避和麻木类症状、警觉性增高症状。但儿童与成人的临床表现不完全相同,有些症状是儿童所特有的。

1. 创伤性再体验症状 主要表现为病人的思维、记忆或梦中反复、不自主地涌现与创伤有关的情境或内容,也可出现严重的触景生情反应,甚至感觉创伤性事件好像再次发生一样。

2. 回避和麻木类症状 主要表现为病人长期或持续性地极力回避与创伤经历有关的事件或情境,拒绝参加有关的活动,回避创伤的地点或与创伤有关的人或事,有些病人甚至出现选择性遗忘,不能回忆起与创伤有关的事件细节。

3. 警觉性增高症状 主要表现为过度警觉、惊跳反应增强,可伴有注意力不集中、激惹性增高及焦虑情绪。

4. 其他症状 有些病人还可表现出滥用成瘾物质、攻击性行为、自伤或自杀行为等。这些行为往往是病人心理行为应对方式的表现。抑郁症状也是很多 PTSD 病人常见的伴随症状。

5. 儿童 PTSD 的症状特征 儿童的创伤性再体验症状可表现为梦魇,反复再扮演创伤性事件,玩与创伤有关的主题游戏,面临相关的提示时情绪激动或悲伤;回避症状在儿童身上常表现为分离性焦虑、黏人、不愿意离开父母;高度警觉症状在儿童身上常表现为过度的惊跳反应、高度警惕、注意力障碍、易激惹或暴怒、难以入睡等。而且不同年龄段的儿童其 PTSD 的表现也可能不同。

三、评估分析

患儿的主要护理问题及原因分析如下：

1. PTSD 反应性失语　与车祸惊吓刺激有关。

患儿因为车祸的惊吓，出现创伤后应激综合征，表现为失语、回避交流的症状；还出现分离性焦虑，患儿与同时发生车祸的父亲沟通畅达，但对医护人员及陌生人高度警觉，难以入睡。

2. 营养失调：低于机体需要量　与失血、失液及肠破裂有关。

创伤病人的代谢反映特点是能量消耗增加，代谢率升高，蛋白质分解消耗，高血糖伴胰岛素抵抗，脂肪分解，而且病人的免疫系统会受到抑制，加之原发伤口易出现感染，大剂量抗生素的使用导致肠黏膜功能障碍与细菌移位，造成创伤早期单纯肠内营养无法满足病人的代谢需求[1]。因此，营养支持已成为严重创伤病人抢救过程中一个不可缺少的重要组成部分。但是为该病人建立一个完善的营养计划对于医护团队来说是十分具有挑战性的工作。主要有 3 个难点：一是病情重，由于损伤的范围广，大量体液被隔离于第三间隙。病人在急诊入院时处于昏迷状态，并在当晚行颅脑及肠道手术。清醒后立即行人造肛门术，术后电解质丧失较多，易发生水、电解质、酸碱失衡和营养吸收障碍[2]，有研究报道术后由于电解质紊乱导致的病死率达 6.25%[3]。二是该病人是儿童，正处于生长发育期，有其特殊的营养需求。三是营养支持有肠外营养和肠内营养两种。与肠外营养相比，肠内营养除具有技术操作与监测简单、并发症少、费用低等优点外，还符合人体的生理状态，可以维持肠道黏膜结构和功能的完整性，从而有效地防止发生肠道细菌移位，维护肠道的功能。而传统观念认为，要等肛门排气后才能进食，因为肠道功能未恢复即给予肠内营养，会导致腹泻、腹胀和呕吐等消化道症状，不仅不能达到治疗目的反而加重生理功能的紊乱。因此该病人难以施行早期肠内营养。

在该患儿的治疗中，单纯肠内营养无法满足患儿的代谢需求。为了将患儿远期预后的负面影响降到最低，医疗团队采用 Harris-Benedict 公式计算每日能量需要量，并根据造口出量每日制订能量摄取计划。

知识链接

Harris-Benedict 公式

男：BEE=66.4730+13.751W+5.0033H-6.7550A

女：BEE=655.0955+9.463W+1.8496H-4.6756A

BBE：基础能量消耗；W：体重（kg）；H：身高（cm）；A：年龄（岁）

校正系数因素增加量：分别在上述基础上加	体温升高 1℃（37℃起）	12%
	严重感染	10%～30%
	大手术	10%～30%
	骨折	10%～30%
	烧伤	50%～150%
	急性呼吸窘迫综合征	20%

3. 皮肤黏膜完整性受损　与多处皮肤擦伤及临时性人造肛门有关。

患儿急诊入院时全身多处皮肤擦挫伤，创面多位于身体的暴露部位，污染较重。虽然在紧急情况下已经做了处理，但医疗团队发现传统的治疗及换药方法易牵拉新生的肉芽组织造

阅读笔记

成出血、疼痛,结痂慢、病程长、瘢痕明显,特别是对一位女孩子来说,无论是近期疗效还是长期预后并不满意。

一般小儿肠造口术与成人肠造口术的最大区别是临时性(非永久性),待临床症状消除或缓解后即进行造口闭合术。在等待二期手术期间,由于患儿年龄小、依从性差、皮肤娇嫩及抵抗力弱等心理、生理特点,小儿肠造口并发症发生率较成人高,达10%~30%[4],更易发生造口周围皮肤红、肿、皮疹、糜烂、化脓等病理改变[5]。造口周围皮炎是肠造口最常见的并发症. 一般发生在术后1~2周[6]。正确选择合适的造口用具防范小儿肠造口周围皮肤并发症是临床护理的重点和难点[7]。

4. 疼痛　与多发伤导致的伤口疼痛有关。

疼痛可导致机体强应激,可以激活神经内分泌反应,促进包括IL-6在内的大量炎性因子释放,从而诱导发生全身炎症反应综合征(SIRS),而SIRS又可以进一步激活补体级联系统、激肽系统、凝血系统、急性期反应系统,诱导内皮细胞及实质细胞的损伤,最终导致多器官功能障碍综合征(MODS)和多器官衰竭(MOF)[8]。

预镇痛属于主动性镇痛,对严重多发伤病人有良好的镇痛作用。在多发伤的早期便实施,且持续给药,这可以极早地阻断疼痛刺激信号的传导,改善中枢与外周痛觉感受器的致敏状态,上调痛觉感受器的阈值,缓解痛觉过敏。预镇痛更能有效改善多发伤病人的疼痛状态,缓解疼痛所导致的不适感,减轻疼痛应激反应。多发伤后的预镇痛不仅可以快速有效地缓解病人疼痛感,减轻病人痛苦,提高病人舒适度,更重要的是还可在一定程度上缓解多发伤后过度的全身炎症反应,有助于病情的稳定和恢复,甚至有可能起到多发伤后手术超前镇痛的效果,减轻多发伤后手术对病人所带来的二次打击叠加效应。

5. 活动受限　与股骨干骨折、肠破裂限制活动有关。

儿童多发伤急诊手术的首要目的是维持生命而不是彻底解除病因。全身麻醉和外科的过度干预会进一步加重创伤反应,所以儿童多发伤应采取损伤控制性手术[9]。治疗应分阶段、分步骤进行[10-11],同时积极复苏和支持,而不是一次性完成确定性手术,不应片面追求手术的彻底性而忽略创伤生理极限。对开放性骨折应急诊处理,病情不稳定者可先闭合伤口。对于多发伤合并股骨干骨折患儿,早期应用外固定,可以避免一些风险,特别是对于合并脑外伤的患儿优势更明显[12, 13]。

所以在患儿的治疗过程中,应反复向患儿家属或患儿进行告知,使其明白积极配合治疗和护理的重要性。

6. 学生角色缺如　与多发伤及导致的活动受限有关。

多发伤、昏迷、股骨干骨折及肠破裂都会影响患儿的正常活动和学习。多次手术,尤其是临时肠造瘘的回纳手术需要较长时间禁食并进行静脉高营养支持。

患儿已经11岁,内心里她有一定的社会责任感。患儿认为她目前必须完成的事情就是好好读书,而她最向往的就是回到学校与同学们一起学习。但是突然遭受车祸后,患儿不仅身心受到考验,还耽误了自己的学业,加重了其在住院期间的心理负担。

四、干预策略

(一)创伤后身心抚慰

上学途中遭遇车祸,对于患儿幼小的心灵来说是灾难性的。不仅给患儿带来了巨大的身体伤害,也给其带来了创伤后应激障碍(PTSD)。对于这样的患儿心理危机的干预必须是长期性的,不是一劳永逸的。医疗团队的心理咨询师针对该患儿做了以下几种治疗:

1. 催眠放松训练法　这种催眠不是使患儿真正入睡,只是降低大脑的兴奋程度,保证短暂的休息。

阅读笔记

2．松弛疗法　对患儿使用抚触、音乐疗法结合渐进的松弛疗法，合理地安排休息时间，保证病室空气新鲜流通；在入睡前陪伴，播放患儿平时喜爱的轻音乐；讲患儿平时爱听的故事，抚触正常的皮肤，引导患儿放松，逐渐进入睡眠。

3．药物干预　已有初步证据表明突触后β受体阻断药能够预防发生急性应激障碍（ASD）和创伤后应激障碍（PTSD）；对于 ASD、PTSD 和抑郁症病人，选择性 5-羟色胺再摄取抑制药（SSRI）可作为一线治疗药物；但已有的证据还不足以支持预防性使用这些药物；其他药物如苯二氮䓬类、二代抗精神病药可能对缓解 PTSD 的部分症状有效，但不推荐单独使用。

护理人员对病人开展心理护理干预也需因人而异，应综合考虑病人的实际情况，为病人制订针对性强的健康教育方案。根据本例病人的儿童身份，采用合适的沟通方式和健康教育方式，比如要经常给予患儿鼓励、赞美，真诚地尊重和关心患儿。严重多发伤由于伤情复杂、严重、变化快、死亡率和休克率高等常会严重威胁到患儿的生命，因此多发伤患儿的心理反应强烈且复杂，在护理中应高度重视其心理状态。

（二）营养支持

肠道手术后，开放造口前需禁食、胃肠减压，医疗团队根据 Harris-Benedict 法测出患儿的基础能量消耗，根据患儿体温和具体情况确定校正系数，得出患儿所需的总能量，在术后 24h 根据患儿情况，先进行肠外营养补充，根据患儿能耗，准备每日营养液中的蛋白质、脂肪、维生素、氨基酸、电解质和液体总量，静脉滴注到患儿体内。

开放造口后，可遵医嘱试喂少量生理盐水或温开水，注意观察有无腹胀、呕吐、胃潴留等，若无上述症状，可给予肠内营养和肠外营养，按照 1∶1 补充。拔除鼻胃管后根据患儿年龄给予合适的饮食。因此，需要准确计算造瘘口出量，术后早期采用造瘘口敷料称重法，使用造口袋后要准确记录造口袋内容物的量，为医生计算补液量提供依据，严格控制 24h 输液总量及输液速度。

（三）皮肤护理（头皮、腿、腹部、临时人造肛门处）

皮肤擦挫伤是急诊外科的常见病，创面损伤深浅不一，多伴有真皮层损伤和软组织水肿，常有污染，隐藏大量细菌。创面分泌物多，易粘连，因伴毛细血管和神经水肿，疼痛感剧烈。

1．协助医生充分清创，消毒创面周围皮肤，大量过氧化氢与 0.9% 氯化钠注射液交替冲洗污物及脱落的组织，至创面有新鲜出血为止。

2．采用以湿润为主的封闭式治疗方法。使用新型保湿含银离子敷料外贴皮肤擦伤处，外面加盖泡沫敷料，若渗出物多应及时更换。若创面渗出物少，新生肉芽色红，皮肤基底毛细血管网修复较好的病人，予以水胶体敷料覆盖创面，7d 后换药，至创面愈合。

3．术毕立即粘贴造口袋，杜绝肠液对皮肤及黏膜的刺激。

4．每日用温开水或等渗盐水擦洗造瘘口及周围皮肤，禁用消毒剂及强碱性肥皂液，防止刺激造瘘口处周围皮肤。

5．皮肤擦洗完毕后，用 15% 氧化锌软膏或呋锌油保护造口周围皮肤。

6．选择两件式造口袋，每 7d 更换 1 次。

7．观察造口周围皮肤，一旦出现造口周围皮炎或者表皮脱落，应立即处理。

8．抗感染和营养支持。

（四）疼痛护理

该患儿身上有多处外伤，5 次手术给患儿带来的疼痛显而易见。为了确保安全和减轻患儿的痛苦，镇痛镇静治疗非常关键。有研究发现，17% 的病人转出 ICU 后 6 个月依然可以回想起在 ICU 期间经历的重度疼痛。疼痛处理不及时会严重影响病人的睡眠，产生一系列的心理生理问题，如 ICU 获得性衰弱、谵妄等。因此，病人的疼痛必须受到重视，并给予积极的处理。该患儿在入科时即遵医嘱应用了镇痛及镇静药物，每日每班对患儿的疼痛及镇静程度进行评估，如果镇痛镇静效果不佳，应积极寻找原因，如精神因素(压力大、悲伤、忧郁)，环境因素(气温、噪声、强光)、身体姿势(不良姿势、低氧状态)；在实施镇静之前应先给予充分的镇痛治疗，根据镇痛镇静效果不断调整剂量；我们在患儿的镇静过程中实施每日唤醒计划，即每日早7点中断镇静，评估病人的精神和神经状态，避免过度镇静，使患儿的意识水平得以最大的恢复。该患儿术后第2d的CPOT评分为0分，说明镇痛效果好。患儿在镇静药物的应用下，能呼唤睁眼，安静且能很好地配合操作，RASS评分为0分，表明镇静药物应用效果满意。在镇痛镇静期间要严密监测并处理不良反应，防止并发症的发生，如呼吸抑制、低血压、尿潴留。

(五)术后安全活动、快速康复

在患儿的康复锻炼中，我们应该充分考虑其年龄和接受能力。康复师在康复训练中将康复锻炼与游戏相结合，将游戏贯穿于康复训练当中，使枯燥的功能训练在快乐的游戏中完成。儿童天性活泼爱动，根据儿童爱嬉戏玩耍和好奇心重的特点，通过吹气球、举哑铃等，增强患儿对功能训练的兴趣，在促进患儿康复的同时，还能增强医务人员及家庭成员与患儿的亲密关系。训练过程中还要增加能量的摄入，保证患儿的机体需要量。

(六)床旁辅导、延续学业

在患儿受伤的早期，我们通过心理医生治疗与老师和家长的劝导努力保持其心态平衡，能积极配合治疗与护理，使患儿的治疗效果达到最佳状态，缩短住院时间。在病情稳定后，允许老师与同学探视和陪护患儿，为其讲述学校发生的新鲜有趣的事情。在康复期，医疗团队与学校积极取得联系，有规律地安排老师和同学为其安排课程补习。最终她在受伤的那个学期中不仅顺利完成期末考试，被评为"三好学生"，还成为学校里同学们学习的标样。

五、效果评价

经过一系列的手术治疗、营养支持和心理护理，患儿从昏迷中清醒并顺利经历了股骨干牵引术、头皮外伤感染清创术、乙状结肠回纳术等多次手术，达到了护理专家团队为她拟定的各项护理目标，并取得理想的护理效果。最终，患儿在没有影响学业的情况下身心康复，继续六年级学业，从此与护理结下不解之缘，最终考上护校成为一名白衣天使，用一名患儿的体验式情怀继续就读本科、研究生，谱写了全人、全程护理人文关怀的佳话。

六、案例总结

多发伤致伤能量大，伤情涉及多系统、多脏器和多部位，病情变化快，常伴有严重生理紊乱和病理改变，尤其钝性伤致伤能量大，病理生理变化更为显著。由于儿童的特殊年龄阶段决定了儿童多发伤有别于成人的临床特点，治疗上也有其特殊性。创伤后儿童的生理反应和代谢与成人不同。儿童的血容量总体比成人少，受伤时失血量虽少但是占血容量比例却很高，所以血容量不足进展非常快。

在遭遇车祸、父亲受伤、重伤在身、活动障碍、学业停滞等多重打击及生活规律受干扰之后，儿童无论在生理、心理或行为上，均会产生许多反应，如焦虑不安、愤怒悲伤、冷漠无助、退缩、怕黑、睡眠失调、注意力不集中、整体混乱行为等。除了对儿童提供物质支持外，还要提供心理支持，随时关注他们的反应，及时采取保护措施。如果儿童得不到应有地、及时地、科学地心理援助，伤后综合征将有可能伴随他们终生。

高级实践护士既是专业的照护者，又是忠实的倾听者和陪伴者。多给予理解、肯定，协助儿童重建原有的控制感和安全感，给予更多的关注，不要批评儿童的表现是不勇敢的、是幼稚的、懦弱的行为，而是要充分肯定这样的行为是正常的。鼓励儿童表达自己的感情，多用正面

阅读笔记

的词汇与儿童进行交流，运用温和的语言及身体接触，让他感到自己是被接纳的，同时流露出相信他们会做得更好。给予适度的经济协助或其他社会资源，如寻求学校、老师、同学的帮助。协助心理医生进行排查、评估，根据不同的情况进行归类，然后进行个案心理辅导，使其生活恢复正常，遵守基本的礼节与常规，逐步让儿童重新回到规律的、可自理的生活起居方式。

后记：15年后女孩成为一名三甲医院的护士，她的心声：

我是当年的车祸伤童，很幸运，在各位医务人员的悉心治疗和精心照顾下，我逃脱了死神的魔爪。14年前一位位白衣天使的身影依旧历历在目。从那一刻起，成为一名白衣天使的小小梦想就种在我的心中。那本该是个闲适的夏天，可我的记忆碎片里，没有饮料和蝉鸣，只有病房里晃眼的白炽灯和点滴瓶里上升的气泡。看着身上的伤痕和一层层厚厚的纱布，我很痛，发自心灵深处的痛。好在白衣天使们都很温柔，他们小心翼翼地照顾着我，给我打针，为我换药。他们高明的医术和精湛的技艺，好比一双细腻又温暖的大手，一遍遍抚摸着受伤的小鹿。就是从那时起，我开始对医学敬仰。病房里的铁床是冰冷的，即便是夏天，我依旧不敢触碰。那时的我仿佛置身于黑暗之中。我总是害怕地抱紧自己，也不愿意和任何人说话。我不记得床边的监护仪报了多少次警，只记得有好多戴着燕帽的漂亮姐姐来看望我，她们从家里带来故事书给我讲故事，她们轻柔地给我洗头、为我擦身。后来，病房里温暖的空气让我感觉不到铁床的冰冷。再后来我开始笑了，笑着说话，也就是从那时起，我想成为她们中的一员。

3年前，同样也是夏天，我戴上了梦寐以求的护士帽，在镜子前的我笑得那么灿烂。因为这一段特殊经历，我深知生命之珍贵和医学之伟大；我深知医务人员的技术水平可以左右病人的预后；我更深知对病人的整体关怀也可以决定病情的最终走向。此生，我将戴着我的护士帽，秉承着我的信念一直走下去。

参考文献

[1] 张宏光. 创伤患者肠屏障功能变化及加鱼油肠外营养对其的影响[D]重庆：第三军医大学，2009.

[2] 王娟，程红霞. 新生儿全结肠型巨结肠肠造瘘8例围术期护理[J]. 齐鲁护理杂志，2008，14（2）：46-47.

[3] 梁郑斌. 小儿肠造瘘术后主要并发症及防治[J]. 医学理论与实践，2002，15（10）：518-519.

[4] RASHID OM, NAGAHASHI M, TAKABE K.Minimally invasive colostomy revision for palliation of large stomal prolapse and an adherent sliding peristomal hernia[J]. Am Surg, 2013, 79（4）: 167-168.

[5] 刘晓文，殷艳华. 儿童肠造口皮肤护理的管理目标及实现[J]. 护士进修杂志，2012，27（4）：375-376.

[6] 叶广坡，项和平. 肠造口并发症防治进展[J]. 中国实用医药，2011，6（32）：246.

[7] 瑞霞，乔丽娜，寇雅莉，等. 11例肠外瘘患者的瘘口护理[J]. 中华护理杂志，2006，4l（11）：986.

[8] KEEL M, TRENTZ O.Pathophysiology of polytrauma[J]. Injury, 2005, 36（6）: 691-709.

[9] DUCHESNE JC, SIMMS E, GUIDRY C, et a1.Damage control im-munoregulation: is there a role for low-volume hypertonic saline resuscitation in patients managed with damage control sur-gery[J]. Am Surg, 2012, 78（9）: 962-968.

[10] TAEGER G, RUCHHOLTZ S, WAYDHAS C, et a1.Damage control orthopedics in patients with multiple injuries is effective, time saving, and safe[J]. J Trauma, 2005, 59（2）: 409-416.

[11] SAGRAVES S G, TOSCHLOG E A, ROTONDO M F.Damage control surgery the intensivist'S role[J]. Intensive Care Med, 2006, 22（1）: 5-16.

[12] SEHERL S A, SEHMIDT A H.Pediatric trauma: getting through the night[J]. J Bone Joint Surg Am,

阅读笔记

2010，92（3）：756-764.

[13] PAGE H C，PROBST C，LOHSE R，et a1.Predictors of late clinical outcome following orthopedic injuries after multiple trauma[J]．Trauma，2010，69（5）：1243-1251.

（李惠玲　邹叶芳　丁启莹）

第二节　卵巢癌四期广泛转移病人安宁疗护的高级护理实践

世界卫生组织为安宁疗护（hospice care）下的定义为：安宁疗护是对没有治愈希望的病人所进行的积极而非消极的照顾；控制疼痛及其他症状是为了尽可能提升病人和家属的生活品质到最佳程度[1]。安宁疗护的核心是让病人在最后的生命历程里，没有痛苦和哀伤，干净、平静、宁静地享受生命的最后一束阳光，有尊严地达到"优逝"的境界[2]。晚期癌症病人精神上的痛苦要远远大于肉体上的痛苦，最突出的表现是恐惧，包括对生命消失的恐惧、失落的恐惧、与亲人分离的恐惧以及对死亡前肉体痛苦的恐惧。

对临终期的人来说，最重要的是诱导病人从恐惧、遗憾、愤怒、焦虑、牵挂等困境中摆脱出来，让其客观对待生命消失[3]。高级实践护士作为病人临终前的照护者，应怀着一颗仁爱的关怀之心，以专业的知识以及辩证的思维为病人做好最后的安宁疗护，让病人在生命的最后一段旅程无伤、无痛、无憾的离开……

在临床安宁疗护工作中，高级实践护士的作用全面贯穿于各个环节中，需要做好各个环节工作，不能顾此失彼或遗漏中间任何一个环节，对病人及家属来说起到了非常重要的积极作用。本案例总结1例卵巢癌四期广泛转移病人安宁疗护的高级护理实践。

知识链接

Hospice

Hospice 指一种组织化的医疗与护理方案，注重团队精神照顾，为临终病人及家属提供缓解性及支持性的照顾。它的重点是为病人提供支持与照顾[4]。

Hospice 有不同的译法：

1. 中国大陆称之为"临终关怀"。

2. 中国台湾省称之为"安宁照顾""安宁疗护"。

3. 中国香港特别行政区称之为"善终服务""宁善服务""姑息照顾"。

4. 美国、英国称之为"缓和医疗"。

一、案例背景

卵巢癌（ovarian cancer）是女性生殖器官常见的恶性肿瘤之一，发病率仅次于子宫颈癌和子宫体癌而位居第三，预后差，病死率约30%，在妇科死亡原因中占首位，而卵巢癌四期采取肿瘤细胞减灭术及化疗病人的5年存活率仅15%～20%[5]。卵巢癌四期的病人一般陷入身心极其痛苦的情境，失去社会互动，随时等待死亡。这是人生的最后阶段，汉兹（Heinz）称之为"最后人生志业"，即在这一阶段，我们需要完成两个伟大的志业：①移交（权杖）给下一个世代；②优死（俗称好死）。勇敢面对死亡过程及体验人生最后阶段是完整人生非常重要的一部分，这一形式即在安宁疗护的关怀视域中。高级实践护士作为病人安宁疗护的主要给予者，应结合病人的实际病情，提供个性化和专业化的护理，给予病人当前所最需要、最舒适、最有益的疗护。

阅读笔记

知识链接

—— 安宁疗护 ——

2016 年 3 月 6 日，全国政协委员、中国人民解放军总医院老年医学心内科主任医师范利建议，国家应该采取措施，让安宁疗护从理念真正走向实践。她说："生老病死是人之常情。死亡对于每个人来说都是必然的一条路，我们往往只关注'优生'，却忽视了'优死'，实际上，怎样死得有尊严、没有痛苦，应该引起人们的关注。"[6]

推行安宁疗护其实有很多好处，可以实现"五赢"。首先，减少临终前的大量无意义的医疗，国家避免了医疗资源的浪费；其次，减轻了病人的家庭负担，减少"活人被死人拖垮"的情况；第三，分担了儿女照顾老人的压力，也避免老人无人照料和儿女不会照料的困境。看到老人舒适、安宁地离开，对家人也是一种慰藉；第四，对于医疗机构来说，可以合理支配医疗资源，将医疗资源用在那些更值得抢救、能够再生的救治当中；最后，医生也避免陷在无望而疲惫的救治中，将精力和资源用在更需要的地方。

范利建议国家制订政策，明确安宁疗护的准入制度、服务标准、收费制度，引导安宁疗护规范、健康发展。同时，建议给予相关从业人员一个相对合理的待遇，让这些"每天面对死亡，看到人生最悲哀一面"的人有工作积极性。重视死亡，发展安宁疗护，是社会文明的体现，应该提上日程，期待国家在法律支撑、政策引导方面提供依据，早日让安宁疗护从理念走向实践。

二、病例介绍

张某，女，59 岁，2016 年 6 月 16 日因卵巢癌四期术后 1 年半出现广泛腹腔转移及肺转移而入住我院肿瘤科接受白蛋白紫杉醇加贝伐珠单抗治疗，但是效果不佳，并且病人出现高血压，收缩压在 170mm/Hg 以上，请心内科会诊，建议动态监测血压，腹部增强 CT 检查显示小肠低位不完全性肠梗阻。医嘱为禁食，行肠外营养治疗，给予复合营养素。2016 年 7 月 6 日，病人不完全性肠梗阻缓解，身体各项功能恢复良好，回家休养。2016 年 9 月 28 日，病人频繁感觉腹胀，来我院检查，B 超显示胆囊颈部结石嵌顿，经过全院会诊，为病人进行了手术取石，术后病人恢复良好。2016 年 11 月 3 日，病人最终发生颅内转移，在最后的生命历程里，通过护士主导的医、护、家属团队协同努力，病人最终干净、平静、宁静地享受了生命的最后一束阳光，于 2016 年 12 月 24 日过完 60 岁生日后平静离世。

三、评估分析

高级实践护士在临床工作中，凭借扎实的理论知识及良好的沟通技巧，可以全面了解到病人及家属的需求，对其进行全面评估。除了要评估疼痛问题、呼吸困难、营养状况等身体不适症状之外，还需要了解病人的心理、社会、家庭、经济状况等各方面情况[7]。根据该病人的特点，提出了以下护理诊断：

1. 营养失调：低于机体需要量　与肿瘤的高消耗和肠梗阻禁食有关。
2. 疼痛　与肿瘤压迫及肿瘤的生物学因素有关。
3. 自我形象紊乱　与化疗药物副作用有关。
4. 焦虑、恐惧　与感到死亡威胁有关。
5. 预感性悲哀　与疾病晚期、对疾病治疗丧失信心有关。
6. 有皮肤完整性受损的危险　与长期卧床有关。

阅读笔记

7. 有感染的危险　与治疗以及疾病发展有关。

四、干预策略

（一）营养与生活支持

对卵巢癌四期的病人来说，化疗无疑是首选方案。带着专家建议的治疗方案，病人开始了艰苦的化疗，所幸只有 6 次，从呕吐到脱发，反应一次比一次轻。在癌症的晚期，对于食欲不振的病人，应该了解其喜欢的食物和口味，在与营养师沟通后，尽量满足病人的喜好。在病人呕吐反应较轻时为病人准备了她喜爱的水晶油爆虾和糖醋小排，好的食欲让病人对化疗的耐受力持续良好，在夏季来临前完成了化疗。夏季来临时，病人身体状况良好，经过医生与护士的一致同意，病人穿着自己喜爱的漂亮衣裙和先生一起外出旅游，放松心情，如获新生一般。初秋时节，根据医生的建议病人开始选择中药辅佐治疗，家属很是虔诚，定期去取药、认真熬制，逐渐成了夫妻二人生活的一部分。在医护和家属的共同努力下，病人逐渐摆脱了晚期卵巢肿瘤的阴影，积极治疗，进入往日的生活常态。

（二）维护女性形象与尊严

脱发是化疗所致的一种常见的令病人痛苦的毒性反应，虽然不危及生命，但是脱发对女性病人的影响极大，会影响其社会关系和日常生活。在女性看来脱发会使自己变得不再美丽、性感、有吸引力，使其丧失女性所具有的魅力，从而使她们承受着巨大的心理压力和自尊变化[8]。病人是一名会计师，在患病前作为一名知性女性，美丽而自信，但是化疗后形象的改变，使得病人变得郁郁寡欢。给病人佩戴不同花色的不伤害皮肤的丝质头巾，教会病人改变方式佩戴出不一样的效果。建议家属经常更换病房中的鲜花，让病人每天保持心情愉悦，以此排解病人忧愁，维护病人的尊严。

（三）减少躯体和精神痛苦

病人发生了胆囊颈管结石嵌顿，肿瘤指标也升高了，与此同时病人出现发热、呕吐的症状，病人陷入了深深的身心痛苦之中。为了减轻其痛苦，家属希望能够通过腹腔镜手术解决问题。但是床位医生和主任认为腹腔转移的病人如果手术易引起术后腹腔感染，也有的主任建议可以通过腹腔镜以减少感染，医生们的意见不一，而此时病人及家属的意见和决心至关重要。与病人及其家属深入沟通交谈，以浅显易懂的语言向其分析是否手术的利弊。病人及家属认为目前肠梗阻已经明显改善，能进食一些半流质饮食，体重也有所增加，所以希望能通过外科手术治疗胆囊结石，以此减轻病人的疼痛。经过由护士主导的医护、病人及其家属三方的共同协商，决定为其实施手术取石。选择了病人身体状况较为许可的时机，血象、营养状况、白蛋白基本正常时成功在全麻下做了胆囊切除术，术后病人恢复顺利，于 2 周后出院回家休养。成功解除躯体疼痛，饮食从流质、半流质到软饭、面条，病人的情绪也逐渐好起来。

（四）与家人共同接受死亡事实

在身体恢复的日子里，癌细胞也悄悄地快速地在肺、骨、脑部广泛转移，病人常感到浑身酸痛，需要止痛片方能缓解。病人以及家属已经预感到最后时刻将要来临。有所准备的死亡是"优逝"的境界，也是安宁疗护的主要责任[9]。通过沟通、倾听、观察等方法，了解病人对死亡的认识和接受程度，病人作为知识分子，对疾病的进程有一定了解，能感受到死亡的临近，虽然能接受，但还是存在一定的恐惧感。通过与病人以平和的语气讲述典型案例，使其认识到生老病死乃自然规律，增强其对死亡的心理承受能力。死亡，往往是一个家庭乃至一个家族所承受的痛苦。因此，对于家属应及时给予哀伤排解指导，倾听病人家属的哀痛，允许其宣泄情绪，引导其积极地参与到病人的死亡指导中[10]。

（五）干净、平静、宁静地安度临终期

阅读笔记

随着死亡的临近，病人口腔周围的肌肉松弛，呼吸时，积聚在喉咙口的痰液会发出"咯咯

咯"的声响,这不仅会使家属听了会很不舒服,更会加剧病人的恐惧感。细心地轻轻地帮她翻至侧卧位,专业地帮她拍背,一边拍一边鼓励她咳嗽,咳完用清水漱口,保持口腔清洁。轻轻地抬起病人的小腿,轻柔地按摩腿部肌肉,因病人有轻微的足下垂,细心地帮其放置在功能位,轻声地询问是否舒适,即使长期卧床也能使病人拥有最舒适的姿势。仔细观察病人腹部的伤口敷料是否清洁干燥,导尿管和集尿袋是否连接良好,病人的皮肤是否完整,让病人干净、平静、宁静地安度临终期[11]。

(六)鼓励家人亲情陪伴并创建"优逝"境界

最后的时刻病人处于昏睡和浅昏迷状态,给予病人最后的送别,用手轻轻地抚摸着她的脸,轻轻地按摩着她的耳垂,凑近她的耳畔,轻声呼唤着她。一遍、两遍……最初没有反应,慢慢地病人竟然点点头,微微睁开了眼,想说什么却又说不出,抚摸着她的脸轻声告诉她:"你想说的我知道,我们不会让你痛苦,我会像以前一样关心你家里的事,你放心吧"。听完病人又有些意识模糊了,轻轻地再次呼唤她,她似乎听得见又似乎听不见。与家属进行了沟通,因再过两个星期就是病人的60岁生日,所以家属希望病人能过完生日再离开,儿子也已经定好了从美国回来的机票,家属支持病人的决定:不要抢救,不要任何增加痛苦的治疗,安安静静地离开。

五、效果评价

在儿子赶到的晚上,病人出现了呼吸衰竭、心力衰竭,但尚有血压。为病人送上60朵粉色的玫瑰,在病房里放着病人生前最爱的音乐,家属们围绕床旁,依次在病人耳畔轻轻地做着最后的告别。在她心跳停止前的15min内亲人们为她提前过了60岁生日,在亲人的陪伴下安安静静地离开了人世,愿她在亲人和玫瑰花的陪伴下一路走好。

六、案例总结

安宁疗护作为中国护理事业发展纲要"十三五"规划中的重要任务,是在生命的尽头,既不加速也不延缓生命的进程,通过医护、病人及其家属共同协作,减轻病人的身心痛苦,使其在家人陪伴下,无痛无伤无憾并且有尊严地离开[12]。生老病死乃自然规律,我们虽然无法挽留注定要离开的生命,但是却可以通过我们的努力让每个生命有尊严地谢幕。对于家属而言,病人先生曾说:"妻子能无痛无憾地离开也是对亲人们伤痛的莫大安慰。"安宁疗护需要我们做的可能其实很简单,便是怀着一颗为病人及其家属着想的真心,尽量减轻死亡所带来的伤痛,从而达到"优逝"的境界。

知识链接

—— 安宁疗护参与者的心声 ——

"如果可以,在我即将告别这个世界的最后时光,能否让陪伴我的不是冰冷的器械,让我的身体少受些痛苦,让我的心灵多一分从容……"

——一名生命末期病人的心声

"当他孤零零地躺在白色病床上,全身插满管子,感受不到疼痛,也看不到希望。死亡对于他来说是什么?痛苦?绝望?没有尊严?"

——一名生命末期病人家属的感触

"我们陪着他们走过每一天,看着他们一点一点地走向生命尽头。我们的无力感没人能了解,因为我们太渺小了。"

——一名照料过生命末期病人的医护人员的无奈

阅读笔记

参考文献

[1] 龚国梅,骆俊宏,陈瑞娥,等.中国台湾地区安宁疗护发展及启示[J].中华现代护理杂志,2016,33(2):313-316.

[2] GLASS A P, CHEN L K, HWANG E, et al.A cross-cultural comparison of hospice development in Japan, South Korea, and Taiwan[J].J Cross Cult Gerontol, 2010, 25(1): 1-19.

[3] 陆宇晗.我国安宁疗护的现状及发展方向[J].中华护理杂志,2017,52(06):659-664.

[4] 张雪梅,胡秀英.我国安宁疗护的发展现状、存在的问题及发展前景[J].中华现代护理杂志,2016,22(34):4885-4888.

[5] 王丽萍,邢琳,管淑彩.卵巢癌早期诊断的进展[J].中国医师进修杂志,2006,29(3):67-68.

[6] 中华人民共和国国家卫生健康委员会.全国护理事业发展规划(2016—2020年)[J].中国护理管理,2017,17(1):1-5.

[7] 诸海燕,孙彩萍,罗慧群,等.癌症临终期患者的安宁疗护[J].护理与康复,2016,15(9):874-876.

[8] 曹建勋,罗占林,刘宗淑.预防化疗脱发的研究进展[J].中华现代护理杂志,2013,19(5):618-620.

[9] 李惠玲,郎黎筱,沈利敏,等.护生在临床安宁照护情境中的体验[J].中华护理杂志,2006,41(5):395-398.

[10] 王婧婷,吴傅蕾,张颖婷,等.2017版NCCN肿瘤患者安宁疗护临床实践指南要点解读[J].上海护理,2017,17(5):9-12.

[11] 袁长蓉.对肿瘤患者安宁疗护发展趋势的思考[J].上海护理,2017,5:5-8.

[12] 侯晓婷,陆宇晗,杨红,等.终末期癌症患者优逝的研究进展[J].中华护理杂志,2017,9:1134-1138.

（李惠玲）

第三节　4期压疮合并糖尿病病人的高级护理实践

　　压疮是长期卧床和危重症病人的并发症,是全球性的健康保健问题。压疮病人合并症多,创面复杂,存在很多影响创面愈合的因素,而糖代谢紊乱已明确是影响伤口愈合的因素之一。因此,深度压疮合并糖尿病病人的创面处理难度更大,过程漫长,消耗大量的医药护理资源。不仅影响病人的生活质量,甚至危及生命。因此,在处理创面时,必须详细评估病人,积极治疗合并症,关注影响伤口愈合的因素,选择最佳的伤口护理方法,取得最好的愈合效果。本文总结1例4期压疮合并糖尿病病人的高级护理实践。

一、案例背景

　　2016年4月13日,美国压疮咨询委员会(National Pressure Ulcer Advisory Panel,NPUAP)声明将压力性溃疡(压疮)更名为压力性损伤(目前国内还习惯用压疮进行描述)。用阿拉伯数字(stage 1、2、3、4)代替罗马数字(Ⅰ、Ⅱ、Ⅲ、Ⅳ)描述压疮分期。4期压疮描述为:全层皮肤和组织的损失,溃疡面暴露骨、肌腱、韧带或肌肉,伤口床有腐肉或焦痂、潜行或窦道,上皮内卷常见。美国健康保健政策研究署(HACPR)对此期压疮的伤口护理原则是:及早清创,清洁并包扎伤口,认为使用器械清创是去除坏死组织、减少细菌数量和促进组织愈合的有效方法。糖尿病病人长期处于高糖状态,使细菌易于繁殖,致使创面感染溃烂。骶尾部的压疮易受尿液、粪便的反复污染,引起二重感染。严重的感染又导致血糖升高。糖尿病病人的血管基底膜增厚,局部血流减少,血氧供应不足,影响了微循环给伤口床传送营养物质和氧,从而影响伤口愈合。最新研究表明,营养不良既是导致压疮发生的因素之一,也是直接影响创面愈合的因素之一[1]。高级实践护士在进行伤口处理时,根据病人的病情结合循证护理,使用评估工具对

阅读笔记

病人进行全面动态的评估,积极治疗原发病,清创控制感染,控制和稳定血糖,补充营养,选择最佳的伤口护理方法,促进创面愈合,预防其他部位发生压疮。

二、病例介绍

病人盛某,男性,83 岁,因骶尾部皮肤发黑、恶臭、流脓、发热 2d,于 2014 年 8 月 11 日收入院。既往有高血压脑卒中病史 16 年,糖尿病病史 30 余年,喂服降糖药控制血糖,未定期监测血糖。入院时 T 39℃,P 92 次 /min,R 20 次 /min,BP 154/96mmHg。骶尾部有 8cm×7cm 的黑痂,部分黑痂与周边组织分离,有脓血性分泌物流出,恶臭,周边皮肤红肿,皮温高。肛周、会阴、臀部皮肤鲜红、发亮,肛周存在表皮破损;左右臀部分别有 2 处 2cm×2cm 的破损,基底部红润。病人神志淡漠,语言交流障碍,极度消瘦,右侧偏瘫,翻身时有稀便流出,保留导尿,鼻饲喂养。血液化验报告:RBC 4.68×10^{12}/L,WBC 10.7×10^9/L,中性粒细胞比例 86%,Hb 89g/L,PLT 268×10^9/L,血清白蛋白 2.9mmol/L,血糖 18.6mmol/L。与医生取得沟通,以及和家属签署清创告知书后进行器械清创,分泌物送细菌培养。清创后测量伤口床 9cm×8cm×2cm,深达肌肉层,有骨膜外露,属于 4 期压疮。分泌物细菌培养为铜绿假单胞菌、金黄色葡萄球菌。创面经器械清创结合自溶清创及其他物理治疗,全身应用抗生素抗感染,控制血糖,给予营养支持等。4 周后伤口缩小为 6.5cm×5cm×1.2cm,伤口床 100% 为红色肉芽。

三、评估分析

该病人的特点包括高龄、长期卧床、偏瘫、极度消瘦、大小便失禁,是压疮和失禁相关性皮炎(IAD)的高危人群。创面感染、糖尿病、低蛋白是影响伤口愈合的主要因素。通过全面的评估提出以下护理诊断:

1. 压疮合并感染　与长期受压、不及时治疗、高血糖有关。
2. 失禁相关性皮炎　与大便失禁、使用不当的护理用品有关。
3. 营养缺乏　与摄入量不足、高消耗有关。
4. 皮肤再次受损的可能　与营养不良、低蛋白、大小便失禁有关。

根据以上护理诊断,可针对性地应用以下几个评估工具对病人进行评估:

1. Braden 压疮评分表　压疮的发生是多种因素共同作用的结果,主要原因是压力、剪切力或摩擦力的单独或联合作用。识别压疮发生的危险因素,有助于实施针对性的干预策略,有效预防和治疗压疮。Braden 压疮评分表根据 6 个因素进行评估:感知、活动力、移动力、皮肤潮湿的状况、营养状况、摩擦力和剪切力。分数低表示危机增加,轻度危机:15~18分;中度危机:13~14 分;高度危机:10~12 分;严重危机:小于 9 分。该病人的 Braden 评分为 6 分。

2. 会阴评估工具(perineal assessment tool,PAT)(附录 27)[2]　该评估工具共有 4 个部分组成,包括刺激物的类型、刺激时间、会阴部皮肤状况以及构成因素。评分标准采用 Likert 3点计分法,各子量表有 1 分(最差)到 3 分(最佳),总共 4~12 分,分数越高表示发生失禁相关性皮炎的危险性越高。总分在 4~6 分之间属于低危险人群;7~12 分属高危险人群。该病人PAT 评分为 11 分。

3. 失禁相关性皮炎严重程度评估量表(incontinence associated dermatitis severity instrument,IADS)(附录 28)[3]　该评估工具用于评估失禁相关性皮炎的严重程度和分级,主要对易发生失禁相关性皮炎的 13 个部位的皮肤(会阴部、臀部、大腿内侧、生殖器、股间皮肤褶皱处等)进行评估,将受损皮肤严重程度分为红斑(粉红色、红色)、红疹、皮肤缺失 3 个等级进行评估,并赋予相应分值,0 分为未发生,≥1 分为已发生,所有区域得分相加后得到严重程度总分,得分越高说明失禁相关性皮炎越严重,不足之处是不能对病变大小范围及深度进行评

阅读笔记

估。该病人为中度失禁相关性皮炎。

4. 营养风险筛查 NRS 2002 评估表　NRS 2002 总评分包括三个部分的总和，即疾病严重程度评分＋营养状态低减评分＋年龄评分（若 70 岁以上加 1 分）。评分结果与营养风险的关系：总评分≥3 分（或胸水、腹水、水肿且血清白蛋白 <35g/L 者）表明病人有营养不良或有营养风险，即应该使用营养支持。总评分 <3 分：每周复查营养评定。以后复查的结果如果≥3 分，即进入营养支持程序。NRS 2002 营养评估方法适用于老年压疮高危病人的营养风险筛查。该病人营养风险筛查 NRS 2002 评分为 7 分。

四、干预策略

（一）清除坏死组织、控制感染

留取脓液做细菌培养和药物敏感试验。用器械清除黑痂和部分腐肉后，应用超声清创，一边清除坏死组织一边用生理盐水冲洗。干纱布吸干水分，选用亲水性纤维银或藻酸盐银等抗感染敷料紧贴伤口床进行自溶清创，用干纱布填塞，泡沫敷料覆盖，3d 内渗液多，需每天更换。以后根据敷料吸收渗液量决定更换频率。利用这些新型敷料具有密封和保湿功能的原理，能为创面提供一个微酸与潮湿的环境，从而达到促使创面坏死组织脱落、刺激成纤维细胞增殖、毛细血管胚芽生长以及再上皮化过程，进而促进创面愈合[4]。含银敷料吸收渗液后，带正电的银离子释放出来与带负电的细菌交互作用后，破坏细菌的细胞膜和细胞核，而达到杀菌的效果。含银敷料的使用有效控制了创面的感染，同时为伤口提供了湿性环境，缩短伤口愈合的时间。

知识链接

超声波清创

超声波清创是较新的机械性清创：具有高压脉冲冲洗功能，可以对伤口创面进行高压脉冲冲洗，更好地清除创面深层的细菌、病毒及真菌，可以将超过 90% 的电能转换为特定频率的超声能，通过手柄刀头使有效清除和杀死深层细菌的超声波"空化效应"作用于患处。能够涤荡污染伤口的异物，有效清除细菌，促进创面愈合，从而减少全身和局部的并发症。该治疗具有无创、无污染的特点，方法简便、有效，能加快创面的愈合，减轻病人的痛苦，缩短住院时间，整个操作过程便捷、快速[5]。促进伤口愈合的关键点是清除坏死组织和控制感染[6]，超声波产生的"空化效应"在不损害正常组织的前提下有效去除细菌、真菌、坏死组织，促进正常组织生长，从而加快创面愈合。

压疮创面的感染往往由多种细菌引起，早期可以采取经验用药，选用对 G+ 菌和 G- 菌都有效的抗生素。实验室检查结果可以指导临床用药。全身应用抗生素主要适用于存在感染播散（例如：蜂窝织炎）、明显的局部感染迹象、扩展性红斑、区域组织水肿及存在全身性感染症状的病人（例如：菌血症、败血症）[7]。该病人创面局部红、肿、热明显，存在脓血性分泌物，分泌物细菌培养为铜绿假单胞菌、金黄色葡萄球菌，同时伴有发热、白细胞和中性粒细胞升高等全身感染征象。因此静脉输注头孢哌酮钠舒巴坦钠 5d，体温与血象恢复正常。

（二）加速肉芽生长修复组织缺损

病人的创面感染在 2 周后被控制，细菌培养阴性，有 25% 的肉芽组织产生，将外用重组牛碱性成纤维细胞生长因子，剂量为 150AU/cm²（每喷出一次的液体约含 300AU），直接喷于创面。然后用高能窄谱红光照射 20min 后，创面用亲水性纤维或藻酸盐填塞，泡沫敷料封闭，继续自溶清创、吸收渗液，保持湿润的愈合环境。根据敷料吸收渗液量决定更换频率。

阅读笔记

创面愈合的过程中有许多细胞因子参与，生长因子不仅直接参与创面的炎性反应，而且还影响组织修复细胞周期的转变。成纤维细胞生长因子介导有丝分裂、趋化作用、增殖、血管形成和分化。局部应用有活性的生长因子（GF）可以促进溃疡愈合的效率。高能窄谱红光治疗仪利用光子具有的独特的组织穿透性，改善毛细血管通透性，提高细胞免疫功能，增强白细胞吞噬功能，促进受损内皮细胞修复，从而迅速、显著地提高受创组织的康复和创面的愈合。4 周后创面缩小为 6.5cm×5cm×1.2cm，伤口床 100% 为红色肉芽。

（三）血糖的控制

糖尿病病人由于高血糖长期升高，影响组织细胞的能量利用，降低了皮肤的防御能力。糖尿病病人的白细胞吞噬率、白细胞吞噬指数与清菌率下降等因素，易导致皮肤感染。Juile 认为，血糖升高直接影响伤口愈合，若血糖不能下降至 11.11mmol/L 以下，无论采取何种方法，伤口也很难愈合，还可引起伤口脓毒症。针对该病人，加强多学科的合作，积极请内分泌医生会诊，安装胰岛素泵，血糖控制在 8～9mmol/L，请营养师配制鼻饲营养液，保证营养需求。同时做好血糖的监测。

（四）失禁相关性皮炎的护理

失禁相关性皮炎是尿失禁或大便失禁或两者共同导致的会阴、肛周、臀部甚至腹股沟和大腿内侧皮肤长期暴露在尿液和 / 或粪便中所产生的炎症和损害[8]。首先对病人进行详细评估，找出病因，制订综合护理计划，做好粪便的收集。该病人因大便失禁使用有塑料背衬的产品，又没有及时更换而导致失禁相关性皮炎。在排除直肠肛管疾病和感染性腹泻后，将 OB 内置式卫生棉条前端涂抹适量凡士林，轻轻塞进病人肛门内 7～9cm，根据病人大便情况 3～4h 更换 1 次，一般每天更换 3～5 次。肛周皮肤选用 pH 与正常皮肤接近的清洁剂或温水清洗，清洁后让皮肤自然晾干，清洗手法轻柔，减少摩擦，避免用力擦洗。肛周皮肤破损处用造口护肤粉及皮肤保护膜保护，臀部皮肤破损处用水胶体敷料覆盖，周边使用透明膜进行封闭，避免擦洗引起卷边和粪水渗漏。

（五）营养干预

对压疮高危人群进行营养筛查并积极采取营养干预是预防压疮发生的重要环节[9]。营养筛查和评估是一个动态的过程，住院期间每 3d 评估 1 次营养状况，至病人无营养风险，此后每周评估 1 次。2013 版《中国压疮护理指导意见》推荐营养师应评估所有病人的伤口[10]。该病人存在营养风险，需要营养师、内分泌医生、床位医生共同会诊，制订并实施个体化营养支持方案，并监测和评价营养支持效果。除了根据身高、体重、年龄、性别计算每天基本能量消耗外，还应考虑病人伤口愈合在不同阶段所增加的能量消耗并对其进行调整。该病人存在严重低白蛋白血症，除了增加鼻饲肠内营养外，静脉内必须补充白蛋白，增加营养，促进伤口愈合。

监测和评价是确保营养支持有效的重要环节。每次处理伤口时应测量伤口的范围、深度、渗出量，估计伤口中丢失的蛋白质的量；观察伤口肉芽生长速度、周边皮肤的颜色、温度，评估感染状况；每周测量 1 次体重；每 2 周监测血清白蛋白，综合分析营养支持的有效性。

（六）压疮的预防

对全身的皮肤做全面评估，在关注 Braden 压疮评分总分的情况下，评估各维度下的风险因素，制订护理计划和采取护理措施。每班检查受压点皮肤的颜色、温度、感觉。使用预防压疮床垫，关节隆突、足跟处使用泡沫敷料保护，采用 30° 侧卧位，并用手检查病人的骶骨是否离开床面，右侧卧位 1h，减少偏瘫侧肢体的受压时间，避免平卧位，使压疮部位继续受压。侧卧位时双膝关节垫软枕。鼻胃管采取"桥式"固定，避免鼻黏膜受压。做好粪便管理，积极处理失禁相关性皮炎，保持肛周及会阴部皮肤清洁、干燥。

（七）其他护理

遵医嘱予以冰帽、冰袋物理降温。使用冰帽时用毛巾保护好耳郭，避免冰帽直接与耳郭接触，防止冻伤。翻身时加强拍背排痰，各关节进行被动活动，做好口腔护理，监测血压和血糖，积极与家属沟通，争取手术或负压封闭引流治疗。

五、效果评价

创面经器械清创结合自溶清创，选用具有垂直吸收作用的含银抗菌敷料，2周后创面感染被控制，细菌培养阴性，肉芽组织逐渐产生，重组牛碱性成纤维细胞生长因子，直接喷于创面，然后用高能窄谱红光照射20min。同时全身应用抗生素抗感染，胰岛素泵控制血糖在8～9mmol/L，除了增加鼻饲肠内营养外，静脉补充白蛋白进行营养支持。4周后伤口缩小为6.5cm×5cm×1.2cm，伤口床100%为红色肉芽。由于加强了粪便的管理，选用正确的清洗方法，及时进行保护隔离，1周后失禁相关性皮炎愈合。身体其他部位皮肤完整，家属学会正确使用OB卫生棉条肛塞的方法，理解定期监测血糖的重要性，掌握了监测血糖的方法。

六、案例总结

本案例病人高龄、合并症多，属于压疮发生的高危人群，同时存在很多影响伤口愈合的因素，家属不接受手术治疗。因此，消除不利因素，尽快封闭伤口，预防新的皮肤破损是护理的重点和难点。

（一）高龄、低蛋白、糖尿病是影响伤口愈合的全身因素

老年人由于细胞活性降低，成纤维细胞的细胞周期明显延长，组织再生能力下降而致伤口愈合延迟，愈合质量下降。该病人营养风险筛查NRS 2002评分为7分，Hb 89g/L，血清白蛋白2.9mmol/L。营养不良及蛋白质缺乏已被公认为是预测压疮发生发展的独立危险因素[11-14]。美国健康保健政策研究署的指南指出，血清白蛋白低于35g/L就存在明显的营养不良并伴有压疮风险，同时低白蛋白血症还是影响压疮愈合的独立危险因素[12]。蛋白质缺乏可导致新生血管形成速度减慢，成纤维细胞增殖和胶原合成减少，吞噬细胞形成减少，蛋白质缺乏也可影响细胞吞噬作用，导致感染难以控制。糖尿病又限制了大量营养物质的补充。长期慢性高血糖，影响组织细胞的能量利用，降低防御能力，病人极易出现感染。糖代谢紊乱是明确影响伤口愈合的因素。因此，要进行多学科的团队合作，创造最佳的愈合条件。

（二）伤口部位、深度及失禁相关性皮炎是影响伤口愈合的局部因素

骶尾部压疮由于离肛门较近，很容易被粪便污染。局部软组织少，血供差。创面面积大，深达肌肉层，同时存在两种细菌的感染。创面若不能尽快封闭，会进一步造成血浆蛋白的丢失。因此，在局部感染控制，全身条件能承受手术治疗的情况下，应尽可能取得家属的配合，尽快进行手术封闭伤口，或应用低负压封闭引流技术，加速肉芽生长。病人合并中度失禁相关性皮炎，肛周皮肤破损，影响粘贴造口袋收集粪便，尽管采用OB卫生棉条肛内填塞，由于肛门括约肌松弛，还会出现粪水渗漏，污染伤口敷料及伤口，而影响伤口的愈合。

（三）存在皮肤破损的风险

病人长期卧床、明显消瘦，骨隆突部位缺少软组织的保护。右侧偏瘫影响肢体的血液循环，故相对增加了左侧卧位的时间，缩短了右侧肢体受压的时间，增加了左侧骨隆突部位皮肤破损的风险。病人长期鼻饲，若胃管固定不当则鼻黏膜很容易受摩擦和受压。失禁是导致压疮出现的公认危险因素[15,16]，一旦出现失禁相关性皮炎，发生压疮的可能性就变得很高，出现感染的风险也将增加[17]。研究发现，随着失禁相关性皮炎的严重程度增加，发生压疮的风险也将增加[18]。易受压力和剪切力而发生皮肤损伤的病人，也可能同样易受潮湿、摩擦和刺激物而发生皮肤损伤[19]。因此，采用措施预防失禁相关性皮炎应被视为任何压疮预防计划的重要组成部分。

阅读笔记

　　本案例的护理实践尽管效果比较满意，但因家属不接受手术和负压治疗，增加了低蛋白和感染等风险。近年来负压吸引敷料被用来处理各种开放性伤口或皮肤移植的支持物，它可以增加伤口内的氧张力，减少细菌数目，加速肉芽组织形成。通过封闭式负压吸引（vacuum-assisted closure，VAC）闭合伤口，与常规敷料相比能提高肉芽组织的形成以及再上皮化的速度。除了增加伤口内的氧张力，减少细菌数目，加速肉芽组织的形成，还可减少污染，减轻水肿。目前应用各种皮瓣、肌瓣、肌皮瓣和筋膜瓣修复各种难愈性创面是主要手术方法。肌瓣和肌皮瓣的组织量丰富，血运充沛，抗感染能力强，用于感染严重、潜在腔隙大、组织缺损量大的创面，有较好的充填死腔、修复缺损和控制感染的作用[21]。因此，对于深度压疮，只要条件允许，应积极地与家属沟通，争取手术治疗，尽早封闭伤口。伤口治疗也应该大力开展多学科的交叉模式，建立伤口治疗团队，使伤口更快、更有效地愈合。

参考文献

[1]　王玲，朱小敏，李娟. 老年压疮高危患者营养风险筛查与评估[J]. 上海护理，2012，11（12）：68-69.

[2]　NIX DH.Validity and reliability of the Perineal Assessment Tool[J]. Ostomy Wound Manage，2002，48（2）：43-49.

[3]　STEPHEN-HAYNES J，CALLAGHAN R，BETHELL E，et al.The assessment and management of skin tear in care homes[J]. Br J Nurs，2011，20（11）：12-16.

[4]　付小兵. 糖尿病足及其相关慢性难愈合创面的处理[M]. 北京：人民军医出版社，2011.

[5]　洪夏晓，李春霞，杨雯. 50% 葡萄糖注射液治疗老年难愈合伤口的疗效观察和护理体会[J]. 国际护理学杂志，2009，28（6）：835-836.

[6]　付向阳，郭春兰. 慢性伤口处理中的风险管理[J]. 护理学报，2010，17（2A）：37-39.

[7]　陈欣. 浅谈难愈性创面的外科治疗[J]. 中华损伤与修复杂志（电子版），2014，9（1）：9-12.

[8]　GRAY M.Optimal management of incontinence-associated dermatitis in the elderly[J]. American Journal of Clinical Dermatology，2010，11（3）：201-210.

[9]　王艳，郑国荣，陈慧敏，等. 3 种营养筛查工具在老年压疮高危患者中的应用比较[J]. 华南国防医学杂志，2011，25（4）：348-351.

[10]　POSTHAUER M E.When is enteral nutrition support an effective strategy7[J]. Adv Skin Wound Care，2006，19（5）：257-260.

[11]　金新源，谢尔凡. 压疮的评估、预防和治疗研究进展[J]. 中华损伤与修复杂志，2014，9（2）：189-194.

[12]　POSTHAUER M E，BANKS M，DORNER B，et al.The role of nutrition for pressure ulcer management：national pressure ulcer advisory panel，European pressure ulcer advisory panel，and pan pacific pressure injury alliance white paper[J]. Adv skin Wound Care，2015，28（4）：175-188.

[13]　MALAFARINA V，URIZ-OTANO F，FERNANADEZ-CATALAN C，et al.Nutritional status and pressure ulcers.Risk assessment and estimation in older adults[J]. J Am Geriatr Soc，2014，62（6）：1209-1210.

[14]　李杨，潘莹莹，姜丽萍，等. 压疮及防治的研究进展[J]. 中华现代护理杂志，2015，21（9）：1107-1110.

[15]　Beeckman D，Van Lancker A，Van Hecke A，et al.A systematic review and meta-analysis of incontinence-associated dermatitis，incontinence and moisture as risk factors for pressure ulcer development[J]. Res Nurs Health，2014，37（3）：204-218.

[16]　National Pressure Ulcer Advisory Panel，European Pressure Ulcer Advisory Panel and Pan Pacific Pressure Injury Alliance.Prevention and Treatment of Pressure Ulcers：Quick Reference Guide[M]. Western Australia：CambridgeMedia，2014.

[17]　JUNKIN J，SELEKOF J L.Beyond "diaper rash"：Incontinence-associated dermatitis：Does it have you seeing RED[J]. Nursing，2008，38（11）：56-57.

阅读笔记

[18] PARK K H.The effect of a silicone border foam dressing for prevention of pressure ulcers and incontinence-associated dermatitis in intensive care unit patients[J]. J WOCN, 2014, 41(5): 424-429

[19] MAHONEY M, ROZENBOOM B, DOUGHTY D.Challenges in classification of gluteal cleft and buttock wounds[J]. J WOCN, 2013, 40(3): 239-245.

（张芹玉）

第四节　深静脉血栓病人的高级护理实践

近年来，随着我国人口老龄化趋势加速、外科手术指征和范围的扩大、介入和腔内技术的广泛开展等获得性易栓因素的增加，深静脉血栓形成（deep venous thrombosis，DVT）的致残率与死亡率一直居高不下，且逐渐呈现低龄化发病趋势。床位护士始终处于临床工作的第一线，与病人接触的时间最长，通过对病人基本生理信息的密切观察和建立在丰富的专业化经验基础上的评估，能在第一时间发现和掌握 DVT 的危险因素、临床表现，并通过与临床医生的共同合作，及时采取前述行之有效的护理干预方法，从而防患于未然。

一、案例背景

由于 DVT 的致残率与死亡率一直居高不下，DVT 及其继发的肺栓塞（pulmonary embolism，PE）对病人机体的危害越来越得到重视。一项法国国家保险数据库分析表明，DVT 和 PE 的年发病率分别为 1.20‰和 0.64‰[1]。国内的一项研究显示 DVT 和 PE 的年度总发生率分别为 0.17‰和 0.04‰，DVT 和 PE 的院内死亡率分别为 7.3% 和 23.8%；随着年龄增加，静脉血栓栓塞（venous thromboembolism，VTE）的发生率呈现升高趋势[2]。2016 年美国胸科医师学会（ACCP）发布了第 10 版《静脉血栓栓塞（VTE）抗栓治疗指南》[3]，ACCP-10 推荐基本预防、物理预防和药物预防联合使用。目前在防栓过程中，尤其是对于高危病人，应避免应用单一的预防措施，需要综合考虑病人的自身状态制订治疗方案。对于临床一线的护理人员而言，须对 DVT 高危病人进行动态评估，针对评估结果进行行之有效的预防，对于已经发生 DVT 的病人应做到早发现、早治疗，使 DVT 的危害降至最低。

二、病例介绍

王某，男，65 岁，因左侧髋关节疼痛，活动受限于 2015 年 10 月 11 日扶拐入院。查体可见不同程度的跛行及内旋和外展活动受限，活动后疼痛加重。病人既往有糖尿病病史 20 余年，胰岛素注射治疗，血糖控制不佳，入院后首次空腹血糖 12.8mmol/L；轻度左下肢静脉曲张；否认高血压史；否认药物、食物过敏史。嗜烟，每日 1 包半，常与朋友聚餐醉酒。查血常规：RBC 4.68×10^12/L，WBC 8.7×10^9/L，N 76%，Hb 132g/L，PLT 268×10^9/L。X 线示左侧髋臼发育不良、关节间隙不对称性狭窄、关节面下骨硬化和变形、关节边缘骨赘形成。病人肥胖，体重 87kg，身高 165cm。初步诊断为"左侧髋关节发育不良、左侧髋关节炎"。入院时护理评估：Braden 评分为 21 分，NRS 2002 评分为 5 分，Autar 评分为 11 分。血糖控制正常后于 10 月 15 日 09：00 在全麻下行左侧全髋关节置换术，术毕 12：30 返回病房，予以补液抗感染、抗凝治疗。10 月 18 日 15：40 病人主诉左下肢疼痛，查体患肢较健侧肢体明显肿胀，局部皮肤出现轻度青紫，Homan 征（+），D-二聚体 7.6mg/L，B 超提示左下肢肌间静脉丛血栓。

阅读笔记

三、评估分析

在该案例中病人入院时护理评估为 DVT 的高危人群，术后已给予抗凝治疗，术后第 3d 病人主诉左下肢疼痛，查体发现患肢肿胀较健侧肢体明显，Homan 征（+），高级实践护士应快速

准确地进行全面评估,查找原因,根据评估结果及时采取相应的干预策略。根据本案例提出了以下护理诊断:

1．疼痛　与深静脉回流障碍或手术创伤有关。

2．自理缺陷　与急性发作期活动受限有关。

3．知识缺乏:缺乏预防下肢深静脉血栓及戒烟、戒酒的相关知识。

4．潜在并发症:肺栓塞、坠积性肺炎。

根据以上护理诊断,可针对性地应用以下几个评估工具对病人进行评估:

1．疼痛评估　见第二章第四节"数字评分法"。

知识链接

疼痛评估工具研究进展

1．新生儿和婴幼儿　①东安大略儿童医院评分量表(children's hospital of eastern Ontario pain scale, CHEOPS);②儿童与婴儿手术后疼痛评分表(children's and infants' postoperative pain scale, CHIPPS);③舒适评估量表(comfort behavior scale)或其修改版;④CRIES(crying, requires increased oxygen administration, increased vital signs, expression, sleeplessness)疼痛评估量表;⑤新生儿呼吸窘迫评估量表(distress scale for ventilated newborn infants, DSVNI);⑥FLACC疼痛评估量表(faces, legs, activity, cry, consolability observation tool, FLACC);⑦早产儿疼痛评分表(premature infant pain profile, PIPP)。

2．认知障碍者　①痴呆病人不适评估 - 长期照护方案;②非语言性疼痛指标量表(CNPI);③Doloplus 2疼痛评估量表;④交流障碍病人疼痛评估工具(NOPPAI);⑤语言交流障碍老年人疼痛评估量表(PACSLAC);⑥晚期痴呆病人疼痛评估量表(PAINAD)。

3．危重症病人　对于危重插管和／或神志不清的儿童,Herr等[4]推荐了几个常用的疼痛评估工具,主要包括FLACC、DSVNI及舒适评估量表或其修改版。

2．下肢深静脉血栓风险评估表

(1)Autar血栓风险评估量表(较常用):此量表是英格兰德蒙特福特大学学者Autar[5]于1996年设计。量表包括7个子模块,分别是:年龄、体型、活动度、特殊风险类、创伤、手术、高风险疾病。每个危险因素的评分为1～7分。将病人分为低危、中危、高危3个组:低危为7～10分、中危为11～14分、高危≥15分。该量表评估病人得到的阳性预测值为37%,阴性预测值为83%,评定者之间的信度为0.98,组内相关系数为0.98,见附录19。

(2)Caprini血栓评估表:2005版的Caprini风险评估模型已经过广泛性验证,能够在多个手术人群预测VTE发生的风险[6-8]。2010年形成最新版的Caprini风险评估模型[9],在2005版的基础上做了变动,但已有研究显示,2005版风险评估模型能够更加有效地进行危险分层、提供预防措施,2010版模型在广泛推广使用前,需要进一步做有效性验证[10]。

3．肺栓塞的评估[11]　危象识别:病人如果突然出现不明原因的呼吸困难,剧烈胸痛,烦躁不安,呼吸急促,皮肤发绀,肺部湿啰音,肺动脉瓣第二心音六进等,一定要警惕是否发生了肺栓塞。

对于肺栓塞病人病情严重程度的评估,欧洲心脏病学会先后分别于2005年及2008年提出了肺栓塞严重程度指数(pulmonary embolism severity index, PESI)的概念。到目前为止,PESI是肺栓塞临床研究最广泛的一个评分系统,见附录29。它有助于筛选出可在门诊治疗的低危肺栓塞病人,也可帮助医生为住院治疗的病人制订合理的治疗方案。

阅读笔记

四、干预策略

（一）治疗方案

1. 抗凝治疗　抗凝治疗为首选治疗方案[12]，抗凝是治疗 DVT 的关键，通过延长凝血时间，预防血栓生长、延伸和再发，有利于促进早期血栓的自体消溶。急性期病人需抗凝治疗 3 个月，治疗期间 INR 值维持在 2.0～3.0（目标 INR 为 2.5），常用药物有低分子肝素、维生素 K 拮抗剂和肝素等。

2. 其他相关治疗方法

（1）溶栓治疗：目前临床上的溶栓药物众多，常见的有尿激酶（UK）、链激酶、巴曲酶、纤维蛋白溶解酶以及重组组织型纤溶酶原激活剂（rt-PA）等药物，其中最经典的药物是尿激酶。近年来采用 rt-PA 进行溶栓治疗收到较好效果。溶栓的给药途径也有所不同，有全身给药的传统途径，通过全身外周静脉输注随血液循环达到血栓部位，因特异性差，容易发生出血；比较常用的静脉给药途径是从患肢外周静脉给药，药物由静脉直接达到血栓部位，操作简单，溶栓效果好。

（2）介入导管溶栓术：可以将溶栓导管直接插入血栓中，注入溶栓药物进行溶解血栓，同时通过导管注入低分子肝素来阻止血栓的进一步发展。这种技术不但降低了全身药物浓度，也降低了出血的风险，同时可以有效提高溶栓效果，病人患肢静脉回流一定程度上得到改善。介入导管溶栓术可以使绝大多数血栓达到完全或部分溶解[13]。

（3）下腔静脉滤器置入术

下腔静脉滤器置入术主要用于：①下肢深静脉血栓病人在手术治疗前行下腔静脉滤器置入术；②下肢深静脉血栓病人具有抗凝治疗禁忌并有发生肺血栓栓塞症的可能性；③采取抗凝治疗的情况下血栓栓塞反复发作的病人；④伴有肺动脉高压的慢性反复发生肺血栓栓塞症者。

（4）球囊扩张及支架成形术：病人在经历手术、创伤后容易造成静脉管腔狭窄，相应的治疗效果难以奏效，此时可以通过静脉球囊扩张成形、置入血管内支架等来保证静脉流出道通畅，防止血栓复发。目前球囊扩张及支架成形技术还不成熟，国内外相关文献报道较少，还需要相应的临床研究来做出合理评价。

（5）手术治疗：经过药物治疗后血栓仍然继续蔓延；不能耐受药物保守治疗；DVT 扩展到下腔静脉并发肺栓塞及小型肺栓塞反复发作者，考虑采取手术取出血栓。

（二）护理措施

1. 根据病人的疼痛程度可遵医嘱给予有效止痛药物，如口服镇痛药物、间断应用阿片类药物等。

2. 绝对卧床 10～14d，患肢禁忌热敷、按摩和理疗等，预防栓子脱落。患肢抬高制动，高于心脏平面 20～30cm。

3. 若病人出现胸痛、呼吸困难、血压下降等异常情况，提示可能发生肺栓塞，应立即嘱病人平卧，避免做深呼吸、咳嗽，避免翻动病人，同时给予高浓度氧气吸入。

4. 抗凝溶栓治疗中，正确用药，观察患肢皮温、色泽、感觉和肿胀有无改善，皮温使用皮温测量仪分别测量健肢和患肢髌下 10cm、髌上 15cm 肢体表面温度；肿胀使用软尺测量髌下 10cm、髌上 15cm 肢体周径，做好标记，每天确保测量同一个位置，评价治疗效果；观察全身皮肤黏膜有无出血点，定期检测凝血酶原时间，预防突发性出血；观察病人神志、肢体活动情况和生命体征的变化，防止栓子脱落导致肺、脑等重要脏器的栓塞。

5. 应鼓励病人加强日常锻炼，促进静脉回流。应同时指导其家属，加强病人床上运动，定时翻身，四肢主动或被动锻炼，具体如下：进行踝关节屈伸练习、踝关节旋转活动、股四头肌等长收缩训练、腘伸肌收缩训练、臀肌收缩训练、卧位直腿抬高训练（骨折除外）及膝关节屈曲训

阅读笔记

练,以上每个动作10次为1组,早中晚各练习3~5组。避免在膝下垫硬枕、过度屈髋、穿过紧的衣服,以免影响静脉回流。

6. 病人因疼痛较重、患肢肿胀而担心预后,应指导家属多陪伴病人。要主动与病人交谈,讲解疾病的有关知识,增加其自信心,使之能积极配合治疗。

7. 运用分阶段教育方式告诫病人要绝对戒烟。饮食指导:进食低脂、高纤维素饮食,多饮水,达2 000~3 000ml/d,以维持充足的血容量。要尽早活动,促进静脉回流。危象识别:若突然出现下肢剧烈胀痛、浅静脉曲张伴有发热,应警惕下肢深静脉血栓形成的可能,须及时就诊。

其他相关护理措施:

1. 如需进行手术取栓和安置下腔静脉滤器,则需做好相应的围手术期护理。

2. 使用尿激酶进行溶栓治疗时,应现配现用。每日检测凝血酶时间、血浆纤维蛋白原含量、血浆凝血酶原时间、活化部分凝血活酶时间等,观察有无出血倾向,如鼻腔、齿龈有无异常出血,有无血尿、黑便等,如有上述情况,应立即报告医生,调整药物种类或减少用量,待恢复至正常后再使用。

3. 若患肢肿胀严重可以用硫酸镁溶液局部湿敷,以促进水肿消退,减轻疼痛。一般浓度为50%左右,温度为30~50℃,若>50℃,会增加局部组织需氧量而加重缺氧;若<30℃,则刺激局部肌肉收缩,血管痉挛使疼痛加剧,还可增加血液黏稠度。

知识链接

下肢深静脉血栓形成的预防与治疗措施

下肢深静脉血栓形成(deep venous thrombosis,DVT)是术后常见的并发症,人工关节置换手术后发生率更高,多发生于下肢,尤以左侧常见。随着人工关节置换术的普遍应用,其并发症的防护已备受关注,其中下肢深静脉血栓形成(DVT)及其继发的肺栓塞(pulmonary embolism,PE)对病人机体的危害越来越受到重视。有文献报道[14],如果不采取有效的预防措施,国外髋、膝关节置换术后DVT发生率分别高达40%~75%和40%~84%,其中0.5%~2%可造成致死性PE。

1856年Virchow提出了静脉血栓形成的三要素,即血流缓慢、静脉壁损伤和血液高凝状态。DVT的危险因素包括原发性高凝状态(抗凝血酶缺乏、蛋白C缺乏、蛋白S缺乏、凝血因子V Leiden变异)、创伤或骨折、手术部位及时间、高龄、肥胖、恶性肿瘤、既往血栓史、长期肢体制动、麻醉、吸烟、妊娠或产褥期、糖尿病、冠心病[15]。

目前,《中国骨科大手术静脉血栓栓塞症预防指南》推荐预防措施主要包括基本预防措施、物理预防措施和药物预防措施[16]。

1. 基本预防措施

(1)常规行静脉血栓知识宣教(B级推荐)。

(2)鼓励病人早期功能锻炼、下床活动等(A级推荐)。

2. 物理预防措施

(1)行髋、膝关节置换术的病人,应采用充气加压装置或逐级加压弹力袜预防DVT(B级推荐)。

(2)行髋、膝关节置换术的病人处于高出血风险时,应采用物理预防措施如间歇充气加压装置预防DVT(A级推荐),出血风险降低后,建议与药物预防联合应用(C级推荐)。

阅读笔记

3. 药物预防措施

（1）行髋、膝关节置换术的病人应常规应用低分子肝素、磺达肝素、利伐沙班等预防 DVT（A 级推荐）。

（2）行髋、膝关节置换术的病人禁止单独应用以下措施：阿司匹林（A 级推荐）、低剂量普通肝素（A 级推荐）和足底静脉泵（B 级推荐）。

（3）行髋、膝关节置换术的病人药物预防时间应长于 10d（A 级推荐）。

行关节置换术的病人要充分认识到预防 DVT 的重要性并掌握综合干预方法，做好高危因素的评估、观察工作，及时识别风险、防患于未然。此外，对病人及其家属的健康教育也至关重要。

五、效果评价

遵医嘱给予低分子肝素钙 5 000U 皮下注射每天 2 次，持续使用 10d，停该药前 5d 联合口服华法林 2.5mg/d（首日剂量 5mg），治疗期间 INR 值维持在 2.0～3.0。抗凝治疗期间观察全身皮肤黏膜有无出血点，并定期检测凝血酶原时间，预防突发性出血。病人神志清、生命体征平稳，患肢处于抬高制动状态，并进行功能锻炼，未出现栓子脱落所导致肺、脑等重要脏器的栓塞。用 33% 硫酸镁湿敷，30min/次，3～4 次/d，禁止热敷，以缓解血管痉挛，促进建立侧支循环，有减轻疼痛的作用。术后第 6d 疼痛评分由 5 分减少为 2 分，第 10d 疼痛症状消失。术后第 3d 下肢相应平面周径相差 1.0～1.2cm，术后第 13d 双下肢相应平面周径相等。术后第 10d 患肢局部皮肤颜色恢复正常。术后第 13d 复查彩色超声，左下肢股动脉、股静脉、腘动脉、腘静脉、肌间静脉丛彩色血流未见异常，Homan 征（－），D-二聚体 0.9mg/L，病人康复出院。出院后继续口服华法林 1 个月，穿戴梯度压力弹力袜，并坚持康复锻炼。

六、案例总结

临床决策、健康教育和康复锻炼是本案例的难点与重点。做好病情观察及各种并发症的预防，及时识别危象并及时处理是本案例的护理关键。该案例的重点与难点包括：

1. 疼痛及 DVT 的各种评估工具和评估方法。

2. 危象识别。若突然出现下肢剧烈胀痛、浅静脉曲张伴有发热等，应警惕下肢深静脉血栓形成的可能，及时就诊。当病人出现下肢疼痛，患肢肿胀较健侧肢体明显，马上要分析病人可能发生了什么状况。术后第 3d 病人出现疼痛、肿胀属于正常现象，但应该较前 2d 有所缓解，现在症状加重并配合查体 Homan 征（+），应考虑病人是否发生了 DVT，通过双下肢血管彩色超声和静脉造影即可诊断。

3. 健康教育乃重中之重。DVT 的危险因素很多，与生活习惯也息息相关，如果不避免这些危害健康的生活习惯，DVT 复发的风险依然很大。运用分阶段教育方式告诫病人要绝对戒烟，尝试通过"减过敏法"及家庭支持监督指导、督促病人戒烟。指导病人进食低脂、高纤维素饮食，要尽早活动，促进静脉回流。

4. 快速康复与功能锻炼。术后应鼓励病人加强日常锻炼，促进静脉回流。对于长期卧床和制动的病人应同时指导其家属，加强病人床上运动，定时翻身，四肢主动或被动锻炼。康复锻炼看似简单，但实施起来困难重重，关键是病人的依从性问题。首先要让病人及其家属对 DVT 有所了解，并知道发生了 DVT 之后的利害关系，意识到预防 DVT 的重要性，从而主动采取预防措施，提高其依从性，降低 DVT 的复发率。

阅读笔记

参考文献

[1] BOUÉE S, EMERY C, SAMSON A, et al.Incidence of venous thromboembolism in France: a retrospective analysis of a national insurance claims database[J]. Thromb J, 2016, 14(4): 2-9.

[2] LESTER W, FREEMANTLE N, BEGAJ I, et al.Fatal venous thromboembolism associated with hospital admission: a cohort study to assess the impact of a national risk assessment target[J]. Heart, 2013, 99(23): 1734-1739.

[3] KEARON C, AKL E A, ORNELAS J, et al.Antithrombotic Therapy for VTE Disease: CHEST Guideline and Expert Panel Report[J]. CHEST, 2016, 149(2): 315-352.

[4] HERR K, COYNE P J, KEY T, et al.Pain assessment in the nonverbal patient: position statement with clinical practice recommendations[J]. Pain Manag Nurs, 2006, 7(2): 44-52.

[5] AUTAR R.Nuring assessment of clients at risk of deep vein thrombosis(DVT): the Autar DVT scale[J]. J AdvNurs, 1996, 23(4): 763-770.

[6] CAPRINI J A.Thrombosis risk assessment as a guide to quality patient care[J]. Dis Mon, 2005, 51(2-3): 70-78.

[7] BAHL V, HU H M, HENKE P K, et al.A validation study of a retrospective venous thromboembolism risk scoringmethod[J]. Ann Surg, 2010, 251(2): 344-350.

[8] PANNUCCI C J, BAILEY S H, DRESZER G, et al.Validation of the Caprini risk assessment model in liastic and reconstructivesurgery patients[J]. J Am Coll Surg, 2011, 212(1): 105-112.

[9] CAPRINI J A.Risk assessment as a guide to thrombosisprophylaxis[J]. Curr Opin Pulm Med, 2002, 16(5): 448-452.

[10] PANNUCCI C J, BARTA R J, PORTSCHY P R, et al.Assessment of postoperative venous thromboembolism risk in plasticsurgery patients using the 2005 and 2010 Caprini Riskscore[J]. Plast Reconstr Surg, 2012, 130(2): 343-353.

[11] AUJESKY D, ROY PM, LE MANACH C P, et al. Validation of a model to predict adverse outcomes in patients with pulmonary embolism[J]. Eur Heart J, 2006, 27(4): 476-481.

[12] KEARON C, AKL E A, COMEROTA A J, et al. Antithrombotic therapy for VTE disease: Antithrombotic Therapy and Prevention of Thrombosis, 9th ed: American College of Chest Physicians Evidence-Based Clinical Practice Guidelines[J]. Chest, 2012, 141(2 Suppl): 419-494.

[13] 黄晓钟, 梁卫, 叶猛, 等. 导管直接溶栓治疗下肢深静脉血栓形成[J]. 介入放射学杂志, 2008, 17(2): 11-14.

[14] YEN D, WEISS W.Results of adjusted-dose heparin for thromboembolism prophylaxis in knee replacement compared to those found for its use in hip fracture surgery and elective hip replacement[J]. Iowa Orthop J, 2007, 27: 47-51.

[15] 邱贵兴, 戴尅戎, 杨庆铭, 等. 预防骨科大手术后深静脉血栓形成的专家建议 -DVT 预防座谈会纪要[J]. 中华骨科杂志, 2005, 25(10): 636-640.

[16] 中华医学会骨科学分会. 中国骨科大手术静脉血栓栓塞症预防指南[J]. 中华关节外科杂志(电子版), 2009, 3(03): 380-383.

（李春会）

第五节　脑出血合并肺血栓栓塞病人的高级护理实践

随着人口老龄化和社会生活水平的提高,脑出血发病率逐年上升,其发病急,病情重,损伤神经系统,易引发一系列复杂的并发症与合并症。静脉血栓栓塞(venous thromboembolism,

阅读笔记

VTE）是常见并发症，包括深静脉血栓形成（deep venous thrombosis，DVT）和肺血栓栓塞症（pulmonary thromboembolism，PTE）。本案例总结 1 例脑出血合并肺血栓栓塞病人的高级护理实践。

一、案例背景

在非外伤的情况下，脑实质内血管出现破裂引发的出血现象为脑出血，属于神经系统疾病，该病发病凶险，病人发病前多伴有基础疾病，具有较高的致死率和致残率，严重威胁病人的生存质量[1]。多数病人会出现不同程度的意识障碍及肢体肌力下降，病人卧床时间延长，加上大量镇静药物和脱水药物的应用，导致血液淤滞，因此，该类病人发生静脉血栓栓塞的风险增加。肺血栓栓塞症作为静脉血栓栓塞中最为严重的临床表现，缺乏特异性，具有漏诊率高、误诊率高、死亡率高三大特征[2]。研究表明，未经及时诊治的肺栓塞死亡率高达 20%～30%，仅次于恶性肿瘤和心肌梗死[3]。专科高级实践护士应具备较强的临床分析和思维能力，能够敏锐地识别临床问题，及时准确地评估病人的病情变化，前瞻性地采取干预措施，可以最大限度地避免和减少并发症的发生，从而有利于改善病人的转归。

二、病例介绍

病人刘某，男，66 岁，汉族，已婚，退休工人，无药物、食物过敏史，否认肝炎、结核等传染病史，否认输血史，否认家族遗传病史，1 年前有过消化道出血病史。2016 年 11 月 19 日诊断为"脑出血"收住神经内科，入院后给予止血、镇静、脱水、营养神经、脑保护等一系列治疗，病情有所好转。12 月 1 日 13：50 病人突发胸闷气急，口唇紫绀，意识障碍，伴有低血压，床边心脏彩色超声提示右心功能不全；急查 CT 提示：蛛网膜下腔出血（较 11 月 19 日有吸收），两侧肺动脉主干及主要大分支栓塞。病人突发病情变化且情况危重，经多学科会诊，于 15：20 转入 ICU 治疗。

入病室时病人 T 36.8℃，P 94 次/min，R 28 次/min，BP 110/66mmHg，SpO_2 98%，双侧瞳孔等大等圆，直径 3mm，呼之能睁眼，不能言语，交流困难，GCS 评分为 11 分，呼吸稍促，节律齐，听诊双肺呼吸音增粗，可闻及少许湿啰音，四肢肌张力基本正常，肌力偏低，右侧肢体更明显，生理反射存在，双侧病理征可疑。双下肢无明显水肿，全身皮肤完好，无瘀点、瘀斑。留置尿管通畅，尿液 150ml，色清。辅助检查：血常规：白细胞计数（WBC）$10.4×10^9/L$，中性粒细胞分类（NE%）93.2%，血红蛋白（HGB）108g/L，血小板计数（PLT）$218×10^9/L$。凝血象：凝血酶原时间（PT）17.9s，活化部分凝血活酶时间（APTT）60.7s，国际标准化比率（INR）1.49，D- 二聚体0.69mg/L。生化检查：血钾（K^+）4.0mmol/L，血糖（GLU）6.3mmol/L，白蛋白（ALB）27g/L，丙氨酸转氨酶（ALT）76U/L，天冬氨酸转氨酶（AST）41U/L，碱性磷酸酶（ALP）149U/L，总胆红素（TBIL）10.2μmol/L。血气分析：氧分压（PaO_2）76.2mmHg，二氧化碳分压（$PaCO_2$）35.9mmHg，酸碱度（pH）7.406，氧饱和度95.9%，氧合指数（PaO_2/FiO_2）262.6mmHg。

当晚 20：50 病人出现呼吸窘迫，呼吸频率达 40～50 次/min，听诊两肺闻及痰鸣音，自主咳痰无力，辅助吸痰效果不佳。立即给予气管插管机械通气，插管后自气管导管内吸出较多黄色黏性痰液，开放气道后接呼吸机辅助通气，通气模式 SIMV，参数设为 FiO_2 40%，潮气量 460ml，频率 12 次/min，PSV 6cmH_2O，PEEP 4cmH_2O，吸呼比为 1：2。在加强呼吸管理、血压管理、维持水电解质平衡、预防并发症的同时，采用低分子肝素钙 5 000U 皮下注射，每12h 进行 1 次抗凝治疗，密切观察血常规、出凝血时间、神志的变化，必要时行溶栓、介入等治疗。5d 后复查头颅 CT 提示蛛网膜下腔出血较 11 月 19 日有明显吸收，10d 后 CTA 提示两侧肺动脉主干及主要大分支栓塞较之前有好转。关于如何抗凝治疗描述？增加脑出血在抗凝后变化？

三、评估分析

脑出血隶属于脑卒中的范畴，具备"四高一多"的特点，即致残率高、死亡率高、发病率高、复发率高、并发症多[4]。该病人在如此危重的疾病基础上又并发了致命的肺栓塞，专科高级实践护士在最短的时间内对病情做出准确评估，应用循证证据，引导护理团队及时采取干预措施，及时进行效果评价，对于病人病情转归有极其重要的意义。根据该病人的病情特点，按照轻重缓急提出如下护理诊断：

1. 气体交换受损　与肺血管阻塞所致通气／血流比例失调有关。

2. 清理呼吸道无效　与痰液黏稠、咳嗽无力有关。

3. 有再栓塞的危险　与肺栓塞有关。

4. 有出血的危险　与使用抗凝药物有关。

5. 有 ICU 综合征的危险　与住院环境密闭、无陪护有关。

6. 有皮肤完整性受损的危险　与长期卧床有关。

7. 恐惧和焦虑　与发病急、病情重有关。

根据以上护理诊断，可针对性地应用以下几个评估工具对病人进行评估：

1. 简明急性生理学评分（simplified acute physiology score，SAPS）　入住 ICU 病区的病人病情危笃且转瞬即变，需要医务人员在最短的时间内做出精准的病情评估，使用合适的量表进行评估以达到事半功倍的效果。该评分系统共经历了 3 个发展过程，现在临床应用较多的是学者们在 1993 年提出的 SAPS Ⅱ 评分，该评分包括 17 项变量，其所得分值与病人病情严重程度及预后成正相关性[5]。

知识链接

—— 简明急性生理学评分Ⅱ（SAPS Ⅱ） ——

Le Gall 在对 12 个欧美国家的 137 个 ICU 内的 12 997 例病人进行了研究之后，于 1993 年提出了 SAPS Ⅱ[6]。SAPS Ⅱ 由两部分组成：

1. SAPS Ⅱ 评分　SAPS Ⅱ 评分由 17 项变量（生理学变量 12 项、年龄、住院类型及 3 种慢性疾病——获得性免疫缺陷综合征（AIDS）、转移癌和血液恶性肿瘤）构成，每项变量分值不等，最低 0 分，最高 26 分，总分 0～163 分。生理学变量仍取病人入住 ICU 后第 1 个 24h 内的最差值（即得分最高者），缺如项视为正常，总分越高表示病情越重，预后越差。

2. 医院死亡概率（probability hospital mortality，PHM）计算　根据 SAPS Ⅱ 的评分，可先计算出 logit，然后再计算出 PHM，其计算公式如下：

$$logit = \beta_0 + (SAPS Ⅱ 评分) \times \beta_1 + [\ln(SAPS Ⅱ 评分 +1)] \times \beta_2$$
$$= -7.763\ 1 + (SAPS Ⅱ 评分) \times 0.073\ 7 + [\ln(SAPS Ⅱ 评分 +1)] \times 0.997\ 1$$

$PHM = e^{logit}/(1 + e^{logit})$，式中 e 为常数 2.718 281 8。

与 SAPS Ⅰ 相比，SAPS Ⅱ 评分除将 SAPS Ⅰ 生理学变量中的呼吸频率、血细胞比容和血糖浓度换为 PaO_2/FiO_2 和血胆红素浓度外，还增加了住院类型、AIDS、转移癌和血液恶性肿瘤 4 项变量，因而其校准度和分辨度均明显提高；且 SAPS Ⅱ 可根据评分计算出医院死亡概率（PHM），而 SAPS Ⅰ 只能得出评分，不能计算 PHM。

与 APACHE Ⅲ 相比，SAPS Ⅱ 所采用的生理参数较少，在 ICU 中容易收集，适用于除心脏科和烧伤科以外的所有 ICU 成年病人，因而广泛应用于临床，且在其评分体系中未考虑具体病种，因而不要求对每一位病人均做出明确诊断，从而进一步排除了疾病诊断上的人为因素所造成的影响，其分值也可以方便地转换为医院死亡概率。

阅读笔记

2. 痰液分级评估　主要包括 6 个方面：痰液性状、痰液颜色、能否咳出、吸痰后玻璃接头内壁痰液滞留情况、补加湿化液的时间和量、湿化程度。分为三度：

（1）Ⅰ度：稀痰，米汤样或白色泡沫痰，易咳出，吸痰后玻璃接头内壁无痰液滞留，每 2～3h 补加湿化液 2ml。

（2）Ⅱ度：痰液较Ⅰ度黏稠，白色或黄白色黏痰，用力能咳出，吸痰后玻璃接头内壁痰液易冲净，补加湿化液 4ml/h。

（3）Ⅲ度：痰液明显黏稠，黄色伴血丝痰、血痰，不易咳出，大量滞留，不易冲净，吸痰管常因负压过大而塌陷，补加湿化液 4～8ml/0.5h。

气道湿化不足：痰痂形成；

气道湿化过度：呼吸急促，痰液呈水样，SpO_2 下降 3% 以上[7]。

脑出血病人由于出血后自主神经功能紊乱，气管内分泌物增加，而病人的正常咳嗽反射及吞咽功能减弱，不能有效排出呼吸道分泌物导致痰堵[8]，加之本案例病人入住 ICU 后又因呼吸窘迫建立人工气道，因此痰液分级评估和气道管理尤为重要。

3. Caprini 评估量表　适用于 ICU 住院病人的血栓风险评估。该案例病人入住 ICU 当日复查 CT 提示两侧肺动脉主干栓塞，因此动态评估病人的血栓风险因素，预防再栓塞是护理工作不容忽视的部分。国外在西方人群中进行了许多大样本的回顾性验证研究，证实了该量表的有效性和可行性[9]。Caprini 评估量表主要有四组评分项，1 分、2 分、3 分、5 分各项对应的风险因素分别为 17 项、8 项、10 项、5 项，评分累加 0～1 分为低危、2 分为中危、3～4 分为高危、≥5 分为极高危。

4. 格拉斯哥昏迷量表（Glasgow coma scale，GCS）　由于脑出血的特殊性及紧迫性，其诊断及治疗方面也有独特之处，医务人员对脑出血病人正确的伤情评估、及时有效的处理能显著改善病人的转归。目前对颅脑损伤病人的病情判断临床上主要采用国际通用的格拉斯哥昏迷量表，评估内容包括睁眼反应、语言反应和肢体运动 3 个方面，最高分为 15 分，表示意识清楚；12～14 分为轻度意识障碍；9～11 分为中度意识障碍；8 分以下为昏迷；分数越低则意识障碍越重。选用评判时的最好反应计分。注意运动评分左侧与右侧可能不同，用较高的分数进行评分[10]。

5. 压疮风险评估 Braden 量表　该病人意识欠清、肢体活动不便导致卧床时间延长，加强皮肤护理是基础护理工作的重中之重。Braden 量表是全球公认的应用最广泛的压疮危险评估量表[11]。它主要围绕感知能力、潮湿度、活动能力、移动能力、营养摄取能力及摩擦力和剪切力等方面对病人进行全面评估。Braden 量表评分分级：19 分为无发生压疮的危险，15～18 分为轻度危险，13～14 分为中度危险，<12 分为高度危险[12]。

6. 重症监护谵妄筛查量表（intensive care delirium screening checklist，ICDSC）　脑出血本身是谵妄发生的独立危险因素，加上 ICU 病区环境的特殊性和各类复杂仪器带来的禁锢感，该案例病人无疑是 ICU 获得性谵妄的高危人群。经多中心大样本研究证实，ICDSC 是一种能够被纳入到日常护理工作中评估 ICU 谵妄的良好工具，护士的早期评估能够降低病人病情的恶化程度[13]。中文版 ICDSC 量表包括 8 个维度，18 个条目。按照每类症状的有无分别计 1 分或 0 分，最后将各个条目的得分汇总。总分≥4 分提示存在谵妄。

四、干预策略

（一）保持气道通畅是前提条件

病人入病室时 GCS 评分为 11 分且呼吸急促，当晚出现呼吸窘迫症状。医务人员在第一时间开放病人气道，接呼吸机辅助通气。机械通气是呼吸窘迫病人最重要的支持治疗措施，但与之有关的机械通气相关性肺损伤（VILI）、呼吸机相关性肺炎（VAP）等并发症也显著影响

阅读笔记

病人的预后[14]。对于人工气道建立后的病人，保证足够通气和气体交换的关键措施是有效吸痰[15]。因此，在临床护理过程中，高级实践护士要切实做好气道湿化和排痰，每小时观察病人的痰量、性状、胸廓起伏度等，及时根据痰液的性质判断吸痰时机，如痰液位置浅、稀薄、痰量多时，应适当缩短吸痰间隔时间减少湿化；对痰液位置较深、黏稠者应加强气道湿化后再吸痰。避免频繁吸痰造成气道损伤、支气管痉挛、缺氧等并发症。同时加强对 PEEP 的管理，要牢记无菌观念，避免出现医源性感染。

（二）维持生命体征稳定是核心所在

对于该案例病人，严密观察病人的意识状态、瞳孔变化、体温、脉搏、呼吸状态、双下肢周径以及凝血指标是护理工作的重要举措。高级实践护士应具备前瞻性、多维度思考的能力，如病人出现高热时，要分析是中枢性高热还是感染性高热，若是中枢性高热，药物效果降温差；病人出现烦躁不安时，在观察是否出现人机对抗、脑疝先兆的同时，还要结合其他生化指标分析是否出现动静脉再栓塞。另外，在使用抗凝药物的同时，需要仔细观察口腔黏膜、牙龈有无出血、恶心、黑便等出血征象。

（三）预防血栓再栓塞是关键环节

研究表明，卒中后的 3 个月内深静脉血栓和肺栓塞的发生率分别为 2.5% 和 1.2%[16]。2010 年美国心脏协会和美国卒中协会制订的《自发性脑出血诊疗指南》明确指出，在证实出血停止后，卧床的脑出血病人在发病 1～4d 后可考虑皮下注射小剂量低分子肝素或普通肝素，以预防静脉血栓栓塞[17]。

该病人在入住 ICU 时，CT 提示肺血栓栓塞，B 超提示双下肢深静脉及伴行动脉未见明显血栓形成。但该病人由于长期卧床加上大量使用脱水药物导致血液呈高凝状态，因此，深静脉血栓的预防不容小觑。高级实践护士需要引领团队中的每个人使用合适的评估量表、掌握评估时机，预见性地观察凝血指标，早期给予干预策略。在抬高下肢、减少下肢穿刺、维持水电解质平衡、合理应用抗凝药物等血栓传统护理的基础上，还要加强双下肢踝、膝、髋关节的被动运动；尹方等[18]研究发现以踝、膝、髋关节被动运动为核心的预防护理对预防脑出血病人下肢深静脉血栓是有效的。

（四）做好心理护理是有效保障

20 世纪末有研究表明[19]，重症监护病房的病人有 92.7% 除了自身疾病痛苦外，由于对病房环境陌生，对医护人员不了解，病人无家属陪护，往往会使病人情感缺如，某些负性心理会随之产生。该案例病人入病室后给予气管插管、处于交流困难状态，但自始至终意识清楚，因此心理干预显得尤为重要。首先，专科高级实践护士在病人出现病情变化时，应做到不慌不乱，用娴熟的操作技术和沉着冷静的态度使病人产生信任感。尽量在病人近旁或者视野所及的范围内工作，在病人需要帮助时能迅速作出反应以提升病人的安全感。其次，病人气管插管，语言沟通受限，护士可使用肢体语言和图片卡增进与病人的交流，操作前向病人做好解释工作，将积极的治疗信息及时传递给病人。不在病人面前与其他医务人员耳语，避免增加病人疑虑。最后，高级实践护士通过与家属交流，应能够敏锐地识别正性稳定情绪的家属，鼓励他们多安慰病人，减少家庭与病人的疏离感，从而减轻病人内心的孤独和焦虑。

（五）健康教育是提升自我管理能力的最佳途径

健康教育是面向全民，解决主要卫生、体质问题的一项长期策略，是有计划、有组织、有系统的教育活动，尤其要求在病人出、入院医疗服务领域形成常规性教育模式[20]。该案例中，病人在入院、转入 ICU、辅助通气、转出 ICU 等关键节点时，高级实践护士均应给予针对性的多途径健康教育。如饮食、休息与活动指导应尽早介入；入住 ICU 后，可使用图片、文字等方式进行环境和情感指导；转出 ICU 后，可多鼓励家属参与功能锻炼的指导与督促。以上各阶段的健康教育，任务明确，环环相扣。旨在通过全方位的健康指导，落实各项治疗康复措施，帮

阅读笔记

助病人建立有效的支持系统,不断提升病人的自我管理能力。

五、效果评价

经过精心治疗和护理,病人于12月10日成功脱离呼吸机,呼之能应,言语欠清,有遵嘱动作,双侧瞳孔等大等圆,直径3.0cm,对光反射存在,听诊两肺闻及少许痰鸣音,无明显气促,痰量偏多,辅助翻身拍背,指导病人多饮水,目前能自主咳痰。双下肢无水肿,肌力4级。白细胞计数(WBC)11.4×10⁹/L,中性粒细胞分类(NE%)76.7%,凝血酶原时间(PT)23.8s,国际标准化比率(INR)1.95,丙氨酸转氨酶(ALT)111U/L,白蛋白(ALB)23.1g/L,氧分压(PaO_2)94.1mmHg,二氧化碳分压($PaCO_2$)39.6mmHg,酸碱度(pH)7.43,血氧饱和度95.9%,氧合指数(PaO_2/FiO_2)262.6mmHg。12月12日复查头颅CT提示右侧额颞部蛛网膜下腔出血有所吸收,胸部CTA提示双侧肺栓塞栓子明显减少,双肺渗出有所吸收,双侧胸腔积液减少。病人在入住ICU期间,无任何护理并发症发生。于当日转本院康复科继续治疗。

六、案例总结

在脑血管疾病病人中,脑出血病死率最高,该案例病人在疾病过渡期并发了双侧肺血栓栓塞,栓塞面积较大,病情凶险。而肺血栓的发生不是孤立的,如何把握止血和抗凝的尺度,促进病情良性转归,是ICU医务人员面临的两难问题。在救治过程中,作为高级实践护士,在维持有效组织供氧和循环血量时,更应熟知肺血栓栓塞症的危险因素,结合凝血指标,协助医生对危险病例进行筛查,一旦确诊应迅速进行危险分层,尽早进行规范溶栓治疗。同时做好各项基础护理,及时给予病人心理干预和健康教育,从而降低病死率和病残率。

参考文献

[1] HEMPHILL J C 3RD, GREENBERG S M, ANDERSON C S, et al.Guidelines for the management of spontaneous intracerebral hemorrhage: a guideline for healthcare professionals from the American Heart Association/American Stroke Association[J]. Stroke, 2015, 46(17): 2032-2060.

[2] 陆再英, 钟南山. 内科学[M]. 7版. 北京:人民卫生出版社, 2008: 666-669.

[3] 徐巧莲, 万献尧. 急性肺栓塞的诊断和治疗[J]. 中国呼吸与危重监护杂志, 2011, 10(3): 308-312.

[4] 范振林, 齐冰. 脑卒中早期康复治疗的临床研究[J]. 吉林医学, 2010, 31(10): 1394-1395.

[5] SAWICKA W, OWCZUK R, WUJTEWICZ M A, et al.The effectiveness of the APACHE Ⅱ, SAPS Ⅱ and SOFA prognostic scoring systems in patients with haematological malignancies in the intensive care unit[J]. Anaesthesiol Intensive Ther, 2014, 46(3): 166-170.

[6] LEGALL J R, LEMESHOW S, SAULNIER F. Development of a new scoring system, the SAPS Ⅱ, from a European/North American multicenter study[J]. JAVA, 1993, 270: 2957.

[7] KOLA A, ECKMANNS T, GASTMEIER T.Efficacy of heat and moisture exchangers in preventing ventilator-associated pneumonia: meta-analysis of randomized controlled trials[J]. Intensive Care Med, 2005, 31(3): 5-11.

[8] 邱翠竹, 区洁芬, 杨泽福. 刺激气管咳嗽吸痰法对稳定期脑出血昏迷患者的效果[J]. 中华现代护理杂志, 2009, 15(21): 2042-2043.

[9] GOULD MK, GARCIA DA, WREN SM, et al.Prevention of VTE in nonorthopedic surgical patients: Antithrombotic Therapy and Prevention of Thrombosis(9th ed) American College of Chest Physicians Evidence-Based Clinical Practice Guidelines[J]. Chest, 2012, 141: e227S.

[10] MARKAKIS C, DALEZIOS M, CHATZICOSTAS C, et al.Evaluation of a risk score for interhospital transport of critically ill patients[J]. Emerg Med J, 2006, 23(4): 313-317.

阅读笔记

[11] GADD M M.Preventing hospital-acquired pressure ulcers：improving quality of outcomes by placing emphasis on the Braden subscale scores［J］. J Wound Ostomy Continence Nurs，2012，39（3）：292-294.

[12] National Pressure Ulcer Advisory Panel Staging Report［EB/OL］.［2006-06-20］. http：//www.npuap.org.

[13] ROBERTS B，RICKARD C M，RAJBHANDARI D，et al.Multicentre study of delirium in ICU patients using a simple screening tool［J］Aust Crit Care，2005，18（1）：6，8-9.

[14] 董亮，邱海波. 急性肺损伤的治疗进展［J］. 中华急诊医学杂志，2012，21（3）：235-238.

[15] 姜曼，郝薪. 人工气道管理标准的研究与应用现状［J］. 中华护理杂志，2016，51（12）：1479-1482.

[16] NYQUIST P，JICHICI D，BAUTISTA C，et al.Prophylaxis of Venous Thrombosis in Neurocritical Care patients：An Evidence-Based Guideline：A Statement for Healthcare Professionals from the Neurocritical Care Society［J］. Neurocritical Care，2016，24（1）：47-60.

[17] MORGENSTERN L B，HEMPHILL J C，ANDERSON C，et al.Guidelines for the management of spontaneous intracerebral hemorrhage：a guideline for healthcare of professionals from the American Heart Association/American Stroke Association［J］. Stroke，2010，41（9）：2108-2129.

[18] 尹方，刘琰. 脑出血患者下肢深静脉血栓的预防护理［J］. 中国医科大学学报，2014，43（10）：956-957.

[19] NOVAES M A，AIONOVICH A，FERRAZ M B，et al.Stressors in ICU：patient's evaluation［J］. Intensive Care Med，1997，23（12）：1282-1285.

[20] 孙永波. 医疗实践中健康教育的再认识［J］. 医学与哲学，2015，36（10B）：88-91.

（沈　忱）

第六节　高级护理实践质量管理案例

　　控制是保证组织计划与实际运作动态相适应的管理职能，是管理工作的最重要职能之一。控制既是一种很重要的管理方法，也是每一位负责执行计划的管理人员主要的管理职能，它通过发现问题、分析问题、解决问题，对组织内部的管理活动及其效果进行衡量和矫正。护理控制是在护理管理过程中，根据既定的护理目标及标准，对医院内所有的护理活动进行衡量、监督、检查和评价，发现偏差，采取纠正措施，使护理工作按原定的计划执行，或根据环境和条件变化适当调整计划，使预期的护理目标得以实现的活动过程。

　　护理管理者通过控制工作能有效地应对复杂多变的环境对护理管理活动的影响，使复杂、烦琐的护理管理活动协调一致，确保组织的目标按计划实现。质量控制是管理的基础，是管理的生命线。美国重症护理护士协会（AACN）提出高级实践护士（APN）应具备满足临床护理实践所需要的能力、建立和维持专业关系的能力、承担教育/辅导任务所需能力等。高级护理实践活动在世界各地蓬勃发展，从临床工作中，发现问题、提出问题，建立解决问题的途径，这是体现 APN 在临床质量控制中综合能力的过程，本节主要介绍 APN 在推动护理质量管理实践中的作用。

案例一：急救药品管理

一、案例介绍

　　3 月 25 日，病人王某，男，78 岁，诊断为扩张型心肌病、心力衰竭。体格检查：P 102 次 /min，R 26 次 /min，BP 88/50mmHg，中班护士小刘立即汇报医生，在医生至病床前询问病情的时候，病人突发呼吸困难、端坐呼吸、烦躁不安、咳粉红色泡沫痰，医生要求刘护士将抢救车推至病室。此时，病人的心电监护显示：P 125 次 /min，R 35 次 /min，BP 70/40mmHg，医生下达口头医嘱：给予氧气 10L/min 吸入，吗啡 5mg 加生理盐水 10ml、托拉塞米 40mg 加生理盐水 10ml

阅读笔记

静脉推注，多巴胺 40mg 加入生理盐水 100ml 中以 20ml/h 静滴，刘护士复述一遍医嘱后取出药，抽取药液后即加入补液。病人血压未有明显回升，医生再次下达口头医嘱，多巴胺 60mg 加生理盐水 100ml 中以 30ml/h 泵入，刘护士发现，抢救车内多巴胺只有 2 支了，她想起接班清点药物时被一位主任询问而打断，没有仔细看抢救车内多巴胺实际数量，就按照白班的数字填写了 10 支。她立即向医生反映了这一情况，医生随即改用了阿拉明（间羟胺）2 支加生理盐水 100ml 中以 20ml/h 泵入，抢救持续了 2 个多小时，最终病人转危为安。

抢救结束后，医生补开医嘱，刘护士清理抢救用物并记录。第 2d，主班护士核对药房发放的药物，发现阿拉明 2 支，而抢救车内阿拉明未用，她查对医嘱和护理记录后发现，隔天中班抢救病人时使用阿拉明 2 支，抢救车内却少了 2 支可拉明，主班护士向护士长汇报。随后，护士长向当班护士了解情况。刘护士告诉护士长抢救时多巴胺不够，由于情况紧急，医生换了阿拉明，她没有仔细辨别，有可能误将可拉明当成了阿拉明。护士长又向其他护士了解。原来，隔天下午，有一位病人抢救，使用了抢救车里的多巴胺，电脑里有医嘱，但是没有生成领药，导致抢救车内的药物数量不足。

二、评估分析

医院对急救药品完备率的控制有制度和目标，但是，医院护士承担着急救药品的每班清点、交接；护士经验不足或清点过程中受到外界干扰影响时，会造成药品管理疏漏，导致临床急救药品数量不足；护士因药学基础知识不扎实导致用错药等，急救药品完好率的检查结果与实际现象偏离。

各护理单元的急救药品每次使用后由医生录入电子医嘱，护士生成、提交、领药、核对、补充至抢救车内。这种模式存在的问题有：①护士每班查对数量、批号、质量、效期等，增加护士的工作量。②由于药物使用、补充频繁，一种药物出现多种批号。③部分药品与原包装分离，安瓿上无生产日期，护士需在登记本上注明批号和失效期，定期检查。④为防止药品浪费，护士需在近效期药品上人为做标记，方便取用时判断。⑤高危药品标识不清。

三、干预策略

专业的药剂师是护士安全用药的保证。要从根本上提高急救药品的管理质量和效率，就必须有药学部与护理部的密切合作，对急救药品采用集中管理的方式。药学部与护理部是两个互相独立的部门，要打破急救药品原有管理的惯性思维，摒弃约定俗成的工作模式，两个部门必须直接商议才能解决问题。运用法约尔跳板，使双方既能坚持分工明确的原则，又能缩短相互之间信息沟通的时间，有利于迅速决策，提高工作效率。本着保障药品安全、有效、规范管理，将护士的时间留给病人的目标，大家达成共识。急救药品的配置、摆放由药师负责，信息管理由药师和护士共同负责，共同制订工作常规、急救药品目录品种和基数等。

知识链接

法约尔跳板[1]

亨利·法约尔（Henri Fayol）是法国的工业家和作家，于 1916 年界定了 5 种管理职能：计划职能、组织职能、指挥职能、协调职能和控制职能，并因此被称为"职能方法之父"，这 5 项职能对成功的管理起着非常重要的作用。为了指导管理者充分履行各项管理职能，法约尔制订了 14 项一般管理原则。法约尔的职能和原则之所以能够经受住时间的考验，得力于它们的广泛应用。

阅读笔记

> 法约尔 14 项一般管理原则包括分工、权力责任、纪律、统一指挥、统一领导、个人利益服从整体利益、员工报酬、集权化、等级链、秩序、公平、员工的稳定、创造性、集体精神。其中等级链的概念，是指组织机构由最高层到最基层所形成的层次结构，这一结构实际上是一条权力线，它是自上而下和自下而上确保信息传递的必经途径。在一定条件下，两个分属不同系统的部门遇到只有协作才能解决的问题时，允许跨越权力线而直接进行横向沟通，可以克服由于统一指挥而产生的信息传递延误，这一原则称为"跳板原则"。

为防止类似问题的再次发生，对急救药品管理采取以下措施：

1. 建立急救药箱管理系统　建立住院药房急救药箱管理系统，急救药箱配置 15 种临床常用急救药品，药品标签上通用名和商品名并存，每个急救药箱内药品由药师摆放，每个病区根据需要领用急救药箱，药箱与病区绑定，药箱启用后药师在医嘱系统中选择病区，取数后显示需申领的药名，确认保存，根据药盘编码，查询药箱内药品有效期、数量，不同效期的药品系统会自动提醒。

2. 修改医嘱处理流程　病区急救药品除医嘱录入、确认、执行流程外，增加"急救药处理"按钮，该窗口中显示的是急救药品中病人可能使用的药品明细信息，如果该药品已从急救药箱中取出并使用，保存确认后，系统会自动给病人记录药费，为摆药环节提供数量依据。

3. 急救药箱领用与使用方法　病房护士领取急救药箱，核对药品规格、数量、有效期，与药师确认后封存，签字登记。急救药箱放于病区抢救车内，抢救病人启用急救药箱后，护士根据医嘱打印领药单，将急救药箱带至药房补充药品、封存、登记。

4. 增加查询功能　当急救药箱药品库存发生变化时，病房护士可在查询界面上查询电脑上的库存数与实物是否一致以及药品有效期，还可在病人使用的急救药品菜单中查询，便于了解病人的抢救用药情况。

四、效果评价

急救药品集中管理实施前 6 个月与实施后 6 个月药品管理质量比较，在药品标签、同种药品批号、不同品种药品存放、高危药品标识、账物相符等方面前后有统计学意义（$P<0.05$）。对实施急救药品集中管理前后护士对该项工作的满意度进行调研，实施急救药品集中管理后护士满意度明显高于实施前，护士最满意的条目是不需要每班查对数量、批号、质量、效期，临床护士的工作压力得到减轻，人力资源得到合理运用；同时，显著降低了急救药品管理出现问题的概率，提高了护士对管理工作的满意度。

高级实践护士找出临床护士在急救药品管理中存在的偏差及其发生的原因，采取有效措施后未再发生急救药品数量缺失、护士用错品名近似药的护理不良事件，急救药品完好率 100%。

五、案例总结

急救药品管理是护理管理控制的关键点之一，尽管护士在院内药品流通、使用、储存等环节担负着重要的角色，但人力资源的紧张、专业知识的缺乏，会导致药品的安全性和有效性无法得到保证。高级实践护士尝试运用急救药箱将急救药品的管理主体由病房护士转向药师，对保障临床安全用药，规范用药程序起到了积极作用。

案例二：糖尿病低血糖风险防范

一、案例介绍

病人唐某，65 岁，以"肺部占位、2 型糖尿病"收入院，实验室检查：空腹血糖 12.6mmol/L，

阅读笔记

糖化血红蛋白（HbA1c）10.2%。入院后血糖控制不佳，他希望能早日手术，每次查房医生都说血糖稳定后就能手术。他听朋友说，糖尿病一定要少吃多动，在医院里他一有机会就做运动。6 日早上，他告诉张护士需进食早餐，请护士注射胰岛素。张护士按照医嘱给他皮下注射门冬胰岛素 30 注射液（14U），并未叮嘱他注射后立即进食。过了一会儿，护工李阿姨拿着唐某的 CT 预约单准备带他去做检查，唐某刚打完太极拳正准备吃早饭。李阿姨说，预约的时间是 7∶45，去迟了等候时间会很长。唐某一听马上放下早餐，嘴里一边嘀咕着少吃点好，一边催着李阿姨快走。李阿姨和唐某向正在写交班记录的张护士请假后离开病房。唐某在放射科等待检查的时候，突然感到出冷汗、无力、眩晕、心悸，李阿姨向护士反映了情况，护士给予测量血压，唐某症状越来越重，人瘫倒在座椅上。放射科医生、护士立即对病人实施抢救，打开静脉通路，输入生理盐水。同时，致电病房，病房医生与护士迅速赶到现场，当即测量血糖，显示 2.27mmol/L。经过积极救治，唐某低血糖症状得到有效控制。

此事件发生后，医院糖尿病专科护理小组的高级实践护士组织成员对在院的 157 例糖尿病病人随机调查，结果显示 70.3% 病人曾出现血糖过高，胰岛素使用者占 80.1%，50.1% 病人院内经历过降糖方案调整，40.2% 病人至少经历过一次低血糖。同时，他们对全院 212 名护士随机调查，结果如下（表 6-1）。

表 6-1　全院 212 名护士随机调查结果

主要原因	频数	百分比	累计百分比
不知晓低血糖处理后复测时间	47	32%	32%
不知晓低血糖值	40	27%	59%
药量过大	27	18%	78%
应激状态下血糖变化	20	14%	91%
未及时进餐	10	7%	98%
血糖监测频率不知晓	3	2%	100%
合计	147	100%	

低血糖是糖尿病最常见的急性并发症，它的危害超过高血糖，一次严重的低血糖可以抵消十年血糖平稳控制所带来的获益。两次调查结果表明病人低血糖发生率高，而护士相关知识知晓率低，因此，在全院开展糖尿病低血糖管理迫在眉睫。

二、评估分析

此案例暴露出糖尿病低血糖的管理问题。一方面，护士在对病人进行常规操作时未能告知病人须立即进食，说明护理过程中没有注意细节管理，忽视了一些特殊病人、特殊治疗存在的风险。当病人离开病房时，护士未及时与病人沟通，了解病人进食情况，护士没能预料发生低血糖并发症可能会给病人造成的伤害。放射科护士对病人不适主诉未引起重视，没有详细询问病史，未及时加测血糖，导致低血糖发生时处理措施不当；另外，病人住院治疗时，对自身血糖控制达标存在急切心理，有的病人盲目增加运动量，有的病人少食或擅自加大降糖药剂量，护士一旦关注不到位，病人就会发生低血糖。

高级实践护士带领糖尿病专科护理小组成员讨论后认为，要避免此类事件再次发生，应加强护士与病人低血糖相关知识教育。根据调查结果 40.2% 的病人至少经历过一次低血糖，小组将降低院内低血糖发生率作为季度重点改进项目，目标值设定在 30% 以下。

阅读笔记

知识链接

目标管理[2,3]

目标管理（management by objectives，MBO）是一种建立在可衡量参与的目标基础上的综合管理系统。1954年，美籍奥地利管理学家彼得·德鲁克在《管理的实践》一书中，首次提出用来促进管理自控能力的目标管理的概念。

企业管理的原则是：能让个人充分发挥特长，凝聚共同的愿景和一致的努力方向，团队合作，调和个人目标和共同福祉的原则。目标管理和自我控制是唯一能做到这点的管理原则，以更严格、更精确和更有效的内部控制取代外部控制。管理者的工作动机不再是因为别人命令他或说服他去做某件事情，而是自己决定必须这么做。

目标管理的4个阶段分为设定目标、制订行动计划、定期审查、绩效评估。目标管理的优势表现为将规划和控制融入到一个合理的管理系统中；促使组织建立一个从上到下发展的目标等级制度；强调最终结果；通过员工参与制订目标来鼓励自我管理和个人承诺。

三、干预策略

糖尿病专科护理小组对非内分泌病区发生糖尿病并发低血糖事件非常重视，通过全院调研，了解护士和病人对糖尿病低血糖的认识、处理等方面的现状，掌握目前院内专科护理工作潜在问题新动向，利用高级实践护士的优势，完善相关工作流程，负责专科护理质量督导、培训，持续改进护理质量。具体措施如下：

1. 开展形式多样的护士低血糖知识培训活动，如集中培训、护理沙龙、知识竞赛等，护士明确低血糖的定义、预防及处理。

2. 加强科室糖尿病网络员管理，定期培训网络员。网络员将正确的理念与干预方法带到科室，质控组长定期检查培训效果。

3. 制订正确的饮食、运动处方。

4. 护士关注低血糖发生的高危病人，掌握各种胰岛素发生低血糖的高危时段，注射胰岛素时要做到准时、准量，告诉病人进食的时间。

5. 护士注意健康教育形式、宣教时机的选择，注重宣教效果评价。

6. 护士加强与病人沟通，及时发现食欲、依从性及期望等；当调整降糖方案时，应及时告知病人，解除病人疑虑；解释血糖波动的原因，使病人积极配合治疗。

7. 病人应了解低血糖的特殊症状，一旦出现虚弱、出汗、震颤、烦躁不安等低血糖症状应及时进食糖类食物，及时与医护人员取得联系。

8. 病人随身携带一张卡片，注明诊断、单位地址、家庭地址及用药情况，以备紧急情况时使用。

9. 制订低血糖标准处理流程（图6-1）。

四、效果评价

由于对目标进行了量化和细化，因而评价有据可循。普通护理人员对跨学科的专业知识掌握不稳固，高级实践护士对非内分泌科的护理人员采取形式多样的培训，使护士掌握低血糖相关的知识。上述案例在年终总结时，通过一年的目标管理，该院低血糖发生率下降至26%，未发生低血糖诱发的心脑血管意外事件，低血糖管理成效显著。

阅读笔记

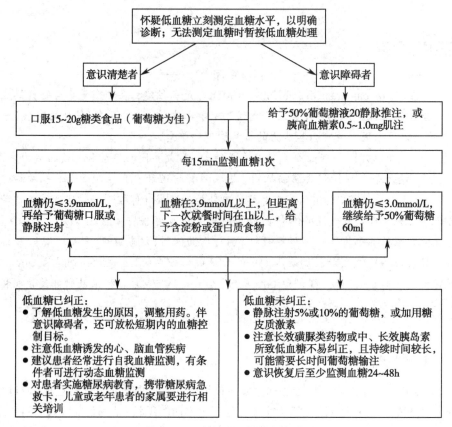

图 6-1　低血糖标准处理流程

五、案例总结

工作没有目标就会失去方向，目标不清晰也容易让人产生畏难情绪或懒惰心理。糖尿病专科护理小组高级实践护士在非内分泌病区发生糖尿病并发低血糖状况时将目标管理运用到护理管理中，让全院护士都知晓糖尿病专科小组所制订的院内低血糖发生率目标值在30%以下，明确而具体的目标可以提高工作积极性，从而保证整个护理队伍朝着统一的目标有序前进。

案例三：采血的安全管理

一、案例介绍

9：00，产科病房，N0级护士小秦在病房做晨间护理，主班护士通知她，16床产妇医嘱急查血型并备血2个单位，需要马上抽血。小秦立马跑到护士站，主班护士已处理好医嘱，将16床和明日手术的21床配血单、贴好条形码的备血试管等放在固定位置，小秦核对了产妇和试管上条形码的名字、床号和住院号，当时其他护士都在忙，小秦不好意思去打扰其他同事，带配血单到床边反问式核对了病人姓名并查看了腕带，完成了采血，由护工将血样送至血库。下午，21床拟次日行剖宫产的产妇因上午外出没有抽备血，回到病房后要求抽血，床位护士没有找到贴有条形码的空试管，查电脑在未打印条码及已打印条码栏内均未发现，床位护士询问病人确定当天没采血后，重新打印条码，她与另一位护士一起到床边进行了采血。过了一会儿，血库工作人员打电话至病房反映，今天收到21床共2个血样，检验结果显示第一个血样为"A

阅读笔记

型"，第二个血样为"AB 型"，请病房重新采血确认。护士长获悉后立即到产妇床边道歉，取得产妇同意后再次采血，随即她对此事展开调查。原来，上午小秦取了 16 床的血型试管和 21 床的备血试管，一方面没有双人至床旁采备血，另一方面没有严格执行查对制度，导致此次不良事件的发生。

二、评估分析

在实施护理服务的全过程中，不能发生法律和规章制度允许范围以外的不幸或损失，其中涉及护理活动的各个环节及每个参与人员。有效的控制系统可以保证各项计划的落实，保证各项工作完成既定的目标。按照不同的标准，控制可以分为不同的类型。在护理管理工作中，制订各种规章制度、护理常规、护理技术操作规范、工作流程等来约束护士的行为，属于间接控制；护士具有良好的职业道德和慎独精神，认真执行并遵守这些制度和常规等，这属于有意识的个人自我控制；护士长对照制度和常规，检查护士的工作，既属于直接控制，也属于过程控制。

科室高级实践护士协助护士长对该事件调查分析后认为，该案例反映出科室在新护士培训、重点时段人力资源调配管理等方面存在缺陷。随即，科室根据护理部 N0 级护士规范化培训要求结合本科室专科特点修订 N0 级护士培训计划，根据计划完成相应的理论及技能考核；同时配合护理部基本技能强化培训计划安排导师对科内 N0 级护士进行训练及考核。虽然小秦工作已有 10 个月，经评估亦能独立当班，但是科室并未按照培训计划进行带教和考核；当小秦负责的床位病人病情较重、工作量偏大时，护士长也没能合理调配人力资源。作为当事人小秦，虽然经过护理部组织的岗前培训和护理基本技能强化训练与考核，但在工作中未抓住重点对象（手术）、重要环节（备血、标本采集）和身份识别管理，未按照核心制度要求执行输血查对制度，未落实双人核对，本身也有不断改进和提升的空间。

知识链接

—— 医疗不良事件分级 ——

Ⅰ级事件（警告事件）——非预期的死亡，或是非疾病自然进展过程中造成永久性功能丧失。

Ⅱ级事件（不良事件）——在疾病医疗过程中因诊疗活动而非疾病本身造成的病人机体与功能损害。

Ⅲ级事件（未造成后果事件）——虽然发生医疗差错，但未给病人机体与功能造成任何损害，或有轻微后果但不需任何处理可完全康复。

Ⅳ级事件（隐患事件）——由于及时发现错误，未形成事实。

三、干预策略

护士长在科室每月护理质量持续改进研讨分析会上就本月发生的采血错误事件进行了讨论，她开诚布公地对管理中存在的问题做了分析与自我批评，同时，大家在共同讨论的时候有护士提出，护理部制订的工作制度、操作流程不健全，关键是有法不依，有章未循；也有护士提出，科室各层级护士培训方案仍需要进一步完善。在研讨会上，科室全体人员再次学习了相关制度，会后护士长组织修订了 N0 级护士专科护理及岗位培训管理方案。

（一）人人掌握交叉配血查对制度

1. 抽血前双人核对医嘱、配血条形码上的床号、姓名、住院号。

阅读笔记

2．抽血时双人持贴好配血条形码的试管，到床边共同核对病人床号、姓名、住院号、血型，核对无误后抽血。

3．抽血后双人再次共同确认病人床号、姓名、住院号、血型并双签名。

4．严禁同时采集两个病人的血标本。

5．将血样与配血单送血库。

（二）完善科室 N0 级护士专科护理及岗位培训管理

1．护士长为科内 N0 级护士安排一对一导师制带教，并安排 N0 护士在导师指导下护理 6～8 名轻症（一般）病人。

2．导师根据护理部要求为 N0 级护士制订科内培训及考核计划，计划执行与目标保持一致。

3．制订核心技能 8 项包括：静脉采血、浅静脉留置针、生命体征监测、氧气吸入、危重病人翻身拍背、心电监护、口腔护理和心肺复苏（CPR）。

4．导师全程参与 N0 护士科内理论及技能培训及考核，科内考核严禁口述，未参加科内考核及科内考核分低于 90 分不可参加护理部考核，并将落实情况记录于"新护士培训手册"。

5．导师每月根据护理部基本技能强化培训计划组织对科室 N0 护士进行培训及考核。督促 N0 护士认真观看操作视频，及时完成操作培训及考核，并记录于"新护士培训手册"。

6．护士长及时监督及控制考核质量。

四、效果评价

在标准、规范实施过程中出现偏差，发生护理不良事件后，科室高级实践护士协助护士长通过及时查找护理管理的薄弱环节，强化查对制度的重要性，并对新护士培训管理内容进一步细化，明确了护理工作中护士严格执行工作制度和工作流程的重要性。客观、公正的分析与有针对性的举措，不仅没有影响当事人的工作热情，而且对各级护士落实核心制度起到很好的导向作用，该科室未再发生类似护理不良事件。

五、案例总结

护理行业是高风险行业，护理安全与护理风险存在因果关系，护士护理风险意识越低，护理风险系数就越高，护理安全系数就越低；反之，护理风险系数越小，护理安全系数越高，护理安全保障可靠性就越大。护理管理者要开展培训和教育活动，提升自身管理水平，规范护士的护理行为，提高护士护理风险意识，将病人的安全、健康放在首位，从而推进护理质量的持续改进。

参考文献

[1] KREITNER R. 管理学原理［M］. 11 版. 姜思琪，吴茜，刘路娟，译. 北京：清华大学出版社，2012：42.

[2] DRUCKER P F. 管理的实践［M］. 齐若兰，译. 北京：机械工业出版社，2017：99-110.

[3] KREITNER R. 管理学原理［M］. 11 版. 姜思琪，吴茜，刘路娟，译. 北京：清华大学出版社，2012：192.

（眭文洁）

第七节　高级护理实践研究案例

Bryant-Lukosius 和 DiCenso 于 2004 年提出的高级实践护士（APN）角色发展、实施和评价框架中指出高级护理实践包含了 5 个阶段：评估需要和确立目标阶段、计划阶段、实施阶段、评价阶段和持续实施阶段。其中每一个阶段的实践过程都是不断发展，持续改进的过程。护理研究是通过科学的路径去解决在高级护理实践中所遇到的临床问题,建立高质量的研究实证为护理实践所应用。本节将针对一个研究案例来探讨 APN 是如何通过研究方案的设计与实施不断完善护理实践过程、提升护理质量的。

一、案例背景

高级实践护士(APN)实践包括了 3 个范畴,即病人评估、护理实践、组织与系统。开展病人范畴的护理实践活动时 APN 应首先对病人的生理、心理等状况进行全面评估,关注多维度的健康问题,包含了功能维度和生存质量。然后根据评估结果为病人提供涉及生理、心理、社会等多方面的综合性、计划性、连续性的护理措施,从而达到促进健康、治疗疾病的目的。目前生存质量已被世界卫生组织列为适应生物、社会、心理医学模式和现代健康观需要的新一代健康指标,并广泛应用于各种慢性病的研究。以糖尿病为例,治疗的目的不单纯是控制血糖水平,更要防治并发症,缓解疾病的症状,改善生存质量。

2010 年美国 27 名专家代表制订了 APN 核心能力执行文件,该文件提出 APN 的核心能力包括直接护理能力、咨询能力、系统领导能力、合作能力、辅导能力、研究能力、伦理决策能力。其中的研究能力对 APN 掌握和应用科学研究的方法解决临床护理问题提出了要求。而护理研究的 5 个研究步骤,即概念阶段、研究设计及计划阶段、实证阶段、分析阶段和推广阶段与 APN 角色发展、实施和评价框架中的 5 个阶段一一对应。

二、案例描述

本案例取材于南京医科大学王洁(2010 年)硕士学位论文《中文版行走受损问卷在 2 型糖尿病外周动脉疾病人群中的应用研究》以及三篇论文:

[1]王洁,崔焱. 行走受损问卷在外周动脉疾病临床研究中的应用. 护士进修杂志,2009,24(18):1659-1662.

[2]王洁,莫永珍,卞茸文,等. 行走受损问卷在 2 型糖尿病外周动脉疾病患者中应用的信效度评价. 护士进修杂志,2010,25(4):297-299.

[3]王洁,莫永珍,卞茸文,等. 2 型糖尿病患者行走能力与生活质量的相关性分析. 护理学报,2010,17(20):1-3.

第一阶段:概念及假设阶段

1. 研究题目　中文版行走受损问卷在 2 型糖尿病外周动脉疾病(PAD)人群中的应用研究。

2. 研究背景　外周动脉疾病(peripheral arterial disease,PAD)指上肢或下肢动脉狭窄或阻塞的血管性疾病,是糖尿病大血管常见并发症,也是糖尿病病人下肢截肢的主要原因。PAD 可表现为小腿疼痛、间歇性跛行、静息痛、溃疡及坏疽,严重损害了病人的日常活动,特别是行走能力。而行走能力受损又是导致 PAD 病人生活质量下降的重要原因。在临床实践中,评估 PAD 病人行走能力的方法主要有平板运动试验、六分钟步行试验(six-minute walking test,6MWT),以上方法虽准确,但较耗费人力、物力、财力,应用受到一定限制。因此,Regensteiner 等于 1990 年编制了疾病特异性问卷——行走受损问卷(walking impairment questionnaire,WIQ),其简便、经济、实用性强。在国外,该问卷已被广泛用于评估 PAD 病人的行走能力、生活质量及评价 PAD 治疗效果,同时也被用于初级卫生医疗机构及大规模临床研究。目前尚未见 WIQ 量表在中国人群中使用的报道。因此,本研究将翻译后的中文版 WIQ 量表用于评估 2 型糖尿病 PAD 病人的行走能力,对其信度、效度及反应度进行评价;同时,调查 2 型糖尿病 PAD 病人行走能力及生活质量现状并探讨行走能力对其生活质量的影响。

3. 研究目的　本研究将中文版 WIQ 量表应用于 2 型糖尿病 PAD 人群中,对中文版 WIQ 量表进行考评,期望能为临床、社区基层医疗机构及大规模研究提供一种简单、可靠、有效的

阅读笔记

行走能力评估工具。同时,了解该人群的行走能力及生活质量情况,并探讨两者间的关系。

4. 研究目标　①翻译及评价中文版 WIQ 量表在 2 型糖尿病 PAD 人群中应用的信度、效度及反应度。②调查 2 型糖尿病 PAD 病人行走能力及生活质量现状。③探讨 2 型糖尿病 PAD 病人行走能力对其生活质量的影响。

第二阶段:设计及计划阶段

1. 研究对象取样　采取方便抽样的方法,选取 2009 年 2 月至 2010 年 2 月到某医院糖尿病防治中心住院或门诊就诊的 2 型糖尿病病人 196 例。

2. 研究变量测量　研究测量的指标包括病人的年龄、性别、身高、体重、体重指数(BMI)及糖尿病病程、行走能力、生活质量、行走速度及距离。选用的测量工具和方法包括病人一般资料表、中文版 WIQ 量表、简明健康调查问卷(SF-36)、踝肱指数(ankle-brachial index,ABI)、六分钟步行试验(six-minute walking test,6MWT)。

3. 预试验　主试验前进行了两部分预试验。

(1) 项目 1:中文版 WIQ 量表的形成,首先由 2 名母语为汉语、精通英语的医学专业人员彼此独立地将英文版 WIQ 量表翻译成中文。比较 2 个翻译稿,针对存在明显差异的地方进行讨论,最终形成达成共识的中文版 WIQ 量表第一稿。接着进行回译,由 1 名从未看过英文版 WIQ 量表的英语专业人员将中文版 WIQ 量表第一稿回译为英文,将原版英文量表与回译后的英文量表进行比较、分析,经文化调试后形成中文版 WIQ 量表第二稿。

(2) 项目 2:预实验,纳入 10 例智力正常并可独立阅读和书写的病人进行预试验。对预试验中一致反映的问题进行修改后,形成最终的中文版 WIQ 量表。

第三阶段:实证阶段

1. 资料收集　中文版 WIQ 量表形成后,以问卷调查的方式,要求所有研究对象填写一般资料调查问卷、中文版 WIQ 量表及简明健康调查问卷(SF-36),并同时完成 6MWT。考虑到中国尚未有健康人群 6MWT 参考值,结合本研究 6MWT 的具体操作方法,选用 Enright 等研究中的公式来计算同龄健康人群的 6MWT,计算公式如下:男性:6MWT=7.57× 身高(cm)−1.76× 体重(kg)−5.02× 年龄(岁)−309;女性:6MWT=2.11× 身高(cm)−2.29× 体重(kg)−5.78× 年龄(岁)+667。

2. 资料整理　检查资料的质量,将资料编码,建立 Epidata 数据库录入数据。对资料进行筛选和整理,处理缺失值。

第四阶段:分析阶段

1. 研究分析　用 SPSS 16.0 软件行数据分析,$P<0.05$ 认为有统计学意义。定量资料用均数 ± 标准差($\bar{x}\pm s$)表示,定性资料用构成比或率(%)表示。两组间率的比较用 χ^2 检验,等级变量的比较用 Mann-Whitney U 检验,两组间均数的比较用独立样本 t 检验。量表考评:

(1) 信度评价:计算 Cronbach's α 系数、分半信度系数及组内相关系数(ICC)。

(2) 效度评价:①计算 WIQ 量表各条目与其所在维度、维度与总量表间的 Spearman 相关系数;②计算 WIQ 量表评分与 SF-36 评分、6MWT 间的 Spearman 相关系数。

(3) 反应度评价:①用协方差分析比较外周动脉疾病(PAD)组与非 PAD 组间 WIQ 量表评分;②用方差分析比较不同年龄组及不同行走距离组间的 WIQ 量表总评分。

2. 研究结果

(1) 在 2 型糖尿病 PAD 人群中,WIQ 量表总的 Cronbach's α 系数为 0.94,各维度的 Cronbach's α 系数为 0.84～0.91。WIQ 量表总的分半信度为 0.92,各维度分半信度为 0.74～0.91。WIQ 总量表的组内相关系数为 0.93,各维度组内相关系数为 0.73～0.94。WIQ 量表各维度评分与总量表的相关系数为 0.82～0.96($P<0.01$),WIQ 量表各条目与其所在维度的相关系数为 0.233～0.995($P<0.05$)。WIQ 量表各维度间的相关系数为 0.71～0.81($P<0.01$)。WIQ

量表距离、速度、爬梯维度评分及总评分与六分钟步行试验距离相关，Spearman 相关系数为 0.67～0.88（P<0.01）。WIQ 量表评分与 SF-36 生理功能、生理职能及总体健康 3 个维度评分相关，Spearman 相关系数为 0.27～0.86（P<0.05）；与 SF-36 的情感职能及社会功能维度评分不相关。采用协方差分析校正年龄后，PAD 与非 PAD 两组之间 WIQ 量表评分的差异有统计学意义。

（2）2 型糖尿病 PAD 病人及 2 型糖尿病病人的六分钟步行试验距离都短于同龄健康成人正常值（361.95±116.64 *vs* 456.09±68.19，*t*=−5.28，P=0.001；461.02±87.72 *vs* 517.26±148.50，*t'*=−3.73，P=0.000）。与 2 型糖尿病病人相比，2 型糖尿病 PAD 病人的六分钟步行试验距离更短（461.02±87.72 *vs* 361.95±116.64，*t'*=5.69，P=0.000）。

（3）在 2 型糖尿病 PAD 病人及 2 型糖尿病病人中，WIQ 量表评分与 SF-36 评分正相关。

3. 研究结论　中文版行走受损问卷具有较好的信度、效度及反应度，可用于评估 2 型糖尿病 PAD 及 2 型糖尿病病人的行走能力。2 型糖尿病 PAD 及 2 型糖尿病病人的行走能力及生活质量较低，且行走能力与其生活质量成正相关。临床工作者应重视 2 型糖尿病 PAD 及 2 型糖尿病病人行走能力的评估。

第五阶段：推广阶段

1. 结果发表　阶段性和终期的研究成果以论文形式发表在学术期刊上：

［1］王洁，崔焱. 行走受损问卷在外周动脉疾病临床研究中的应用［J］. 护士进修杂志，2009，24（18）：1659-1662.

［2］王洁，莫永珍，卞茸文，等. 行走受损问卷在 2 型糖尿病外周动脉疾病患者中应用的信效度评价［J］. 护士进修杂志，2010，25（4）：297-299.

［3］王洁，莫永珍，陈玲，等. 行走受损问卷在 2 型糖尿病患者中应用的信效度评价［J］. 中国实用护理杂志，2010，26（5）：65-67.

［4］王洁，莫永珍，卞茸文，等. 2 型糖尿病患者行走能力与生活质量的相关性分析［J］. 护理学报，2010，17（20）：1-3.

［5］王洁，崔焱，莫永珍，等. 2 型糖尿病外周动脉疾病患者行走能力与生活质量的相关性［J］. 护理学杂志，2010，25（5）：15-16.

［6］WANG J，CUI Y，BIAN R W，et al.Validation of the Chinese version of the Walking Impairment Questionnaire in patients with both peripheral arterial disease and type 2 diabetes mellitus［J］. Diab Vasc Dis Res，2011，8（1）：29-34.

［7］王洁，莫永珍，陈玲，等 .2 型糖尿病患者踝肱指数与行走能力的相关性分析［J］. 护理学报，2012（19）：44-46.

2. 研究结果应用　研究的结果被应用于临床评价病人的行走能力，并指导此后的研究。

三、案例解析

护理研究是高级实践护士实现护理角色发展，获得实证，进一步支持高级护理实践持续改进的过程。上述案例以研究步骤为主线，呈现了护理研究项目的实施概况。接下来，将从高级临床护理实践建立的 5 个阶段来分别阐述两者的关系。

第一阶段：评估和确立目标阶段

高级护理实践的建立源自改革现行临床护理实践的需要，这个需要往往就是研究者进行相关研究的原因或背景。以本案为例，行走能力受损是导致外周动脉疾病（PAD）病人生活质量下降的重要原因，临床工作者越来越重视评估 PAD 病人的行走能力，并将其用于疗效评价。由于在临床实践中，评估 PAD 病人行走能力的方法主要有平板运动试验、六分钟步行试验（six-minute walking test，6MWT），以上方法虽准确，但较耗费人力、物力、财力，应用受到一定

阅读笔记

限制。因此，高级实践护士（APN）确立的高级护理实践目标是发展一种更为简便、经济、易操作的测评工具来评估 PAD 病人的行走能力。而研究设定的研究选题是该评估工具的开发与验证。两者的共同目标是要求证新的评估工具 WIQ 量表的成效如何？本研究将中文版 WIQ 量表应用于 2 型糖尿病 PAD 人群中，对中文版 WIQ 量表进行考评。了解该人群的行走能力及生活质量情况，并探讨两者间的关系。APN 试图通过循证来达到改进护理评估手段的目标，进一步进入高级护理实践建立的行动阶段。

第二阶段：计划阶段

高级护理实践第二阶段是制订与实施策略计划。第二阶段通常需要确立新的护理模式的目标对象、效果评价指标、收集基线资料；明确新的护理干预措施或者护理模式实施过程中的促进因素和障碍有哪些？新护理模式的建立需要哪些资源和支持？这个阶段的目的是为新护理模式和高级实践护士（APN）角色的正式实施做好准备。研究者通常在研究设计和计划过程中重点表述研究对象、干预方法、评价指标与工具、干预的时间和再评价的时间。这也解答了建立高级护理实践时所关注的问题：与新护理模式目标一致的期望结果是什么？何时能取得这些结果？这个阶段会实施预试验使得实施计划更加完善，新护理模式的顺利开展更有保证。本研究案例尽管不是探索一个新的护理模式，但是也遵循了此阶段各个要素的要求，包括研究对象取样、选择研究变量、确定调查方法以及新量表的翻译、回译和预试验。这个阶段，为了确保高级护理实践的实施质量，通常需要进行 APN 角色定位的培训以及研究团队的统一培训。

第三阶段：实施阶段

本阶段的重点是启动高级实践护士（APN）的角色实施计划：开始建立角色并执行。对高级护理实践来说就是在临床实施新的护理模式或者护理措施，密切观察和收集被护理对象的临床效果、不良反应和护理结局，及时反馈并修正护理方案。在研究过程中，主要活动是收集研究资料。资料收集的时间点往往在研究干预方法的实施前后，用于评价干预效果。此阶段要重视控制研究质量，临床护理实践过程要确保病人的知情权并维护病人的权益。本案例严格遵照研究的试验方案执行，对受试者进行了 WIQ 量表、简明健康调查问卷（SF-36）、6MWT 的测定和结果收集，建立了 Epidata 数据库，为下一步分析数据作准备。

第四阶段：评价阶段

此阶段涉及对新护理模式和高级实践护士（APN）角色的全面评价。临床实践中可以通过临床疗效、病人满意度、护理结局的指标评价来获得对新模式的客观评价，以判断 APN 角色的发展成果。在研究中可通过资料分析和结果判读来完成，研究资料分析要求运用恰当的统计方法，研究结果判读要求运用评判性和逻辑性思维，客观、合理地解释研究结果。在分析本案例的过程中，研究者从内在一致性、分半信度、重测信度、内容效度、结构效度、标准效度、聚合效度、反应度等多维度评价中文版 WIQ 量表的信度与效度；计算 WIQ 量表评分与 SF-36 评分、6MWT 间的 Spearman 相关系数，使得统计结果能最恰当地反映研究的假设。在系统整理研究资料后，结合该研究领域的相关文献结果如实地报道研究结果。

第五阶段：持续实施阶段

新的护理模式和高级实践护士（APN）角色的建立和发展、实施和评价过程是一个循环过程。需要进行长期监察，不断地重复高级护理实践建立过程的每个步骤并做出适当的改变，持续质量改进和创新变革。研究的最后一个步骤为推广阶段，即将研究结果通过发表文章，在更广泛领域推广应用研究结论。本案例中将 WIQ 量表初步应用于 2 型糖尿病外周动脉疾病（PAD）病人中，证实了其可以作为一个敏感便捷的评估工具来判断病人的行走能力，以后的研究可将该量表进一步用于临床 PAD 干预手段的疗效评价，如运动、药物及手术等的治疗评价。

阅读笔记 此外，也可将 WIQ 量表用于评估本研究之外的其他人群的行走能力，如脑卒中病人、膝关节炎病人,将这一新的护理评估工具在日后的临床实践中不断发展。

　　综上所述,高级护理实践研究项目的开展通常以建立和发展高级护理实践为目的。从科研的角度看,它是一个研究课题的开展和实施过程;对高级护理实践来说,它是一个在临床中发展、实施和评价新的高级护理实践项目的过程。APN 既是前人研究的应用者,同时也是循证护理实践证据的制造者。开展以临床护理实践需要为中心的护理研究才能真正实现研究向实践的转化。

(莫永珍)

阅读笔记

附录 1　GRACE 风险评分表

Killip 分级	得分	收缩压 /mmHg	得分	心率 /（次·min⁻¹）	得分
I	0	≤80	58	≤50	0
II	20	80～99	53	50～69	3
III	39	100～119	43	70～89	9
IV	59	120～139	34	90～109	15
		140～159	24	110～149	24
		160～199	10	150～199	38
		≥200	0	≥200	46

年龄 / 岁	得分	血肌酐 /（mg·dl⁻¹）（μmol·L⁻¹）	得分	其他	得分
≤30	0	0～0.39（0～34.48）	1	入院前心搏骤停	39
30～39	8	0.40～0.79（35.36～69.84）	4	ST 段偏移（抬高或压低）	28
40～49	25	0.80～1.19（70.72～105.20）	7	心肌酶升高	14
50～59	41	1.20～1.59（106.08～140.56）	10		
60～69	58	1.60～1.99（141.44～175.92）	13		
70～79	75	2.00～3.99（176.80～352.72）	21		
80～89	91	>4.0（353.60）	28		
≥90	100				
总分					

危险级别	GRACE 评分	院内死亡风险 /%	GRACE 评分	出院后 6 个月死亡风险 /%
低危	≤108	<1	≤88	<3
中危	109～140	1～3	89～118	3～8
高危	>140	>3	>118	>8
结论				

附录 2　CRUSADE 出血评分

预估	范围	分数	预估	范围	分数
基线血细胞比容 /%	< 31	9	肌酐清除率 /(ml·min⁻¹)	≤ 15	39
	31～33.9	7		>15～30	35
	34～36.9	3		>30～60	28
	37～39.9	2		>60～90	17
	≥40	0		>90～120	7
				>120	0
心率 /(次·min⁻¹)	≤ 70	0	收缩压 /mmHg	≤ 90	10
	71～80	1		91～100	8
	81～90	3		101～120	5
	91～100	6		121～180	1
	101～110	8		181～200	3
	111～120	10		≥201	5
	≥121	11			
性别	男性	0	心力衰竭体征	是	0
	女性	8		否	7
血管疾病病史或脑卒中病史	否	0	糖尿病	否	0
	是	6		是	6
总分					

出血风险

风险	N	最低分	最高分	出血率
很低	19 486	1	20	3.10%
低	12 545	21	30	5.50%
中度	11 530	31	40	8.60%
高	10 961	41	50	11.90%
很高	15 210	51	91	19.50%
结论				

附录3　阿尔茨海默病病理行为评定量表(BEHAVE-AD)

项目	无	轻	中	重	项目	无	轻	中	重
	圈出最合适评分					圈出最合适评分			
偏执和妄想观念					14. 无目的行为	0	**1**	2	3
1. 被窃妄想	0	1	2	**3**	15. 行为不当	0	1	2	**3**
2. 住所非自己家	0	**1**	2	3	**攻击行为**				
3. 家人是冒名顶替者	0	1	2	**3**	16. 谩骂	0	1	2	**3**
4. 被遗弃妄想	0	1	**2**	3	17. 打人 / 暴力	0	1	2	**3**
5. 认为家人不忠妄想	0	1	2	**3**	18. 其他攻击行为	0	1	2	**3**
6. 其他猜疑	0	1	**2**	3	**日夜节律紊乱**				
7. 其他妄想	0	**1**	2	3	19. 日夜颠倒	0	1	2	**3**
幻觉					**情感障碍**				
8. 幻视	0	1	2	**3**	20. 哭泣	0	1	2	**3**
9. 幻听	0	1	2	**3**	21. 抑郁心境	0	**1**	2	3
10. 幻嗅	0	1	2	**3**	**焦虑和恐惧**				
11. 幻触	0	1	2	**3**	22. 对即将发生的事的焦虑	0	1	**2**	3
12. 其他幻觉	0	1	2	**3**	23. 其他焦虑	0	**1**	2	3
行为紊乱					24. 害怕独处	0	**1**	2	3
13. 外跑	**0**	1	2	3	25. 其他恐惧	0	1	2	**3**

附录4　精神神经科问卷(NPI)

评测项目	评分标准
1. 频率(1~4分)	1分 = 偶尔,少于每周一次; 2分 = 经常,大约每周一次; 3分 = 频繁,每周几次,但少于一天一次; 4分 = 十分频繁,一天一次或多次或持续
2. 严重程度(1~3分)	1分 = 轻度,可以察觉但不明显; 2分 = 中度,明显但不十分突出; 3分 = 重度,非常突出的变化
3. 该项症状引起照料者苦恼的严重程度(0~5分)	0分 = 不苦恼; 1分 = 极轻度苦恼,照料者无需采取措施; 2分 = 轻度苦恼,照料者可以容易应对; 3分 = 中度苦恼,照料者难以自行应对; 4分 = 重度苦恼,照料者难以应对;极度苦恼,照料者无法应对

项目	有无	频率	严重程度	照料者苦恼程度
1. 妄想:错误观念如他人偷东西、有人害他、家人不忠	有	4	3	4
2. 幻觉:幻听、幻视	有	3	3	3
3. 激越、攻击行为	有	3	3	4
4. 心情恶劣	有	3	3	4
5. 焦虑	有	2	2	3

评测项目	评分标准			
6. 欣快	有	2	2	3
7. 情感淡漠	有	3	3	3
8. 脱抑制	有	2	2	3
9. 易激惹	有	4	3	4
10. 异常运动行为	有	2	2	3
11. 睡眠 / 夜间行为	有	4	3	4
12. 食欲和 / 或进食障碍	有	3	2	4

附录5　Blessed-Roth 行为量表(BBS)

项目	具体指标		计分	合计
生活能力计分标准： 1 分 = 完全正常 2 分 = 有困难，需人帮助 4 分 = 完全依赖他人	完成一般家务，如点炉子，泡茶		4	
	管理小量钱财，买东西算账		4	
	记忆几项事情，如吃药		4	
	在熟悉的街道独自出门，乘坐公共汽车		4	24
	辨认环境，辨认所处地点，辨认周围人物		4	
	回忆最近发生的事件，如亲戚朋友来访		2	
	沉淀于过去，忆旧		2	
日常习惯计分标准： 参照右边选项	吃饭	用筷子，且吃得干净，不掉饭	1	
		用筷子，但掉饭，需少量帮助	4	
		能用勺，或只能用手吃固体食物	8	
		需喂饭	12	**12**
	穿衣	无需帮助	1	
		有时系错扣子	4	
		经常穿错，或忘穿某一件衣服	8	
		自己完全不知道穿衣	12	**12**
	括约肌障碍	正常	1	
		有时尿床	4	
		经常尿床	8	**8**
		大小便不能控制	12	
个性改变计分标准： 有 =1 分 无 =0 分	顽固、固执		1	
	自私、自我中心、计较钱财、不顾尊严		1	
	不顾他人，如自己方便即可		1	
	情感粗暴，对别人事情不闻不问		1	
	易怒，易激惹		1	
	与情景、场合不符的欢乐		1	9
	情感反应减弱		1	
	放弃爱好，在社会生活中退缩		1	
	冷漠，主动性减退、无活动欲望		1	
	无目的的活动、多动		0	
	性欲		0	

附录6　康奈尔痴呆抑郁量表（CSDD）

项目	0 无	1 轻微或间歇	2 严重
A. 与情绪有关的表现			
1. 焦虑（焦急的表情、忧虑、担心）	0	1	2
2. 悲伤（悲伤的表情、悲伤的声音、哭泣）	0	1	2
3. 对愉快事件无反应	0	1	2
4. 易激动（易怒、性子急）	0	1	2
B. 行为障碍			
5. 激越（坐立不安、搓手、拉头发）	0	1	2
6. 迟缓（行动缓慢、言语缓慢、反应迟钝）	0	1	2
7. 多种躯体症状（若只有胃肠道症状计0分）	0	1	2
8. 兴趣缺乏（很少参加一般活动，只对急性变化计分，如1个月之内）	0	1	2
C. 躯体表现			
9. 食欲减退（饮食比平时少）	0	1	2
10. 体重减轻（若1个月内体重减轻超过2 250g，计2分）	0	1	2
11. 精力减退（易疲劳，不能耐受活动，只对急性变化计分，如1个月之内）	0	1	2
D. 周期性功能			
12. 白天情绪变化大（早晨症状重）	0	1	2
13. 难以入睡（比平常人晚睡）	0	1	2
14. 入睡后易醒	0	1	2
15. 早醒（早晨比平时醒得早）	0	1	2
E. 观念障碍			
16. 自杀（感受生活没有意义，有自杀愿望或企图）	0	1	2
17. 不自信（自责、缺乏自尊、挫败感）	0	1	2
18. 悲观（对事物发展缺乏信心）	0	1	2
19. 心境近乎妄想（幻想贫困、疾病、损失）	0	1	2

附录7　改良早期预警MEWS评分表

分数	3	2	1	0	1	2	3
心率/（次·min⁻¹）		≤40	41～50	51～100	101～110	111～129	≥130
呼吸频率/（次·min⁻¹）		<9		9～14	15～20	21～29	≥30
体温/℃		≤35		35.1～38.4		≥38.5	
意识水平				完全清醒	对声音有反应	对痛楚有反应	无反应
收缩压/mmHg	≤70	71～80	81～100	101～199		≥200	

注：

风险判断：每个指标根据评估所得数值不同分别赋予0～3分，各项得分相加得出总分。评分5分是鉴别病人严重程度的最佳临界点。评分<5分表示大多不需住院治疗。评分≥5分表示病情变化危险增大，有潜在危重病风险，进入高危状态。评分≥9分表示死亡危险明显增加。

附录 8　格拉斯哥昏迷量表(GCS)

睁眼	语言	运动
自主睁眼——4 分	回答正确——5 分	遵医嘱活动——6 分
呼唤睁眼——3 分	回答错误——4 分	刺痛定位——5 分
刺痛睁眼——2 分	语无伦次——3 分	躲避刺激——4 分
不睁眼——1 分	只能发声——2 分	刺激肢屈——3 分
	不能发声——1 分	刺激肢伸——2 分
		不能活动—1 分

注: 最高分 15 分, 预后最好。最低分 3 分, 预后最差。13~15 分为轻度损伤, 9~12 分为中度损伤, 小于 8 分为重度颅脑损伤。

附录 9　Richmond 躁动 - 镇静量表(RASS)

评分	命名	描述
+4	攻击性	明显的攻击性或暴力行为
+3	非常躁动	拔、拽各种插管, 或对医务人员有过激行为
+2	躁动	频繁的无目的动作或人机对抗
+1	不安	焦虑或紧张但动作无攻击性或表现为精力过剩
0	警觉但安静	
−1	嗜睡	不完全警觉, 但对呼唤有超过 10s 持续清醒, 能凝视
−2	轻度镇静	对呼唤有短暂(少于 10s)清醒, 伴眨眼
−3	中度镇静	对呼唤有一些活动(但无眨眼)
−4	深度镇静	对呼唤无反应但对躯体刺激有一些活动
−5	不易觉醒	对呼唤或躯体刺激无反应

附录 10　Riker 镇静和躁动评分(SAS)

分值	描述	定义
7	危险躁动	拉拽气管内插管, 试图拔除各种导管, 翻越窗栏, 攻击医护人员, 在床上辗转挣扎
6	非常躁动	需要保护性束缚并反复语言提示劝阻, 咬气管插管
5	躁动	焦虑或身体躁动, 经言语提示劝阻可安静
4	安静合作	安静, 容易唤醒, 服从指令
3	镇静	嗜睡, 语言刺激或轻轻摇动可唤醒并能服从简单指令, 但又迅即入睡
2	非常镇静	对躯体刺激有反应, 不能交流及服从指令, 有自主运动
1	不能唤醒	对恶性刺激无或仅有轻微反应, 不能交流及服从指令

附录11　住院病人营养风险筛查(NRS 2002)评估表

一、病人资料

姓名		住院号	
性别		病区	
年龄		床号	
身高 /m)		体重 /kg	
体重指数 /(kg•m^{-2})		蛋白质 /(g•L^{-1})	
临床诊断			

二、疾病状态

疾病状态	分数	若"是"请打钩
骨盆骨折或者慢性病病人合并有以下疾病：肝硬化、慢性阻塞性肺疾病、长期血液透析、糖尿病、肿瘤	1	
腹部重大手术、脑卒中、重症肺炎、血液系统肿瘤	2	
颅脑损伤、骨髓抑制、加护病人（APACHE>10分）	3	

三、营养状态

营养状况指标（单选）	分数	若"是"请打钩
正常营养状态	0	
3个月内体重减轻 >5% 或最近1个星期进食量（与需要量相比）减少20%～50%	1	
2个月内体重减轻 >5% 或 BMI 为 18.5～20.5kg/m^2 或最近1个星期进食量（与需要量相比）减少 50%～75%	2	
1个月内体重减轻 >5%（或 3个月内体重减轻 >15%）BMI<18.5kg/m^2（或血清白蛋白 <35g/L）或最近1个星期进食量（与需要量相比）减少 70%～100%	3	

四、年龄

年龄≥70岁加1分	1	

五、营养风险筛查评估结果

营养风险筛查总分
处理
总分≥3.0：病人有营养不良的风险，需营养支持治疗
总分 <3.0：若病人将接受重大手术，则每周重新评估其营养状况
执行者　　　　　　　　　　　　　　　时间

附录12　儿童昏迷量表

监测	患儿反应	得分
最佳睁眼反应	自动张开	4
	听到语言指令张开	3
	由于疼痛张开	2
	无反应	1
最佳运动反应	服从语言命令	6
	能够定位疼痛的位置	5
	弯曲缩回	4
	异常弯曲去皮质强直	3
	伸展位，去大脑强直	2
	无反应	1
对听和视觉刺激的最佳反应（>2岁）	定向	5
	迷惑	4
	不恰当言语	3
	不可理解声音	2
	无反应	1
对听和视觉刺激的最佳反应（<2岁）	微笑、倾听并跟随指导	5
	哭泣、能被安抚	4
	不恰当的持续哭泣	3
	激怒、不安	2
	无反应	1
可能的总得分		3～15分

附录13　意识障碍程度分类

意识障碍程度	GSC评分	病人表现
清醒	13～15分	定向功能好
嗜睡	9～12分	唤醒后很快入睡，定向功能障碍
浅昏迷	7～8分	病人表现意识丧失，对高声无反应，对第二信号系统完全失去反应，对强烈的痛刺激或有简单反应，如压眶上缘可出现表情痛苦及躲避反应，角膜反射、咳嗽反射、吞咽反射及腱反射存在，生命体征尚平稳
中昏迷	4～6分	较浅昏迷重，病人表现对疼痛刺激无反应，四肢完全处于瘫痪状态，角膜反射、瞳孔对光反射、咳嗽反射、吞咽反射等尚存在，但明显减弱，生命体征尚平稳，腱反射亢进，病理反射阳性，呼吸循环功能一般尚可
深昏迷	3分	所有深浅反射消失，病人眼球固定、瞳孔散大、角膜反射、瞳孔对光反射、咳嗽反射、吞咽反射等消失，四肢瘫痪，腱反射消失，生命体征不稳定，病人处于濒死状态

附录14　肌力分级——MRC量表

级别	名称	标准
0	零（Zero, 0）	无可测知的肌肉收缩
1	微缩（Trace, T）	有轻微收缩，但不能引起关节运动
2	差（Poor, P）	在减重状态下能做关节全范围活动
3	可（Fair, F）	能抗重力做关节全范围运动，但不能抗阻力
4*	良好（Good, G）	能抗重力、抗一定阻力运动
5	正常（Normal, N）	能抗重力、抗充分阻力运动

注：*4⁻、4和4⁺分别是指在抗轻微、中度和很强阻力时运动。

附录15　失禁相关性皮炎危险因子评估表（PAT评分）

评估项目	1分	2分	3分
刺激物类型	成形的粪便和/尿液	软便混合或未混合尿液	水样便和/或尿液
刺激时间	床单/尿布更换间隔时间≤8h	床单/尿布更换间隔时间≤4h	床单/尿布更换间隔时间≤2h
会阴皮肤状况	皮肤干净、完整	红斑、皮炎合并或不合并念珠菌感染	皮肤剥落、糜烂合并或不合并皮炎
影响因素：低白蛋白、感染、管饲营养或其他	0或1个影响因素	2个影响因素	3个（含）以上影响因素

附录16　颈椎JOA评分

项目	评分	得分
1. 运动（8分）		
A. 上肢运动功能（4分）		
自己不能持筷或勺进餐	0	
能持勺，但不能持筷	1	
手虽然不灵活，但能持筷	2	
能持筷及一般家务劳动，但手笨拙	3	
正常	4	
B. 下肢运动功能（4分）		
不能行走	0	
即使在平地行走也需用支持物	1	
在平地行走可不用支持物，但上楼时需用	2	
平地或上楼行走不用支持物，但下肢不灵活	3	
正常	4	
2. 感觉（6分）		
A. 上肢		
有明显感觉障碍	0	
有轻度感觉障碍或麻木	1	
正常	2	

续表

项目	评分	得分
B. 下肢		
有明显感觉障碍	0	
有轻度感觉障碍或麻木	1	
正常	2	
C. 躯干		
有明显感觉障碍	0	
有轻度感觉障碍或麻木	1	
正常	2	
3. 膀胱功能(3分)		
尿潴留	0	
高度排尿困难,尿费力,尿失禁或淋漓	1	
轻度排尿困难,尿频,尿踌躇	2	
正常	3	
总分		

注:

术后改善率 =[(术后评分 − 术前评分)/(17− 术前评分)]×100%;

改善率还可对应于通常采用的疗效判定标准:改善率为 100% 时为治愈,改善率大于 60% 为显效,25～60% 为有效,小于 25% 为无效。

附录17　Barthel 指数

项目	内容	评分标准	得分
大便	失禁	0	
	偶尔失禁或需要器具帮助	5	
	能控制;如果需要,能使用灌肠剂或栓剂	10	
小便	失禁	0	
	偶尔失禁或需要器具帮助	5	
	能控制;如果需要,能使用集尿器	10	
修饰	需要帮助	0	
	独立洗脸、梳头、刷牙、剃须	5	
洗澡	依赖	0	
	自理	5	
如厕	依赖别人	0	
	需要部分帮助;在穿脱衣裤或使用卫生纸时需要帮助	5	
	独立用厕所或便盆,穿脱衣裤,冲洗或清洗便盆	10	
吃饭	依赖别人	0	
	需要部分帮助(如切割食物,搅拌食物)	5	
	能使用任何需要的装置,在适当的时间内独立进食	10	
穿衣	依赖	0	
	需要帮助,但在适当的时间内至少完成一半的工作	5	
	自理(系、开纽扣,关、开拉锁和穿脱支具)	10	

续表

项目	内容	评分标准	得分
转移	完全依赖别人,不能坐	0	
	能坐,但需要大量帮助(2人)才能转移	5	
	需少量帮助(1人)或指导	10	
	独立从床到轮椅,再从轮椅到床,包括从床上坐起、刹住轮椅、抬起	15	
行走	不能动	0	
	在轮椅上独立行动,能行走45m	5	
	需要1人帮助行走(体力或语言指导)45m	10	
	能在水平路面上行走45m,可以使用辅助装置,不包括带轮的助行	15	
上下楼梯	不能	0	
	需要帮助和监督	5	
	独立,可以使用辅助装置	10	

说明:此表是用来评定病人日常生活活动能力的,是康复医学常用的量表之一。可在治疗前、中、后期对病人进行评价。以病人日常实际表现作为依据,而不以病人可能具有的能力为准。0~20分为极严重功能障碍;20~45分为严重功能障碍;50~70分为中度功能障碍;75~95分为轻度功能障碍;100分为ADL自理。

附录18 焦虑自评量表(SAS)

焦虑是一种比较普遍的精神体验,长期存在焦虑反应的人易发展为焦虑症。本量表包含20个项目,分为4级评分,请您仔细阅读以下内容,根据最近一星期的情况如实回答。

填表说明:所有题目均共用答案,请在A、B、C、D下画"√",每题一个答案。

姓名:	性别:□男 □女

答案:A没有或很少时间;B小部分时间;C相当多时间;D绝大部分或全部时间。

题目	选项			
1. 我觉得比平时容易紧张或着急	A	B	C	D
2. 我无缘无故在感到害怕	A	B	C	D
3. 我容易心里烦乱或感到惊恐	A	B	C	D
4. 我觉得我可能将要发疯	A	B	C	D
*5. 我觉得一切都很好	A	B	C	D
6. 我手脚发抖打战	A	B	C	D
7. 我因为头疼、颈痛和背痛而苦恼	A	B	C	D
8. 我觉得容易衰弱和疲乏	A	B	C	D
*9. 我觉得心平气和,并且容易安静坐着	A	B	C	D
10. 我觉得心跳得很快	A	B	C	D
11. 我因为一阵阵头晕而苦恼	A	B	C	D
12. 我有晕倒发作,或觉得要晕倒似的	A	B	C	D
*13. 我吸气呼气都感到很容易	A	B	C	D
14. 我的手脚麻木和刺痛	A	B	C	D
15. 我因为胃痛和消化不良而苦恼	A	B	C	D
16. 我常常要小便	A	B	C	D
*17. 我的手脚常常是干燥温暖的	A	B	C	D
18. 我脸红发热	A	B	C	D
*19. 我容易入睡并且一夜睡得很好	A	B	C	D
20. 我做噩梦	A	B	C	D

评分标准：正向计分题 A、B、C、D 按 1、2、3、4 分计；反向计分题（标注 * 的题目题号：5、9、13、17、19）按 4、3、2、1 计分。总分乘以 1.25 取整数，即得标准分。低于 50 分者为正常；50～60 分者为轻度焦虑；61～70 分者为中度焦虑，70 分以上者为重度焦虑。

附录19　Autar 血栓风险评估量表

年龄相关 / 周岁	评分	体重指数（BMI）/（kg·m⁻²）		
● 10～30	0	体型	BMI	评分
● 31～40	1	● 体重不足	16～18	0
● 41～50	2	● 体重适中	20～25	1
● 51～60	3	● 超重	26～30	2
● 61～70	4	● 肥胖	31～40	3
● >70	5	● 过度肥胖	>40	4
运动能力	**评分**	**特殊风险种类**		**评分**
● 能走动	0	● 口服避孕药		
● 运动受限（需要辅助工具）	1	a. 20～35 岁		1
● 运动严重受限（需他人协助）	2	b. >35 岁		2
● 轮椅	3	● 激素替代治疗		2
● 完全卧床	4	● 怀孕及产褥期		3
		● 易栓症		4
创伤风险种类		**外科干预（仅对一项适合的外科干预）**		**评分**
评分项目（仅手术前）	评分	● 小手术 <30min		1
● 头部损伤	1	● 择期大型手术		2
● 胸部损伤	1	● 急诊大手术		3
● 脊柱损伤	2	● 胸部手术		3
● 盆腔损伤	3	● 妇科手术		3
● 下肢损伤	4	● 腹部手术		3
		● 泌尿外科手术		3
		● 神经外科手术		3
		● 骨科手术（腰部以下）		4

现有高风险疾病			
	评分		评分
● 溃疡性结肠炎	1	● 急性心肌梗死	4
● 红细胞增多症	2	● 恶性肿瘤	5
● 静脉曲张	3	● 脑血管意外	6
● 慢性心脏疾病	3	● DVT 病史	7

附录 20　危重病人 APACHE Ⅱ评分系统

| 姓名 | | 科室 | | 住院号 | | 诊断 | | R 值 | |

A. 年龄	≤44 □ 0；　45～54 □ 2；　55～64 □ 3；　65～74 □≥5	A 计分	
B. 有严重器官系统功能不全或免疫损害	非手术或择期手术后　　　□ 2； 不能手术或急诊手术后　　□ 5； 无上述情况　　　　　　　□ 0	B 计分	

C. GCS 评分	6	5	4	3	2	1
1. 睁眼反应			□自动睁眼	□呼唤睁眼	□刺痛睁眼	□不能睁眼
2. 语言反应		□回答切题	□回答不切题	□答非所问	□只能发音	□不能言语
3. 运动反应	□按吩咐动作	□刺痛能定位	□刺痛能躲避	□刺痛肢体屈曲	□刺痛肢体伸展	□不能活动
GCS 计分 =1+2+3				C 计分 =15-GCS		

D. 生理指标	分值									D 计分
	+4	+3	+2	+1	0	+1	+2	+3	+4	
1. 体温（腋下）/℃	≥41.0	39.0～40.9		38.5～38.9	36.0～38.4	34.0～35.9	32.0～33.9	30.0～31.9	≤29.9	
2. 平均血压 /mmHg	≥160	130～159	110～129		70～109		50～69		≤49	
3. 心率 /（次·min⁻¹）	≥180	140～179	110～139		70～109		55～69	40～54	≤39	
4. 呼吸频率 /（次·min⁻¹）	≥50	35～49		25～34	12～24	10～11	6～9		≤5	
5. PaO₂/mmHg（FiO₂<50%） A-aDO₂（FiO₂>50%）	≥500	350～499	200～349		>70 <200	61～70 ··········	···········	55～60 ··········	<55 ······	
6. 动脉血 pH 血清 HCO₃⁻（mmol/L） （无血气时用）	≥7.7 ······ ≥52	7.6～7.69 ······ 41～51.9	······	7.5～7.59 ······ 32～40.9	7.33～7.49 ······ 23～31.9	······	7.25～7.32 ······ 18～21.9	7.15～7.24 ······ 15～17.9	<7.15 ······ <15	
7. 血清 Na⁺/（mmol·L⁻¹）	≥180	160～179	155～159	150～154	130～149		120～129	111～119	≤110	
8. 血清 K⁺/（mmol·L⁻¹）	≥7	6～6.9		5.5～5.9	3.5～5.4	3～3.4	2.5～2.9		<2.5	
9. 血清肌酐 /μmol/L	≥305	172～304	128～171		53～127		<53			

D 计分

$$D. 生理指标 = D 计分 列$$

$C 计分 = 15 - GCS$

续表

		50.0～59.9	46.0～49.9	30.0～45.9		20.0～29.9		<20	
10. 血细胞比容 /%	≥60	50.0～59.9	46.0～49.9	30.0～45.9		20.0～29.9		<20	
11. WBC（×1 000）	≥40	20.0～39.9	15.0～19.9	3.0～14.9		1.0～2.9		<1	

D. 计分

APACHEⅡ总分 =A+B+C+D

注：

1. 数据采集应为病人入 ICU 或抢救开始后 24h 内最差值。

2. B 项中"不能手术"应理解为由于病人病情危重而不能接受手术治疗者。

3. 严重器官功能不全

①心：心功能Ⅳ级；②肺：慢性缺氧、阻塞性或限制性通气障碍、运动耐力差；③肾：慢性透析者；④肝：肝硬化、门脉高压、有上消化道出血史、肝性脑病、肝功能衰竭史。

4. 免疫损害：如接受放疗、化疗、长期或大量激素治疗，患白血病、淋巴瘤、艾滋病等。

5. D 项中的血压值应为平均动脉压 =（收缩压 + 舒张压 ×2）/3，若有直接动脉压监测则记录直接动脉压。

6. 呼吸频率应记录病人的自主呼吸频率。

7. 如果病人是急性肾功能衰竭，则血清肌酐一项分值应在原基础上加倍（×2）

8. A-aDO$_2$=713×FiO$_2$-PaCO$_2$/0.8-PaO$_2$。

附录 21　全身性感染相关性器官功能衰竭评分

器官系统	监测项目	1	2	3	4	得分
呼吸	PaO$_2$/FiO$_2$/mmHg	300～400	200～300	100～200	<100	
	呼吸支持（是 / 否）			是	是	
凝血	血小板 /（×10^9/L）	101～150	51～100	21～50	<20	
肝	胆红素 /（μmol·L^{-1}）	20～32	33～101	102～203	>204	
循环	平均动脉压 /mmHg	<70				
	多巴胺剂量 /（μg·kg^{-1}·min^{-1}）		≤5	>5	>15	
	肾上腺素剂量 /（μg·kg^{-1}·min^{-1}）			≤0.1	>0.1	
	去甲肾上腺素剂量 /（μg·kg^{-1}·min^{-1}）			≤0.1	>0.1	
	dobutamine（是 / 否）		是			
神经	GCS 评分	13～14	10～12	6～9	<6	
肾脏	肌酐 /（μmol·L^{-1}）	110	170	110	170	
	24h 尿量 /ml			201～500	<200	

注：

1. 每日评估时应取每日最差值；

2. 分数越高，预后越差。

附录 22　Balthazar CT 分级评分系统

急性胰腺炎分级：

分级	CT 表现	计分
A 级	胰腺显示正常	0 分
B 级	胰腺局限性或弥漫性肿大（包括轮廓不规则，密度不均，胰管扩张，局限积液）	1 分
C 级	除 B 级外还有胰周的炎性改变	2 分
D 级	除胰腺病变外，胰腺有单发性积液区	3 分
E 级	胰腺或胰周有 2 个或多个积液积气区	4 分

胰腺坏死程度：

坏死范围	加分
胰腺坏死范围≤30%	加 2 分
胰腺坏死范围≤50%	加 4 分
胰腺坏死范围>50%	加 6 分

附录 23　急性呼吸窘迫综合征（ARDS）的柏林定义与诊断标准

急性呼吸窘迫综合征	
发病时机	在已知诱因后，或新出现或原有呼吸系统症状加重后 1 周内发病
胸部影像学 [a]	双肺透光度减低，且不能完全用胸腔积液、肺叶不张或结节解释
肺水肿来源	无法用心功能衰竭或液体负荷过多解释的呼吸衰竭； 如果没有危险因素，则需要客观评估（如心脏超声检查）排除静水压升高的肺水肿
低氧血症 [b]	轻度：PEEP/CPAP≥5cmH$_2$O 时 200mmHg < PaO$_2$/FiO$_2$ ≤ 300mmHg [c]； 中度：PEEP/CPAP≥5cmH$_2$O 时 100mmHg < PaO$_2$/FiO$_2$ ≤ 200mmHg； 重度：PEEP/CPAP≥5cmH$_2$O 时 PaO$_2$/FiO$_2$ ≤100mmHg

注：

CPAP：持续气道正压；PEEP：呼气末正压。

a. 胸片或 CT 扫描。

b. 如果海拔超过 1 000m，应根据此公式进行校正：[PaO$_2$/FiO$_2$×（大气压 /760）]。

c. 轻度 ARDS 病人可能接受无创通气。

附录 24　重症监护疼痛观察工具法

指标	具体描述	分值	
A. 面部表情	未观察到肌肉紧张	自然、放松	0
	表现出皱眉、眉毛放低、眼眶紧绷和提肌收缩	紧张	1
	以上所有面部变化加上眼睑轻度闭合	扮鬼相	2

续表

指标	具体描述	分值	
B. 体动	不动(并不表示不存在疼痛)	无体动	0
	缓慢、谨慎的运动,触碰或抚摸疼痛部位,通过运动寻求关注	保护性体动	1
	拉拽管道,试图坐起来,运动肢体/猛烈摆动,不遵从指挥,攻击工作人员,试图从床上爬起来	烦躁不安	2
C. 肌肉紧张 通过被动的弯曲和伸展上肢来评估	对被动运动不做抵抗	放松	0
	对被动运动做抵抗	紧张和肌肉紧张	1
	对被动运动剧烈抵抗,无法将其完成	非常紧张或僵硬	2
D*. 对呼吸机的顺应性 (气管插管病人)	无警报发生,舒适地接受机械通气	耐受呼吸机或机械通气	0
	警报自动停止	咳嗽但是耐受	1
	不同步;机械通气阻断,频繁报警	对抗呼吸机	2
E*. 发声 (拔管后的病人)	用正常腔调讲话或不发声	正常腔调讲话或不发声	0
	叹息,呻吟	叹息,呻吟	1
	喊叫,抽泣	喊叫,抽泣	2
总分			

注:

1. 总原则:根据各类情况进行评分有疼痛写明部位及分值。评估病人疼痛分值时需排除由于疾病原因引起的面部紧张抽动、体动、肌肉紧张、与呼吸机不同步、无原因大喊大叫。评估频率为1次/2h。

*:D和E两项只能选择一项。

2. 使用镇痛药物的清醒病人:床位护士需评估病人疼痛部位及分值,并观察用药效果。若病人无表述具体疼痛部位,记录单可以不填部位,只填写分值。

3. 使用镇静药物同时使用镇痛药物病人:若镇静评分为≥-2分,评估病人疼痛部位及分值,若病人无表述具体疼痛部位,记录单可以不填部位,只填写分值。

4. 下列情况对疼痛评分不作要求,可以不评:处于昏迷病人(GCS≤8分)、病人镇静评分(RASS)为≤-3分。

附录25 美国国立卫生研究院卒中量表(NIHSS)

项目	评分标准	得分
1a. 意识水平 即使不能全面评价(如气管插管、语言障碍、气管创伤、绷带包扎等),检查者也必须选择1个反应。只在病人对有害刺激无反应时(不是反射)计3分	0= 清醒,反应敏锐 1= 嗜睡,最小刺激能唤醒病人完成指令、回答问题或有反应 2= 昏睡或反应迟钝,需要强烈反复刺激或疼痛刺激才能有非固定模式的反应 3= 仅有反射活动或自发反应,或完全没反应、软瘫、无反应	
1b. 意识水平提问:(仅对最初回答评分,检查者不要提示) 询问月份,年龄。回答必须正确,不能大致正常。失语和昏迷者不能理解问题计2分,病人因气管插管、气管创伤、严重构音障碍、语言障碍或其他任何原因不能说话者(非失语所致)计1分	0= 都正确 1= 正确回答一个 2= 两个都不正确或不能说	

续表

项目	评分标准	得分
1c. 意识水平指令 要求睁眼、闭眼：非瘫痪手握拳、张手。若双手不能检查，用另一个指令（伸舌）。仅对最初的反应评分，有明确努力但未完成也给评分。若对指令无反应，用动作示意，然后记录评分。对创伤、截肢或其他生理缺陷者，应给予一个适宜的指令	0= 都正确 1= 正确完成一个 2= 都不正确	
2. 凝视 只测试水平眼球运动。对自主或反射性（眼头）眼球运动计分。若共轭性眼球偏斜能被自主或反射性活动纠正，计 1 分。若为孤立性外周神经麻痹（Ⅲ、Ⅳ、Ⅴ），计 1 分。在失语病人中，凝视是可测试的。眼球创伤、绷带包扎、盲人或有视觉或视野疾病的病人，由检查者选择一种反射性运动来测试。建立与眼球的联系，然后从一侧向另一侧运动，偶能发现凝视麻痹	0= 正常 1= 部分凝视麻痹（单眼或双眼凝视异常，但无被动凝视或完全凝视麻痹） 2= 被动凝视或完全凝视麻痹（不能被眼头动作克服）	
3. 视野 用手指数或视威胁方法检测上、下象限视野。如果病人能看到侧面的手指，记录正常。如果单眼盲或眼球摘除，检查另一只眼。明确的非对称盲（包括象限盲），计 1 分。病人全盲（任何原因）计 3 分，同时刺激双眼。若病人濒临死亡计 1 分，结果用于回答问题 11	0= 无视野缺失 1= 部分偏盲 2= 完全偏盲 3= 双侧偏盲（全盲，包括皮质盲）	
4. 面瘫 言语指令或动作示意，要求病人示齿、扬眉和闭眼。对反应差或不能理解的病人，根据有害刺激时表情的对称情况评分。有面部创伤 / 绷带、经口气管插管、胶布或其他物理障碍影响面部检查时，应尽可能移至可评估的状态	0= 正常 1= 最小（鼻唇沟变平、微笑时不对称） 2= 部分（下面部完全或几乎完全瘫痪，中枢性瘫） 3= 完全（单或双侧瘫痪，上下面部缺乏运动，周围性瘫）	
5. 上肢运动 上肢伸展：坐位 90°，卧位 45°。要求坚持 10s；对失语的病人用语言或动作鼓励，不用有害刺激。评定者可以抬起病人的上肢到要求的位置，鼓励病人坚持	0= 上肢于要求位置坚持 10s，无下落 1= 上肢能抬起，但不能维持 10s，下落时不撞击床或其他支持物 2= 能对抗一些重力，但上肢不能达到或维持坐位 90°或位卧 45°，较快下落到床上 3= 不能抗重力，上肢快速下落 4= 无运动 9= 截肢或关节融合 5a 左上肢 5b 右上肢	
6. 下肢运动 下肢卧位抬高 30°，坚持 5s；对失语的病人用语言或动作鼓励，不用有害刺激。评定者可以抬起病人的下肢到要求的位置，鼓励病人坚持	0= 于要求位置坚持 5s，不下落 1= 在 5s 末下落，不撞击床 2=5s 内较快下落到床上，但可抗重力 3= 快速落下，不能抗重力 4= 无运动 9= 截肢或关节融合 6a 左下肢 6b 右下肢	

续表

项目	评分标准	得分
7. 共济失调 目的是发现双侧小脑病变的迹象。实验时双眼睁开,若有视觉缺损,应确保实验在无缺损视野内进行。双侧指鼻、跟膝胫试验,共济失调与无力明显不成比例时计分。如病人不能理解或肢体瘫痪不计分。盲人用伸展的上肢摸鼻。若为截肢或关节融合,计9分,并解释清楚	0= 没有共济失调 1= 一个肢体有 2= 两个肢体均有 如有共济失调: 左上肢 1= 是 2= 否 9= 截肢或关节融合 右上肢 1= 是 2= 否 9= 截肢或关节融合 左下肢 1= 是 2= 否 9= 截肢或关节融合 右下肢 1= 是 2= 否 9= 截肢或关节融合	
8. 感觉 用针检查。测试时,用针尖刺激和撤除刺激观察昏迷或失语病人的感觉和表情。只对与卒中有关的感觉缺失评分。偏身感觉丧失者需要精确检查,应测试身体多处部位:上肢(不包括手)、下肢、躯干、面部。严重或完全的感觉缺失,计2分。昏迷或失语者可计1或0分。脑干卒中双侧感觉缺失计2分。无反应及四肢瘫痪者计2分。昏迷病人(1a=3)计2分	0= 正常,没有感觉缺失 1= 轻到中度,患侧针刺感不明显或为钝性或仅有触觉 2= 严重到完全感觉缺失,面、上肢下肢无触觉	
9. 语言 命名、阅读测试。要求病人叫出物品名称、读所列的句子。从病人的反应以及一般神经系统检查中对指令的反应判断病人的理解能力。若视觉缺损干扰测试,可让病人识别放在手上的物品,重复和发音。气管插管者手写回答。昏迷病人(1a=3)计3分,给恍惚或不合作者选择一个计分,但3分仅给哑人或不执行任何指令的人	0= 正常,无失语 1= 轻到中度:流利程度和理解能力有一些缺损,但表达无明显受限 2= 严重失语,交流是通过病人破碎的语言表达,听者须推理、询问、猜测,能交换的信息范围有限,检查者感交流困难 3= 哑或完全失语,不能讲或不能理解	
10. 构音障碍 不要告诉病人为什么做测试。 读或重复附表上的单词。若病人有严重的失语,评估自发语言时发音的清晰度。若病人气管插管或其他物理障碍不能讲话,计9分。同时注明原因	0= 正常 1= 轻到中度,至少有一些发音不清,虽有困难,但能被理解 2= 言语不清,不能被理解 9= 气管插管或其他物理障碍	
11. 忽视症 若病人视觉严重缺失影响双侧视觉的同时检查,并且皮肤刺激正常,则计分为正常。若病人失语,但确实注意到双侧,计分正常。 通过检验病人对左右侧同时发生的皮肤感觉和视觉刺激的识别能力来判断病人是否有忽视。把标准图显示给病人,要求他来描述。医生鼓励病人仔细看图,识别图中左右侧的特征。如果病人不能识别一侧图的部分内容,则定为异常。然后,医生请病人闭眼,分别测上肢或下肢针刺觉来检查双侧皮肤感觉。若病人有一侧感觉忽略则为异常	0= 没有忽视症 1= 视、触、听、空间觉或个人的忽视;或对任何一种感觉的双侧同时刺激消失 2= 严重的偏身忽视;超过一种形式的偏身忽视;不认识自己的手,只对一侧空间定位	
总计		

附录26　急性脑卒中病人的急救护理流程

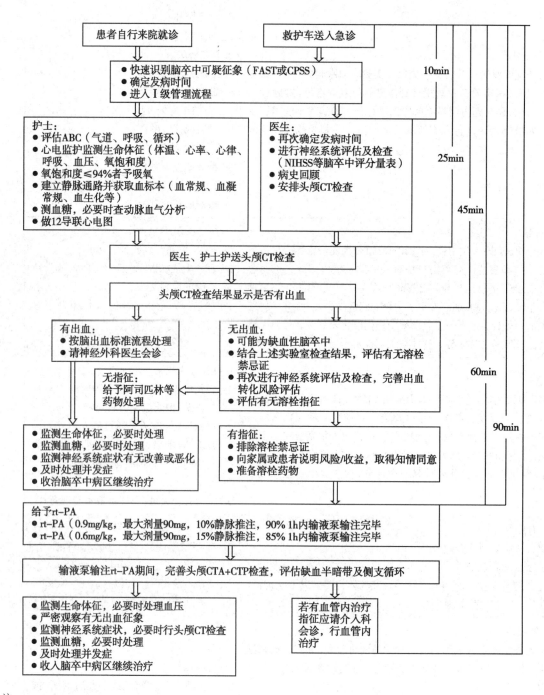

注：

FAST 量表：F（face）面瘫/口角歪斜；A（arm）肢体无力；S（speech）：言语不清；T（time）：迅速拨打120电话求助。

CPSS 量表：让病人微笑看面部是否对称；闭眼伸出双臂平举10s，掌心向上看是否有一侧手臂没有移动或与另一侧手臂相比逐渐下移；说一句话是否有发音含混、用词不当或不能说话。

溶栓后血压监测：溶栓治疗中及结束后2h内每15min测量血压一次；

2h后每30min测量血压一次，持续6h；

8h后每1h测量血压一次，持续24h。

附录27 会阴评估工具

刺激物类型	成形的粪便和/或尿液	软便混合或未混合尿液	水样便和/或尿液
刺激时间	床单/尿布至少或少于每8h更换	床单/尿布至少每4h更换	床单/尿布至少每2h更换
会阴皮肤状况	皮肤干净、完整	红斑、皮炎合并或不合并念珠菌感染	皮肤剥落、糜烂合并或不合并皮炎
影响因素:低白蛋白、感染、管饲营养或其他	0或1个影响因素	2个影响因素	3个(含)以上影响因素

附录28 失禁相关性皮炎严重程度评估量表

分级	描述
轻度	皮肤干燥、完整没有水疱,但呈现边界不清的粉色或发红区。在肤色深暗的病人中,很难发现皮肤颜色的变化,触诊会发现皮温升高,有灼伤感、刺痛或疼痛
中度	受损皮肤出现亮红色,肤色深暗的病人会呈现白色或黄色皮肤局部出现破损、渗液或渗血。有疼痛感
重度	受损区域皮肤发红、裸露并且有渗出和渗血;在肤色深暗的病人身上,皮肤可能呈现白色或黄色

附录29 肺栓塞严重程度指数(PESI)赋值表

危险因子	赋值
年龄	年龄值
男性	+10
肿瘤	+30
心力衰竭	+10
慢性肺部疾病	+10
心率≥110次/min	+20
收缩压<100mmHg	+30
呼吸频率≥30次/min	+20
体温<36℃	+20
神志改变	+60
SaO_2<90%	+20

注:

PESI分级标准:≤65分为Ⅰ级;66~85分为Ⅱ级;86~105分为Ⅲ级;106~125分为Ⅳ级;>125分为Ⅴ级。低危包括Ⅰ级和Ⅱ级,Ⅲ级以上为高危。